李天綱　主編
浦東歷代要籍選刊編纂委員會　編

李中梓集　李中立集　李延昰集

中

〔清〕李中梓　李中立　李延昰　撰
何立民　整理

復旦大學出版社

李中梓

删補頤生微論

删補頤生微論序

夫用兵救亂，用藥救生，道在應危微之介，非神聖不能善中也。故兩者均自黄帝發之，非黄帝之獨能注精也。得道之至者靡弗通，靡弗通而兼通於醫者，乃入神聖。三略云：莫不貪强，鮮能守微。人能守微，乃保其生。聖人存之，以應事機。何長生之學，偕於殺機之發乎？蓋靡弗通而通焉者耳。余少治經生言，及兩親子俱以藥誤，予又蚤歲多疴，始惕然迫于思，而以鄒魯之業，兼岐黄家言，藥世道之受病，而因以通有生之疾，似同源而流矣。自神廟戊午，採輯成是編。鐫而懸之肆，乃翕然遍走天下。嗣後非不究天人，參禪玄，詢國政，未甘擅專門學，而携挾持扶，以請一刀圭者。日且相迫，三吴中遂以長沙氏目相之。予豈敢云靡弗通而通于是，抑亦相迫，而漸至使然者耶？今二十五年以來，不無少進階級，思一再訂，期絲毫不有誤後世，而未可輕與語也。庚辰秋，吴門沈子朗仲翩然來歸，一握手而莫逆於心，端凝厚藏，慷慨浩直，而不漫齒頰，岸然載道之偉器。與語移日暮，鮮弗神領。靈樞諸經典，了然會大意，投藥中窾，砉然如庖丁遊刃。豈特曰吾道西矣，而邈然弗可量已。于是相與辨幾微，參益損，躋巔極，破偏拘，皇皇登于大道，以俟百世，可以畫一，則庶幾其快我隱，謝我過焉。嗟乎！吾道之不孤，其有賴于朗仲也乎？因再付之剞劂，與同事諸君更一改觀。儻云知青于藍，雖釋其舊本可也已。

崇禎壬午四月華亭李中梓書於飛映閣。

删補頤生微論總目并凡例

第一卷

三奇論第一

素問謂聖人治未病，則修煉尚矣。故以是篇爲冠，亦内經首叙「天真」之意也。口口秘密，固不形於紙，而大意則不妨敷佈，恐謂旁門所亂耳。外附修養諸法，雖非至道，而習之無間，自有奇徵，勿以易而忽之。

醫宗論第二

自軒轅以暨熙朝，醫之有著述者，備誌之以便徵稽，且見醫典淵多，見聞宜廣，不得以空疏之識，操司命之權也。

先天論第三

物非芝醴，必有本源；學極治平，繇知先後。欲衛生而不知所繇生，猶振裘不舉領也。生始維何，腎水是已。五官百骸，持行視聽，俱待以爲命。不知節嗇，而以勞擾耗之，男女竭之，固非妄談採補，而曰把牢春汛，不放龍飛亦非。惟有茹澹節情，庶幾還元返本，作先天根本論。

後天論第四

母腹乍離，便知食飲，不學而能，洵天德也。其臟脾，其腑胃，水穀從而腐熟，他臟賴以灌輸，配位則坤。譬兵則餉，安穀絶穀，死生懸殊，饑飽失調，勞逸不節，皆非知本者也。安讎木顧子金補母火，天枉者，尚其鮮矣。劑後天以續先天，深有望于聚灰煉石之聖手焉。

辨妄論第五

高陽生本庸下之流，撰謬訣以欺世，承訛千載。雖已漸知其非，未能力返其是。今以内經證之，庶幾有徵可信，而晦蝕者重光也。

審象論第六

脉有神機，不離乎象；象之不審，妄附于神，是無米而炊也。故拈其相似者別之，相反者列之。其四時六氣、南北司天、平脉死脉，則備述之，蓋欲約而該耳。

宣藥論第七

古人比用藥於兵，示其難。其慎之意，且喻隨時通變也。然理義奥深，筆舌莫罄。若能由此篇而推廣之，其於處方，思過半矣。

運氣論第八

窮天之紀，自古難之。苟或罔知，天和歲氣之説廢矣。今寓淵深於簡易，俾途轍可循，不至驚觀於海若也。

第二卷

臟腑論第九

十二經中，百病具足，五行攸屬，職司攸分，先聖諄諄指示，直可見垣於紙上矣。萃而録之，心目了然，識病之法，無要于此。

别症論第十

常病易曉，變病難知。水火亢承，陰陽倒置。千里毫釐，夭傷者有矣。特爲分辨數端，庶可引伸不匱。

四要論第十一

神聖工巧，醫之四要，可以互參，勿得相失。恃此而廢彼，良醫弗爲也。選其要綱，以存梗概，尤願學者因此而廣稽焉，斯善矣。

化源論第十二

治病必求于本，故古稱神良者，莫不以取化源爲第一義。此義不彰，棄根荄而問枝葉，何效之臻？故特揭而表明之。

知機論第十三

病固有機，微而實顯。知其機者，間不容髮；不知其機，是以人命爲僥倖也。淵乎哉機，神而明之，毋自阻焉。

明治論第十四

病之不齊，治因以變，不盡其道，而歸數於天，實實虛虛，伊誰之愆？用徵前法，以壽吾世。此治之不容不明也。

風土論第十五

五方異宜，法與之變，膠而不化，是以生道殺之矣。謹按五宮，以分九州，京省區别，遐邇同拯，進乎技矣。

虚癆論第十六

莫重於癆，爲其根本傷也。傷在根本，治在枝節，何怪乎無功？况古人分别此症，至有百種，惟執一途以治之，幾何而不夭人之年也。此特闡其根本，悉其種類，願天下爲通變耳。

邪祟論第十七

邪祟一症，古未有深發其原者，故敢表而出之。先明受病之繇，自可得治法矣。

傷寒論第十八

長沙垂教，立三百九十七法，一百一十三方，靡有漏矣。不諳其書，鮮不夭枉。嗟乎！生死在瞬息，不得不詳爲之論也，仁者其重圖之。

廣嗣論第十九

一身當絶續之關，顧不亟且鉅。世之論種育者，皆執一端耳。兹且集衆論，而彙其全，原至理，而訂其舛，蓋欲胥天下而慶螽斯也。

婦科論第二十

性主陰柔，心多愁恚，常失之滯，而不能灑落。況望聞問切，多所難詳，重禱輕醫，有奇莫展。故婦科之要，情志爲先，而醫者宜辨也。

第三卷

藥性論第二十一

博稽廣收，剪繁去複，諸賢之説，有互相辨難者並陳之，以備考求正。録一百二十品，附録二十品。蓋選其最要者，以便精熟耳。

第四卷

醫方論第二十二

輕重奇偶之制，君臣左使之法，備爲發明，見古人立方深意，以免妄投。如補中益氣，東垣自叙，傷寒諸方，成氏註釋，皆存原文，但删其浮、補其略耳。醫方考中，有數語可採者，仍以吴氏繫之，計方八十首。

醫案論第二十三

愚之不敏，業攻鉛槧，又與知醫，能免掛漏之譏乎？然一點詳慎之念，可對天地，質鬼神。矢志拯持，罔敢或怠，以故往往奏功。述案三十條，皆症之變者，而常者不贅也。

感應論第二十四

古人良相良醫並列而論，表其濟世之心也。世俗爲貪心所使，每流于薄，律以仁壽，漠不關心，良可慨矣。故録善惡之報十條，殿于篇末，使學者見而惕然，共全聖賢之念耳。

一，内經爲醫學之祖，每篇必引援相證，願天下爲有本之學，毋以淺近畫也。

一，篇中但取詞意顯達，未免無文，葢欲通乎時俗，令學者不煩轉解耳。

一，陶節菴録成家秘的本，戒其子曰：珍藏勿泄，恐淺陋者妄肆詆訾。余何人斯？而以諸論彰醜於世，譏議其可免耶？第博濟爲懷，婆心熱血，自不能已於論耳，人言所不恤也。

一，醫之爲道，通天、地、人，義微而費，無有紀極。兹撰内經知要，昭有熊之秘密，集百家之神髓，爲上達者資也。同志者尚其鑒諸。

凡例終。

删補頤生微論卷之一

三奇論第一

三奇者，仙經所謂人有三奇，精、氣、神也。聖人治未病，則修煉尚矣，用冠篇首，做啓玄首叙天真之意也。玄玄秘密，固不形于紙上。而大意則不妨敷佈，恐爲旁門所亂耳。附修攝法二十五條，久習自有奇驗。勿以易而忽之。

王太僕重次内經，移九卷天真論，以冠篇首，其旨何居？有熊氏以絳宫玄府之秘，開靈蘭金匱之先，分久視而拯天札。安在不桴鼓應耶？今談道者牛毛，成道者麟角，總未夢見内經者也。天真論云：上古之人，其知道者，法于陰陽，和于术數，飲食有節，起居有常，不妄作勞，故能形與神俱，而盡終其天年。又曰：恬澹虚無，真氣從之；精神内守，病安從來？復有真人、至人、聖人、賢人之别，均之修煉，而深淺不齊，然精氣與神，未有或殊者也。余因之嗜道，詳徵仙典，博訪異人，幸聞性命之奥，護起沉痼之疴，至神奇，亦至簡易。但明先天祖氣，便爲入道之門。夫是祖氣，始于混沌未開，伏于無形無象，視之不可見，聽之不可聞，生天生地，生人生物者也。老子曰，「有物混成，先天地生，寂兮寒兮，獨立而不改，週行而不殆，可以爲天下母。吾不知其名字之曰道者」是也。胎息經云：氣入身來謂之生，神去離形謂之死。知神氣者可以長生，固守虛無，以養神氣。神行即氣行，神住即氣住。若欲長生，神氣須注。仙經曰：人在氣中，如魚在水中，魚一刻無水即盡，人一刻無氣即亡。又曰：神是性兮氣是命，神不外馳氣自定。又曰：陽氣一分不盡，則不死。東垣曰：氣乃神之祖，精乃氣之子。氣者，精神之根蒂也。悟真篇云：道自虛無生一氣，便從一氣產陰陽。玄同子曰：人未生時，受茲祖氣，便能生育此身，然則招攝此氣，豈不能長生耶？白玉蟾曰：鍊形見性憑君作，招氣無門老不禁。招之者，非口鼻呼吸，非津液灌嗽，非臍內存神，非丹田凝抱，非心下腎上，非兩腎中間，非升坎填離，非通任會督，非陰蹻一關，非眉間一穴，非泥丸峰頂，非湧泉海底，非窺中極，非守陽根，非丹爐烹鍊，非房中採取。故鍾離曰：涕、涶、津、精、氣、血、液，七般靈物總皆陰。若將此物爲丹質，怎得飛神貫玉京。又曰：四大一身皆屬陰，不知何物是陽精。康節先生一口道破云：乾遇巽時觀月窟，地逢雷處見天根。天根月窟間來往，三十六宮都是春。此明明指出人身天地之正中，得訣下手，只須一香之頃。先天祖氣，忽然扯入，鼻孔如迎風之狀。扯入一次，即盜奪一次。三日之後，當源源而來。七日來復，百日工畢。是斗柄招太陽，徑寸混三才之大道也。無奈旁門邪術，訛傳錯教，非徒無益而又害之。故袁了凡云：隨守一處，皆可收心；苟失其宜，禍害立起。若夫虛勞內損，痼疾經年，雖扁倉神聖，望而却走。倘能積氣開關，猶可回生起死。積氣非呼吸爲工，開關非搬運爲力。簡易而無繁賾之苦，自然而無勉强之勞。氣足則庶氣上騰，甘露下灌，三關開通，百骸暢遂。從前受病之根，斬刈無遺；嗣後真元之氣，蒸嘘不已。余雖不敏，嘗事于斯，以起奇痾。雖非久視之大道，實爲却病之神工，否則與道相失，去死不遠，而猶冀以草木生之，何怪其不相及也。王氏首揭天真之旨，其在斯乎？

附修攝法二十五條

桑榆子曰：精化爲氣，氣化而神集焉，元氣充滿，神必備矣。憂患動中，則知見因而暫虧，蓋氣權有不至者耳。故曰：神能禦氣，則鼻不失息。譚紫霄曰：神猶母也，氣猶子也。以神召氣，如以母召子。劉赤脚云：神氣如子母相親，只爲塵情間隔，若去了一分塵情，即有一分升降。

後天氣與先天氣，同出而異名。先天絪縕于無形，後天有形而可見，其實一而已矣。故曰：採先天，煉後天；相制化，作神仙。善養氣者，行欲徐而穩，立欲定而恭，坐欲端而直，聲欲低而和。使此身常在太和元氣中，久久自有聖賢氣象。

呼吸有聲者，風也，非息也，守風則散；雖無聲而鼻中澀滯者，喘也，非息也，守喘則結；不聲不滯，而往來有跡者，氣也，非息也，守氣則勞。所謂息者，不出不入之義。綿綿密密，若存若亡;心不着境,無我無人,更有何息可調?至此則神自返,息自定,心息相依,水火相媾,息息歸根,金丹之母。丘長春云:息有一毫之未定,命非已有。

人身之血,百骸貫通,及慾事既作,撮一身之血,至于命門,化精以泄。夫精者,神倚之如魚得水,氣依之如霧覆淵。不知節嗇,則百脉枯槁。交接必損腎,外雖不泄,精已離宫,定有真精數點,隨陽之痿而溢出,如火之有煙焰,豈能復返于薪哉!

腎中陽氣,至子而生。夜半子時,披衣起坐,兩手搓熱,一手兜外腎,一手掩臍,而凝神于内腎,久久習之,而精旺矣。

金丹秘訣曰:一擦一兜,左右換手,九九之數,真陽不走。戌、亥二時,陰旺陽衰之候,一手兜外腎,一手擦臍下,左右換手,各擦八十一,半月精固,久而彌佳。張成之曰:卧時坐于床,垂足,解衣閉息。舌拄上腭,目視頂門,提縮穀道,兩手摩兩腎腧各一百二十,多多益善。極能生精固陽,治腰痛。

每上床時,兩足赤肉更翻,用一手握足,一手摩湧泉。多至千數,少亦百餘,能固真去濕。

十六字訣曰:一吸便提,氣氣歸臍;一提便嚥,水火相見。不拘行住坐卧,舌攪華池,抵拄上腭,滿口津生,嚥下谷谷有聲。隨于鼻中吸清氣一口,以意目力送至臍下一寸三分,略存一存,謂之一吸。隨將下部輕輕如忍便狀,以意目力提起,上夾脊雙關,直至玉枕,透入泥丸,謂之一呼。週而復始，嘸時有津固妙，無津亦谷谷然嘸之。不拘多寡，只要每日毋間，久行精神強旺，百病不生。入房，即有採補之功。

六字訣曰：自子至巳六陽時，面向東方，勿閉窗户，又忌風入，解帶正坐，叩齒四九，攪口中濁津，漱鍊一二百。候成清水，即低頭谷谷嘸下，送至丹田，開口念呵字，以吐心中毒氣。念時，耳不得聞呵字聲，聞即氣粗，反損心氣。念畢，仰頭閉口，將鼻徐吸清氣，以補心氣，吸時亦不得聞吸聲，但呵時令短，吸時令長。如是六次，則心毒散而心元復矣。依此式念呼字治脾，呬字治肺，噓字治肝，嘻字治膽，吹字治腎。並各六次，是謂小週。

黄素四十四方經云：夜寢，欲合眼時，以手撫心三過，閉目微祝曰：「太靈九宫，太乙守房，百神參位，魂魄和同。長生不死，塞滅邪凶。」此隱寢魂之法，常能行之，魂魄安寧。

身中三屍，常以庚申日録人罪過，奏聞上帝，減人禄命。每遇庚申，徹夜不卧，三屍不得上奏。上屍名彭居，中屍名彭質，下屍名彭矯。卧時叩齒三七，左手撫心，呼三屍名，令不敢爲害。

患停滯者，閉息納氣猛送下，鼓動胸腹，兩手作挽弓狀，氣極滿，緩緩呵出五七，通快即止。

患感冒者，盤足端坐，兩手緊兜外腎，閉息存氣，自尾閭上，挾脊透泥丸，逐其邪氣，低頭屈抑，如禮拜狀，得汗爲度。

患齒疾者，晨醒扣齒四九，納氣三口。每口呼去脾毒，食後必漱潔，小解必緊咬，永無齒疾。

患目昏者，静坐閉息，垂簾塞兑，兩目輪左轉七遍，右轉七遍，緊閉少時，忽大睜開。患頭眩者，静坐閉息，兩手掩耳，折頭五七次，存想元神，逆上泥丸，風邪自散。心静則神悦，神悦則福生，人能化毒，性以救死。養喜神以延生，必去身災，兼除人患。精欲漏時，提氣守泥丸，或微呵一二次，勿使心氣下從。雖有走漏，可無大傷。切勿子後行房，陽方生而頓滅之，一度傷于百度。

食飽徐行，摸腹解帶，伸腰，使食下舍，方可就坐。飽坐發痔，食後曲胸而坐，必病中滿。怒後勿食，食後勿怒，醉後勿飲冷，飽餘勿便卧。

髮宜多梳，面宜多擦，胸宜常護，目宜常運，耳宜常凝，口宜常閉，齒宜常扣，氣宜常提，津宜常嚥，渴宜常呼，背宜常暖，腹宜常摩，囊宜常裹，肢節宜常摇動，皮膚宜常乾沭。

孫真人曰：「大怒交合成癰疽。」疲勞入房，虚損少子。身體常欲小勞，流水不腐，户樞不朽，運動故也。常當内視五臟，了了分明。勿食一切腦子，損人。忍小便，膝冷成麻；忍大便，乃成氣痔。着濕衣、汗衣，令人生瘡。頭勿向北卧，頭邊勿安火爐。

夜卧魂魘，勿燃燈唤之，亦勿近身急唤。惡夢不可説，蚤起，含水向東噴之，咒曰：「惡夢着草木，好夢成寶玉。」凡在家及出行，逢疾風暴雨，震雷昏霧，皆有惡神經過，宜入室閉户，静坐焚香，過後乃出，方不損人。

却病十法：心如木石，觀四大假合，一也。煩惱現前，以死譬之，二也。常將不如我者，巧自寬慰，三也。造物勞我以生，遇病却閒，反生慶幸，四也。痛苦不適，宿業難逃，惟歡喜領受，五也。室家和睦，無交謫之言，六也。衆生各有病根，常自觀察克治，七也。風露嚴防，嗜慾淡薄，八也。飲食寧節毋多，起居務適毋强，九也。高人良友，講開懷出世之談，十也。

病有十不治：恣縱恬淫，不自珍重，一也。窘若拘囚，無瀟灑趣，二也。怨天尤人，廣生懊惱，三也。今日豫愁明日，一年常計百年，四也。室家聒噪，動成荆棘，五也。聽信禱賽，廣行殺戮，六也。寢興不適，飲食無度，七也。諱疾忌醫，攻補妄投，八也。過服湯藥，蕩滌腸胃，九也。以死爲苦，難割難捨，十也。

四時調攝法

春三月，此謂發陳，夜卧蚤起，肝旺脾衰，減酸增甘。節情慾，以葆生生之氣；少飲酒，以防逆上之火。

正月，衣宜下厚而上薄，勿驟脱衣，勿令犯風，夏必飧泄。二月，宜暖衣，令得微汗，以散去冬伏邪。三月，勿處濕地，勿露體星宿下。

夏三月，此謂蕃秀。夜卧蚤起，心旺肺衰，減苦增辛，伏陰在内，宜戒生冷，神氣散越，宜遠房室。勿暴怒，勿當風，至秋爲瘧。勿晝卧，勿引飲，主招百病。四月，純陽之月，忌入房。五月，毒月，君子齋戒，薄滋味，節嗜慾。霉雨濕蒸，宜烘燥衣，時焚蒼术，常擦湧泉，襪以護足。六月，勿濯冷，勿貪風，夜勿納凉，卧勿摇扇，腹護單衾，食必温暖。

秋三月，此謂容平。蚤卧蚤起，肺旺肝衰，减辛增酸，收歛神氣，禁吐禁汗。七月，須取爽氣，足與腦宜微凉。八月，勿食薑，勿沾秋露。九月，宜養筋。

冬三月，此謂閉藏。蚤卧晚起，腎旺心衰，减鹹增苦。暖足凉腦，曝背避寒，勿令出汗。目勿近火，足宜常濯。十月屬亥，純陰之月，一歲發育之功，實胚胎于此，大忌入房。十一月，一陽方生，遠帷幕，省言語。十二月，禁疲勞，防汗出。

余蚤歲攻儒，讀無言無隱之章，便覺疑團膺礙。壯年學道，頗得真詮，洞知不根虚静者，即是邪术。晚歲參禪，幸遇明眼尊宿，壁立萬仞，把箇没滋味鐵酸餡，劈頭拈示，未嘗落草盤桓。但與本分草料，忽爾轉身，豁開向上。大機大用，開口不在舌頭；擎茶受食，何處不垂指示。乃知夫子無言無隱，和盤托出；老氏虚極静篤，衹證教家。蓋嘗統而論之，三教同一。心地法門，孔子多從倫常日用處提撕，不壞世間相，而談實相者也；老子長生黄白男女之説，悲世貪執，順其所欲，漸次導之；世尊四十九年説法，猶是隨人顛倒，至拈花一着，方稱本懷，直下一刀兩段，坐斷千聖頂𩕳。是知三教聖人，心法雖同，而直捷痛快，未有妙于禪宗者也。

醫宗論第二

夫醫也者，近之治身，消患于未兆；遠之治人，廣惠于無窮。然非研求靈素，玩味諸家，雖至敏者，不能辟無師之智也。夫病者聽醫，猶聽神明，醫誠良而聽之宜也。今醫師遍天下，而术未工，病者疑信半而姑聽命焉。又以好全惡危之心待之，病非在皮膚，效期于旦夕，旦不效旦更，夕不效夕更，而醫始不能盡其技矣。故天下不尊醫，醫亦不自尊，急而求醫，醫亦急而求术。古之藝精而試，今之藝試而精；古之人法治病，今之人病合法。醫固如此，人于何尤！君子慨然以仁壽爲己任，非博綜無繇也。昔在神農，辟本草四卷，察寒熱温平，分君臣佐使，開萬世之聾聵，救斯民之夭枉。黄帝内經十八卷，上窮天紀，下極地理，遠取諸物，近取諸身，闡發玄機，弘開壽域。醫師未能諳熟，便爲無本庸流。第徵辭奥義，非淺衷者敢窺也。商有伊尹，作湯液本草。明輕清重濁，晰陰陽升降及十二經表裏之宜，製方之祖也。秦越人成難經八十一卷，爲有熊之勳臣，開後學之師表。惜其誤以命門一穴，指爲右腎。考之明堂、銅人諸經，灼然見智者之一失也。漢之倉公，識見超異，史稱其神，而迴風沓風，未詳其旨。長沙仲景著傷寒論二十二篇，三百九十七法，一百一十三方，暨金匱玉函等經，屬傷寒之鼻祖，真濟世之慈航。若法奥未詳，而妄輕投治，比之操刃，何以異焉？至憤激之説，以不服藥爲中醫，令讀者酸鼻矣。魏有華陀，鍼灸湯丸，應手取效，刳腹煎腸，神怪百端。内照圖説，其遺意也。晋有王叔和脉經十卷，分三部九候，辨人迎氣口，闡靈素之微，集諸家之要。奈何高陽生以僞訣竊名，禍蒼生也久矣。皇甫謐獨抒微渺，直闖軒岐，著甲乙鍼經，精確可徵，曠越前古。齊有褚澄，謂廣嗣祈男，可以必得；師尼寡婦，療各不同，頗著卓識。至謂女人脉反于男，以心肺列于兩尺，此其謬也。隋有巢元方，撰病源論五十卷，條分縷析，得未曾有；然但詳風寒，不及濕熱，毋乃偏乎？楊上善以太素名家，徵休徵咎，幾于神靈；而還按内經，終無此旨。意其神于風鑒，假以托名耳。全元起内經訓解，即非字字印泥，而深心體會，已得大旨，宜當時以爲得則生、失則死也。唐有孫思邈千金方三十卷，脉經一卷，論粗工禍人，至爲憤切。用心仁厚，何以加焉！王啓玄天元玉册三十卷，玄珠十卷，昭明隱旨三卷、内經註解二十四卷，推運氣之微，窮經絡之理，靡有闕遺，亦一時之傑也。宋有錢乙，著傷寒指微、嬰孩雜論，挾内經之秘，分五臟之方。謂肝挾相火，有瀉而無補；腎爲真水，有補而無瀉。大哉斯言，獨發奥旨。惜其遺書散墜，未可多見也。龐安常立言精邃，述人迎氣口，在手在喉，上下齊等，引繩曰平。過勝即病，而有三陰、三陽之分，二千年晦蝕之旨，一旦昭明，豈曰小補。金之成無己，祖述長沙，詳加注脚，著傷寒明理論，庶幾博洽精詳，識超辭達。然未免隨文順釋，其于分別較正，實多闕畧。劉完素撰述六書，發明亢制之理，洞如觀火，然偏主于熱，豈能盡六氣之變乎？遂令後世喜用寒涼，伐天和而罔悟，伊誰之咎也？潔古張元素洞徹病機，活潑施療，嘗言運氣不齊，古今易轍，舊方新病，難相附合。仁人之言，其利甚溥，拘方之士，庶有悟焉。憾其書多不傳，無從私淑耳。元季，李東垣發明内傷極類外感，實有分別，而以土爲萬物之母，多注意于扶脾，確然元本，曠古未發之旨也。張子和儒門事親惟主汗、吐、下三法，當固有起死之功，誤即有傷生之慘。是惟氣强者宜之，稍挾虚者，在所痛禁。大抵貧賤之人，合用此法；富貴之人，腑臟柔薄，可不重爲之慮耶？王好古著元戎十卷，大法三卷，仲景詳辨、傷寒辨惑、活人節要、湯液本草、此事難知、癍疹論、光明論、標本論等書，非一代大儒，儔能辨此。羅天益潛心篤學，撰衛生寶鑑二十四卷，亦醫林之白眉也。吴恕以傷寒頭緒繁多，括爲歌訣，名曰指掌，令學者無高深之嘆，良有裨也。隱君王珪，幼壯至老，分款調攝，五痰諸飲，悉究精詳，號爲泰定養生論。方法神奇，至今賴之。丹溪朱震亨，著格致餘論、局方發揮、附餘、心法等書，謂陽易于動，陰易于虧，獨重滋陰降火，蓋補東垣之未備也。後世不知其故，妄意其殿四家之末後，集諸氏之大成，群然宗法，輒以寒涼損真，此非丹溪之誤，不善學者誤丹溪也。又言：六氣之中，暑也，燥也，火也。熱居其半，獨不思寒也、濕也、風也，冷亦居其半耶？倪惟德論方論證，靈通變化，讀啟微諸論，而知敕山老人非常人也。滑伯仁診家樞要、十四經發揮、本草會韵，深心特見，殊可嘉尚。王履學究天人，文章冠世，有溯洄集、傷寒考諸刻，噲炙人口。更有鈎玄、韵繞二書，則未之見也。顧其真書淪没，而脉訣、鈐法爲書滿世，豈天不欲使斯民躋于壽域耶？戴起宗究内經之奥，抒運氣之旨，慨脉訣誤人，起而正之，有德醫門，非淺鮮矣。近世名家，如節菴陶華著書六種，邃究傷寒，良有苦心；獨其畏仲景峻方，輒以數方代之，則亦登堂而未能入室者矣？節齋王綸明醫雜著，以二陳療痰，止宜于濕，而老痰者不合也。其老痰丸方，真出獨創。惜夫過謂參能殺人，虚勞禁用。斯言一出，印定後人眼目。至今膠執其説，互相傳戒，而虚虚之禍，曷可勝言！向非李瀕湖力挽其訛，幾何不使虚癆之症，坐而待斃乎？薛立齋敏而多聞，謂十三科一理，慨外科固執成方，不窮病本，特發内外合一之旨。又以風會不齊，今人虚薄，痛戒寒凉，多行温補，拯救絶靈，驗若桴鼓。著述計十六種，誠邇來名醫之冠，而多功于先哲後昆者也。歷考前代醫籍之傳者，五百九十六部，一萬有九十二卷，而吾熙朝之彦，續有萬餘卷，不能枚舉。兹特述其尤者，亦説約之意也。倘眼孔未富，執一得以自封；章句未融，泥筌疏而多滯。則于衛生博濟之道，隔去萬重，司命之謂何，而甘爲庸下也。方且慚汗無地，而尚欲取信于天下，其可得耶？

先天根本論第三

夫玄黄未兆，天一之水先生；胚體未成，兩腎之元先立。仙經曰：借問如何是玄牝，嬰兒初生先兩腎。未有此身，先有兩腎，故腎爲臟腑之本，十二脉之根，呼吸之主，三焦之源，而人資之以始者也。故曰：腎水者，先天之根本也。而一點元陽，則寓于兩腎之間，是爲命門。蓋一陽居二陰之間，所以位乎北而成乎坎也。人非此火，無以運行三焦，腐熟水穀。內經曰：少火生氣。仙經曰：兩腎中間一點明，逆爲丹母順爲人。夫龍潛海底，龍起而火隨之，元陽藏于坎府，運用應于離宮，此生人之命根也。乃知陽火之根，本于地下；陰火之源，本于天上。故曰：水出高原，又曰：火在水中。夫水火者，陰陽之徵兆，天地之別名也。獨陽不生，孤陰不長，天之用在于地下，地之用在于天上，則天地交通，水火混合而萬物生焉。古之神聖，察腎爲先天根本，故其論脉者曰：人之有尺，猶樹之有根，枝葉雖枯槁，根本將自生。傷寒危篤，寸口難稽，猶診太谿以卜腎氣。夫精也者，水之華也。神倚之如魚得水，氣依之如霧覆淵。方其爲嬰孩也，未知牝牡之合，而勃然峻作，精之至也。純純全全，合于天方，溟溟清清，合于無淪。年十六，而真精滿，始能生子；精泄之後，乾破而爲離。真體已虧，不知節嗇，則百脉空虛，不危何待？世有以固精採補者，是大不然。男女交接，必擾其腎，外雖不漏，精已離宮，有真精數點，隨陽之痿而溢出，如火之有煙焰，豈能復返于薪哉！是故貴寡慾，然損精傷腎，是非一端。若目勞于視，精以視耗；耳勞于聽，精以聽耗；心勞于思，精以思耗；體勞于力，精以力耗。隨事而節之，則精與日積矣，是故貴節勞。腎司閉藏，肝主疏泄，二臟皆有相火，而其繫上屬于心，心君火也。怒傷肝而相火動，則疏泄者用事，而閉藏者不得其職，雖不交合，精已暗耗矣。是故貴息怒。酒能動血，飲酒則身面俱赤，是擾其血也。數月不近色，精已凝厚，一夜大醉，精隨薄矣，是故宜戒酒。内經曰：精不足者，補之以味。然膏粱之味，未必生精；恬澹之味，最能益腎。洪範論味，而曰：稼穡作甘。世間之物，惟五穀得味之正。澹食五穀，大能養精。吴子野云：芡實本温平，不能大益人，而謂之水中丹者，何也？人之食芡也，必枚囓而細嚼之，未有多嘬而亟嚥者也。舌頰齒唇，終日囁嚅，而芡無五味，腴而不膩，是以致玉池之水，轉相灌注，積其功力，雖過乳石可也。以此知人能淡食而徐飽者，大有益于脾腎。經曰：胃爲水穀氣血之海，化榮衛而潤宗筋。又曰：陰陽總宗筋之會，而陽明爲之長。故胃强則腎充而精氣旺，胃病則精傷而陽事衰也。靈樞曰：生之來謂之精。此先天元生之精也。素問曰：食氣入胃，散精于五臟。此水穀日生之精也。然日生之精，皆從元精所化，而後分佈其臟，盈溢則輸之于腎，故曰五臟盛乃能瀉。若飲食之精，遇一臟有邪，則一臟之食味，化之不全，不得與元精俱藏，而時自下矣。故腎之陰虛則精不藏，肝之陽强則氣不固。若遇陰邪客于竅，與所强之陽相感，則精脱而外淫矣。陽强者，非真陽之强，乃肝之相火强耳。夫五臟俱有火，惟相火之寄于肝者，善則發生，惡則爲害，獨甚于他火。其陰器既宗筋之所聚，乃强于作用，皆相火充其力也。若遇接内，得陰氣與合，則三焦上下内外之火，翕然而下，從百體玄府悉開其滋生之精，盡會于陰器以躍出，豈止腎所藏者而已哉！

任恭惠公年老彌健，或問其故。曰：曾讀文選「石韞玉而山輝，水含珠而川媚」，于斯二語，悟得葆精之道。故足于精者，百疾不生；窮于精者，萬邪蜂起。先哲洞窺根本，力勉圖全。遇症之虚者，亟保北方，以厚生命之根。其于水火之間，又有分别。水不足者，壯水之主，以制陽光，六味丸是也；火不足者，益火之元，以消陰翳，八味丸是也。衹千年力方剛，尺脉獨實者，微加炒枯知母、黄柏，以抑其亢炎。昧者以爲滋陰上劑，救水神方，不問虚實而概投之。不知知母多則腸胃滑，黄柏久則腸胃寒。陽明受賊，何以化營衛而潤宗筋？將髓竭精枯，上嘔下泄，而幽潛沉冤，尚忍言哉！此皆守河間有熱無寒之論，丹溪陽常有餘之説，貽禍如此其烈耳。致求正録云：劉朱之言不息，則軒岐之澤不彰，誠斯道之大魔，亦生民之厄運也。雖其言未免過激，然補偏救弊，爲後學頂門下針，良有苦心也。古之至人，知金爲水母，氣爲水源，坎可填離，舌水爲活，綿綿納嚥，汩汩有聲，令崑崙峰頂，山澤氣通，則水源所發，混混乎不舍晝夜，水精所奉，洋洋乎爲露爲淋。故知氣即水，水即氣，因以明火即水，水即火也。水中有火，水出高原之義，不亦彰且著乎？

後天根本論第四

夫人囫地一聲之後，命曰後天，而後天之根本，脾胃是也。脾胃屬土，土爲萬物之母，故易曰：至哉坤元，萬物資生。經曰：脾胃者，倉廩之官，五味出焉。又曰：食入于胃，散精于肝，淫氣于筋。濁氣歸心，淫精于脉，脉氣流經，經氣歸于肺。飲入于胃，遊溢精氣，上輸于脾，脾氣散精，上歸于肺，通調水道，下輸膀胱，水精四佈，五經並行，合于四時五臟陰陽，揆度以爲常也。是知水穀入胃，灑陳于六腑而氣至焉，和調于五臟而血生焉。行于百脉，暢于四肢，充于肌肉，而資之以爲生者也。故曰：安穀則昌，絶穀則亡。一日不食則饑，七日不食則腸胃竭絶而死矣。人之有脾胃，猶兵家之有餉道也。餉道一絶，萬衆立散；脾胃一敗，百藥難施。上古聖人，見土爲後天之根本，故其著之脉者曰：四時皆以胃氣爲本，有胃氣則生，無胃氣則死。是以傷寒當危困之候，診衝陽以察胃氣之有無，衝陽應手，則回生有日；衝陽不應，則坐而待斃矣。東垣先生深窺經旨，獨著脾胃論，以醒提聾聵。其言：胃中元氣盛，則能食而不傷，過時而不饑，脾胃俱旺，能食而肥，脾胃俱虚，不能食而瘦。善食而瘦者，胃伏火邪于氣分，則能食，脾虚則肌肉削也。七情戕其内，六氣攻其外，皆足以致虚，惟飲食與勞倦兩端，其關尤巨。經曰：飲食自倍，腸胃乃傷。又曰：水穀之寒熱，感則害人六腑。夫飲者，水也，無形之氣也。經曰：因而大飲，則氣逆，或爲喘咳，或爲飲癖，或爲水腫，或爲嘔吐之類。食者，物也，有形之血也。經曰：因而飽食，經脉橫解，腸澼爲痔，或爲脹滿，或爲積聚，或爲諸痛，或爲吐利之類。此所謂飲食傷也。經曰：有所勞倦，形氣衰少，穀氣不盛，上焦不行，下脘不通，胃氣熱，熱氣熏胃中，故内熱。又曰：

勞則氣耗。勞則喘息汗出，内外皆越，故氣耗矣。有所勞倦，皆損其氣，氣衰則虚火旺，旺則乘脾，脾主四肢，故困熱無氣以動，懶于語言，動作喘乏，表熱自汗，心煩不安，此所謂勞倦傷也。蓋人受水穀之氣以生，所謂清氣、營氣、衛氣，皆胃氣之别名也。胃爲水穀之海，五臟六腑，皆受灌輸。若起居失度，飲食失節，未有不傷脾胃者也。脾胃一傷，元氣必耗，心火獨炎。心火即下焦陰火，心不主令，相火代之。火與元氣勢不兩立，一勝則一負，陰火上衝，氣高而喘，身熱而煩，脾胃之氣下陷，穀氣不得升浮，是春生之令不行，無陽以護其營衛，乃生寒熱。經曰：勞者温之，損者温之。又曰：温能除大熱。大忌苦寒，反傷脾胃。東垣于勞倦傷者，立補中益氣湯，純主甘温，兼行升發，使陽春一佈，萬物敷榮。易老于飲食傷者，立枳术丸，一補一攻，不取速化，但使胃强，不復傷耳。此皆炎黄之忠藎、後進之標的也。羅謙甫善發其旨，故云：脾虚食少，弗可攻伐，補之自能食進。是則更有法焉。東方之饑木宜安，恐木實則侮土而厥張也；西方之子金宜顧，恐子虚則竊母以自救也。若夫少火，實爲生氣之元，中央之土虚則補其母。故許學士云：腎虚不能化食，譬如釜中水穀，下無火力，其何能熟耶？嚴用和云：房勞過度，真陽衰弱，不能上蒸脾土，以致飲食不消，須知補腎。腎氣若壯，丹田火充，上蒸脾土，土温自治矣。愚嘗統而論之。脾胃者，具坤順之德，而有乾健之運。故坤德或慙，補土以培其卑監；乾健稍弛，益火以助其轉運。此東垣、謙甫以補土立言，學士、用和以壯火垂訓。蓋有見乎土强，則出納自如，火强則轉輸不怠，火爲土母，虚則補其母，治病之常經也。每見世俗，一遇脾胃虚滯，便投麯、蘗、楂、芽、香、砂、枳、朴，甚而用黄連、山梔，以爲脾胃良方，而夭枉者更僕難數矣。不知此皆實則瀉子之法。因脾胃有積聚，有實火，元氣未衰，邪氣方張，用破氣之劑，以瀉肺金主氣之臟，誠有功效。若虚而伐之，則愈虚，虚而寒之，遏真火生化之元，有不敗其氣而奪其穀乎？最可異者，以參、术爲滯悶之品，畏之如砒、鴆。獨不聞經云「虚者補之，勞者温之」，又云「塞因塞用」乎？又不聞東垣云「脾胃之氣，實則枳實、黄連瀉之，虚則白术、陳皮補之」乎？又不聞丹溪云「實火可瀉，芩、連之屬，虚火可補，參、芪之屬」乎？且飲食初傷，元氣未敗，或有濕熱，黄連其選也。若病稍久，元氣必虚，陽氣不充，陰寒爲祟，反服黄連，無異于入井而反下石耳。經曰：飲食勞倦，損傷脾胃，始受熱中，末傳寒中，則始宜清熱，終宜温養，灼然有辨，故能辨虚實，善識寒温，醫之能事竟矣。更有説者，聖人治未病，不治已病，則居恒無病之時，便當早爲之。所觀「既濟」之象曰：君子以思患而預防之。「隨」之象曰：君子以嚮晦入晏息。「順」之象曰：君子以節飲食。豈非明飲食勞倦之足以傷生耶？養生家知勞倦之禍人也，亟于養氣，行欲徐而穩，言欲定而恭，坐欲端而直，聲欲低而和，常于動中習静，使此身常在太和元氣中，久久自有聖賢氣象。長生秘典曰：内勞神明，外勞形質，俱足夭折。惟房勞較甚，爲其形與神交用，精與氣均傷也。又曰：久立久坐，久行久卧，皆能傷人。已上皆防勞倦。元氣勝穀氣，其人瘦而壽；穀氣勝元氣，其人肥而夭。泰西水曰：飲食有三化，烹煮糜爛，名曰火化；細嚼緩嚥，名曰口化；蒸變傳送，名曰胃化。二化得力，不勞于胃。醫説云：飲食到胃，俱以温和爲妙。不問冷物熱物，但細嚼緩嚥，自然温矣。秘典曰：食飽之後，解帶摸腹，伸腰徐行，作噴以通其秘，用呵以去其滯，令飲食下行，方可就坐。飽坐發痔，曲胸而坐成中滿。醉後勿飲冷，飽餘勿便卧。食後勿怒，怒後勿食。冷熱之物，不宜互食。尊生編云：飲以養陽，食以養陰，食宜常少，亦勿令虛，不饑强食，不渴强飲，則脾勞發脹，朝勿令饑，夜勿令飽。淡食則多補，五辛善助火。調食法云：寧少毋食多，寧饑毋食飽，寧遲毋食速，寧熱毋食冷，寧零毋食頓，寧軟毋食硬。此六者，調理脾虛之要法也。以上皆言飲食。語云：修養不如節勞，服藥不如忌口。斯言雖鄙，頗切理要。誠能于此精勤，則土强而臟腑俱安，後天之根本不損，營衛衝和，長有天命矣。

辨妄論第五

蓋聞診候者，通神達微之事也，而登高自卑，必取諸脉象。惜高陽生僞訣訛傳，久汩于陰霾之域。雖辟之者，代不乏人；奈習之者，恬不知改。余欲起而正之，固知微塵無足岳之能，然天下萬世，豈無明眼？余言或不足信，將内經亦不足信耶？今以内經脉法爲圖，據經言以正其訛，炳若日星，則無徵不信，吾知免夫。

尺內兩旁，則季脅也。尺外以候腎，尺裏以候腹。中附上，左外以候肝，內以候膈。右外以候胃，內以候脾。上附上，右外以候肺，內以候胸中。左外以候心，內以候膻中。

此內經之候法也，腑不及膽者，寄于肝部也；不及大、小腸、膀胱者，統于腹中也。高陽生以大、小腸列于寸上，三焦配于左尺，命門列于右尺，膻中置而不言，男女易位，死數差訛，形脉不分，圖象妄設，不可不爲之辨也。夫寸主上焦，以候胸中；關主中焦，以候膈中；尺主下焦，以候腹中。此生身之定位，古今之通論也。大、小腸皆在下焦腹中，僞訣越中焦而候之寸上，有是理哉！滑伯仁以左尺主小腸、膀胱、前陰之病，右尺主大腸、後陰之病，可稱千古隻眼。僞訣之誤，特因心與小腸爲表裏，肺與大腸爲表裏，不知經絡相爲表裏，診候自有定位，何可混耶？叛經者一也。金匱真言篇曰：肝、心、脾、肺、腎五臟爲陰，膽、胃、大腸、小腸、三焦、膀胱六腑爲陽。此止十一經耳，則手厥陰之一經，竟何在乎？靈蘭秘典篇曰：心者，君主之官，神明出焉。肺者，相傅之官，治節出焉。肝者，將軍之官，謀慮出焉。膽者，中正之官，决斷出焉。膻中者，臣使之官，喜樂出焉。脾胃者，倉廩之官，五味出焉。大腸者，傳導之官，變化出

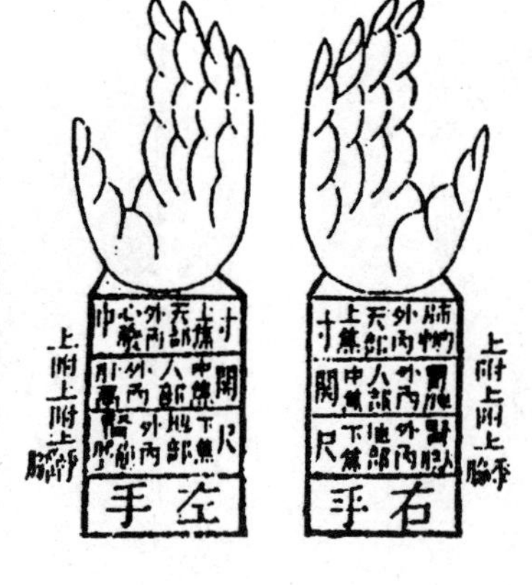

內經分配臟腑診候圖

焉。小腸者，受盛之官，化物出焉。腎者，作强之官，伎巧出焉。三焦者，決瀆之官，水道出焉。膀胱者，州都之官，津液藏焉，氣化則能出矣。此以膻中足十二臟之數，是則配手厥陰者，實膻中也。及靈樞叙經脉，又有胞絡而無膻中，然曰「動則喜笑不休」，正與「喜樂出焉」之句相合。夫喜笑者，心火所司，則知其與心應也，獨膻中稱臣使者，君主之親臣也。由是則胞絡即爲膻中，斷無可疑。膻中以配心臟，自有確據，乃僞訣竟不之及，則手厥陰爲虚懸之位矣。叛經者二也。靈樞曰：上焦出于胃上口，並咽以上，貫膈而佈胸中。中焦亦並胃中，出上焦之後，泌糟粕，蒸津液，化精微而爲血。下焦者，别迴腸，注于膀胱而滲入焉。水穀者，居于胃中，成糟粕下大腸，而成下焦。又曰：上焦如霧，中焦如瀝，下焦如瀆。由是則明以上、中、下分三焦矣。僞訣列于右尺，不亦妄乎？又曰：密理厚皮者，三焦厚；粗理薄皮者，三焦薄。又曰：勇士者，三焦理横；怯士者，三焦理縱。由是則明有形象矣。僞訣以爲無形，不亦妄乎？叛經者三也。心、肝、脾、肺，俱各一候，惟腎一臟而分兩尺候者，爲腎有兩枚，形如豇豆，分列于腰脊之左右。僞訣以左爲腎，右爲命門，考諸明堂、銅人等經，命門一穴，在督脉第十四椎下陷中，兩腎之間。蓋一陽居二陰之中，所以成乎坎也。且脉之應于指下者，爲有經絡循經，朝于寸口，内經並無命門之經絡，何以應診而可列之右尺乎？叛經者四也。夫男女之異，惟莖户、精血及胞門、子户耳。若夫脉象自有定位，如左尺水生左關木，左關木生左寸火，君火付權于相火，故右尺火生右關土，右關土生右寸金，五行循序相生，萬古不易之理。僞訣乃曰：女人反此背看之。甚且以左尺候心，右尺候肺，而五行之理，紊亂極矣。叛經者五也。經曰：腎絶四日死，肝絶八日死，心絶一日死，肺絶三日死，脾絶十二日死。乃僞訣云：四十一止一臟絶，却後四年多命没。夫人豈有一臟既絶，尚活四年者乎？叛經者六也。内經曰：形氣有餘，脉氣不足，死；脉氣有餘，形氣不足，生。仲景曰：脉病人不病，號曰行屍，以無王氣。卒眩仆不知人，則死。人病脉不病，名曰内虚，雖困無苦。而僞訣云：健人脉病號行屍，病人脉健亦如之。是脉病與人病無别矣。叛經者七也。脉理淵微，可以神領，難以言求，而况可以圖示乎？如大小長短，固可圖也，而遲數結促，皆以至數爲名，豈可得而圖乎？勉强牽合，幾堪捧腹。叛經者八也。

夫是八者，特舉其謬之尤耳。若按字而求其疵，更僕難數。然蔡西山辨之于前，戴同父正之于後，無待贅舉。願後之學者，詳味經言，翻其錯誤，使千年晦蝕之旨一旦昭明，指下井然，而證治無惑，斯民無夭折之嗟矣。

審象論第六

夫證之不齊，難以枚舉，而盡欲以指下得其情，則戛戛乎難之矣。先哲有言曰：脉有神機，微而莫顯；胸中了了，指下難明。况胸中昧昧，而思指下全生，庸可幾乎？脉固有象，不能比類，以晰其似，對舉以別其殊，辨兼至以定名，察平脉以昭治，分六氣以測證，按運政以觀應，審真臟以知亡。則呫嗶雖勤，而臨視莫適，輕言談笑，亂說是非，禦人口給，言不由中。試一思之，真堪愧絶。余是以不揣鄙陋，略陳其概云。

比類者，所以明相類之脉。洪與虛，皆浮也。浮而有力爲洪，浮而無力爲虛。沉與伏，皆沉也。沉脉行于筋間，重按即見；伏脉行于骨間，重按不見，必推筋至骨乃可見也。數與緊，皆急也。數脉以六至得名，緊則不必六至，惟弦急而左右彈，狀如切緊繩也。遲與緩，皆慢也。遲則三至，極其遲慢；緩則四至，徐而不迫。實與牢，皆兼弦大實長之四脉也。實則浮中沉三取皆然，牢則但于沉候取也。洪與實，皆有力也。洪則重按少衰，實則按之亦盛也。革與牢，皆大而弦也。革則浮取而得，牢則沉取而見也。濡與弱，皆細小也。濡在浮分，重按即不見也；弱主沉分，輕取不可見也。細與微，皆無力也。細則指下分明，微則似有若無，模糊難見矣。短與動，皆無頭尾。短爲陰脉，其來遲滯；動爲陽脉，其來數滑。促結濇代皆有止者也。數時一止爲促，緩時一止爲結。往來遲滯，似止非止爲濇。動而中止，不能自還，止有定數爲代。

對舉者，所以明相反之脉。浮沉者，脉之升降也。遲數者，脉之急慢也。滑濇者，脉之通滯也。虛實者，脉之剛柔也。長短者，脉之盈縮也。洪微者，脉之盛衰也。緊緩者，脉之張弛也。促結者，脉之陰陽也。濡弱者，脉之窮于進退者也。芤弦者，脉之見于盛衰者也。經曰：前大後小，前小後大。來疾去徐，來徐去疾。去不盛來反盛，去盛來不盛；乍大乍小，乍長乍短，乍數乍疏，是又二脉之偶見者也。

兼至者，合衆脉以成一脉也。浮而細且軟爲濡；沉而細且軟爲弱；浮而極細極軟，似有若無爲微；浮而且大，且弦且長，之合爲革；沉而且大，且弦且長之合爲牢；且大且長，浮中沉，皆有力爲實。

平脉者，各部之本脉也。足厥陰肝，沉而弦長；足少陰腎，沉石而滑；足太陰脾，中和而緩；足少陽膽弦大而浮；足陽明胃，浮長而濇。足太陽膀胱，洪滑而長；手少陰心，洪大而散；手太陰肺，浮濇而短；手厥陰心胞胳，浮大而散；手少陽三焦，洪大而急；手陽明大腸，浮短而滑；手太陽小腸，洪大而緊。

時令者，四時之變，脉與之應也。十二月大寒，至二月春分，爲初之氣，厥陰風木主令。《經》云：厥陰之至，其脉弦。春分至小滿，爲二之氣，少陰君火主令。《經》云：少陰之至，其脉鉤。小滿至六月大暑，爲三之氣，少陽相火主令。《經》曰：少陽之至，大而浮。大暑至八月秋分，爲四之氣，太陰濕土主令。《經》曰：太陰之至，其脉沉。秋分至十月小雪，爲五之氣，陽明燥金主令。《經》曰：陽明之至，短而濇。小雪至十二月大寒，爲六之氣，太陽寒水主令。《經》曰：太陽之至，大而長。

六氣分合六部

右尺	沉	芒種十五日 夏至五日	三之氣少陽相火
	中	夏至十日 小暑十日	
	浮	小暑五日 大暑十五日	
右關	沉	立秋十五日 處暑五日	四之氣太陰濕土
	中	處暑十日 白露十日	
	浮	白露五日 秋分十五日	
右寸	沉	寒露十五日 霜降五日	五之氣陽明燥金
	中	霜降十日 立冬十日	
	浮	立冬五日 小雪十五日	

時日診候之圖

左寸	浮	小滿十日 立夏五日	火君陰少氣之二
	中	立夏十日 穀雨十日	
	沉	穀雨五日 清明十五日	
左關	浮	春分十五日 驚蟄五日	木風陰厥氣之初
	中	驚蟄十日 雨水十日	
	沉	雨水五日 立春十五日	
左尺	浮	大寒十五日 小寒五日	水寒陽太氣之終
	中	小寒十日 冬至十日	
	沉	冬至五日 大雪十五日	

以平治之紀爲例，若太過之紀，其氣未至而至，從節前十三日爲度；不及之紀，其氣至而未至，從節後十三日爲度。太過之歲，從左尺浮分起立春；不及之歲，從左關中分起立春。依次而推之，此六氣至理，而方書所未發者。必于平旦，陰氣未散，陽氣未動，飲食未進，言語未吐之時，清心調息，逐部細究，則時令之病可以前知。診得六部俱平則已，若有獨大、獨小，獨浮、獨沉，獨長、獨短，與各部不同，依圖斷之，無不驗者。假如左關中候，脉獨弦大，已知雨水後驚蟄邊有風熱之病，蓋弦主風而大主熱也，且左關又爲風木之令故也。如右尺沉分，脉獨緩滯而實大，已知芒種後夏至邊有濕熱之病，蓋緩滯主濕，實太主熱也。若緩滯虛大，乃濕熱相火爲患，蓋緩滯爲濕，而虛太爲相火也。且在沉分，沉亦主濕，又在相火之位故也。久病之人，六脉俱濁滯，惟右寸中候，脉得從容和緩，清净無滯，已知霜降後立冬邊必愈。其餘倣此而推之，百不一失也。

夫按政運者，所以明不應之脉。蓋不應者沉細也，反其胗則見矣。凡值此不應，乃歲運合宜，不必求治。若誤治之，反伐天和。

土運爲南政，土位居中，面南行令故也，其餘四運，以臣事之，北面受令，故爲北政。甲、巳二年，爲上運南政，如運少陰司天，則兩寸不應；厥陰司天，則右寸不應；太陰司天，則左寸不應。〇少陰在泉，則兩尺不應；厥陰在泉，則右尺不應；太陰在泉，則左尺不應。

乙、丙、丁、戊、庚、辛、壬、癸八年，皆爲北政。如遇少陰司天，則兩尺不應；厥陰司天，則右尺不應；太陰司天，則左尺不應。○少陰在泉，則兩寸不應；厥陰在泉，則右寸不應；太陰在泉，則左寸不應。

如尺當不應而反浮大，寸當浮大而反沉細；寸當不應而反浮大，尺當浮大而反沉細，是謂尺寸反。經曰：尺寸反者死。○如右當不應而反浮大，左當浮大而反沉細；左當不應而反浮大，右當浮大而反沉細，是謂左右交。經曰：左右交者死。

真臟者，所以明不治之脉。蓋人以胃氣爲本。胃氣脉者，應手中和，意思忻忻，難以名狀是也。太過、不及者病；但得真臟脉，不得胃氣者死。經曰：真肝脉至，中外急如循刀刃責責然，如按琴瑟弦，色青白不澤，毛折乃死。真心脉至，堅而搏，如循薏苡子纍纍然，色赤黑不澤，毛折乃死。真脾脉至，弱而乍疏乍數，色黄青不澤，毛折乃死。真肺脉至，大而虚，如以毛羽中人膚，色白赤不澤，毛折乃死。真腎脉至，搏而絶，如指彈石辟辟然，色黄黑不澤，毛折乃死。

七絶脉

一曰彈石。如指彈石，在筋肉間，辟辟然硬，尋即散者，腎絶也。二曰雀啄。如雀啄食，連連搏指，忽然止絶，良久復來，肝絶也。三曰屋漏如屋殘漏下，良久一滴，胃絶也。四曰解索。

如索之解指下散亂，無復次序，乍疏乍數，脾絶也。五曰蝦遊。如蝦之遊，在于皮膚，始則冉冉不動，少焉而去，久之忽然一躍，大腸絶也。六曰魚翔。如魚之翔，本不動而末强摇，似有似無，心絶也。七曰釜沸。如釜湯沸，在于皮膚，有出無入，湧湧如羹上波，肺絶也。

宣藥論第七附七方十劑

慨自用藥之弊也，始于執流而忘源，信方而遺理。將有劑已大謬，猶懸懸而計效；方或偶當，反忽忽而自疑。病已藥傷，尚嫌處劑之輕；功本將臻，乃欲更端以治。泥成方之驗，不解隨人活潑；膠章句之跡，未能廣會靈通。如斯愚昧，皆由格理之功疏而尋源之學淺也。王太僕曰：粗工褊淺，學未精深，以熱攻寒，以寒療熱。治熱未已，而冷疾已生；攻寒日深，而熱病更起。熱起而中寒尚在，寒生而外熱不除。欲攻寒則懼熱不前，欲療熱則思寒又止。豈知臟腑之源，有寒熱温凉之主哉！夫藥有君臣佐使，逆從反正，厚薄輕重，畏惡相反，未得靈通，而慢然施療，許學士所謂「獵不知兔，廣絡原野」，术亦疏矣。君爲主，臣爲輔，佐爲助，使爲用，製方之原也；逆則攻，從則順，反則異，正則宜，治病之法也。必熱必寒，必散必收者，君之主也；不宣不明，不受不行者，臣之輔也。能受能令，能合能公者，佐之助也；或擊或發，或劫或開者，使之用也。破寒必熱，逐熱必寒，去燥必濡，除濕必泄者，逆則攻也；治驚須平，治損須温，治留須收，治堅須潰者，從則順也。熱病用寒藥，而導寒攻熱者必熱，如陽明病發熱大便硬者，大承氣湯、酒製大黃熱服之類也；寒病用熱藥，而導熱去寒者必寒，如少陰病下利，服附子、乾薑不止者，白通湯加人尿、猪膽之類也。塞病用通藥，而導通除塞者必塞。如胸滿煩驚、小便不利者，柴胡加龍骨、牡礪之類也；通病用塞藥，而導塞止通者必通，如太陽中風下利，心下痞硬者，十棗湯之類也。反則異也，治遠以大，治近以小，治主以緩，治客以急；正則宜也，輕清成象，重濁成形。清陽發腠理，濁陰走五臟。清中清者，榮養于神；濁中濁者，堅强骨髓。辛甘發散爲陽，酸苦湧泄爲陰。氣爲陽，氣厚爲陽中之陽，氣薄爲陽中之陰。薄則發泄，厚則發熱。味爲陰，味厚爲陰中之陰，味薄爲陰中之陽。薄則疏通，厚則滋泄。親上親下，各從其類也。畏者，畏其制我，不得自縱；惡者，惡其異我，不得自知。畏惡之中，亦可相成，在因病製方，輕重多寡之間也。至于相反，兩讎不共。然大毒之病，又須大毒之藥以劫之，雖相反之中，亦有相成之妙，而謂神化在是，顧良工用之耳。然非以博洽之才，運其神靈之識，將見驚眩妄錯，靡知統宗，匪肆即拘，曷中款會？夫然後智盡能索，衹計蓄方。若曰方非吾方，上古聖人之方，異人秘密之方，人即不信醫，能不信聖人與異人哉！至有秘而不宣，雖父子不相授受。吁，何其愚也！不知天有不同者，運氣異也；地有不同者，方宜異也；人有不同者，禀畀異也；時有不同者，風會異也；境有不同者，貴賤異也；病有不同者，標本異也。方果可執乎哉！奈何舍至靈至變之理，而就不靈不變之方也。此無他，初得之聞而神奇過告，繼試之用，而功效偶臻，遂以爲無踰其右。獨不計方果若斯之奇，則上古聖賢，千言萬卷，祇爲贅餘。而今之學者，神聖工巧，一切可廢矣。不矩方之爲言倣也，倣病而有方也。其將立也，因是病而後成，融通不滯；其既立也，匪是病則勿用，確然難移。是以素問無方，難經亦無方，非無方也，謂倣爲活法也。漢世纔有方，爲備于倣也，今奇方療疾，可以發無不中，則昔者軒岐、扁、倉神靈之智，慈濟之仁，豈不及此？何不每一病只立一方，使後之人彰明顯著，用無不當；而乃廣爲昭析，多立文詞，使後之人紛賾難窮，效無十全哉！雖然，方不可泥，亦不可遺，倘藉口變通而古法未諳，有心立異而審症未詳，去拘方之失，未有以大相懸也。而其過有五：夫子母虛實，鬼邪微正，治病之本也。明此之故，病在上而治反在下，病在下而治反在上。病同而藥異，病異而藥同。症端蜂起，而綫索並然；變現多危，而執持不亂。此旨未達，逐症尋求，既治其上，又攻其下，既療其彼，復顧其此，本之不揣，藥無精一，如著百家衣，爲識者笑救頭救脚之譏，所不免已。過一也。氣血虛實，寒熱邪正，灼然明辨，則益心之陽，寒亦通行；强腎之陰，熱之猶可；發舒陽氣，以生陰精；滋養陰精，以化陽氣。或養正而邪自除，或驅邪而正始復。或因攻爲補。或借補爲攻。苟臨症狐疑，則進退交戰。姑以輕和之劑，冀其萬一之功，非有直入之兵，收其捷得之效，則兩騎之誚，所不免已。過二也。或讀本草類方，刻意求簡，以爲精專。不知制之小者，君一臣二；制之大者，君一臣三佐九。聖人初無從簡之心，惟是合宜以治耳。仲景、東垣共稱醫聖，而用多用寡，兩不相侔。王節齋謂東垣如韓信將兵，多多益善。丹溪不過能將十萬，不敢效其多，是以多寡分優劣也，將置仲景于何地耶？故得其要者，多亦不雜；不得其要，少亦不專。不究確然之理，而以品味多寡爲衡，是崇末而遺本已。過三也。未能宏博，炫然自矜；好爲奇僻，不可一世。原其立異之初心，不過思假此以要尊信耳，究也治而弗勣，反深沉困，其尊信果安在哉？過四也。仲景云：觀今之醫，各承家技，終始順舊，省疾問病，務在口給，相對斯須，便處湯劑，動數發息，不滿五十，明堂闕庭，盡不見察。夫欲視死別生，實爲難矣。如斯鹵莽，且圖速效，則寒熱温凉，行散補瀉，能無過當乎？不知藥無次序，猶兵無紀律，雖有勇健，適是僨事已。過五也。省此五過，務圖去之。惟當尚友千古，毋多自遜，以阻進階，則天地之理得，而見垣非難爾。願天下惕然于生死之故，慨然爲窮原之學，則四家可五，而軒岐且至今存矣。

○七方 大小緩急奇偶復

○大方之説有二

病有兼證，不可以一二味治者，宜君一、臣三、佐九，品味數多，故曰大。

病有在身半以下而遠者，處劑宜多，而品味宜少，以分兩數多，故亦曰大。

○小方之説有二

病有在心肺以上而近者，宜分兩微而徐徐呷之。

病有無兼症，可以一二味治者，宜君一臣二之小方。

○緩方之説有六

病有在胸膈，宜甘以緩之。

有緩則治其本，治本者須優遊漸漬，不可責效旦夕。

有丸以緩之之緩，蓋比湯散，氣力難化，而宣行遲也。

有品味衆多之緩，蓋藥味衆，則各不得自騁，如萬病丸七八十味，互相拘制。

有無毒治病之緩，蓋性無毒，則功自緩。

有氣味薄之緩，蓋氣味薄，則主用在上，治上者制以緩，緩則氣味薄也。

○急方之説有六

心腹暴痛，溲便不通，用備急丹之類是也。

中風牙關緊閉，漿粥不入，用急風散之屬。

有湯散蕩滌之急，蓋湯主蕩而散主散，如風雨之疾迅也。

有藥性有毒之急，蓋有毒則能上湧下泄，可以奪病之大勢也。

有氣味厚之急，蓋氣味厚則直走于下也。

有治標之急，擇其甚者，急救之也。

〇奇方之説有二

有獨用一物之奇。

有一、三、五、七、九之奇，如君一臣三，亦奇製也，故宜下，不宜汗。

〇偶方之説有三

有兩味相配之偶。

有兩方相合之偶。

有二、四、六、八、十之偶，如君二臣四，亦偶制也，故宜汗，不宜下。

○復方之説有二

有二方、三方相合之復，如桂枝二越婢一湯。

有分兩匀平之復，如胃風湯各等分也。

○十劑 宣通補瀉輕重滑濇燥濕

○宣者，升而上也。内經曰：高者因而越之。即湧劑也。

○通者，流通之義也。凡壅滯閉結，非通劑弗愈。

○補者，五臟各有補法。夫虚有六者，表裏、上下、陰陽也。經曰：形不足者，補之以氣；精不足者，補之以味。須達症之所起，分經療之爲善。

○瀉之義與通倣，但不專主于下，如黄芩瀉肺，黄連瀉心，黄柏瀉腎，龍膽瀉肝，石膏瀉脾之類。經曰：實者瀉之。凡清利之劑，總名曰瀉。

○輕者，言藥之性也。如風寒之邪，始自表入，頭痛身熱，腰脊强。内經曰：宜輕劑以揚之。本草曰：輕可去實，宜麻黄、葛根、升麻之屬。

○重者，亦藥之性也。如久病咳嗽，痰涎不利，形羸不可峻攻，用朱砂、金箔、水銀、沉香之屬。內經曰：重者減之，貴其漸也。

○滑者，取其潤也。周禮曰：滑以養竅。如麻仁、郁李仁、冬葵子、滑石之類。

○濇者，收之義也。如牡蠣、白礬、龍骨、粟殼之屬。

○燥者，取其去濕也，如久瀉澄清，宜薑、附以燥之。虛濕，宜用黃連、大黃燥之。

○濕者，與滑義相類，而少有不同。滑兼通意，而濕則但主于濡。經曰：血主濡之。當歸、地黃之屬。

○運氣論第八

嘗讀內經，主天元紀論七篇推申運氣，玄蘊難窺，未嘗不廢書三嘆也。夫是天地之綱紀，變化之淵源，非通于大易、洪範、曆元律法之説者，其敢横心以解，矢口而談哉！無惑乎當今之人，置而弗講久矣。先哲有言曰：不明五運六氣，檢遍方書何濟？故弗醫則可，業已志醫，反掌生殺，能不猛畏，博學多聞，沉思力索，神將通我，幸勿憚焉。然知天知地，先于知人。丹溪曰：先識病機，變化處治。純攻運氣，恐流于馬宗素之徒，妄謂某生人于某日病，于某經用某藥，某日當瘥，某日當危。悖亂經旨，涉于怪僻。兹特撮其大綱，提其切要，令學者忻其簡便，爲行遠登高之目。至于窮神達變，則内經而下，代有發明，其可以是爲畫耶？五運者，金、木、水、火、土也。六氣者，風、寒、暑、濕、燥、火也。合十干爲五運，如甲巳合爲土運，乙庚合爲金運，丙辛合爲水運，丁壬合爲木運，戊癸合爲火運是也。對十二支爲六氣，如子與午對，俱爲君火；丑與未對，俱爲濕土；寅與申對，俱爲相火；卯與酉對，俱爲燥金；辰與戌對，俱爲寒水；巳與亥對，俱爲風木是也。運乃五年一週，氣則六期環會。五運有太過，有不及；有平運，有大運；有主運，有客運。太過者，甲、丙、戊、庚、壬，五陽干也。不及者，乙、丁、巳、辛、癸，五陰干也。太過之年，大寒前十三日交，名曰先天；不及之年，大寒後十三日交，名曰後天。平運者，司天與運同氣也。或太過而司天尅氣，或不及而年支相合，謂之歲會。或月干與之相符，或交初氣，日干、時干與之相合，謂之干德符。值之者，物生脉應，無相後先，皆平運也。正大寒日交，名曰齊天。大運者，本年年干也。主運者，每年皆以木運，從大寒日始，以次相生，至水而終，每運各主七十二日零五刻，歲歲皆然者也。客運者，假如甲年即以土起運，亦從大寒日始，以次相生，至水而終，每運亦各主七十二日零五刻，逐歲變遷者也。六氣有司天，有在泉；有正化，有對化；有主氣，有客氣。正化者，午、未、寅、酉、辰、亥之年也；對化者，子、丑、申、卯、戌、巳之年也。正司化令之實，對司化令之虛。又以子、午、卯、酉爲一律，子、午君火司天，則必卯、酉燥金在泉；卯、酉燥金司天，則必子午君火在泉。寅、申、巳、亥爲一律，辰、戌、丑、未爲一律，例皆同也。主氣者，每年皆以木氣，從大寒日始，以次相生，至水氣而終。每氣各主六十日奇八十七刻半，歲歲皆然者也。客氣者，以本年年支後第三支起運。如子年，子後第三支是戌，戌屬水，就以水氣從大寒日始爲初之氣，即在泉左間也。木爲二之氣，即司天右間也；火爲三之氣，即司天火氣也；土爲四之氣，即司天左間也；金爲五之氣，即在泉燥金也；水爲終之氣，即在泉右間也。每氣各主六十日奇八十七刻半，每年一易者也。以客加主，客勝主則從，主勝客則逆。凡司天主歲半以前，在泉主歲半以後，此客氣之大者，加于主氣之上也。司天居上，在泉居下，運氣居中。或司天尅運、生運，以上臨下爲順，順分生尅之殊；或運尅司天、生司天，以下臨上爲逆，逆有大小之異。其中有司天與運同者，名曰天木符。丁巳、丁亥之類。年支與運合者，名曰歲會。乙卯、丙子之類。在泉與運同者，名曰同天金符。庚子、庚午之類。運與在泉合者，名曰同歲水會。辛丑、辛未之類。司天與運與氣三合者，名曰太乙天符。戊午、乙酉、己未、己丑之類。天符爲執法。中執法者，其病速而危，歲會爲行令。中行令者，其病徐而持。太乙天符爲貴人。中貴人者，其病暴而死。嗟乎！風、寒、暑、濕、燥、火者，天之陰陽，三陰三陽上奉之；木、火、土、金、水者，地之陰陽，生長化收藏下應之。戊巳土也，然化氣必以五，故甲巳化上而居其首；土生金，故乙庚次之；金生水，故丙辛次之；水生木，故丁壬次之，木生火，故戊癸次之。此化氣之序也。五行各一，而火獨有君相二者，上應天之六氣也。蓋木旺于東，火旺于南，金旺于西，水旺于北，而土旺于四維。戊附于戌而在乾，巳附于辰而在巽，未之對衝在丑，而丑未屬坤艮之鄉，故辰戌丑未，寄旺之位也。假如太角壬木。之化爲啓拆，而變爲摧拉；太徵戊火。之化爲暄燠，而變爲炎烈，正化之變也。少角丁木。木氣不足，清勝而熱復。少徵癸火。火氣不足，寒勝而雨。復，邪化之復也。寒甚而陽焰爲火鬱，熱甚而淒清爲金鬱，抑而不伸也。水鬱而發，則爲冰雹；土鬱而發，則爲飄驟，鬱而怒起也。風淫所勝，則尅太陰；熱淫所勝，則尅陽明，侮其所勝也。相火之下，水氣承之；濕土之下，風氣承之，亢則制也。摧拉之變不應，普天悉皆大風；炎烈之變不應，薄海悉皆燔灼。清氣之勝不應，宇宙無不明潔；雨氣之復不應，山澤無不蒸溽。聖人反覆諄諄，蓋欲人法于陰陽，和于术數，勿爲運氣所中也。即使偶中，亦知其受病之因，不令妄投藥餌，而有夭傷之嘆耳。凡主客之氣，皆能致疾。下爲主氣，上爲客氣。經曰：木位之主，其瀉以酸，其補以辛；厥陰之客，以辛補之，以酸瀉之，以甘緩之。火位之主，其瀉以甘，其補以鹹；少陰之客，以甘瀉之，以酸軟之；少陽之客，以鹹補之，以甘瀉之，以鹹軟之。土位之主，其瀉以苦，其補以甘；太陰之客，以甘補之，以苦瀉之，以甘緩之。金位之主，其瀉以辛，其補以酸；陽明之客，以酸補之，以辛瀉之，以苦緩之。水位之主，其瀉以鹹，其補以苦；太陽之客，以苦補之，以鹹瀉之，以苦堅之，以辛潤之。凡客勝瀉客補主，主勝瀉主補客。而本經更有六氣司天在泉淫勝之治法，有司天在泉反勝之治法，有歲運上下所宜藥食之治法。而五運之中，又必拆其鬱氣，先取化源。啓玄子以爲太陽司天，取九月爲水之源；陽明司天，取六月爲金之源；少陰少陽司天，取三月爲火之源；太陰司天，取五月爲土之源；厥陰司天，取年前十二月爲木之源。經曰：無失天信，無逆氣宜，無翼其勝，無贊其復，是謂至治者此也。夫人禀五行之氣而生，亦從五行之數而盡，故王冰曰：蒼天佈氣，尚不越乎五行；人在氣中，豈不應乎天道！隨氣運陰陽之盛衰，理之自然也。經曰：不知年之所加，氣之盛衰，虚實之所起，不可以爲工矣。雖然運氣之理，亦有不可泥者。如肝木素虚，脾土太盛，運值太角，肝氣稍實，脾氣方平，五臟類然。又内外兩因，隨時感觸。雖當太過之運，亦有不足之時；不及之運，亦多有餘之患。倘專泥運氣，能無實實虚虚，損不足而益有餘乎？況歲氣之在天地，亦有反常之時，故冬有非時之温，夏有非時之寒，春有非時之燥，秋有非時之暖，犯之者病。又如春氣西行，秋氣東行，夏氣北行，冬氣南行。卑下之地，春氣常存；南阜之境，冬氣常在。天不足西北而多風，地不滿東南而多濕。又況百里之内，晴雨不同；千里之外，寒暄各别。方土不齊，而病亦因之，此皆法外之遺也。善言運氣者，隨機觀變，方得古人未發之旨，幸毋膠執而爲程馬之續也。

○按，運氣之理，在在弗遺，雖有微疴，罔不由斯，至本年時疫，尤爲喫緊。即七情不齊，亦皆默範。自奥理微詞，卒難解信悟，非累功探索，至靈慧者，莫之能强。況魯鈍窾綮，寧敢窺其藩籬哉！是篇删其繁蕪，爲下學楷梯，以免其浩瀚之苦。高博者有完義具于胸中，視兹筌蹄，幾

六十年氣運相臨之圖

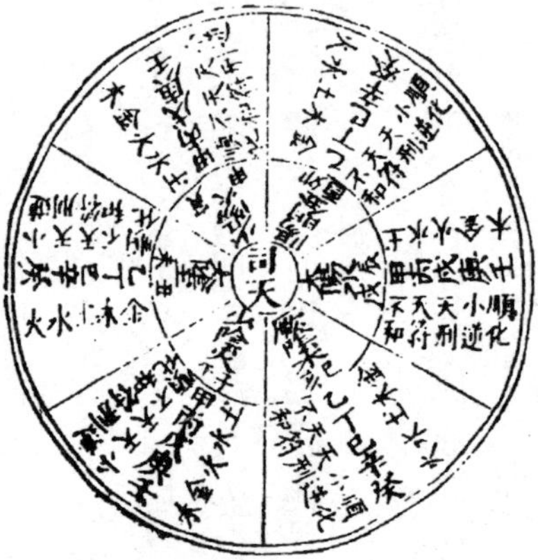

六十年中紀運歌，運尅氣者爲不和。氣如生運名順化，運被氣尅天刑多。小逆見之運生氣，氣運合則天符過。

同咀雪，知我罪我，其在斯乎！

理氣相同，名曰天符。○戊子、戊午、戊寅、戊申，運氣皆火。○丙辰、丙戌，運氣皆水。○己丑、己未，運氣皆土。○乙卯、乙酉，運氣皆金。○丁巳、丁亥，運氣皆木。

天氣生運，名曰順化。○甲子、甲午、甲寅、甲申，火下生土。○壬辰、壬戌，水下生木。○乙丑、乙未，土下生金。○辛卯、辛酉，金下生水。○癸巳、癸亥，木下生火。

天氣尅運，名曰天刑。○庚子、庚午、庚寅、庚申，火下尅金。○戊辰、戊戌，水下尅火。○辛丑、辛未，土下尅水。○丁卯、丁酉，金下尅木。○己巳、己亥，木下尅土。

運生天氣，名曰小逆。子臨父位，故云「小逆」。○壬子、壬午、壬寅、壬申，木上生火。○庚辰、庚戌，金上生水。○癸丑、癸未，火上生土。○己卯、己酉，土上生金。○辛巳、辛亥，水上生木。

運尅天氣，名曰不和。○丙子、丙午、丙寅、丙申，水上尅火。○甲辰、甲戌，土上尅水。○丁丑、丁未，木上尅土。○癸卯、癸酉，火上尅金。○乙巳、乙亥，金上尅木。

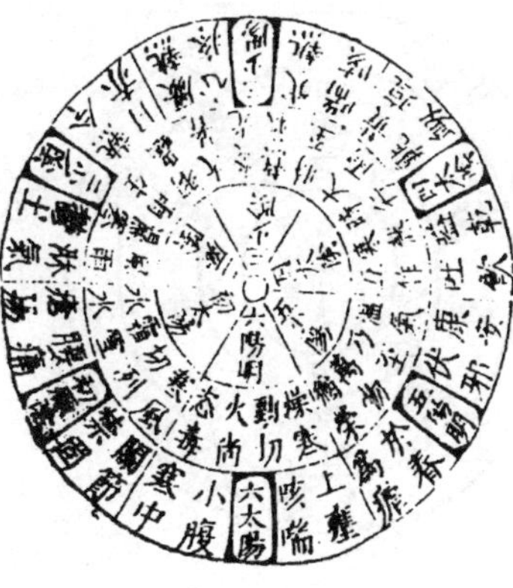
子午二年客氣定局熱化之圖

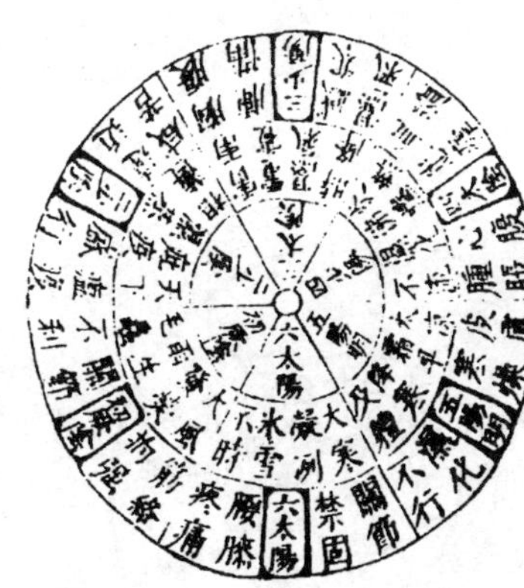
丑未二年客氣定局濕化之圖

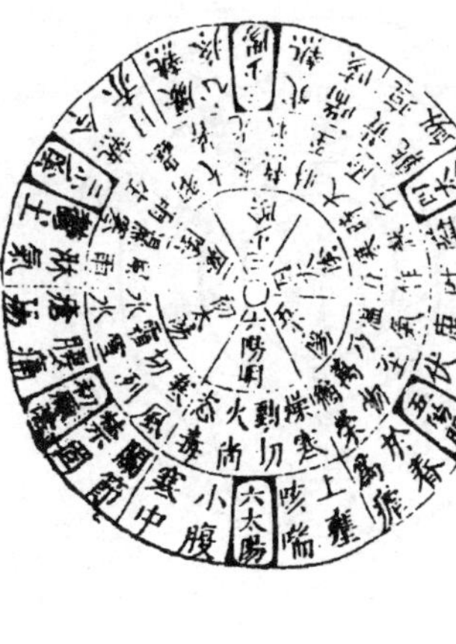
寅申二年客氣定局火化之圖

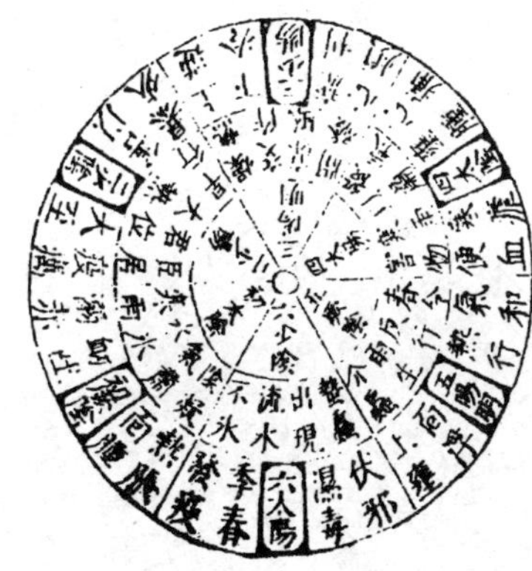
卯酉二年客氣定局燥化之圖

辰戌二年客氣定局寒化之圖

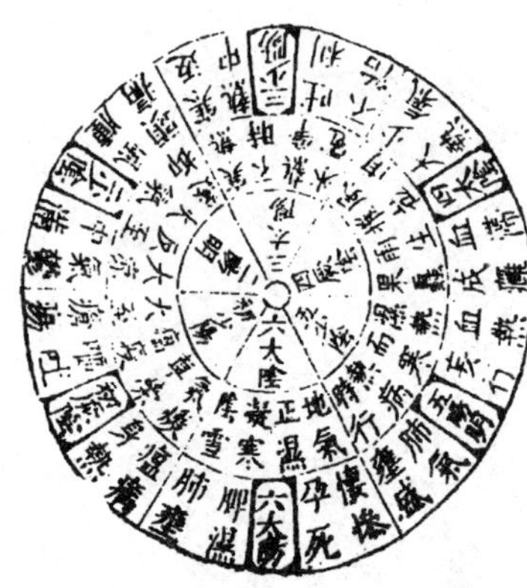

五音建運圖

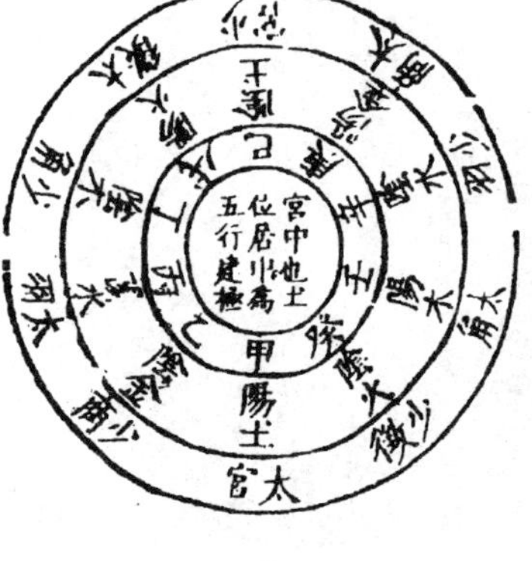

商，强也，象金性之堅强也。羽，舒也，陽氣將復、萬物舒生也。角，觸也，象陽氣觸動而生也。徵，止也，物盛則止也。

己亥二年客氣定局風化之圖

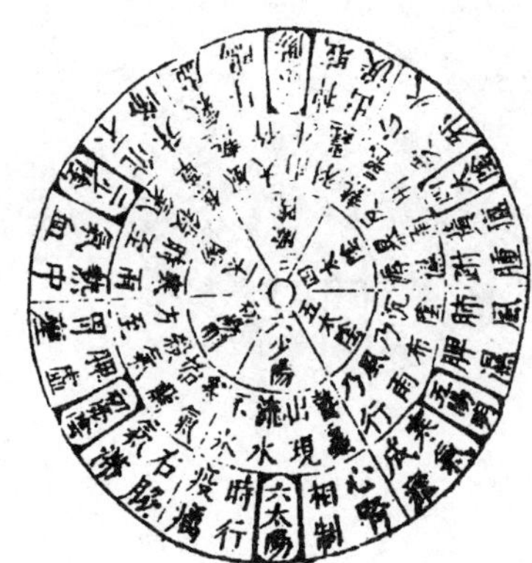

太過不及平運之圖

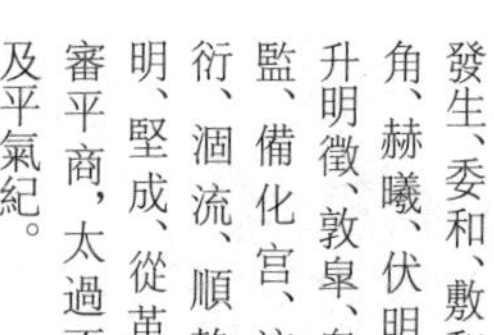

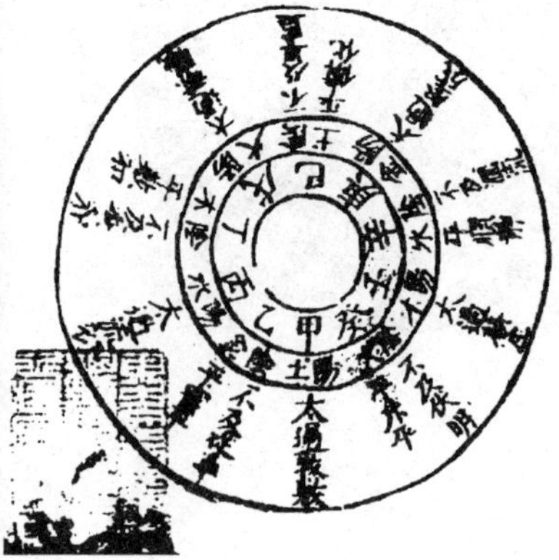

發生、委和、敷和角，赫曦、伏明、升明徵，敦阜、卑監、備化宫，流衍、涸流、順静明，堅成、從革、審平商，太過不及平氣紀。

删補頤生微論卷之二

○臟腑論第九

古之聖醫，若見垣，若内炤，神靈莫測，不爽絲毫，豈真有異人之口，可以洞徹皮毛，映見焦腑哉！亦惟是望外以知内耳。内經臟象諸篇，揭臟腑以開來，無殊對鑑，而學者未别未彰，往往托玄微于脉理，而昧顯察于當機，尚得謂之醫乎？經曰：皮有分部，脉有經紀，筋有結絡，骨有度量。别有分部，左右上下；陰陽所在，病之始終。可得而見。又曰：治之要極，無失色脉，用之不忒，治之大則。彼望齊侯之色者，望此而已矣。後世遂艷傳其奇以爲絶世，抑孰知顯而可徵有如是乎？苟未辨臟腑之故，而第曰指下能得之，則以色合脉之説，其謂之何？故云不誦十二經絡，開口動手便錯，良有以也。圖説數則，搜掇成篇，啓玄所謂「將升岱嶽，非逕奚爲；欲詣扶桑，無舟莫適」，此蓋師其意云。

○手太陰肺經辛金

肺者，相傅之官，治節出焉。肺者，氣之本，魄之處也。爲陽中之大陰，通于秋氣。肺配胸中，與大腸爲表裏。其母脾土，其子腎水，其尅肝木，其賊心火。其象金，其藏魄，其旺秋，其絶夏，其色白，其位西，其卦乾，其惡寒，其性義，其音商，其數九，其味辛，其臭腥，其華毛，其候鼻，其充皮，其液涕，其聲哭，其氣呬。其不足則太息，其有餘則喘嗽。其平脉浮短，其賊脉洪，其死丙丁日。其畜馬，其穀稻，上爲太白星。其見症也，善嚏，悲愁欲哭，灑淅寒熱，缺盆中痛，腹痛、肩背痛，臍右少腹脹痛，小便數，溏泄，皮膚痛及麻木，喘，少氣，頰上氣見。秋胃微毛曰平，毛多胃少曰肺病，但毛無胃曰死。毛而有弦曰脊病，弦甚曰今病。脉來厭厭聶聶，如落榆莢曰肺平；脉來不上不下，如循鷄羽，曰肺病；脉來如物之浮，如風吹毛，曰肺死。真肺脉至，大而虚，如以毛羽中人膚，色赤白不澤，毛折乃死。手太陰氣絶則皮毛焦，皮毛焦則津液去，津液去則皮節傷，皮節傷則皮枯毛折。毛折者，則毛先死。丙日篤，丁日死。肺絶三日死。肺至懸絶，十二日死。白欲如白璧之澤，不欲如堊。白如豕膏者生，白如枯骨者死。形寒飲冷則傷肺。實則夢兵戈競擾，虚則夢田野平原。憂傷肺，喜勝憂。熱傷皮毛，寒勝熱；辛傷皮毛，苦勝辛。辛走氣，氣病毋多食辛。多食苦，則皮膚槁而毛拔。肺欲收，急食酸以收之，以酸補之，以辛瀉之。肺苦氣上逆，急食苦以泄之。小麥、羊肉、杏、薤，皆苦。肺手太陰之脉，起于中焦，下絡大腸，還循胃口，上膈屬肺，從肺係橫出腋下，下循臑內，行少陰心主之前，下肘中，循臂內上骨下廉，入寸口，上魚，循魚際，出大指之端。其支者，從腕後，直出次指內廉，出其端。多氣少血，寅時氣血注此。

補　人參　黃芪　五味子　麥門冬　山藥　紫苑　百部　茯苓　阿膠

瀉　防風　葶歷　桑皮　枳殼　澤瀉　蘇子

溫　乾薑　生薑　款花　白豆蔻　木香

凉　沙參　天門冬　玄參　貝母　桔梗　兜鈴　瓜蔞　枯芩　山梔　人溺

東垣報使引經　白芷　升麻　葱白

肺臟之圖

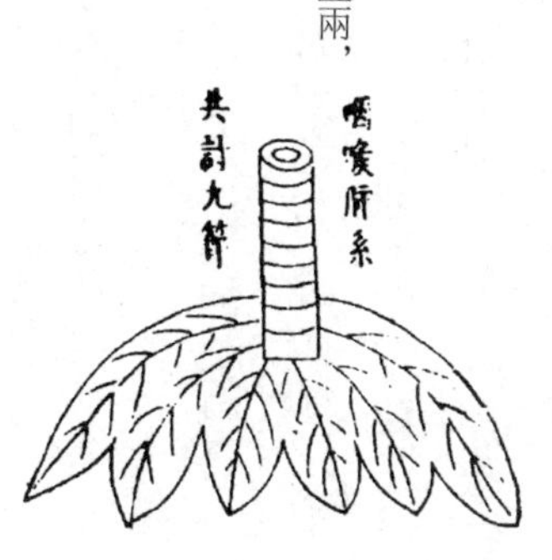

肺重三斤三兩，六葉兩耳，凡八葉。附脊第三椎。

手太陰肺經

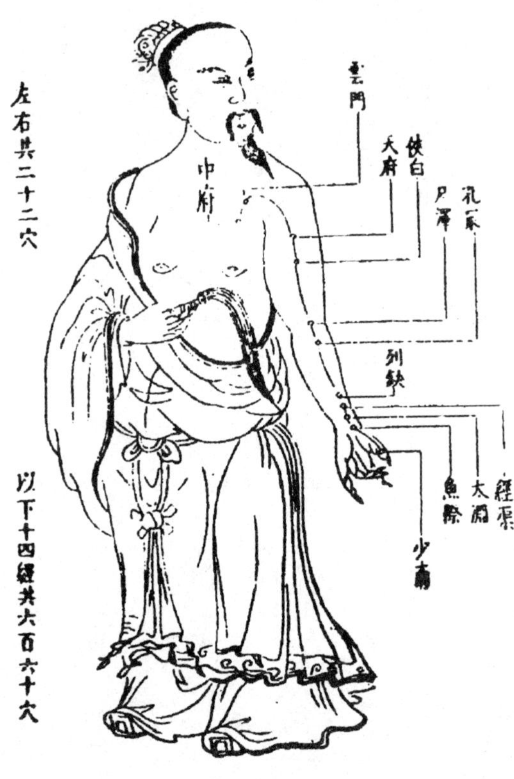

○手少陰心經丁火

心者，君主之官也，神明出焉。心者，生之本，神之變也，爲陽中之太陽，通于夏氣。主明則下安，以此養生則壽。主不明，則十二官危，使道閉塞而不通，形乃大傷，以此養生則殃。心以膻中爲腑，與小腸爲表裏。其母肝木，其子脾土，其尅肺金，其賊腎水。其象火，其藏神，其旺夏，其絶冬，其色赤，其位南，其卦離，其惡熱，其性禮，其音徵，其數七，其味苦，其臭焦，其華面，其候舌，其充血，其液汗，其聲笑，其氣呼。其不足則憂，其有餘則笑不休。其平脉洪，其賊脉沉，其死壬癸日。其畜羊，其穀黍，上爲熒惑星。其見症也，消渴，兩腎内痛，後廉腰背痛，浸淫善笑，善驚善忘，上咳吐，下氣泄，眩仆身熱，腹痛而悲。夏胃微鈎曰平，鈎多胃少曰心病，但鈎無胃曰死。胃而有石曰冬病，石甚曰今病。脉來累累，如循琅玕，曰心平，脉來喘喘連屬，其中微曲，曰心病；脉來前曲後居，如操帶鈎，曰心死。真心脉至，堅而持，如循薏苡子累累然，色赤黑不澤，毛折乃死。手少陰氣絶則脉不通，脉不通則血不流，血不流則色澤去，故面黑如黧。此血先死，壬日篤，癸日死。心絶一日死。心至懸絶九日死。赤欲如帛裹朱，不欲如赭。赤如鷄冠者生，赤如衃血者死。憂愁思慮則傷心。實則夢憂驚恐怖，虚則夢烟火焰明。喜傷心，恐勝喜。熱傷氣，寒勝熱，苦傷氣，酸勝苦。苦走血，血病毋多食苦。多食鹹，則脉凝泣而變色。心欲軟，急食鹹以軟之，以鹹補之，以甘瀉之。心苦緩急，食酸以收之。犬肉、麻仁、李、韭皆酸。心手少陰之脉，起于心中，出屬心係，下膈，絡小腸。其支者，從心係上挾咽，繫目係。其直者，復從心係却上肺，出腋下，下循臑内後廉，行太陰心主之後，下肘内，循臂内後廉，抵掌後鋭骨之端，入掌内後廉，循小指之内，出其端。多血少氣，午時氣血注此。

補　棗仁　麥門冬　遠志　山藥　當歸　天竺黄

瀉　貝母　黄連　木香　玄胡索

温　石菖蒲　藿香

凉　竹葉　牛黄　朱砂　連翹　犀角

東垣報使引經　獨活　細辛

心臟之圖

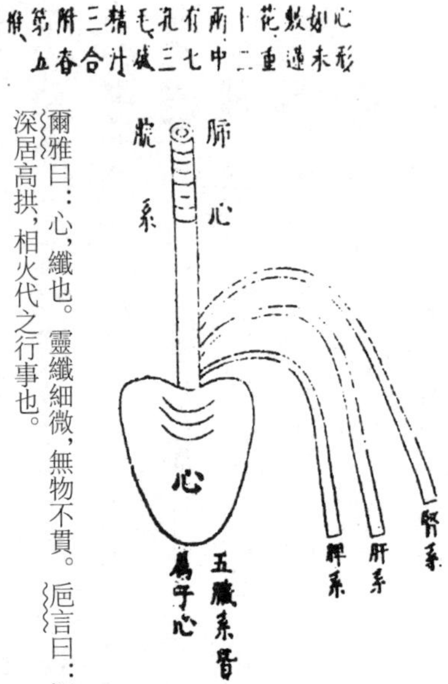

爾雅曰：心，纖也。靈纖細微，無物不貫。巵言曰：深也，深居高拱，相火代之行事也。

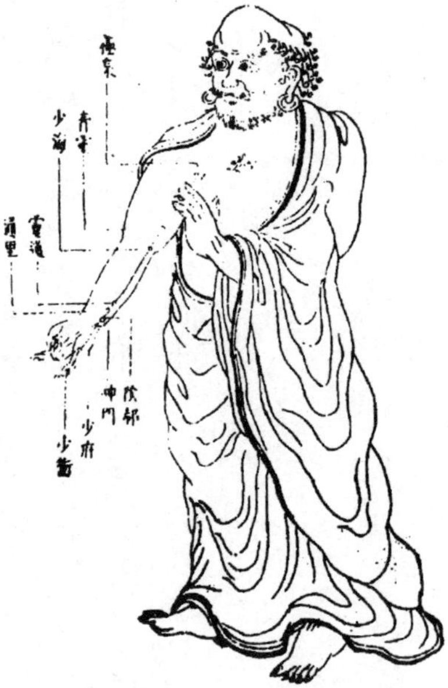

手少陰心經左右共十八穴

○足大陰脾經已上

脾者，倉廩之官，五味出焉。脾者，倉廩之本，營之居也，此至陰之類，通于上氣。脾以胃爲腑，其母心火，其子肺金，其尅腎水，其賊肝木。其象土，其藏意，其旺長夏及四季之末，其絶春，其色黃，其位中央，其卦坤，其惡濕，其性信，其音宫，其數五，其味甘，其臭香，其華在脣四白，其候口，其充肉，其液涎，其聲歌，其氣呵。其不足則少氣，其有餘脹滿。其平脉緩，其賊脉弦，其死甲乙日，其畜牛，其穀稷，上爲鎮星。其見症也，五泄注下五色，大小便不通，面黄，舌本强痛。口甘，食即葉，食不下咽，怠惰嗜卧，搶心，善饑。善味，不嗜食，不化食，尻陰膝臑胻足背痛，煩悶，心下急痛，有動氣，按之若牢，當臍痛，心下痞，腹脹腸鳴，飧泄不化，足不收，行善瘛，脚下痛，九竅不通，溏泄水下，後出餘氣則快，飲食中滿，食減善噫，形醉，皮膚潤而短氣。肉痛，身體不能動摇，足胻腫，苦水。長夏胃微軟弱曰平，弱多胃少曰脾病，但代無胃曰死，軟弱有石曰冬病，弱甚曰今病。脉來和柔，相離如鷄踐地，曰脾平；脉來實而盈數，如雞舉足，曰脾病；脉來堅鋭，如鳥之喙，如鳥之距，如屋之漏，如水之流，曰脾死。真脾脉至，弱而乍疏乍數，色黄青不澤，毛折乃死。足太陰氣絶，則脉不榮其口唇。口唇者，肌肉之本也。脉不榮則肌肉不滑澤，肌肉不滑澤則肉滿，肉滿則唇反，唇反則肉先死，甲日篤，乙日死。脾絶十二日死。脾至懸絶四日死。黄欲如羅裹雄黄，不欲如黄土。黄如蟹腹者生，黄如枳實者死。飲食勞倦則傷脾。實則夢歡歌快樂，虚則夢飲食相争。思傷脾，怒勝思。濕傷肉，風勝濕；甘傷肉，酸勝甘。甘走肉，肉病，毋多食甘。多食酸，則肉胝胸而唇揭。脾欲緩，急食甘以緩之，以甘補之，以苦瀉之。脾苦濕，急食鹹以燥之。大豆、豕肉、栗、藿，皆鹹。脾足太陰之脉，起于太指之端，循指内側白肉際，過核骨後，上内踝前廉，上腨内，循脛骨後，交出厥陰之前，上循膝股内前廉，入腹，屬脾絡胃，上膈，挾咽，連舌本，散舌下。其支别者，復從胃，别上膈，注心下。少血多氣，巳時氣血注此。

補　人參　白术　黄芪　蓮子　芡實　陳皮　扁豆　甘草　山藥　蒼术　茯苓

瀉　枳實　青皮　石膏

温　丁香　藿香　胡椒　良薑　附子

官桂　吴茱萸

凉　玄明粉　滑石

東垣報使引經　白芍藥　升麻

脾臟之圖

脾重二斤三兩，扁廣三寸，長五寸。有散膏半斤。

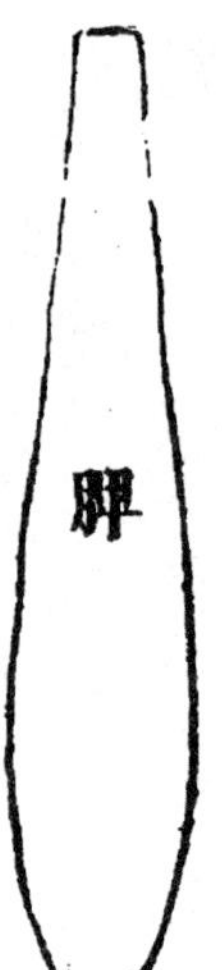

中梓曰：脾胃屬土，故俱從「田」字。田者，土也。胃居正中，故田字居正中。脾屬於右，故田字亦偏右。

○足少陰腎經癸水

腎者，作强之官，伎巧出焉。腎者主蟄，封藏之本，精之處也，爲陰中之少陰，通于冬氣。腎以膀胱爲腑，其母肺金，其子肝木，其尅心火，其賊脾土。其象水，其藏志，其旺冬，其絶長夏及

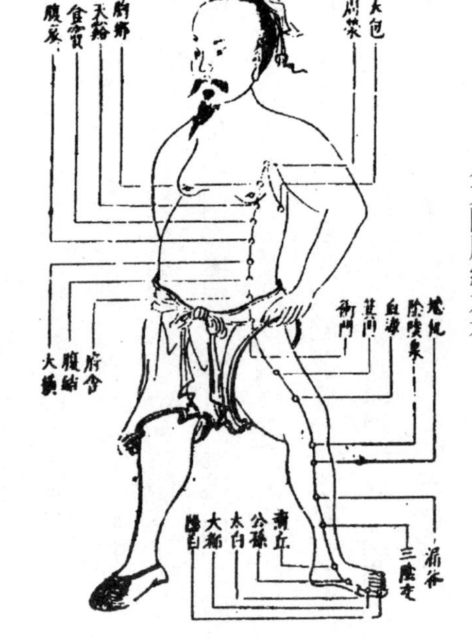

足太陰脾經左右共四十二穴

四季之末，其色黑，其位北，其卦坎，其惡燥，其性智，其音羽，其數六，其味鹹，其臭腐，其華在髮，其候耳，其充骨，其液津，其聲呻，其氣吹。其不足則厥，其有餘則腸泄。其平脉沉，其賊脉緩，其死戊巳日。其畜彘，其穀豆，上爲辰星。其見症也，面如漆，眇中清，面黑如炭，口渴咳唾，多血，胸中滿，大小腹痛，大便難，臍左、脇下、背肩、髀間痛，饑不欲食，心懸如儀，腹大脛腫，咳嗽，脊、臀、股後痛，臍下氣逆，小腹急痛泄，足痿厥下腫，足胻寒而逆，腸澼陰下濕，四指黑，手指青，厥足下熱，嗜卧，坐而欲起，凍瘡下痢，善思善恐，四肢不收，四肢不舉。冬胃微石曰平，石多胃少曰腎病，但石無胃曰死。石而有鈎曰夏病，鈎甚曰今病。脉來喘喘累累如鈎，按之而堅，曰腎平，；脉來如引葛，按之益堅，曰腎病，；脉來發如奪索，辟辟如彈石，曰腎死。真腎脉至，搏而絶如彈石辟辟然，色黄黑不澤，毛折乃死。足少陰氣絶則骨枯，少陰者冬脉也。伏行而温于骨髓，故骨髓不温，即肉不着骨，骨肉不相親，即肉濡而却。肉濡而却，故齒老而枯。髮無潤澤者，骨先死。戊日篤，巳日死。腎絶四日死，腎至懸絶七日死。黑欲如重漆色，不欲如炭色。黑如烏羽者生，黑如炲者死。人坐濕地，强力入水，則傷腎。實則夢腰脊解軟，虚則夢涉水恐懼。恐傷腎，思勝恐，寒傷血，燥勝寒。鹹傷血，甘勝鹹。鹹走骨，骨病，毋多食鹹。多食甘，則骨疼痛而齒落。腎欲堅，急食苦以堅之，以苦補之，以鹹瀉之。腎苦燥，急食辛以潤之。黄黍、鷄肉、桃葱，皆辛。腎足少陰之脉，起于足小指之下，邪走足心，出然谷之下，循内髁之後，別入跟中，上腨内，出膕内廉，上股内後廉，貫脊屬腎絡膀胱。其直者，從腎上貫肝膈，入肺中，循喉嚨，挾舌本。其支者，從肺出絡心，注胸中。多血少氣，酉時氣血注此。

補　芡實　地黄　龍骨　虎骨　牡蠣　桑螵蛸　龜板　山藥　五味子　瑣陽　牛膝　枸杞　山茱萸　杜仲

瀉　澤瀉　知母

温　附子　肉桂　破故紙　鹿茸　沉香　膃肭臍

凉　黄柏　知母　牡丹皮　地骨皮

東垣報使引經　獨活　肉桂

腎臟之圖

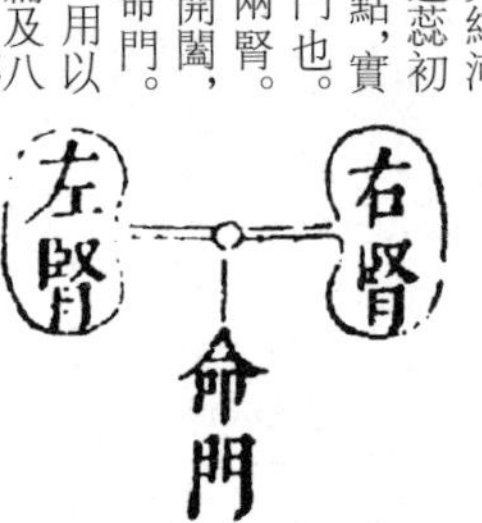

父母搆精，未有形象，先結河車，中間透起一莖，如蓮蕊初生，乃臍帶也。蕊中一點，實生身立命之源，即命門也。自此天一生水，先結兩腎。夫命處於中，兩腎左右開闔，正如門中棖闑，故曰命門。蓋一陽處於二陰之間，用以戍乎坎也。詳見辨妄篇及八味丸方論中。

甲乙經曰：腎者，引也，能引氣道於骨髓。卮言曰：腎者，神也，妙萬物而爲言也。

腎有兩枚，形如豇豆，重一斤一兩。附脊十四椎，當胃下兩旁，前後與臍平直。

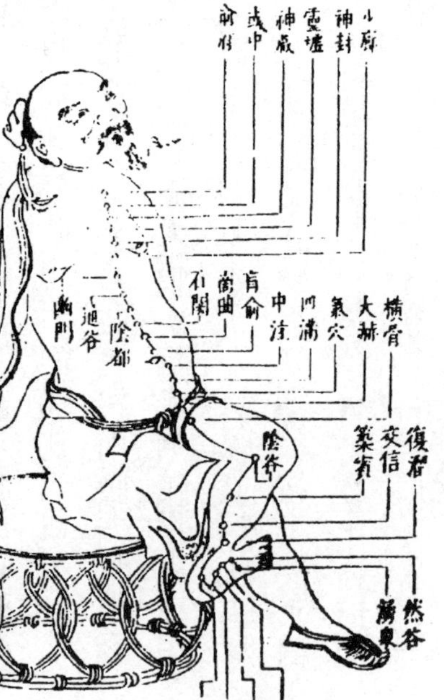

足少陰腎經左右共五十四穴

〇手陽明大腸經庚金

大腸者，傳導之官，變化出焉。其見症也，大指、次指難用，耳聾煇煇焞焞，耳鳴嘈嘈，耳後、肩臑、肘臂外皆痛，氣滿皮膚，堅而不痛。大腸手陽明之脉，起于大指、次指之端，循指上廉，出合谷兩骨之間，上入兩筋之中，循臂上廉，入肘外廉，上臑外前廉，上肩，出髃骨之前廉，上出柱骨之會上，下入缺盆，絡肺，下膈，屬大腸。其支別者，從缺盆上頸貫頰，入下齒縫中，還從俠口，交人中，左之右，右之左，上俠鼻孔。氣血俱多，卯時氣血注此。

補　牡蠣　肉豆蔻　訶黎勒　五倍子　龍骨　蓮子　粟殼

瀉　枳殼　桃仁　麻仁　芒硝　大黄　檳榔　石斛　葱白

温　乾薑　肉桂　吴茱萸

凉　槐花　條芩

東垣報使引經　葛根　白芷　升麻行上　石膏行下。

大腸腑之圖

卮言曰：腸者，暢也。貴通暢也。

大腸重二斤十二兩，長二丈一尺，廣四寸，徑一寸。當臍右迴，疊積十六曲，盛穀一斗，水七升半。

大腸上口，小腸下口。大腸下接直腸，下爲肛門穀道。

手陽明大腸經左右共四十六穴

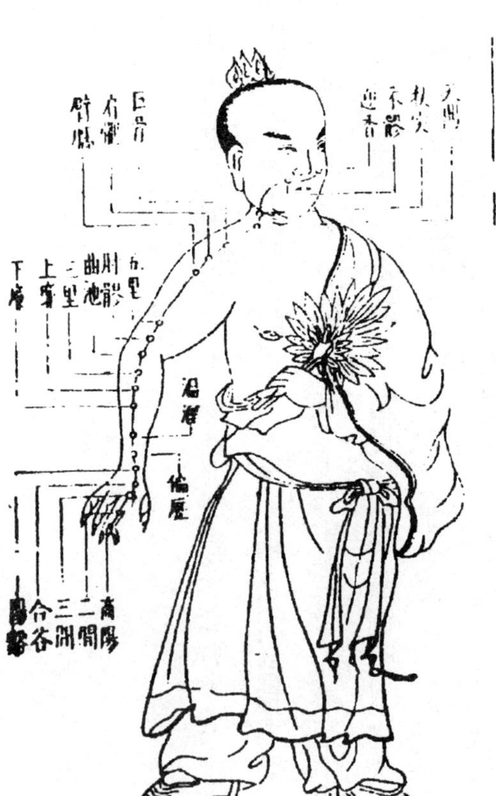

○手太陽小腸經泌清别濁，水液分于膀胱，滓穢分于大腸。

小腸者，受盛之官，化物出焉。其見症也，面白，耳前熱，苦寒，額頷腫不可轉，腰似折，肩臑、肘臂外後廉腫痛，臑臂内前廉痛。小腸手太陽之脉，起于小指之端，循手外側上腕，出踝中，直上循臂骨下連，出肘内側兩筋之間，上循臑外後廉，出肩解，繞肩胛，交肩上，入缺盆絡心，循咽下膈，抵胃，屬小腸。其支别者，從缺盆循頸上頰，至目鋭眥，却入耳中。其支者，别循頰上䪼抵鼻，至目内眥，斜絡于顴。多血少氣，未時氣血注此。

補　牡蠣　石斛

瀉　荔枝子　葱白　紫蘇　木通

温　小茴香　大茴香　烏藥

凉　天花粉　黄芩

東垣報使引經　藁本　羌活行上　黄柏行下

小腸腑之圖

小腸重二斤十四兩，長三丈二尺，廣二寸半，徑八分。分之少半。左迴疊積十六曲。容穀二斗四升，水六升三合，合之大半。

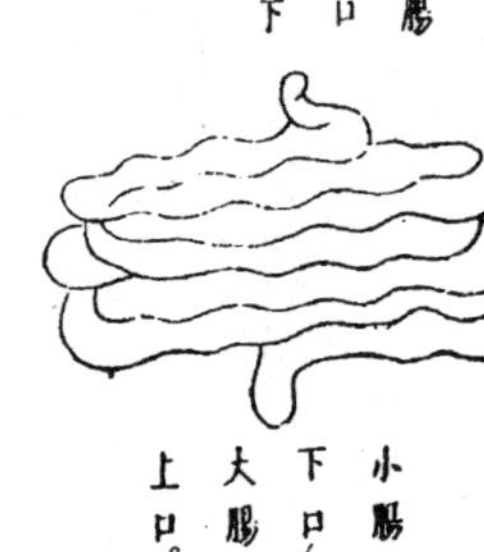

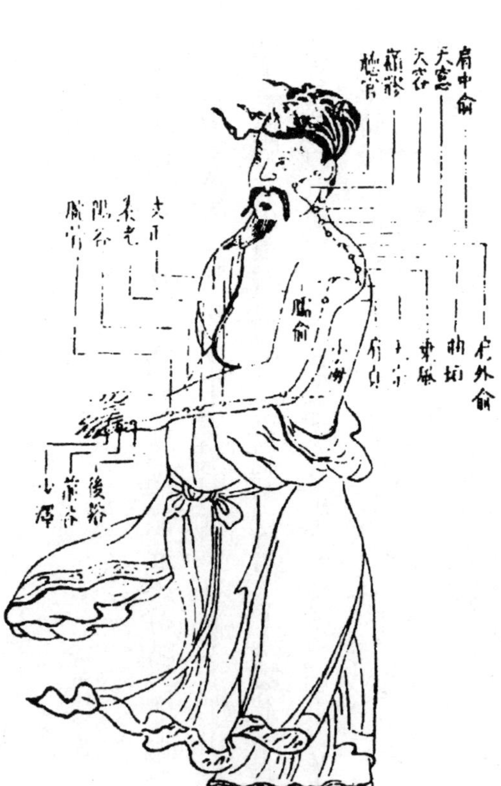

手太陽小腸經左右共三十八穴

○手少陽三焦經

水穀之道路，氣之所終始也。上焦在胃上口，其治在膻中；中焦在胃中脘，其治在臍旁；下焦當膀胱上口，治在臍下一寸。

三焦者，決瀆之官，水道出焉。其見症也，耳鳴，喉痺腫痛，耳後連目鋭眥痛，汗自出，肩臑痛，内外皆疼，小指、次指如廢。三焦手少陽之脉，起于小指、次指之端，上出兩指之間，循手表腕，出臂外兩骨之間，上貫肘，循臑外，上肩，交出足少陽之後，入缺盆，佈膻中，散絡心包，下膈，循屬三焦。其支者，從膻中上出缺盆，上項，挾耳後，直上出耳上角，以屈下頰至䪼。其支者，從耳後入耳中，出走耳前，過客主人前，交頰，至目鋭眥。多血少氣，亥時氣血注此。

補　黄芪　甘草　益智仁

瀉　澤瀉

温　附子

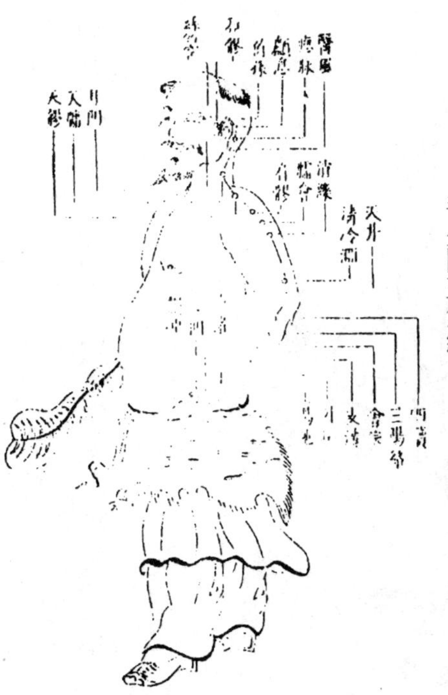

手少陽三焦經左右共四十六穴

凉　石膏　地骨皮

東垣報使引經　柴胡行上川芎行上青皮行下。

三焦獨無圖者，上焦如霧，中焦如瀝，下焦如瀆，有象無質，即上、中、下三部腑臟空處是也。

〇手厥陰心胞絡經丙火

胞絡者，胞絡其心也，即膻中也，爲心之所。從來諸説不一，承訛已久，今考正之説，見辨妄篇。

膻中者，臣使之官，喜樂出焉。其見症也，笑不休，手心熱，心中大熱，面黄目赤，心中動。手厥陰心胞絡之脉。起于胸中，出屬心包，下膈，歷一絡三焦。其支者，循胸出脇，下腋三寸，上抵腋下，下循臑内，行太陰、少陰之間，入肘中，下臂，行兩筋之間，入掌中，循中指出其端。其支者，別掌中，循小指、次指出其端。多血少氣，戌時氣血注此。

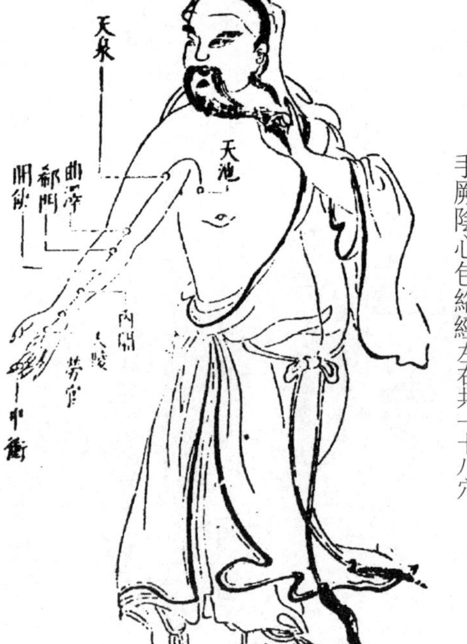

手厥陰心包絡經左右共一十八穴

補　地黄

温　桂

瀉　枳殼　烏藥

凉　梔子

東垣報使引經　柴胡行上川芎行上青皮行下。

心胞絡獨無圖者，以其在心下横膜之上，豎膜之下，與横膜相粘而黄脂裹者，心也。其脂膜之外，有細筋膜如絲，與心肺相連者，心胞絡也。觀其命名，即可思義，乃叔和配諸尺中。因其爲臣使之官，應心主而爲相火，故誤耳。參玩内經，昭然可辨。

〇足陽明胃經戊土

官與脾同。其見症也，惡煙火，聞木音則驚狂，上登而歌，棄衣而走，顔黑，不能言，唇胗，嘔，呵欠，消穀善飢，頸腫，膺、乳、衝、股、伏兔、胻外廉、足跗皆痛，胸旁過乳痛，口渴腹大，水腫奔嚮腹脹，胻内廉跗痛，髀不可轉，膕如結，腨如裂，膝臏腫痛，遺溺矢氣，善伸數欠，顛疾，濕浸，心欲動，則閉户獨處驚慄，身前熱，身後不熱。胃足陽明之脉，起于鼻，交頞中，旁納太陽之脉，下循鼻外，入上齒中，還出挾口，環唇，下交承漿，却循頤後下廉，出大迎，循頰車，上耳前，過客主人，循髮際，至額顱。其支别者，從大迎前下人迎，循喉嚨，入缺盆，下膈，屬胃絡脾。其直者，從缺盆下乳内廉，下挾臍，入氣街。其支者，起胃口，下循腹裏，下至氣街而合，以下髀關，抵伏兔，下入膝臏中，下循胻外廉，下足跗，入中指内間。其支者，下廉三寸而别，下入中指外間，其支者，别跗上，入大指間，出其端。多血多氣，辰時氣血注此。

補　白术　蓮子　芡實　陳皮　扁豆　黄芪　山藥　半夏　百合　蒼术

瀉　枳實　硝石　大黄

温　藿香　厚朴　益智　丁香　吴茱臾　草豆蔻　白豆蔻　肉豆蔻　良薑　乾薑　生薑　木香　香附　胡椒

凉　滑石　石膏　玄明粉　石斛　黄蓮　黄芩　天花粉　山梔子　升麻　連翹　乾葛　竹茹　知母

東垣報使引經　葛根　白芷　升麻行上　石膏行下

胃腑之圖

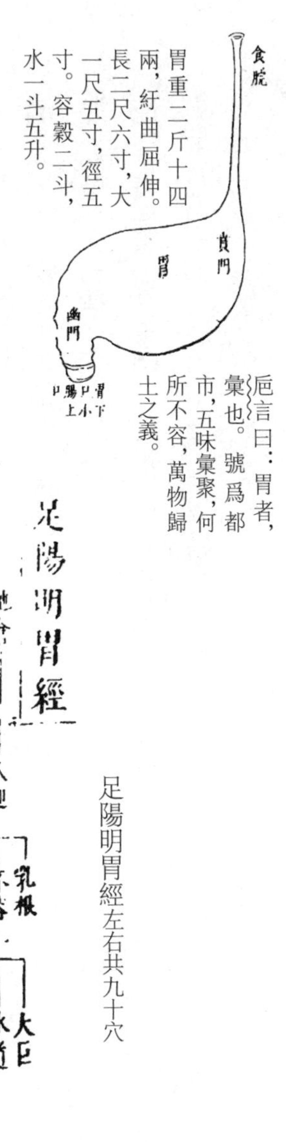

胃重二斤十四兩，紆曲屈伸。長二尺六寸，大一尺五寸，徑五寸。容穀二斗，水一斗五升。

卮言曰：胃者，彙也。號爲都市，五味彙聚，何所不容，萬物歸土之義。

足陽明胃經左右共九十六

○足太陽膀胱經壬水

膀胱者，州都之官，津液藏焉，氣化則能出矣。其見症也，頭苦痛，目似脱，頭兩邊痛，淚出，臍反出，下腫，便膿血，肌肉痿，項似拔，小腹脹痛，按之欲小便不得。膀胱足太陽之脉，起于目内眥，上額交巔。其支别者，從巔至耳上角。其直行者，從巔入絡腦，還出别下項，循肩膊内，挾脊抵腰中，入循膂，絡腎，屬膀胱。其支别者，從腰中，下挾脊貫臀，入膕中。其支者，從膊内左右，别下貫胛，挾脊内，過髀樞，循髀外，從後廉下合膕中，以下貫腨内，出外踝之後，循京骨，至小指外側端。多血少氣，申時氣血注此。

補　橘核　菖蒲　龍骨　續斷　益智仁

瀉　芒硝　滑石　車前子　澤瀉

温　茴香　烏藥

凉　生地黄　甘草稍　黄柏

東垣報使引經　藁本行上羌活行上黄柏行下

足太陽膀胱經左右共一百一十六穴

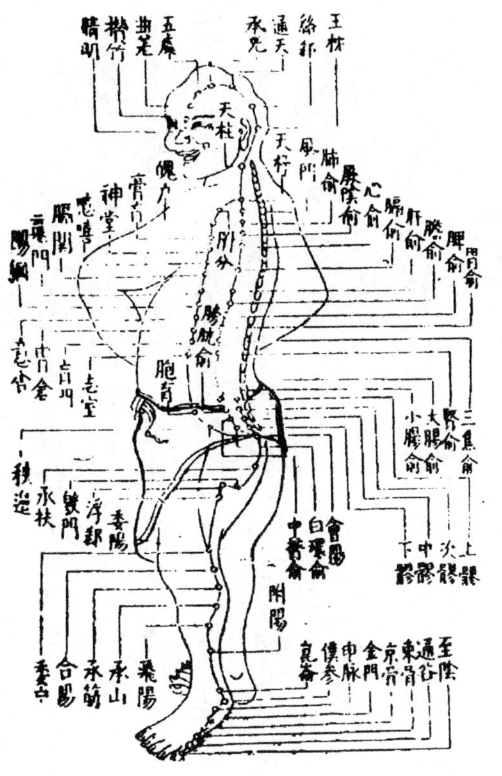

膀胱腑之圖

甲乙經曰：膀者，横也；胱者，廣也。言其體横廣而短也。〇膀胱上下俱有口，上口絡于闌門，下口裹胞，乃胞外脂膏也，形與綿毬相似。

膀胱重九兩二銖，縱廣九寸。盛溺九升九合，廣二寸半。

上系小腸

膀胱

下聯前陰

通身虛鬆，可以蓄水，漸漬而滲入胞中，胞滿而溺出也。

○足少陽膽經甲水

膽者，中正之官，決斷出焉。其見症也，口苦，馬刀挾癭，足外熱，寢寒憎風，體無膏澤，胸中脇肋、髀膝外至胻，絶骨、外踝前諸節痛，善太息。膽足少陽之脉，起于目鋭眥，上抵頭循角，下耳後，循頸，行手少陽之前，至肩上，却交出少陽之後，入缺盆。其支者，從耳後入耳中，出走耳前，至目鋭眥後。其支者，別目鋭眥，下大迎，合手少陽，抵于䪼，下加頰車，下頸，令缺盆，以下胸中，貫膈絡肝，屬膽，循脇裏，出氣街，繞毛際，横入髀厭中。其直者，從缺盆下腋，循胸過季脇，下合髀厭中，以下循髀外，出膝外廉，下外輔骨之外，直下抵絶骨之端，下出外踝之前，循足跗上，入小指、次指之間，直下抵絶骨之端，下出外踝之前，循足跗上，入小指、次指之間。其支者，別跗上，入大指，循岐骨内，出其端，還貫入爪甲，出三毛。多氣少血，子時氣血注此。

補　草龍膽　木通

瀉　青皮　柴胡

温　半夏　生薑　陳皮　川芎

凉　黄連　竹茹

東垣報使引經　川芎行上柴胡本經青皮行下

膽腑之圖

巵言曰：膽者，澹也，清净之府，無所受輸，淡淡然者也。

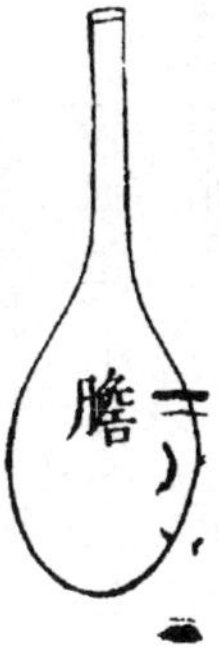

膽在肝之短葉間，重三兩三銖。藏精汁三合，狀如瓶。

中梓曰：膽者，擔也，中正之官，決斷出焉。言有擔當也。

足少陽膽經左右共八十六穴

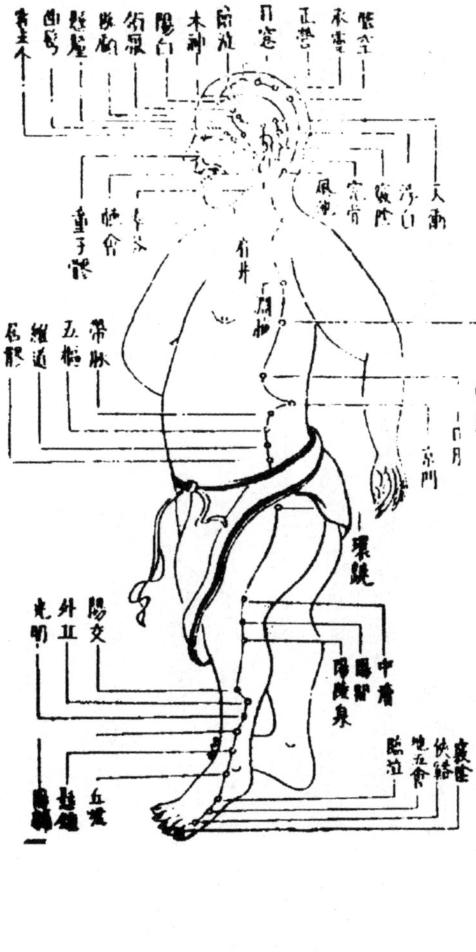

○足厥陰肝經乙木

肝者，將軍之官，謀慮出焉。肝者，罷極之本，魂之居也，爲陽中之少陽，通于春氣。肝以膽爲腑，其母腎水，其子心火，其尅脾土，其賊肺金。其象水，其藏魂，其旺春，其絶秋，其色青，其位東，其封巽，其惡風，其性仁，其音角，其數八，其味酸，其臭羶，其華爪，其候目，其充筋，其液泣，其聲呼，其氣噓。其不足則悲，其有餘則怒。其平脉弦，其賊脉濇，其死庚辛日。其畜鷄，其穀麥，上爲歲星。其見症也，頭痛，脱色，善潔，耳無聞，頰腫，肝逆面青，目赤腫痛，兩脇下痛引小腹，胸痛脇腫，婦人小腹腫，腰痛不可俯仰，四肢滿悶，挺長熱，嘔逆，睾疝暴癢，足逆寒胻，善瘛，遺溺淋溲，便難癃狐，疝癲冒眩，轉筋陰縮，筋攣，善恐，胸中喘，罵詈，血在脇下，喘。春胃微弦曰平，弦多胃少曰肝病，但弦無胃曰死。胃而有毛曰秋病，毛甚曰今病。脉來軟弱，招招如揭長竿末梢，曰肝平；脉來盈實而滑，如循長竿，曰肝病；脉來急溢，勁如新張弓弦，曰肝死。真肝脉至，中外急如循刀刃責責然，如按琴瑟弦，色青白不澤，毛折乃死。足厥陰氣絶，則筋縮引卵與舌卷。筋者，聚於陰器而絡于舌本，故脉不榮，即筋縮急。筋縮急，即引卵與舌，故舌卷卵縮。此筋先死。庚日篤，辛日死。肝絶八日死。肝至懸絶，十八日死。青欲如蒼璧之澤，不欲如藍。青如翠羽者生，青如草兹者死。恚怒氣逆，上而不下，則傷肝。

實則夢山林大樹，虚則夢細草苔蘚。怒傷肝，悲勝怒，風傷筋，燥勝風。酸傷筋，辛勝酸。酸走筋，筋病，毋多食酸。多食辛，則筋攣急而爪枯。肝欲散，急食辛以散之，以辛補之，以酸瀉之。肝苦急，急食甘以緩之。粳米、牛肉、棗、葵皆甘。肝足厥陰之脉，起于大指叢毛之際，上循足跗上廉，去内踝一寸，上踝八寸，交出太陰之後，上膕内廉，循股陰入毛中，過陰器，抵少腹，挾胃，屬肝，絡膽，上貫膈，佈脇肋，循喉嚨之後，上入頏顙，連目系，上出額，與督脉會于巔。其支者，從目系下頰裏，環唇内。其支者，復從肝，别貫鬲，上注肺。多血少氣，丑時氣血注此。

補　木瓜　阿膠　薏仁　酸棗仁

瀉　青皮　芍藥　柴胡　青黛

温　木香　肉桂　吴茱萸

凉　甘菊　龍膽草　胡黄連　車前子

東垣報使引經　柴胡本經青皮行下川芎行上

肝臟之圖

卮言曰：肝者，幹也，屬木，象木枝幹也。

肝重四斤四兩，左三葉，右四葉，附脊第九椎。

肝

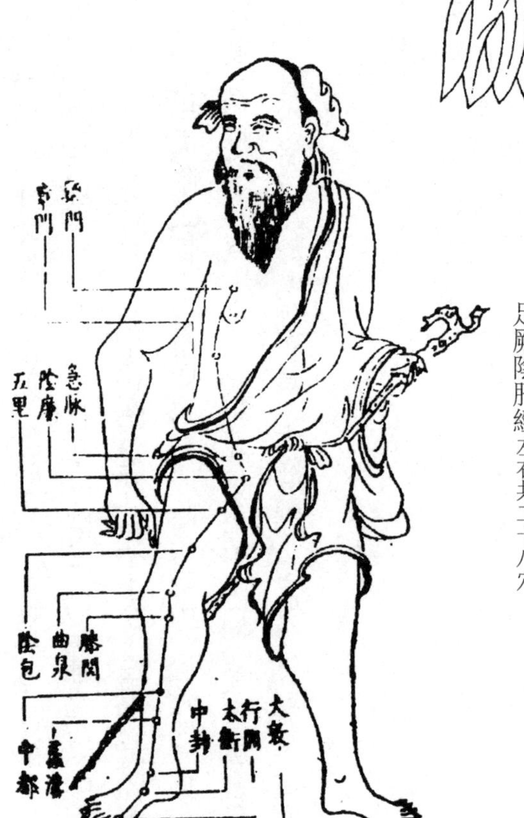

足厥陰肝經左右共二十八穴

○督脉

督脉，起于下極之俞，並于脊裏，上至風府，入腦上巔，循額至鼻柱，屬陽脉之海。其見症也，脊强而腰厥。督者，都也，行背部中，爲陽脉之都綱，奇經脉也。

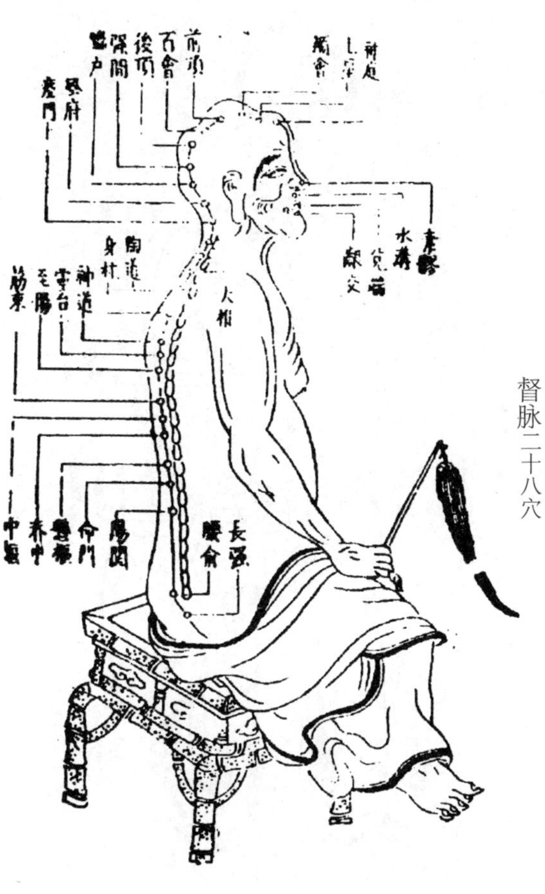

督脉二十八穴

○任脉

任脉，起于中極之下，以上毛際，循腹裏，上關元，至喉嚨，屬陰脉之海。其見症也，苦内結，男子爲七疝，女子爲瘕聚。

任者，妊也。行腹部中，爲生養之本，亦奇經脉也。

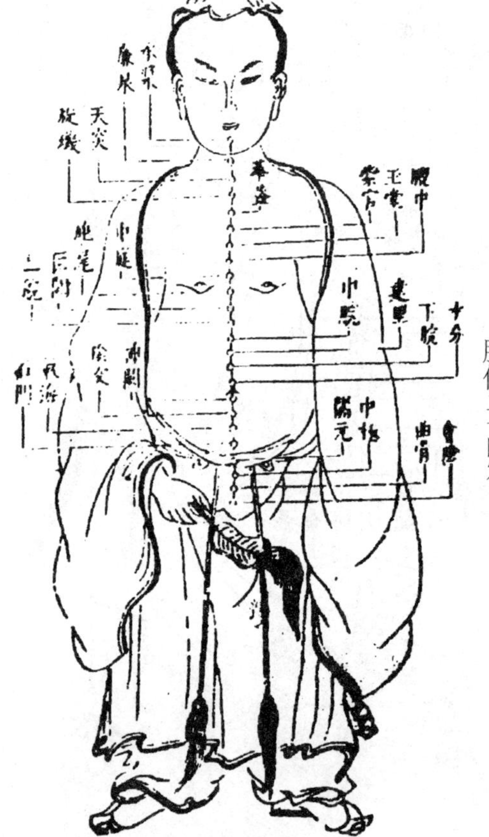

脉任二十四穴

○衝脉

衝脉，起於氣衝，並陽明之經，挾臍上行，至胃中而散。其見症也，氣逆而裏急。衝者，通也。言下至足，上至頭，通十二經之氣血。

○帶脉

帶脉，起於季脇，迴身一週。其見症也，苦腹滿，腰溶溶如坐水中。帶者，束也，總束諸脉也。季脇在肋，下接髖骨之間。

○陽蹻脉

陽蹻脉者，起于跟中，循外踝，上行入風池。其見症也，陰緩而陽急。蹻者，健也。是人動足之所由也。

○陰蹻脉

陰蹻脉者，起于跟中，循内踝，上行至咽喉，交貫衝脉。

其見症也，陽緩而陰急。義與陽蹻同。

○陽維脉

陽維，起于諸陽之會。維者，維持之義也。爲諸脉之綱維。

○陰維脉

陰維，起于諸陰之交。義與陽維同。二經之見症也，悵然失志，容容不能自持，驚即失志，喜忘恍惚。

○任督二脉導引秘旨

夫人身之有任督，猶天地之子午也。人身之任督，以腹背言；天地之子午，以南北言。可以分，可以合，分之以見陰陽不離，合之以見渾淪無間。此修真者之週行也。惜夫！舉世昏昏，盡趍歧逕，或默朝上帝，或内視腑臟，或存神閉息，或服氣吞霞。或運氣機，行火候。或鍊日月，採精華。或日運臍輪，夜運泥丸。或朝呼三魂，暮攝七魄。或按週天，而一一搬運。或指手柄，而轉化機。或守中黄絳宫，而待神凝氣聚。或運三華五氣，而用洗骨伐毛。種種旁門，豈離任督！獨惜其舍正路而不由耳。知之者，四門外閉，兩目内觀，心如止水，身似空壺，締觀黍米之珠，權作黄庭之主，不施搬運，自妙轉旋，含光嘿嘿，調息綿綿，握固内守，注意玄關。頃刻而真元内還，未幾而一陽來復。兩腎如湯煎，膀胱似火熱，任督猶車輪，四肢若山石，鼓巽運坤，天機自動，微以意定，則水火自然升降，如桔槔之呼水，稻花之凝露。謂之乾坤交姤罷，一點落黄庭。到此地位，意不可散，散則不成丹矣。故紫陽翁曰：真汞生于離，其用却在坎。姹女過南園，手持玉橄欖。身心渾沌，與虚空等，不知身之爲我，我之爲身，神之爲氣，氣之爲神，不規中而自規中，不胎息而自胎息，虚室生白，黑地引針，亦不知任之爲督，督之爲任也。此是最上一乘，慎勿身中摸索，真志于修者，其知所務哉！

○别症論第十

蓋聞治適病者易，治失病者難。今工者盡難，而易者偶中，非若淳于、長沙之見，隔世不爽錙銖，而投治如合符節也。雖先聖立教詳明，而陰陽虚實，元會運氣，七情六淫，四時寒暑，錯互不齊。况臟腑有合起之病，而感受無偏至之形，千端萬緒，寧能悉諸簡編，即載籍極博，尤必先夫靈敏善乎？丹溪有言曰：醫者，臨機應變，如對敵之將，操舟之工，自非隨時取中，寧無愧乎？按前人已成之跡，應今人無限之病，何異按圖索驥，幸其偶中也難矣。人無先生曰：用古法治今病，如拆舊屋改新屋，不再經匠氏之手，其可用乎？潔古云：運氣不齊，古今易轍，舊方新病，難相附合。許學士曰：予讀仲景書，守仲景法，未嘗守仲景方，乃爲得仲景心也。王履曰：醫术之要，先尋大意，大意既曉，則條分縷析，脉絡分明。内經曰：知其要者，一言而終，不知其要，流散無窮。歷觀名論，皆以别症爲先。吁嗟！症固難别，别症亦未易也。脉有雷同，症有疑似，水火亢制，陰陽相類。臟之發也，沉于腑，血之變也，近于氣。太實有羸狀，誤補益疾，至虚有盛勢，反瀉含冤。或辨色已真，而診候難合，或指下既察，而症狀未彰。欲按古今法，而功效弗臻，欲師心處療，而狐疑莫决。展轉進退，毫厘千里，獨不計人以死生寄我，我以嘗試圖功，彼禍人者無論矣，即偶中者，詎可對衾影哉！丹溪有叔祖，年七十，患泄漏。丹溪曰：病久而不悴，便濇而不赤，脉濇而帶弦，詢其喜食鯉魚，遂以茱臾、陳皮、生薑、砂糖等藥，探吐膠痰而瀉止。又有隣人，素患痔瘡，夏初泄瀉，脉濇而弦。丹溪曰：此下疳之重者，與當歸蘆會丸去麝，四劑而瀉止。夫此兩人，症似脉同，而治之迥别者，求其本也。一人勞倦發熱，口乾煩躁，面目皆赤。東垣曰：脉來鼓指，而按之豁然，内真寒而外假熱也，取參、术、薑、附煎就，使之冷服者，以真熱假寒之劑治之，一貼而熱勢盡退。一人惡寒發戰，兩脉細微，按之甚數，以石膏、黄連清火之劑，乘熱頓服，而寒勢遂止。此皆水火亢制，而有兼化之象。設不從脉，按症治之，禍不旋踵。

江右袁啟莘，平素勞心，處事沉滯，時當二氣，小便不通。醫者與六一散，不效。再用木通、澤瀉、茯苓、車前等藥，又不效。診得兩寸洪數，知爲心火刑金，故氣化不及州都也。亟用黄連、茯神、人參、牛膝、麥門、五味，一劑而愈。閩中周東志，形羸善飯，忽患腹痛脹悶。衆皆泥其脾虚多食，不能運化，治以枳實、陳皮、青皮、神麯、白术、茯苓，脹勢轉增。右寸關洪滑，知爲胃火上衝，惟用石膏、陳皮、山梔、甘草、升麻、黄芩，二劑而脹止。再用四君子，加薑汁炒山梔，十劑而康。夫臟腑本不相懸，而用藥若斯之異，倘泥而不通，其不致夭札者幾希。一婦人多鬱多產，肢體漸瘦，四肢微腫，咳嗽吐痰，稍有動作，頭眩耳鳴，有與八珍湯者，久而無功。此肝脾鬱傷血分，先用逍遥散，加木香、龜膠、熟地。二十劑而症減其七。仍用八珍湯加丹皮、香附，兩月而瘥。汪望洋之孫，年方舞象，發熱吐痰，頭眩羸弱，醫皆以二冬、二母、四物、芩、柏治之。似瘧非瘧，倦怠異常，診其右三部不及左者兩倍，乃知脾肺氣虚，火不生土之之候也，遂用補中益氣加薑、桂至三錢。十劑而安，四十劑而平復。夫治氣者，主陽而升；治血者，主陰而降。現症頗類，而治之之法，適不相侔，焉可以疑似之見賈禍耶？欒元忠妻，因娩乳後病驚，身翩翩如在浮雲中，舉目則旋轉，持身不定，四肢酸軟，皆以安神補虚治之，前症轉甚。戴元禮獨曰：左脉北且濇，神色不變，是驚氣傷心胞絡積血耳。乃下血如漆者一斗，遂愈。大實似羸者此也。留守衛陸仲容之内，病大熱，妄見鬼神，手揚足擲。或用黄連清心湯，困苦垂斃。元禮視之曰：形瘦而色不澤，乃虚極耳，專與參、芪而安。至虛似盛者，此也。此兩症者，元禮不起，而反劑雜投，幽潛沉冤矣。雖然難明者意，難盡者言，姑舉一二，俾觸類相通。惟願志仁壽者，即病機淺易，必審察昭昭；標本彰明，必小心翼翼，明矣慎矣。又毋以疑懼起因循之弊，必以精詳操獨斷之權。設有未確，闕疑以待高明，慎勿輕狂嘗試，以圖僥倖，庶無負于仁者之初心耳。不然，利心溺而名心深，機心起而仁心隱，毋乃自居于卑庸，而品節一壞，終世莫償；貽害日多，噬臍何及！其可不痛切深戒哉！

○四要論第十一

按，醫學之要，有要于望、聞、問、切者乎？無之也。哀夫！叔季之世，惟賴問之一端，況其素問，未必能悉遵前訓，止求病端，不察病本。又況士大夫多秘所患，以驗醫之能否，問惡可以窮病之情哉！或有攻苦之士，留心候診，而僞訣訛傳，皆泥于左心小腸、右肺大腸之説，浸淫而莫悟，經位不別，尚何以察死生虛實之機耶？夫醫之四要，猶人之四肢也。一肢廢，不成其爲人；一要缺，不成其爲醫。經曰：望而知之謂之神，聞而知之謂之聖，問而知之謂之工，切而知之謂之巧。六十一難曰：望而知之者，望見五色，以知其病之所處也；聞而知之者，聞其五音，以別其病之所出也；問而知之者，問其所欲五味，以知其病之所起所在也；切而知之者，診其寸口，視其虛實，以知其病在何腑臟也。故夫初近患人，先望而聞，次問而切，誠不易之次第，而醫者顧可忽乎？彙其亟要，列録於左，知言君子，將有擇焉。

○望

靈樞經曰：色青者，其脉弦；赤者，其脉鈎也；黄者，其脉代也；白者，其脉毛；黑者，其脉石。見其色而不得其脉，反得相勝之脉，則死矣。得相生之脉，則病已矣。五色篇曰：赤色出兩顴，大如拇指者，病雖小愈，必卒死。黑色出於天庭，大如拇指，必不病而卒死。黄帝曰：青黑爲痛，黄赤爲熱，白爲寒，是爲五官也。脉要精微篇曰：夫精明五色者，氣之華也。赤欲如白裹朱，不欲如赭；白欲如鵞羽，不欲如鹽；青欲如蒼璧之澤，不欲如藍；黄欲如羅裹雄黄，不欲如黄土；黑欲如重漆色，不欲如地蒼。五色精微象見矣，其壽不久矣。青如草兹，黄如枳實，黑如煙煤，赤如衃血，白如枯骨，皆死。青如翠羽，赤如雞冠，黄如蟹腹，白如豕膏，黑如烏羽，皆生。夫五臟者，身之强也。頭者，精神之府。頭傾視深，精神將奪矣。背者，胸中之府。背曲肩隨，府將壞矣。腰者，腎之府，轉摇不能，腎將憊矣。膝者，筋之府。屈伸不能，行則僂附，筋將憊矣。骨者，髓之府。不能久立，行則振掉，骨將憊矣。得强者生，失强者死。左頰屬肝，額屬心，鼻屬脾，右頰屬肺，頤屬腎。青色見於太陰太陽，及魚尾正面口角，如大青藍葉怪惡之狀者，肝氣絶，主死。若如翠羽、柏皮，只是肝邪，有怒病、驚病、風病、目病之屬。赤色見於口唇，及三陰三陽上下，如馬肝之色，死血之狀者，心氣絶，主死。若如橘紅馬尾色者，只是心病，有火熱、怔忡、驚悸、夜卧不寧、健忘之屬。白色見於鼻準及正面，如枯骨、如擦殘汗粉者，爲肺氣絶，主死。若如膩粉、梅花、白綿者，只是肺邪氣虚，中寒、咳嗽、哮喘之屬。黄色見於鼻，乾燥若土偶之形，爲脾氣絶，主死。若如桂花，雜以黑暈，只是脾病，飲食不快、四肢倦怠，脹悶、泄瀉、嘔吐之屬。黑色見於耳或輪廓内外，命門懸璧，若污水煙煤之狀，爲腎氣絶，主死。若如蜘蛛網眼、烏羽之澤者，只是腎虚，火邪乘水之病。病者，目睛不了了，鼻中呼不出、吸不入，氣短促而冷者，陰病也。目中了了，鼻中呼吸出入，能往能來，口鼻息長而皆熱者，陽病也。病人及健人，黑色或白色，起入目及口鼻，三日中死。及病人，耳目及顴骨赤者，五日死。病人目無精光，面若土色。不受飲食，四日死。病人兩目眥有黄色起者，將愈。病人面目俱黄者，不死。病人面脣青黑者死。健人及病人，面如馬肝色，望之如青、近之如黑者死。鼻管仰起者死。神氣枯槁、不潤澤者死。

○聞

經曰：言而微，終日乃復言者，此奪氣也。聲如從室中言，此中氣之濕也。因於暑汗，煩渴而喘，静則多言。衣被不斂，言語善惡，不避親疏者，此神明之亂也。仲景曰：病人語聲寂然，喜驚呼者，骨節間病；語聲喑喑然不徹者，心膈間病；語聲啾啾然細而長者，頭中病。息摇肩者，心中堅；息引胸中上氣者，咳息張口；短氣者，肺痿吐沫。病人五臟已奪，神明不守，聲嘶者死。喉中有聲，謂之肺鳴，火來乘金，不得其平則自鳴，此壞症也。虚勞痰嗽，漸至聲啞者必死。大笑不止，心病也；喘氣太息，肺病也；怒而駡詈，肝病也；氣不足以息者，脾病也；欲言不言，語輕多畏者，腎病也。病人陰陽俱絶，失錯不能言者，三日死。病人妄言錯亂及不能言者，不治；惟熱病者，可以治。倦不欲言，縱使强言之，聲怯弱而低微者，内傷不足也；語言前輕而後重，其言高，其聲壯厲而有力者，外感有餘也。言響如從甕中出，傷風也。言語無力，不欲言，難佈息者，内傷也。言而不厭者，外傷也。

○問

素問疏五過篇曰：凡未診病者，必問嘗貴後賤，雖不中邪，病從内生，名曰脱營。嘗富後貧，名曰失精。凡欲診病者，必問飲食居處，暴樂暴苦，始樂後苦，皆傷精氣。暴怒傷陰，暴喜傷陽。診有三嘗，必問貴賤，封君敗傷，及欲侯王，故貴脱勢，雖不中邪，精神内傷，身必敗亡。始富後貧，雖不傷邪；皮焦筋屈，痿躄爲攣。徵四失篇曰：診病不問其始，憂患飲食之失節，起居之過度，或傷於毒。不先言此，卒持氣口，何病能中！甲乙經曰：問病者，所思何也，所懼何也，所欲何也，所疑何也。問之要察陰陽之虚實，辨臟腑之寒熱。疾病所生，不離陰陽、臟腑、寒熱、虚實，辨之分明，治無誤矣。五十一難：問病欲得寒，欲見人者病在腑也；病欲得温，不欲見人者，病在臟也。問其痛處，按之而痛止者爲虚，按之而痛甚者爲實。痛不移者爲血，痛無定者爲氣。凡百病，問其晝則增劇，夜則安静，氣病而血不病也；夜則增劇，晝則安静，血病而氣不病也。晝熱夜静，陽氣旺于陽分也；晝静夜熱，陽氣下陷，入陰中也。晝夜俱熱，重陽無陰也。亟瀉其陽，峻補其陰。晝静夜寒，陰血旺于陰分也；夜静晝寒，陰氣上溢于陽中也。晝夜俱寒，重陰無陽也。亟瀉其陰，峻補其陽。晝寒夜熱，病名陰陽交，變而死矣。移精變氣篇曰：閉户塞牖，繫之病者，數問其情，以從其意，得神者昌，失神者亡。産後須問坐草難易，惡露多少，飲食遲早，生子存亡。蓋形傷、血傷之不同，補氣、補血之有異。飲食失節宜調中，生子不存兼開鬱。問其所欲，以知其病。欲熱者知爲寒，欲冷者知爲熱。好静惡動者知爲虚，煩躁不寧者知爲實。惡食知傷食，惡風知傷風。好食甘爲脾虚，好食辛爲肺病，好食酸爲肝虚，好食鹹爲腎弱，好食苦爲心病，此皆順應而易治。若乃心病愛鹹，肺傷欲苦，脾弱喜酸，肝病好辣，腎衰嗜甘，此爲逆候，病輕必危，危者必死。王海藏曰：常人求診拱默，惟令切脉，試其知否，殊不知氣血附于經絡。熱則脉疾，寒則脉遲。實則有力，虚則無力。若得病之由及所傷之物，豈能以脉知之乎？故醫者不可不問其出，病者不可不説其故。蘇東坡曰：吾疾必盡告醫者，使胸中了然，然後診脉，疑似不能惑也。吾求愈疾而已，豈以困醫爲事哉！

〇切

經曰：必審其所始病，與今之所方病，然後各切循其脉，視其經絡浮沉，上下逆從。六部之中，獨小者病，獨大者病。獨遲者病，獨疾者病。獨熱者病，獨寒者病，獨陷者病。脉從四時，謂之可治；脉逆四時，爲不可治。所謂逆四時者，春得肺脉，夏得腎脉，秋得心脉，冬得脾脉也。熱則脉數，寒則脉遲。沉主在裏，浮主在表。虚者脉虚，實者脉實。濇爲陽氣有餘，滑爲陰氣不足。此八者，脉之綱領也。長則氣治，短則氣病。數則煩心，大則病進。上盛則氣高，下盛則氣脹。代則氣衰，細則氣少，濇則心痛。心脉循血脉而行，持脉指法如六菽之重，按至血脉而得者爲浮；稍稍加力，脉道粗者爲大；又稍加力，脉道濶軟者爲散。肺脉循皮毛而行，持脉指法，如三菽之重，按至皮毛而得者爲浮；稍不加力，脉道不利爲濇；又稍加力，不及本位曰短。肝脉循筋而行，持脉指法，如十二菽之重，按至筋而脉道如筝絃，相似爲弦；次稍加力，脉道迢遞者爲長。脾脉循肌肉而行，持脉指法，如九菽之重，按至肌肉如微風輕颭柳稍之狀爲緩；次稍加力，脉道敦實者爲大。腎脉循骨而行，持脉指法，按至骨上而得者爲沉；次重而按之，脉道無力爲濡；舉止來疾流利者爲滑。經曰：先識經脉而後識病脉。此之謂也。脉盛滑而堅者，病在外；脉實小而堅者，病在内。脉小弱而濇者，謂之久病；浮滑而疾者，謂之新病。脉急爲疝瘕、小腹痛。緩而滑曰熱中，盛而堅曰脹。來疾去徐，上實下虚爲厥巔；來徐去疾，上虚下實爲惡風。寸口之脉，中手短者，曰頭痛；中手長者，曰足胻痛；中手促上擊者，曰肩背痛。浮而盛者病在外，沉而堅者病在中，沉而弱者寒熱。推而内之，外而不内，身有熱也；推而外之，内而不外，有心腹積也。推而上之，上而不下，腰足清也；推而下之，下而不上，頸項痛也。按之至骨，脉氣少者，腰脊痛而身有痺也。黄帝曰：脉從而病反者，其診何如？曰：脉至而從，按之不鼓，諸陽皆然。諸陰之反，何如？曰：脉至而從，按之鼓甚而盛也。

○化源論第十二

自人心不古，膠泥藥性，拘惑成方，而化源之義，廢而不講久矣。人不取化源而逐病求療，譬猶草木將萎，枝葉蹺攣，不知固其根蒂，灌其本源，而僅僅潤其枝葉。雖欲不槁，焉可得也？人第知枝葉蹺，而救枝葉者，之近而切；救根荄者，之遠而迂。亦曾知根荄澤而枝葉靡不向榮，根荄戕而枝葉靡不受悴乎？陰陽應象論曰：治病不求于本。至真要論曰：諸寒之而熱者取之陰，熱之而寒者取之陽。所謂求其屬也。六元正紀論曰：資其化源。訓詁諄諄，光如日月，罔非重源本耳。苟舍本從標，不惟不勝治，終亦不可治。故曰：識得標，只取本；治千人，無一損。如脾土虚者，必温燥以益火之源；肝木虚者，必濡濕以壯水之主；肺金虚者，必甘緩以培土之基；心火虛者，必酸收以滋木之宰；腎水虛者，必辛潤以保金之宗。此治虛之本也。木欲實，金當平之；火欲實，水當平之；土欲實，木當平之；金欲實，火當平之；水欲實，土當平之。此治實之本也。金爲火制，瀉心在保肺之先；木受金殘，平肺在補肝之先；土當木賊，損肝在生脾之先；水被土乘，清脾在滋腎之先；火承水尅，抑腎在養心之先。此治邪之本也。金太過，則木不勝，而金亦虛，火來爲母復讎；木太過，則土不勝而木亦虛，金來爲母復讎；水太過，則火不勝而水亦虛，土來爲母復讎；火太過，則金不勝而火亦虛，水來爲母復讎。皆亢而承制，法當平其所復，扶其不勝。經曰：無翼其勝，無贊其復。此治復之本也。得其本，則生圭之本不瘀而化，化之源無窮。謹道如法，萬舉萬全，氣血正平，長有天命。不然者，膠藥執方，用之不疑，一旦敗傷，動輒委命，叩以循環相制之微，惘然自失，猶爲遁詞以欺世，良足慨矣！

○知機論第十三

古之論病，不曰病形，不曰病體，命曰病機。夫機之義微矣哉！昔者養由氏，懸楊葉于旋風之間，矢無虛發，人皆異之。養由氏曰：矢之發也，不離乎機；機之發也，不離乎心。我方不知心之爲葉，葉之爲心，雖欲不中，胡可得也？機者，毫釐之間，間不容髮；秒末之差，相懸無算。夫以至微至活之理，非有至著至確之識，其可謂之知機耶？内經曰：審察病機，無失氣宜。本草曰：欲療治者，先察病機；病機未諳，豈能變化處治？徒循死句，守株待兔，不可以爲工矣。若諸風掉眩，皆屬用木；諸痛瘡瘍，皆屬心火；諸濕腫滿，皆屬脾土；諸氣憤鬱，皆屬肺金；諸寒收引，皆屬腎水。此病機之屬于五運者也。諸暴强直，皆屬于風；諸嘔吐酸，皆屬于熱；諸躁狂越，皆屬于火；諸痙强直，皆屬于濕；諸濇枯槁，皆屬于燥；諸病水液，皆屬于寒。此病機之屬于六氣者也。然運氣之道，亢極則復，反兼勝已之化，故河間嘗曰：夏熱太甚，林木流津，火極似水也；冬寒太甚，流水冰堅，陰極似陽也。仲景曰：陽病十八，陰病十八，五臟之病各有十八，合爲九十病。又有六微，微有十八病，合爲一百八病。五勞七傷六極，婦人三十六病，不在其中。則病機之繁，未易枚舉；病機之變，未易測識。奈何卑溺者流，捕風捉影，以依稀爲實據；膠柱鼓瑟，以硬套爲神良。如虛癆發熱，吐血痰嗽，輒用一冬、二母、四物、芩、連、款花、紫菀之屬；中風痿痺，輒用三生、二陳、秦艽、天麻之屬；傷寒發熱，輒用柴胡、黄芩、陳皮、甘草之屬；水腫腹脹，輒用五皮、五子、枳殼、澤瀉之屬；瘧疾寒熱，輒用青皮、草果、柴胡、乾葛、厚朴、常山之屬；痢疾腹痛，輒用芍藥、當歸、黄連、木香、枳殼、檳榔之屬；嘔吐，輒用竹茹、山梔、橘皮、生薑之屬；泄瀉，輒用甘草、白术、茯苓、陳皮之屬；小便不利，輒用猪苓、澤瀉、木通、車前之屬；精氣不固，輒用蓮鬚、芡實、金櫻、牡蠣之屬；不卧，輒用棗仁、遠志之屬；口渴，輒用花粉、門冬之屬；頭痛，輒用川芎、白芷、藁本之屬；足痛，輒用木瓜、牛膝、苡仁之屬；目疾，輒用四物、三黄、蔓荆、甘菊之屬；婦科，輒用香附、烏藥、四物、陳皮之屬。諸若此類，不可勝舉。果爾，則醫亦何難之有耶？夫運氣參差，標本緩急，臟腑陰陽，貴賤貧富，虚實邪正，南北東西，活若荷中之露，實難捉摸。不知因病以用法，乃欲因法以合病，放之不獲，則曰有命，詎然乎哉！豈謂法盡可廢，必趍奇異，正恐法之可合者十三，不可合者十七。粗工未審，詡詡專恣，一旦告窮，伊誰之咎？嗟乎！皆由不知病機，專執病形之失也。昔者齊中尉潘滿如小腹痛。倉公診曰：病得之酒且内，其脉深小弱，氣口緊小，見瘕氣也。中尉不復自止于内，二十八日，當溲血死。居二十五日，果溲血，三日死。王仲宣年二十，仲景謂之曰：君有病，四十歲當眉落，眉落半年而死，服五石湯可免。仲宣嫌其言，受湯弗服。居數日，見仲宣曰：「服湯否？」曰：「已服。」仲景曰：「色候固非服湯之診，君何輕命也？」後二十年果眉落，至一百八十日而死。古稱知機，其神者，庶幾其人歟？學者每以此案自反，當得愧汗通身，抑此神奇，豈別有术數之操，祇熟于理而已。理熟則機得，機得則言中，奈何不察其機，自居于闇，而動以先哲爲不可幾也，亦知先哲之勤求古訓，與今日之醫甚懸絶哉！

○明治論第十四

醫門之理，牘而難窮。莫先乎見其大意，大意見則條理在我。由此尋繹，究何難窮！粗工錯繆，如盲人適野，不辨東西。又如羅雀于江，罾魚于林，冀其幸而得之，豈理也哉？夫三法四因、五治六淫、八要十失，最宜早辨。三法者，初、中、末也。一曰初法，當用峻猛。緣病新暴，感之輕，發之重，以峻猛之藥亟去之。二曰中法，當用寬猛相濟。緣病非新非久，須緩急得中，養正去邪，相兼治之。三曰末法，當用寬緩。藥性平善，廣服無毒，取其安中補益，緣病久邪去，正氣日微也。四因者，有始因氣動而內有所成病者，積聚、癥瘕之類；有始因氣動而外有所成病者，癰疽、瘡瘍、掉瘈之類；有不因氣動而內有所成病者，留飲、宿食、喜怒、想慕之類；有不因氣動而外有所成病者，瘴氣、邪魅、蠱毒、蟲咬、獸傷、墮墜、刀斫、刺射、捶撲之類。五治者，和、取、從、折、屬也。一曰和，假令小熱之病，當以涼藥和之，和之不已，次用取。二曰取。爲熱勢稍大，當以寒藥取之；取之不已，次用從。三曰從。爲熱勢既甚，當以溫藥從之；從之不已，次用折。四曰折，爲病勢極甚，當以逆制之；制之不已，當以下奪之；下奪不已，次用屬。五曰屬。爲求其屬以衰之，如熱陷骨髓，鍼藥之所不及，故必求其屬。屬者，生剋之本，王太僕所謂「壯水之主，以制陽光」是也。六淫者，陰、陽、風、雨、晦、明也。陰淫寒疾則怯寒，此寒水太過，別淺深以溫之；陽淫熱疾則惡熱，此相火太過，須審虛實以涼之。風淫末疾，末謂四肢也，必身强直，此風木太過，須和冷熱以平治之。在陽則熱，在陰則寒，寒則筋攣骨痛，熱則委緩不收。雨淫腹疾，則濕氣濡泄，此濕土太過，以平滲燥之，兼看冷熱之候。晦淫惑疾，晦邪所干，精神惑亂，此燥金太過，當滋養之。明淫心疾，心氣鼓動，狂邪譫妄，此君火太過，當鎮以斂之。八要者，虛、實、冷、熱、邪、正、內、外也。一曰虛。脉細、皮寒、氣少、泄瀉、飲食不進，此爲五虛。二曰實。脉盛、皮熱、腹脹、前後不通、悶瞀，此爲五實。三曰冷，陽氣衰微，腑臟積冷。四曰熱。陰氣衰弱，臟腑積熱。五曰邪。非臟腑正病也。六曰正。非外邪所干也。七曰內。情慾所傷，不在外也。八曰處。外物所傷，不在內也。十失者，病在驕恣背理，不遵醫戒，不自珍愛。一失也。輕身重財，治療不早，診視不勤。二失也。聽從師巫，廣行殺戮，不信醫藥。三失也。憂思想慕，怨天尤人，廣生懊惱。四失也。諱疾忌醫，言不由中，藥不合症。五失也。不能擇醫，或信佞言，或憑龜卜。六失也。室家不和，處事乖戾，盡成荆棘。七失也。不明藥理，旦暮更醫，雜劑妄投。八失也。但索速寫方，藥林濫惡，妄爲加減。九失也。奉持匪人，煎丸失法，怠不精詳。十失也。工醫者，不可不知此數則。物理論曰：古之聖醫，知天地神祇之妙，性命吉凶之數，處虛實之分，定順逆之節，貫微通幽，不失細少。然而雖高必以下爲基，夫豈獵等可造，學者果有是志，請從此卑邇始。

○風土論第十五

蓋聞一病而治各不同者，地勢使然也。五方之氣不齊，而粗工雜合以治，豈知大體者哉！

壽蒼生者，不分畛域，有事四方，男子之常，奈之何不亟爲究也？東方之域，今之南直、浙江、山東、福建是也。于象爲木，于時爲春，天地之所始生也，稟東方之風氣者多風。魚鹽之地，濱海傍水，其民食魚而嗜鹹，其利豊，故安其處。其味美，故恣其食。魚者，假濕熱而生，令人熱中。鹽入腎，腎屬水，水制火，火屬心，心主血，鹽勝血，令人發熱而陰傷。其民黑色而疏理，其病皆爲癰瘍，宜培土之基，以禦邪風。其治宜砭石。故砭石者，亦從東方來。西方之域，今之陝西、四川是也。于象爲金，于時爲秋。天地之所收引也。稟西方之風氣者多燥。地方高阜，陵居而多風，金氣肅殺，水土剛强，其民不衣布帛，衣褐薦，食酥酪，形體脂肥，膚腠封閉，血氣充實，故外邪不能傷。其病也，皆因七情、飲食、男女之過，其治宜毒藥峻攻，可使遄已，故毒藥者，亦從西方來。北方之域，今之北直、山西是也。于象爲水，于時爲冬，天地之所閉藏也，稟北方之風氣者多寒。地高陵居，風寒冰冽，其民樂野處而乳食，其病多寒中，宜益火之源，以消陰翳。其治宜灸焫，故灸焫者，亦從北方來。南方之域，今之江西、兩廣、雲貴是也。于象爲火，于時爲夏，天地之所長養也，稟南方之風氣者多熱。其地卑下，水土孱弱，霧露所聚，嵐瘴乘人。其民嗜酸，食不芬香，陽盛之處，故多赤色。味酸主歛，故皆緻理。熱氣内傷，濕氣外薄，加之嗜酸，肝經受損，故病攣痺，宜壯水之主，以制陽光。其治宜微鍼。故九鍼者，亦從南方來。中央之域，今之河南、湖廣是也。于象爲土，于時爲長夏，天地之所以生萬物也。稟中央之風氣者多濕。其地平以濕，四方輻輳，萬物交歸，故民食雜而不勞。陰陽應象篇曰：地之濕氣，感則害皮肉筋，故其病多痿弱、氣逆及寒熱也。當扶水之主，以制土邪，其治宜導引、按蹻。故導引按蹻者，亦從中央出也。丹溪曰：西北之地多風寒，故患外感者居多；東南之地本卑濕，故患濕熱者恒衆。蓋北方高阜，天不足西北而多風；南方卑下，地不滿東南而多濕。方土之候，各有不齊，所生之病，多隨土著。西方氣厚，飲食倍常；居室儉素，元氣不戕。一有疾病，輒用疏利，其病如脱。若夫東南體質柔脆，腠理不密，飲食色慾，與西北迥别，概用疏利，不幾于操刃殺人耶？雖然，西北固厚，安能人人皆實；東南固薄，安得人人皆虚，必觀其人，因症而藥，斯無一偏之弊耳。倘盈虚消息之故，茫然而欲强勉圖功，不亦遠乎？

〇虚癆論第十六

蓋聞人之生也，負陰而抱陽。兩者和，則四體强；兩者虧，則萬病作。三丙之症多端，而根本之傷獨重。經曰：有所勞倦，則氣衰少，穀氣不盛，上焦不行，下脘不通，胃氣熱，熱氣薰胸中，故内熱。此言氣虚之癆也。又曰：陰虚生内熱。此言血虚之癆也。内經之言虚癆，惟是氣血兩端。至巢氏始分五臟之癆、七情之傷，又分氣、血、筋、骨、肌、精之六極，甚而分臟腑、肌骨，爲二十三蒸。本事方語傳屍鬼疰至于九十九種，鑿空生蔓，使學者惑於多歧，靡所適從，伊誰之咎乎？盍以内經爲式，第於脾腎分主氣血，約而實該，確而可守也。夫人之虚，不屬於氣，即屬於血，五臟六腑，莫能外焉。而獨舉脾腎者，水爲天一之元，土爲萬物之母，二臟安和，諸經各治，百疾不生。蓋脾具土德，脾安則土爲金母，金實水源，且土不侮水，水安其位，故脾安則腎愈安也。

腎兼水火，腎安則水不挾肝上泛而凌土濕，火能益土，蒸腐而化精微，故腎安則脾愈安也。救腎者，必本于陰血，血主濡之，陰本下降，虚則上逆，當斂而抑，六味丸是也。救脾者，必本于陽氣，氣主煦之，陽本上升，虚則下陷，當升而舉，補中益氣湯是也。近世治癆，專以四物、二冬、黄柏、知母，不知皆行秋冬之令，非所以生萬物者也。且血藥常滯，必妨痰而減食；血藥常潤，必滑腸而泄瀉。况黄柏苦寒，尤能減食；知母甘寒，尤能滑腸。二味俱瀉腎經實火。丹溪有言曰：實火可瀉，虚火可補，癆症之火，虚乎實乎，瀉之可乎？即知其宜補，而用藥頗多疑難。如補脾保肺，法當兼行，然脾喜温燥，肺喜清潤。保肺則妨脾，保脾則妨肺，須知燥熱而甚，能食而不瀉者，潤肺當急，而補脾亦不可缺也。若虚羸而甚，食少腸滑，雖多嗽喘，但當補脾而清潤宜戒矣。脾有生肺之能，肺無扶脾之力，故補脾，尤要于保肺也。嘗見癆症，多死于泄瀉，泄瀉多由于寒凉。此至著至確者也。又如補腎扶脾，法當兼行。然甘寒補腎，又恐不利于脾；辛温快脾，又恐愈傷其水。兩者並衡，較重脾土，以土能生金，金爲水母故也。若腎大虚者，又不可拘，但補腎之中不脱扶脾，壯脾之中不忘養腎可耳。又如補氣補血，均不可少，然氣藥有生血之功，血藥無益氣之理也。故古之名論，或曰獨陰不長，或曰血脱補氣，或曰甘温能除大熱，或曰陽生陰長。聖賢之意，皆以春夏之令，可以發育；秋冬之氣，不能生長。且虚癆證受補者可治，不受補者不治。故朱丹溪專主滋陰，其治癆方案，用人參者十有六七。葛可久神於治癆，其垂著十方，多用人參。自好古肺熱傷肺，節齋服參必死之説，印定後人眼目，遂至畏人參如畏砒鴆，甘用苦寒。直至上嘔下泄，猶不悔悟，良可憾矣。幸汪石山、李瀕湖深指其誤，詳爲之辨，而宿習沿流，積重難返，貽禍至今，未有抵止。余所以不禁婆心，爲之嘔肝膽而揭日月也。須知肺經自有熱者，肺脉必洪數，按之而實，未合用參。若火來乘金者，肺脉雖洪數，按之必軟，金氣大傷，非參不能保之。前哲洞窺元本，預知流弊，而爲之説曰：「土旺而金生，勿拘拘於保肺；水壯而火熄，毋汲汲於清涼。」奉此兩言，開萬世之聾聵，濟無窮之夭枉矣。倘受病日深，中氣已壞，藥餌不可施功，針灸無所用巧，亟求胎息之工，鼓巽運坤，通任會督，發身中之造化，嘘既敗之揚和，定操奪命之奇，永致康和之福。尊生者，其可以草木無功，遂委之命也哉！

○邪祟論第十七

按，内經十八卷，未嘗有片語及邪祟，其言邪氣盛則實者，指六淫之邪耳，非世俗所謂神鬼妖怪也。丹溪云：虚病痰病，有似邪祟。蓋血氣者，身之祟也。神既衰乏，邪因而入，理或有之。若夫血氣兩虧，痰客中焦，妨礙升降，不得運用，以致十二官各失其職，視聽言動皆爲虚妄，以邪治之，其人必死。或心靈虚損，驚惕如痴，如中鬼邪。或陽明内實，登高而歌，棄衣而走，殺人不避水火，駡詈不避親疏。此皆神明摇亂之症。古雖有祝由一科，龍樹咒法之治，皆移精變氣之术，但可解疑釋惑，使心神歸正耳，何邪祟之可袪哉！雖然山谷幽陰，時有猿精狐怪；莊房日久，或多怨鬼愁魂。魘勝已行，妖禍及於生命；形家未善，魑魅因而肆淫。頑如花木，取精多而爲孽；微如雞犬，歷歲久而興妖。然有犯有不犯者，抑又何也？一則曰：因虚而入，正氣虚則陽明之氣不足以勝其幽潛。一則曰：因心而客，邪心起則淫亂之神適足以招其類聚；畏懼深則疑似之念大，足以惑其心神。或面黄肌瘦，或奇夢驚心，或昏倦嗜卧，或異症蜂起，或語言錯亂，或嗜好失常。或飲食久絶，而神色未變；或危篤垂斃，而忽爾康强。或妄言禍福，而明徵不謬；或叫號震擊，而猛悍非常。或兩脉而如出兩人，或一脉而浮沉不等。乍疏乍數，乍大乍小，或促或結，或滑或實。凡遇此症，但以補虚安神爲主，袪邪逐祟爲佐。有痰者吐之、消之，有積者下之、攻之。用禁咒灸法，以治其外；用正言激論，以醒其心。未有不瘳者也。一旦張皇，純用攻擊，不求其原，妖乃愈甚矣。如八毒赤丸、蘇合香丸之屬，僅可施于一時，久而弗已，藥且爲祟，寧能去祟耶？昔有灸鬼穴法，以絹帛縛病人兩手大拇指，取艾炷置于其中兩介甲及兩指角肉，四處着火，一處不着則不驗，七壯神效。此屢試不誣者也。果患邪祟者，盍先從此治？

○傷寒論第十八

夫六氣皆能害人，而傷寒爲甚。殺厲之氣，其來甚毒，况六經之變不齊，陰陽之間疑似，表裏與半表半裏，審視須詳；兩感與合病、併病，辨别毋混。投劑稍有差訛，殺人速于用刃，故自古有難明之嘆也。冬月嚴寒，萬類潛藏，君子固密則不傷于寒。若腎虚之人，太陽不固，偏易感寒，或卒受非常之冷，寒毒乘于肌膚，在冬三月發者，名正傷寒。伏而不發，至春始發，名曰温病。春猶不發，至夏始發，名曰熱病。總是冬令之寒，隨時令而更名也。獨不言至秋爲凉病者，何也？寒水之氣與火爲讎，遇讎不發，已爲火氣所勝，而長夏濕土，又制水邪，况至金令，金得寒而愈堅，故至秋則無傷寒也。仲景于傷寒獨精，而遺言久遠，廢墜頗多。王叔和收集散亡，爲之詮次，惜以己意溷經，未免穿鑿。成無己順文註釋，並無校正，致將冬令傷寒之方，通療春夏温熱之病，遺禍至今，未有能改。温熱之變，必别有方，今皆失而無徵。宋學士所以嘆傷寒無全書也。陶節菴以麻黄、桂枝等劑，難于輕投，輒以平和之劑代之，大違仲景之旨。夫傷寒病緒多端，萬難輕忽，得其要領，易于拾芥，脉証與理而已。求之多歧，則支離繁碎，如涉海問津矣。脉証者，表裏、陰陽、虚實、寒熱也。理者，知其常，通其變也。多歧者，蔓演之方書也。余故約六法以盡之，曰汗、吐、下、温、清、補。○汗者，治在表也。而汗法有三：一曰温散。天遇寒勝之時，人逢陰勝之臟，夫陽氣不充，則表不能解，雖身有大熱，必用辛温。一曰涼解。炎熱熾盛，表裏枯涸，陰氣不營，亦不能汗，宜用辛涼。一曰平解。病在陰陽之間，既不可温，又不可涼，但宜平用，期于解表而已。○吐者，治在上也。吐中，有發散之意，可去胸中之實。經曰「在上者，因而越之」是也。○下者，攻其裏也，而下法有五。痞滿在氣，燥實在血，四証俱具者，攻之宜峻也。但滿燥實者，攻之稍緩；但見痞實者，攻之更緩。或行蓄血，或逐水停，輕重緩急，隨証變通也。○温者，温其氣也。臟受寒邪，不温則死。夫氣爲陽，氣虚則寒，故温亦是補。又名救裏者，以陽虚大危，亟當救援也。有直中陰經之寒，正虚邪湊，多在冬月大寒之勝，不分經絡而一于虚寒，且無表証之兼；有傳經至三陰而寒者，其寒也久而後變，且有表証之兼，雖與直中相類，而所傷所治，則有別矣。○清者，清其熱也。有熱無結，不合下症。若不清之，邪氣盤踞，熱何由散乎？或下後有未盡之邪，亦宜清也。○補者，救其虚也。古人言之頗詳，今人畏而不敢使。傷寒犯虚者，坐而待斃，大可憾也。○至若屢行發散，而汗不能透，陰氣不能達也。人知汗屬於陽，升陽可以解表；不知汗生于陰，養陰可以發汗也。又如内熱不解，屢清而火不退，陰不足也。人知寒涼可以去熱，不知壯水可以制火也。又如正虚邪旺，久而不痊；但與補正，其邪自除。此必見虚衰之陰脉者也。傷寒論曰：陰症得陽脉者生，陽症得陰脉者死。人皆奉其言，未知繹其義。夫正氣實者，多見陽脉；正氣虛者，多見陰脉。証之陽者，假實也；脉之陰者，真虛也。陳氏曰：凡察陰症，不論熱與不熱，惟憑脉用藥，百無一失。不論脉之浮沉、大小，但重按無力，便是伏陰；然則沉小者，人知爲陰脉，不知浮大者，亦有陰脉也。是知傷寒雖有萬變，「虛實」二字，可以提綱。正勝則愈，邪勝則死。正氣實者，雖感大邪，其病亦輕；正氣虛者，雖感微邪，其病亦重。氣實而病者，攻之即愈；雖不服藥，經盡即安，何足慮也？所可慮者，惟挾虛耳。奈何庸淺之輩，不分虛實，但遇傷寒，動手便攻，實症逢之，自可應手取效。若虛症而攻之，無不死者。概曰傷寒無補法，誤矣。獨不觀仲景立三百九十七法，而治虛寒者一百有奇；垂一百一十三方，而用人參、桂、附者八十有奇。東垣、丹溪、節菴有補中益氣、回陽返本、温經益元等湯，未嘗不補也。獨不可謬投于不虛之症耳。而概謂傷寒無補法，豈仲景之遺言不足信乎？〇傷寒傳變，先自三陽，後入三陰，此常序也，而變例不可不知。東垣曰：太陽經病，若渴者，自入于本也，名曰傳本。太陽傳陽明者，名循經傳；太陽傳少陽者，名越經傳；太陽傳少陰者，名表裏傳；太陽傳太陰者，名誤下傳；太陽傳厥陰者，名巡經得度傳。陶節菴曰：或自太陽始，日傳一經，六日至厥陰而愈者，或不罷再傳者，或間經傳者，或傳二三經而止者，或始終只在一經者，或越經而傳者，或初入太陽不發熱，便入少陰而成陰症者，或直中陰經者，或兩經三經齊病、不傳而爲合病者。有一經先病未盡，又過一經之傳而爲併病者，有太陽、陽明合病者，有太陽、少陽合病者，有少陽、陽明合病者，有三陽合病者。若三陽與三陰合病，即是兩感。○劉草窗謂：傷寒傳足不傳手，非也。人之氣血，運行週身，豈邪遇手經而有不入者哉？寒之傷人，必先皮毛。皮毛者，肺之合。外則寒慄鼻塞，内則喘嗽短氣，非傳肺乎？舌苔昏亂，非傳心與胞絡乎？泄瀉秘結，非傳太腸乎？癃閉，非小腸乎？痞滿上下不通，非傳三焦乎？且内經云「五臟六腑皆病」，豈手經不在内乎？然經言傳變不及手經者，何也？足之六經，可盡週身之脉絡，手經已在其内，不必復言矣。○未滿三日，其邪在表，汗之而愈；滿三日者，其邪在裏，下之而愈。此特道其常耳。須知脉大浮數，在表可汗；脉實沉數，在裏可下。日數雖多，有表症者，必汗；日數雖少，有裏症者必下，第當以表裏爲辨，不可以日數拘也。以上數則，詞雖簡約，傷寒之要訣，已無遺漏。倘能本此而精求之，可以升仲景之堂矣。

○廣嗣論第十九

夫嗣續者，上接亘古之傳，下衍無疆之脉，顧不甚重哉！夫祖宗及今，不知幾千百世，一旦至我而斬，孝子慈孫所以籲天禱地，而莫可誰何也。不知天地之大德曰生，生之氣固，流行遍滿，何獨至我而獨斬乎？此其故可得而想矣。了凡先生曰：愛者生之本，忍則自絶其本。只此二句，充義之盡，便是聖賢。從來無絶嗣之聖賢，人亦奈何不强爲善也。强爲善，則生機充盎，麟趾鍾祥，天豈能限，數豈能拘？星相豈能阻，風水豈能囿？夫然後調神以養氣，養氣以生精，勤事玄功，綿綿罔間。静心絶慾，嚴戒七情，功到藥生，勃然峻作，譬如天地之閉藏，一遇陽春，靡不發育。故素問曰：道者，能却老而全形，年皆百數，能有子也。雖然藥餌之功亦不可少。如女子禀畀羸孱，性情暴戾，尺脉微細，血海敗傷者，固無論已。即性和而脉旺者，猶必平其陰陽，使月事無愆期之患，而子宫無阻塞之虞。一意固其天真，壯其胃氣，勿泥婦人多氣，而以香附之類損其血，縮砂之類殘其氣。倘能知書明理，亦教之以養氣存神，則其奏功捷于桴鼓。如此者，謂之有其地矣。男子精衰，多由于七情不能致慎，五臟不能相生。故素問曰：腎者主水，受五臟六腑之精而藏之，故五臟盛，乃能瀉。靈樞經曰：五臟主藏精，藏精者不可傷。由是則五臟各有精，隨用而灌注于腎，腎不過爲都會關司之所，非腎之一臟獨有精也。奈何舉世不察，不能别臟腑之有餘、不足而平之，但以補腎爲功。不知熱則害水，寒則伐火，即使腎氣得補，而四臟未平。終無相生之理，曷成孕育之功？若曰某有秘授奇方，發無不中，遂欲執一以治萬，豈理也耶？必察其症狀通變用之，則病可必除，精可自足。如此者，謂之有其種矣。天地生物，必有氤氲之候；萬物化生，豈無樂育之時。世之言三十時辰兩日半，二十八九君須筭，特言其概耳，非的論也。居恒必兩家寡慾，至經行一度，必有一日絪緼之候，于一時辰時間，氣蒸而熱，神昏而悶，有動而莫遏之狀，此的候也。逆而取之則成丹，順而施之則成胎。其曰三日月出庚，又曰温温鉛鼎，光透簾幃，皆言其象也。如此者，謂之知其時候矣。褚氏謂：陰血先至，陽精後衝而成男；陽精先入，陰血後參而成女。然世有精先至而生男，精後至而生女者，獨何歟？東垣曰：經斷一二日，血海始淨，感者成男。四五日血脉已生，感者成女。六日以後，雖感無胎。然世有經始斷交合生女，經久斷交合生男；亦有四五日以前交合無孕，八九日以後交合有孕者，獨何歟？俞氏謂：微陽不能射，弱陰不能攝。然世有羸夫弱婦，屢屢受胎，血氣强盛者，反艱於育，獨何與？丹溪專以婦人經水爲主，然富貴之家侍妾衆多，寧無月事當期者乎？有已經首夫頻頻生育，而娶之以圖嗣者，竟亦無胎，更與它人轉盼生子，獨何與？故欲生子者，只以百脉齊到爲善。百脉齊到者，暢遂之極，而無一毫勉强是也。至男女之分，只以精血，各由百脉之齊到者，以别勝負。然而有意種子，競競業業，必難結胎；偶意爲之，不識不知，成胎甚易。如此者，謂之結其子矣。自此而半産可虞，甚至一月而墮胎，人皆莫覺。一次墮，他次亦墮，只以爲經行耳，寧知其胎已墮哉！故播種之後，勿復交接，以擾其子宫，勿令勞役，勿令食冷，勿令疾行，勿令跌撲，勿令洗浴，勿令過醉，勿令之怒，勿令之驚。多服健胃和中、平肝養氣之藥，隨時調護，可無遺墮之虞。既固其胎，宜遵胎教。巢氏曰：初受胎時，未有定儀，因感而變，欲子端正莊嚴，宜口談正言，身行正事。欲生男者，宜佩弦執弓矢；欲生女者，宜佩韋施環珮。欲子美好，宜佩白玉；欲子賢能，宜看詩書。古人轉女爲男之法，或以絳紗囊佩雄黄于左者，或潛以夫髮及手足甲置席下者，或潛以斧置床下繫刃向下者，或潛以雄雞尾尖長毛三莖置席下者，此皆外象内感有妊者，宜亟聞也。由是觀之，則世之無嗣者，靡非自戕自賊，以絶其生之本，豈其自然之性哉！愚嘗謂造物有不毛之地，人應之，故婦人有無子宫者；造物無不雨露之天，人應之，故男子皆能施化。往往自失其道，致斬萬世之傳耳。嗟乎！人孰無心讀此章者，可以猛然醒，翻然悔矣。

○婦科論第二十

病之情一也，而療婦人爲難。所謂寧醫十男子，莫醫一婦人，此何説也？凡病皆始于七情，而後六氣之邪，乘虚來犯。婦人女子之性，陰濁勝而陽明微，慈戀愛憎，嫉妒憂恚，性情鬱滯，染着堅牢。加之不出閫户，無可遣解；不習詩書，無可寬慰。義命之理茫然，怨尤之心横起。或有懷未能暢遂，或有病不可告人，含羞諱疾，偏信師巫，鄙吝恣睢，反疏藥餌。所以受病之處，蒂固根深，卒難痊愈。况乎産蓐帶下，三十六病損氣傷血，挾症多端，故曰女人嗜慾過于丈夫，感病倍於男子。誠非虚語。寇宗奭曰：豪貴之家，居奥室之中，處帷幔之内，既不能行望色之神，聽聲之聖，又不能盡切脉之巧。黄帝曰：凡治病者，察其形氣色澤。形氣相得，謂之可治；色澤已乎，謂之易已。形氣相失，謂之難治；色夭不澤，謂之難已。又曰：診病之道，觀人勇怯，骨肉皮膚，能知其虚實，以爲診法。若婦人脉病不相應，既不得見其形，惟據脉供藥，其可得乎？醫者愼重，不免盡理質問，愚者見所問繁多，以爲醫學不精，往往得藥不信。昔者扁鵲見齊侯之色，尚不能取信，况其未之見者耶？是四診之术，不得其一矣。自古高人哲士爲之别立一科，而重嘆其難也。至于師尼寡婦，及違時未笄之女，欝情尤甚，奏效尤難，褚澄所以有療各不同之説。然不達其情，而專責諸草木，是以江河填漏巵，雖多亦以奚爲也？夫久欝生火，火賊元氣，元氣受賊，外邪並侮，現症即有百端，惟欝傷元氣，可一言以蔽之也。曰：欝則芳香達氣，似不可少。曰：傷元氣則養衛和營，又安可緩哉？前賢以歸脾湯爲補虚散欝之聖藥，爲其養心則神和，疏氣則欝解，非越鞠丸可方擬者，故表而出之。

删補頤生微論卷之三

〇藥性論第二十一

神農三品，數應重卦，增衍至今，馬渤牛溲，亦無遺用。欲窮其類，雖一千八百九十二種，掛漏猶多。要皆聖賢好生之念，博闡以壽斯民。然質非甚敏，藥繁則惑，能不悵多歧之莫適乎？因考潔古老人珍珠囊，止論百品；丹溪僅以隨身七十二味，所在活人。與其多而饋，孰若少而察也？乃選四大家恒用，最切要者一百二十種，附録二十二種，新補二十種。悉以時珍綱目爲主，剪繁去複，獨存精要；採集名論，竊附管窺。比之舊本，十更四五，葢偕天下于燎原，而免妄投之失耳。

〇草部

人參 味甘，性微温，無毒，入肺、脾二經。茯苓爲使，惡鹵鹹，反藜蘆，畏五靈脂。白中微黄，大而肥實者佳。去蘆用。補氣安神，除邪益智，消食開胃，止渴除煩。療腸胃冷，止心腹痛。善理勞傷，最清虚火。

按，人參味甘，合五行之正；性温，得四氣之和。虚人服之，譬如陽春一至，萬物發生。昔賢嘉其功魁群草，良非虚語。虚勞賴之，如饑渴之飲食。惜乎王節齋泥好古肺熱傷肺之説，妄謂參能助火，陰虚忌服。自斯言一出，印定後人眼目。凡遇勞症，概不敢用。病家亦以此説横於胸中，甘受苦寒，至死不悟。豈非一言而傷天地之和哉！潔古謂其瀉心、肺、脾、胃中火邪。東垣謂其血脱補氣，陽生陰長之理。丹溪謂其虚火可補，參、芪之屬。且言陰虚潮熱，喘嗽吐血，四物加人參，或用瓊玉膏，甚則獨參湯主之。古今治勞，莫妙于葛可久用參之劑，十有六七。由是則古之神良，未嘗不以人參治陰傷，而世醫爲節齋所誤，牢不可破。殊不知虚勞吐血，古人屢言其受補者可治，不受補者不治。故不服參者，不能愈；服參而不受補者，必不能愈。敢陳臆見，俟正于後之君子。若血症驟起，肺脉獨實；脹症暴成，九候堅强；痧疹初發，斑點未彰；傷寒始作，熱邪昌熾。惟兹數者，不可輕投也。

沙參　味甘、苦，性微寒，無毒，入肺經。惡防己，反藜蘆。白而實者佳。去蘆，微焙用。理胸中結熱結血，治虚勞肺痿、肺癰，定心内驚煩，退皮間邪熱。

按，沙參氣輕力薄，非肩弘任大之品也。人參補陽而生陰，沙參補陰而制陽，一行春氣，一行秋氣，不相侔也。

玄參 味苦、鹹，性微寒，無毒，入腎經。惡黄芪、乾薑、大棗、山茱萸，反藜蘆，忌銅器。蒸過曬乾，黑潤者佳。補腎明目，滌熱除驚。理傷寒狂邪癍毒，療虚勞燥渴骨蒸。外科治瘰癧癰疽，女方主産乳餘疾。

按，玄參色黑味鹹，本爲腎經之劑。古人多用以治上焦火症者，正爲水不勝火，亢而僭上，宜壯水之主，以制陽光。滋陰劑中，須用蒸曬，差减寒性，然亦不可久用也。

丹參 味苦，微寒，無毒，入心經。畏鹹水，反藜蘆。潤而鹹者佳，微焙用。安神散結，益氣養陰，去瘀血而生新血，安生胎而落死胎。理帶下崩中，療胎前産後。新補。

按，丹參色合南離，獨入心家，專主血症。古人稱丹參一味，兼四物之功，嘉其補陰也。胃氣虚寒者，斟酌投之。

黄芪 味甘，性微温，無毒，入肺、脾二經。茯苓爲使，惡龜甲、白鮮皮。性軟嫩，色緑而潤者佳。蜜炙用。補肺氣而實皮毛，斂汗托瘡，解渴定喘，益胃氣而去膚熱，止瀉生肌，補虚治勞。

理大瘋癩疾，治帶下崩淋。

按，黄芪，爲補表要藥，肺主皮毛，脾主肌肉，故入此二經。黄芪得防風，其功愈大，爲其助達表分。表有邪氣方實者，勿用。

甘草 味甘，性平，無毒，入脾經。白术爲使，惡遠志，反大戟、芫花、甘遂、海藻，忌猪肉。赤皮堅實者佳。酒炙用。補脾和中，潤肺治痿，止瀉退熱，堅筋長肌，除咽痛，定咳逆，解一切毒，和一切藥。生用瀉火熱，熟用去裏寒。梢，止莖中痛，節，主腫毒瘡。

按，甘草，外赤内黄，備坤離之色；味甘氣平，資戊己之功。甘味居中，而能兼乎五行，可上可下，可内可外，有和有緩，有補有泄。理中湯用之，恐熱劑僭上也；承氣湯用之，恐峻劑速下也。故曰：熱藥用之緩其熱，寒藥用之緩其寒。甘能滿中，故中滿者勿用；甘能緩急，故筋急者宜之。頭，入吐藥有功；梢，達腎家清火。嘔病、酒病、脹病，俱禁用也。

白术 味甘、苦，性温，無毒，入脾、胃二經。防風爲使，忌桃、李、雀肉、青魚、菘菜。産于潛者佳。米泔浸半日，去皮切片，曝乾，蜜水拌，炒至褐色用。健脾補胃，消穀進食，化胃家痰水，理心下急滿，利腰臍間血結，祛遍身濕痹。君枳實而消痞，佐黄芩以安胎。

愚按，白术甘、温，得土之衝氣，補脾胃之第一品也。术贊云：味重金漿，芳踰玉液，百邪外禦，六府内充。察草木之勝，速益於己者，並不及术之多功也。俗醫往往嫌其滯，一坐未讀本草，一坐炮製未精耳。但臍間有動氣，築築者禁之。

蒼术 味苦、甘、辛，性温，無毒，入脾、胃二經。畏惡悉同白术。産茅山，梗細皮黑，其鬚蓊茂，内有紅點者佳。米泔浸一日，土蒸半日，刮去皮，曬乾切片，米糠拌炒，糠枯爲度。發汗散邪，燥脾逐水，消痰下氣，益胃和中。除山嵐瘴氣，辟鬼邪瘟疫。

按，蒼术爲濕家、痰家要劑，辛温辟邪，得天地之正氣者歟？但陰虚便燥，渴而火亢者忌之。

當歸 味甘、辛，性温，無毒，入心、脾、胃三經。惡藺茹、濕麵，畏菖蒲、海藻、生薑。白而肥大堅實者佳。酒洗，去蘆用。去瘀生新，舒筋潤腸。温中，止心腹之痛；養營，療肢節之疼。治痢排膿，生肌止痛，調經袪風，理崩帶淋瀝。

按，當歸爲血分要藥，辛温而散，血中氣藥也。頭，止血而上行；梢，破血而下洗；身，養血而中守；全，活血而不走。氣血昏亂，服之而定，能領諸血，各歸其所當歸之經，故名當歸。若入吐衄、崩下藥中，須醋炒過，少少用之，多能動血耳，泄瀉家禁與。

川芎 味辛，性温，無毒，入肝經。白芷爲使，畏黄連。形實色白潤者佳。醇酒微煨用。主頭痛面風，淚出多涕，寒痺筋攣，去瘀生新，調經種子，長肉排膿。小者名撫芎，能止痢開鬱。

按，川芎亦血中氣藥，痘疹家不起發者，往往用之。然亦不敢多用，爲其上升也。寇宗奭謂：久服川芎，令人暴亡。以其辛喜歸肺，肺氣偏勝，金來尅木，肝必受侮，久則偏絶。若君臣佐使，配合得宜，寧致此害哉！虚火上炎，嘔吐咳逆者禁與。

白芍藥 味酸、苦，微寒，有小毒，入肝經。雷丸爲使，惡石斛、芒硝，畏鱉甲、小薊，反藜蘆。大而色白者佳。醇酒浸半日，煨透切片，微炒。制肝而主血熱目疾，脇下作疼。安脾而主中滿腹痛，瀉痢不和。斂肺而主脹逆喘咳，腠理不固。赤者行惡血，利小腸。

按，芍藥收斂下降，行秋金之令，猶未若芩、連之寒。而寇氏云：減芍藥，以避中寒。丹溪云：新産後，勿用芍藥，恐酸寒伐生生之氣。蓋以藥之寒者，行殺伐之氣，違生長之機，雖微寒如芍藥，古人猶諄諄告戒，况大苦大寒之藥，其可肆用而莫之忌耶？

地黄 味甘，性寒，無毒，入心、肝、脾、腎四經。當歸爲使，惡貝母，畏蕪荑、葱、蒜、蘿蔔，忌銅鐵器。産懷慶，每隻重五六錢者佳。砂鍋柳甑，襯以荷葉，將地黄酒潤，用縮砂末拌蒸，蓋覆極密，蒸半日，取起曝乾。如前又蒸又曬，九次爲度，令中心透黑，即成熟地矣。○生者，凉血補陰，去瘀生新，養筋骨，益氣力，理胎産，主勞傷，通二便，消宿食，心病而掌中熱痛，脾病而痿躄貪眠。○熟者，滋腎水，封填骨髓，利血脉，補益真陰。久病餘脛股酸痛，新産後臍腹作疼。

愚按，地黄爲補腎要藥，養陰上品。六味丸以之爲首，天一所生之本也；四物以之爲君，乙癸同源之義也。九蒸九曬方熟，每見世人一煮透，便以爲熟地，誤矣。禀北純陰之性而生，非太陽與烈火交鍊，則不熟也。所以固本膏雖經日煎熬，必生熟各半用之。即此可以知地黄非一煮便熟者矣。以薑、酒拌炒，生者不妨胃，熟者不滯膈。若痰凝氣鬱，食少瀉多者，不可用也。

何首烏 味苦、濇，微温，無毒，入肝、腎二經。茯苓爲使，忌諸血、無鱗魚、蘿蔔、葱、蒜、鐵器。選大者，赤白合用。泔浸，竹刀切如檳榔大，黑豆拌蒸一時，曬一日，如前又蒸，九次爲度。補真陰，益精髓，理虚勞，能多嗣。强筋壯骨，黑髮悦顔。消諸種癰瘡，療陰傷久瘧。治崩中帶下，調産後胎前。

按，何首烏補陰而不滯不寒，强陽而不燥不熱。禀中和之性，而得天地之純氣者也。昔有老人何姓者，見藤夜交，掘而服之，鬚髮盡黑，故名首烏。後陽事大舉，屢生男子，改名能嗣，則其養陰益腎，可想見矣。

山藥 味甘，性平，無毒，入肺、脾、腎三經。喜麥門冬，惡甘遂。色白而膩者佳。飯上蒸透，切片，炒黄用。補中益氣，長肌强陰，安神退熱，止瀉固精。

按，山藥得土之衝氣，稟春之和氣，比之金玉君子，無往不宜。但性緩，非多用不效。與麵同食，不能益人。

萎蕤 味甘，性平，無毒，入肺、脾、腎、肝四經。畏鹵鹹。色白而肥大者佳。潤肺主嗽，補脾去熱，養肝而理眥傷淚出，益腎而除腰痛脛寒。新補。

按，萎甤滋益陰精，與地黄同功；增長陽氣，與人參同力。潤而不滑，和而不偏，譬諸成德之人無處，不宜，故神農收而爲上品。自予拈出，近來用者稍多矣。

貝母 味苦、辛，性微寒，無毒，入心、肺二經。厚朴、白薇爲使，畏秦艽、莽草、礬石，反烏頭。選白而大者，去心，糯米拌炒，米熟爲度。消痰潤肺，滌熱清心。療喘嗽紅痰，除胸中鬱結，下胞衣，傳人面瘡，散項下癭瘰。

按，貝母本功惟入肺治燥痰，久服非脾家所喜。汪機云：俗以半夏燥而有毒，代以貝母。不知貝母治肺金燥痰，半夏治脾土濕痰，何可代也？脾爲濕土，故喜燥；肺爲燥金，故喜潤。若痰屬脾經，誤投貝母，可翹首待斃。又，詩云「言采其莔」，即貝母也。作詩者，本以不得志而言，今用以治愁欝者，其説蓋本於此。脾虚食少者禁用。

知母 味甘、苦，性寒，無毒，入肺、腎二經。忌鐵器。肥白而潤者佳。去毛，銅刀切片，鹽酒炒透。清肺經熱，消痰捐咳；瀉腎家火，利水潤腸。除傷寒煩熱，理肢體浮腫。

按，知母瀉腎經有餘之火，惟狂陽亢甚者宜之。若腎虚而瀉之，則愈虚，而虚火愈甚。况寒能傷胃，潤能消腸，其害人也隱而深。譬諸小人陰柔巽順，似乎有德，至國祚已移，人猶莫覺其非者。近世治勞尊爲上品，往往致上嘔下泄，遂至不救，良可憾也！瀉相火是其本功，至夫清金止嗽，蓋相火不炎，自當馴致也。腸滑食少者，避之當如鴆毒。

桔梗 味苦、辛，性平，有小毒，入肺經。畏白及、龍膽草，忌猪肉。白而堅實者佳。去蘆，米泔浸，切片微焙。清肺熱，除癰痿，通鼻塞，理咽喉，清頭目，消痰下氣，散風排膿，定痢疾腹痛，止胸脇煩疼。

按，桔梗爲舟楫之劑，引諸藥上至高之分以成功。既以上行，又能下氣者，爲其入肺，肺實主氣，肺金得令，則濁氣自下行耳。古稱開提氣血，鬱症中宜用，亦同此義。丹溪云：乾咳乃痰火鬱在肺中，疾痢腹痛乃肺金之氣鬱在大腸之間，均宜桔梗開之。觀其「開」字及止痛，則其下氣，洵有神功也。若病不屬肺者，用之無益。

半夏　味苦、辛，性温，有毒，入肺、脾、胃三經。柴胡爲使，惡皂莢，畏雄黄、生薑、乾薑、秦皮、龜甲，反烏頭，忌羊血、海藻、餳糖。白而大者佳。水浸七日，每日换水去帽。每斤用生姜五兩，明礬二兩，同煮二時，水乾爲度。消痰燥濕，開胃健脾。除咳逆嘔吐，定頭眩昏迷。傷寒心下滿堅，痰厥頭疼，消癰墮胎。

按，汪機曰：脾胃濕熱，涎化爲痰，此非半夏，曷可治乎？若以貝母代之，翹首待斃。李時珍曰：脾無濕不生痰，故脾爲生痰之源，肺爲貯痰之器。半夏治痰，爲其體滑辛温也。涎滑能潤，辛温能散，亦能潤，故行濕而通大便，利竅而泄小便。所謂辛走氣，能化液，辛以潤之是已。丹溪謂：半夏能使大便潤而小便長。成無己謂：半夏行水氣，而潤腎燥。局方半硫丸治老人虚閉，皆取其滑潤也。俗以半夏爲燥，不知利水去濕，故土燥，非性燥也。但恐非濕熱之邪而用之，是重竭其津液，誠非所宜。古人半夏有三禁，謂血家、渴家、汗家也。

南星　味苦、辛，性温，有大毒，入肝、脾二經。蜀漆爲使，惡莽草，畏附子、乾薑、生薑。滚湯泡過，研細，入牛膽中，懸風處，經年用。换膽，而再經年者尤佳。主中風痳痺，痰氣堅積，口噤身强，破血、利水、墮胎。

按，南星氣温而泄，性緊而毒，故能攻堅去濕。然半夏辛而能守，南星辛而不能守，其性烈于半夏也。然南星專主風痰，半夏專主濕痰，功雖同而用有别也。陰虚燥痰，在所禁忌。

天門冬 味苦、甘，性寒，無毒，入肺、腎二經。地黄、貝母爲使，畏曾青，忌鯉魚。肥大如地黄者佳。去心用。潤燥保肺，定喘定嗽，消血化痰。治肺痿肺癰，殺三蟲，通二便。

按，天門冬清金降火，益水之源，故能下通腎氣而滋補。腎主五液，燥則凝而爲痰，得潤劑則肺不苦燥而痰自化，故濕火之痰，半夏主之；燥火之痰，天門冬主之。二者易治，鮮不危困。若脾胃虚寒，單服久服，必病腸滑而成痼疾。

麥門冬 味甘，微寒，無毒，入心、肺二經。地黄、車前爲使，惡款冬、苦瓠，畏苦參、青蘘、木耳、鍾乳，忌鯽魚。肥大者佳。去心用。退肺中伏火，故止嗽止渴。益精美顔，清心氣驚煩，故寧血養營，安魂定魄。

按，麥門冬禀秋令之微寒，是以清肺多功。夫心火焦煩，正如盛暑，秋風一至，炎蒸若失矣。大約與天門冬功用相倣，但甘味稍多，寒性差减，較勝一籌。然專泄而不專收，火盛氣壯者相宜，氣弱胃寒者，何可餌也。

五味子肉 味甘、酸，核中苦辛而鹹，性温，無毒，入肺、腎二經。蓯蓉爲使，惡萎蕤，勝烏頭。

北産肥而肉厚者佳。嗽藥生用，補藥炒用。必打碎核，方五味備也。滋腎經不足之水，强陰濇精，除熱解渴，收肺氣耗散之金，療咳定喘，斂汗固腸。

按，潔古云：夏服五味，使人精神頓加，兩足筋力湧出。東垣云：收瞳神散大，乃火熱必用之藥。有外邪者不可驟用。丹溪云：收肺補腎，乃火嗽必用之藥。寇氏謂其食之多虚熱者，蓋收補之驟也。黄昏嗽乃火浮于肺，宜五味子斂而降之。若風邪在表，痧疹初形，一切停飲，皆當禁絶。

大黄 味苦，性大寒，有毒，入脾、胃、肝、大腸四經。黄芩爲使，忌冷水，惡乾漆。錦紋滋潤者佳。主瘀血癥瘕，留飲宿食，結熱停痰，水腫痢疾，蕩滌腸胃，推陳致新。

按，大黄乃血分之藥，若在氣分，是謂誅伐無過矣。仲景瀉心湯，治心氣不足。吐衄血者，乃心氣不足，而胞絡、肝、脾與胃邪火有餘也。雖曰「瀉心」，實瀉四經血中伏火也。又心下痞滿，按之軟者，用大黄黄連瀉心湯，亦瀉脾胃濕熱，非瀉心也。病發於陰而下之則痞滿，乃寒傷營血，邪氣乘虚，結于上焦，胃之上脘在于心，故曰瀉心，實瀉脾也。病發于陽而下之，則結胸，乃熱邪陷入血分，亦在上脘，大陷胸湯、丸皆用大黄，亦瀉脾胃血分之邪也。若結胸在氣分，只用小陷胸湯。痞滿在氣分，只用半夏瀉心湯。成氏注釋，未能分别此義。大黄誠有撥亂反正之功，然峻利猛烈，苟非血分結熱，六脉沉實者，其可輕試哉！

黄連 味苦，性寒，無毒，入心經。黄芩、龍骨、連翹爲使，惡菊花、玄參、芫花、白鮮皮、白殭蠶，畏款冬花、牛膝，解巴豆、附子毒，忌猪肉。大如指，色鮮黄而堅重者佳。上焦酒炒，中焦薑汁炒，下焦吴茱萸拌炒。瀉心除痞滿，明目理瘡瘍，痢疾腹痛，心痛驚煩，殺蟲安蚘，利水厚腸，天行熱病，嬰兒疳積。

按，韓懋曰：黄連與肉桂同行，能使心腎交於頃刻。時珍曰：古人治痢，用黄連、木香；水火散，用黄連、乾薑；左金丸，用黄連、吴茱萸；薑黄散，用黄連、生薑；口瘡方，用黄連、細辛。皆是一冷一熱，寒因熱用，熱因寒用，最得制方之妙，所以有成功而無偏勝也。内經曰：五味入胃，各歸所喜攻，久而增氣，物化之常，氣增而久，夭之由也。王冰注云：增味益氣，如久服黄連，反從火化也。蓋大苦大寒，行隆冬肅殺之令，譬如皐陶明刑執法，是其職也；稷契、夔龍之事，非其任矣。近世不明此義，見古人用以治痞滿、治疳積，每遇腹中不寬快者，輙用枳實、黄連，以爲寬中消食之劑。獨不聞脾胃之氣，虚則白术、陳皮補之；實則枳實、黄連瀉之。若不分虚實，一概用之，殺人必矣。故脾虚血少，以致驚煩，痘瘡氣虚作瀉，行漿後泄瀉，腎虚五更瀉，陰虚煩熱，氣虚蒸熱，脾虚發瀉，法咸禁之。

龍膽草 味苦、濇，性大寒，無毒，入肝、膽二經。貫衆、小豆爲使，惡地黄，防葵。酒浸炒。

主肝膽熱邪，下焦濕火，殺蟲明目，小兒客忤疳氣，癰腫瘡瘍。

按，龍膽草大苦大寒，譬之嚴冬，黯淡慘肅，冰凌盈谷，萬卉凋殘。人身之中，詎可令此常行乎？先哲謂苦寒伐標，宜暫不宜久，如聖世不廢刑罰，所以佐德意之窮。苟非氣壯實熱者，率爾輕投，其敗也必矣。

黄芩 味苦，性寒，無毒，入肺、大腸二經。山茱萸、龍骨爲使，惡葱實，畏丹砂、丹皮、藜蘆、沙參、丹參。蒸透曝乾。中枯而大者，清肺止嗽化痰，目赤疔癰；堅實而細者，瀉大腸火，除濕治痢，安胎利水。

按，陶隱居云：療腹痛，利小腸。仲景云：少陽症腹中痛者，去黄芩，加芍藥；心下悸，小便不利者，去黄芩，加茯苓。似與隱居之説不合。不知受寒腹痛，心下悸，小便不利，脉不數者，禁用黄芩；若熱厥腹痛，肺熱而小便不利者，可不用乎？善讀書者先求其理，毋泥其文。

附子 味辛、甘，性熱，有毒，入脾、腎二經。畏防風、黑豆、甘草、黄芪、人參、童便、犀角。身矮乳稀，重一兩五錢者佳。滚湯泡，去皮、臍，切作四片，童便一碗，甘草湯一碗同煮，汁盡爲度。新瓦上烘乾。主臟腑沉寒，三陰厥逆，心腹冷痛，積聚癥瘕，寒濕痿躄，暴瀉脱陽，噎膈嘔噦，癰疽不斂，小兒慢驚，痘瘡灰白，胃寒蚘動。强陰墮胎，堅筋骨，益氣力，爲寒濕聖藥。

按，附子禀雄壯之質，有斬關之能。引補氣藥，追散失之元陽；引補血藥，養不足之真陰；引發散藥，以驅在表風邪；引温暖藥，以除在裏寒濕。丹溪曰：氣虚熱甚，稍加附子，以行參、芪之功。肥人多濕亦用。集驗曰：腫因積生，積去而腫再作。若再用利藥，小便愈閉，醫多束手。蓋中焦氣不升降，爲寒所隔，惟服附子，小便自通。吴綬曰：傷寒傳變三陰，及中寒夾陰身，雖大熱，而脉沉者，必用附子。厥冷腹痛，脉沉細，唇青囊縮者，急用之，有起死之功。近醫多畏不敢用，直至陰極陽竭，而後議用，遲矣！若陰虚内熱，及内真熱而外假寒者，不可誤服。

麻黄 味辛、甘、苦，性温，無毒，入肺、膀胱二經。厚朴爲使，惡辛夷、石葦。去根節，水煮一二沸，去沫用。主冬三月寒邪，頭痛、身熱、脊强。去營中寒邪，泄衛中風熱。

按，麻黄輕可去實，爲發散第一藥。惟當冬月，在表真有寒邪者宜之。或無寒邪，或寒邪在裏，或傷風有汗等症，雖發熱惡寒，其不頭痛、身疼、拘急，六脉不浮緊者，皆不可用。雖可汗之症，亦不宜多服。汗爲心液，不可汗而汗，與可汗而過汗，則心血爲之動矣。或亡陽，或衄血，而成大患，可不慎哉！

葛根 味甘、辛，性平，無毒，入胃、大腸二經。主消渴大熱，解肌發表，嘔吐頭痛，開胃下食。解諸毒，化酒毒，止血痢，散鬱火。生者能墮胎。

按，葛根種種治效，祇在陽明一經。仲景治太陽、陽明合病，桂枝加麻黄、葛根。又葛根芩連解肌湯，用以斷太陽入陽明之路，非即太陽藥也。頭痛乃陽明中風，可用葛根葱白湯。若太陽初病，未入陽明而頭痛者，不可便服以發之，是引賊入陽明也。東垣曰：葛根，鼓舞胃氣上行，治虚瀉之聖藥。夫風藥多燥，葛根獨止渴者，以其升胃家下陷，上輸肺金，以生水耳。麻黄乃太陽經藥，兼入肺經，肺主皮毛。葛根乃陽明經藥，兼入脾經，脾主肌肉，發散雖同，所入迥異。

紫蘇 味辛，性温，無毒，入肺經。忌鯉魚。雙面紫者佳。開胃下氣，温中達表，通大小腸，殺魚肉毒。梗主下氣安胎，子可潤腸定喘。

按，紫蘇本散風之劑，俗喜其芳香，旦暮資食，不知泄真元之氣，所謂「芳草致豪貴之疾」者是也。氣虚、表虚者，禁用葉；腸潤肺虚者，禁用子。

防風 味辛、甘，性温，無毒，入肺經。畏萆薢，惡藜蘆、白蘞、乾薑、芫花，殺附子毒。堅實而潤者佳。瀉肺散風，赤眼冷淚，通利關脉，頭眩、頭面遊風。

按，防風，能禦風邪，故名。乃風藥中潤劑也。卑賤之卒，隨所引而至，爲去風去濕之仙藥。肺虚者勿服之。

羌活 味甘、苦，性平，無毒，入小腸、膀胱、肝、腎四經。主風寒濕痺，筋骨攣疼，頭旋掉眩，頭項難伸。別有獨活，功用相同。中國爲獨活，可理伏風；西羌者爲羌活，可理遊風。

按，羌活，治肢節痛，因于風者宜之。若血氣虚而痛者，誤用之，反致增劇。

柴胡 味苦、甘，性微寒，無毒，入肝、膽二經。半夏爲使，惡皂莢，惡女菀、藜蘆，忌見火。主傷寒瘧疾，寒熱往來，嘔吐脇痛，口苦耳聾，痰實結胸，飲食積聚，心中煩熱，熱入血室，目赤頭疼，濕痺水脹。別有銀州柴胡理肝勞，五疳羸熱。

按，柴胡少陽經半表半裏之藥。病在太陽者，服之太悍，則引賊入門；病在陰經者，復用柴胡，則重傷其表。世俗不明柴胡之用，每遇傷寒傳經，未能辨别，以柴胡湯可藏拙，輒混用之，殺人不可勝數矣。勞症惟在肝經者，用銀柴胡；若氣虚者，不過用些小助參、芪，非用柴胡退熱也。若遇勞症，便用柴胡，不死安待！惟此一味，貽禍極多，故特表而詳言之。

前胡 味苦、甘，辛，性微寒，無毒，入肺、脾、胃、大腸四經。使與畏惡，俱同柴胡。主下氣散結，消痰定喘，消食安胎。

按，前胡主降，與柴胡上升者不同。長於下氣，氣下則火降，痰亦降矣。若不因外感之痰，及陰虚火動者，俱當遠之。

升麻 味甘、苦，性平，無毒，入肺、脾、胃、大腸四經。堅實而緑色者佳。解百毒，殺精鬼，辟瘟瘴蠱毒，中惡腹痛，頭痛齒痛，口瘡瘢疹。散陽明風邪，升胃中清氣。

按，升麻禀極清之氣，升于九天，故元氣不足者，用此于陰中升陽。如瀉痢崩淋，脱缸遺濁，須其升提。夫虚人之氣，升少降多。《經》曰：陰精所奉其人壽，陽精所降其人夭。東垣摘入補中湯，獨窺其微矣。凡氣逆嘔吐者，切勿輕投。

白芷 味辛，性温，無毒，入肺、胃、大腸三經。當歸爲使，惡旋覆花。微焙。主頭風目淚，齒痛眉疼，風痺瘙癢，止痛排膿，蛇傷金瘡。

按，色白味辛，行手陽明庚金；性温氣厚，行足陽明戊土；芳香上達，入手太陰辛金。故主治不離三經，燥能耗血，散能損氣，有虚火者勿用。

藁木 味苦、辛，微温，無毒，入膀胱經。惡藺茹，畏青葙子。太陽巔頂作痛，女人陰腫疝疼，胃風泄瀉。

按，内熱頭痛及春夏温暑之病，不宜進也。

甘菊花 味甘，微寒，無毒，入肺、腎二經。枸杞、桑白皮爲使。味甘而不苦者佳。去蒂。清頭面風熱，明目止淚，胸中熱氣，死肌濕脾。新補。

按，甘菊花獨禀金精，善制風木，且氣性輕揚，故主用多在上部，同枸杞便能助腎矣。

細辛 味辛，性温，無毒，入心、小腸二經。惡黄芪、山茱萸，畏滑石，反藜蘆。主風寒濕痺，頭痛鼻塞，下氣破痰，頭面遊風，百節拘攣，齒疼目淚。新補。

按，細辛禀升陽之氣，辛香開竅。單服未至一錢，令人悶絶，則其燥烈可知。血虚頭痛者，痛戒之。

秦艽 味苦、辛，性微温，無毒，入大腸、胃二經。菖蒲爲使，畏牛乳。左紋者佳。祛風活絡，養血舒筋，骨蒸黄疸，利小便。

按，秦艽風藥中潤劑，散藥中補劑，故養血有功。中風恒用之者，治風先治血，血行風自滅之意乎？

天麻 味辛，性温，無毒，入肝經。大而透明者佳。酒浸煨透。主風虚眩暈，麻痺不仁，語言蹇濇，腰膝軟疼。殺精魅蠱毒，理驚氣風癎。

按，天麻雖不甚燥，畢竟風劑助火。若血虛無風者，不可妄投。

荆芥 味辛，性温，無毒，入肝經。反驢肉、河豚、蟹黄、鱨魚。主風熱瘡疹，瘰癧結聚瘀血，濕瘟，清頭目，利咽喉。

按，荆芥治風，賈相國稱爲再生丹，許學士謂有神聖功，戴院使命爲産後要藥，蕭存敬呼爲一捻金，陳無擇隱其名爲舉輕古拜散，夫豈無故而獲此隆譽哉！雖然用者，須審察的當，今人但遇風症，輒用荆、防，此流氣散之相沿耳。不知風在皮裏膜外者，荆芥主之；非若防風之入人骨肉也。

薄荷 味辛，性温，無毒，入肺、肝二經。産蘇州者良。忌見火。去風熱，通關竅，清頭目，定霍亂，消食下氣。猫咬，蛇傷，蜂螫，傷寒舌苔，和蜜擦之。

按，薄荷辛香，善疏結滯之氣，多服損心肺。

玄胡索 味苦、辛，性温，無毒，入心、肺、脾、胃四經。破血下氣，調經利産，止腹痛心疼，血暈崩淋。

按，玄胡索行氣中血滯，血中氣滯，庶幾仙劑。虛人須與參、术同行，不爾損真。

鬱金 味辛苦、甘，性温，無毒，入肺、肝、胃三經。主血積氣滯，生肌定痛。

按，鬱金，能開肺金之鬱，物罕值高。肆中多以薑黄僞之，必光明脆徹，苦中帶甘味者真。虚人斟酌投之。

天花粉 味苦，性寒，無毒，入心、肺二經。枸杞爲使，惡乾薑、牛膝、乾漆，反烏頭。白如雪者佳。主退熱止渴，消痰利膈，消腫毒，散撲損瘀血，通月經。實名栝蔞，主療結胸。子能潤肺化痰。

按，天花粉禀清寒之氣。舊稱補虚，以熱退爲補，非真能補也。脾胃虚寒者禁之。

澤瀉 味甘、鹹，性微寒，無毒，入腎、膀胱二經。畏文蛤。去皮，酒潤，焙。主水道不通，淋瀝腫脹，催生除濕，止泄精，去脬中留垢。

按，種種功能，皆由利水，何以又止泄精乎？此指濕火爲殃，不爲虚滑者言也。其性善瀉，古稱補虚者，誤矣。扁鵲謂其害眼者，確也。六味丸用之者，古人用補必兼瀉邪，邪去則補自得力，專一于補，必致偏勝之害。如病人無濕，腎虚精滑，目虚不明，法咸禁之。

車前子 味甘、淡，性寒，無毒，入肺、肝、小腸三經。酒拌蒸曝。主利水止瀉，解熱催生，益精明目，開竅通淋。其根、葉長于行血逐水。新補。

按，利水之品，乃云益精，何也？男女陰中，各有二竅，一竅通精，乃命門真陽之火；一竅通水，乃膀胱濕熱之水。二竅不並開，水竅開，則濕熱外泄，相火常寧；精竅常閉，久久精足目明。雜録云：服固精藥久，服此行房，即有子。若陽氣下陷，腎氣虚弱者勿用。

木通　味辛、甘、淡，性平，無毒，入肝、心、小腸三經。色白而細者佳。去皮用。主五淋癃閉，關格腫脹。殺蟲宣竅，醒睡止痛，破血通經。催生墮胎，散腫下乳。

按，木通以疏通肝木得名。又甘淡能助西方秋氣下降，專通氣滯，肺受熱邪，氣化之源絶，則寒水斷流，宜此治之。脚氣症，足膝腫痛，用木通一味二兩，水煎頓服。一日後，當發紅疹便愈；夾以他藥，即不效也。其性宣通，精滑氣虚；内無濕熱者，及孕婦均忌。

常山　味苦、辛，性寒，有毒。入肝經。忌葱、醋、菘菜。細實而黄鶏骨者良。酒浸一宿，切極薄片，炒透。主痰結瘧疾，項下癭瘤。

按，常山，有刧瘧之功，須發表提出陽分之後，用之神效；用失其宜，真氣必傷。酒浸炒透，則力緩不發吐。若是虚瘧，須與參、术同行，然亦不可多也。

草果 味辛，性温，入胃經。主瘴癘瘧疾，消痰化食，亦能散邪。新補。

按，草果氣猛而濁，如仲由未見孔子時氣象。若氣不實、邪不甚者，不必用之。

香附 味苦，微温，無毒，入肺、肝二經。發散者生用，調經者童便浸炒。開鬱化氣，發表消痰，胸腹脇痛。

按，香附于氣分爲君藥，乃氣病之總司，女科之主帥也。雖然味辛性燥，多用損氣血。

菖蒲 味辛，性温，無毒，入心、肺二經。秦皮、秦艽爲使，惡地膽、麻黄，忌飴糖、羊肉。勿犯鐵，令人吐。石上産、梗細而節密者良。去毛切片，微炒。宣五臟，通九竅，明目聰耳，開心益智。除咳逆上氣，風寒濕痹，止小便利，治疥癬瘡。

按，芳香利竅，心、脾之良藥也。能佐地黄、天冬之屬，資其宣導，臻于太和。多用獨用，亦爲氣血之殃。

遠志 味苦、辛，性温，無毒，入腎經。畏珍珠、藜蘆、蜚蠊、齊蛤，殺附子毒。甘草湯浸半日，去木曝過，焙乾。補腎强志，益精定心，止驚。治皮膚中熱，令耳聰明，療癰疽，敷、服皆奇。

按，遠志入腎，非心藥也。强志益精，治善忘。精與志，皆腎所藏也。精虚則志衰，不能上通于心，故善忘。靈樞經曰：腎藏精，精合志。腎盛怒而不止，則傷志；志傷，則喜忘。人之善忘者，上氣不足，下氣有餘，腸胃實而心虚，虚則營衛留于下，久之不以時上，故善忘也。味中兼辛，故下氣而走厥陰。經曰：以辛補之。此水木同源之義，前古未發也。

牛膝 味苦、酸，性平，無毒，入腎、肝二經。惡龜甲，畏白前、白鮮皮，忌牛肉。産川中肥而長三尺餘者良。酒浸蒸用。壯筋骨，利腰膝，除腰脊痛，寒濕痿痺，强陰益精，通經墮胎。理膀胱氣，化遲難，引諸藥下行，甚捷。罨竹木刺入肉。

按，牛膝爲陰，能降而不能升。脾虚下陷，因而腿痛膝腫，大非所宜。

補骨脂 一名破故紙。味辛，性温，無毒，入腎經。惡甘草，忌羊肉、諸血。胡桃肉拌炒。達命門，興陽事，固精氣，理腰疼，止腎泄。新補。

按，補骨脂暖補水臟，壯火益土之要劑。宜丸不宜煎。但性過于燥，陰虚火動，大便秘結者戒之。

菟絲子 味辛、甘，性平，無毒，入腎、肝二經。山藥爲使。酒煮竟日，打糜爛，作餅，烘乾再剉入磨，方成細末。續絶傷，益氣力，强陰莖，填精髓，堅筋骨，悦顔色，理勞傷，除夢泄。主寒精自出，溺有餘瀝，去風明目。新補。

按，菟絲子，禀中和之性，凝正陽之氣，爲補腎要藥。温而不燥，補而不滯，服食家多珍之。單服一味末，飲啖如湯沃雪，補土之母，故進食如神。

續斷 味苦、辛，性温，無毒，入肝、腎二經。地黄爲使，惡雷丸。産川中，色赤而瘦、折之有烟塵者良。酒浸焙。補勞傷，續筋骨，通血脉，利關節，縮小便，止遺泄，理崩帶。主一切腫毒，一切胎産病，暖子宫，去一切面黄虚腫。

按，續斷氣性中和，補而不滯，行而不泄，外科、女科需爲上劑。但草茅根似續斷，誤服，令人筋軟。

石斛 味甘、苦，性平，無毒，入胃、腎二經。惡巴豆，畏殭蠶。酒浸酥拌，蒸一時用。清胃熱，生長肌肉，逐皮膚虚熱，强腎、填精、壯骨。主脚膝冷痛，骨髓中痛，厚腸止瀉，安神定驚。

按，石斛性和，主用宏多，但氣力淺薄。得參、芪，便能奏功；專倚之，無捷得之效也。選擇味甘者佳。誤用木斛，其味大苦，餌之損人。

百合 味甘、微苦，性平，無毒。入心、肺二經。白花者良。補中保肺，止嗽安神，除百邪鬼魅，顛狂邪叫，一切癰瘡，通大小便。

按，金匱要略云：行住坐卧不定，如有神靈，謂之百合病。以百合治之，則其清心安神，從可想見。久服，使人心志歡和；但腸滑者，勿用。

紫菀 味苦、辛，性微温，無毒，入肺經。洗去沙土，蜜潤微焙。主咳逆喘嗽，虚勞多痰，煩渴，吐膿血。

按，苦能下達，辛可益金，故吐血虚勞，收爲上品。入至高之臟，使氣化及于州都，小便自利，人所不知。性滑，不宜多用、久用。

款冬花 味辛，性温，無毒，入肺經。杏仁爲使，惡皂莢、硝石、玄參，畏貝母、辛夷、麻黄、黄芪、黄芩、黄連、青葙。含英而不吐者良。去蒂，蜜水微焙。主咳逆上氣，喘急喉痺，消渴，肺癰、肺痿，除煩化痰。

按，款冬賦云：冰凌盈谷，雪積披崖。顧見款冬，煒然華艷。想見其純陽之稟，故其主用，皆辛温開豁之力也。世多以枇杷花僞之，故功無效耳。温而不助火，可以久任。

薏苡仁 味甘，性平，無毒，入脾、肺二經。色白而糯者良。水淘曝乾，炒透用。健脾進食，保肺止嗽，解渴，消水腫，療濕熱筋攣，去乾濕脚氣。

按，苡仁屬土，本是脾藥，虚則補母，故肺病用之。筋骨之病，以治陽明爲本，故筋病用之。土能勝水，故泄利水腫用之。受熱使人筋攣，受濕使人筋緩者，可用；受寒使人筋急者，不可用也。妊娠久服，能墮胎兒。

白豆蔻 味辛，性温，無毒，入肺經。老而光綻者佳。去衣，微炒。主冷氣吐逆，消食下氣，寬膈進食。去白睛翳膜，脾虚瘧疾。

按，白豆蔻感秋燥之令，得乎地之火金，味辛氣温，爲脾家所喜。然元氣虚，須與參、术同行，不爾損氣。

肉豆蔻 一名肉果。味辛，性温，無毒，入胃、大腸二經。米粉裹煨，去油。忌鐵器。止瀉痢，温中消食，開胃止嘔。辟鬼殺蟲。

按，肉果屬金與土。下氣者，心脾得補，而善運氣自下也，非若陳皮、香附之泄耳。瀉利初起者，不可早服。

縮砂仁 味辛，性温，無毒，入肺、脾、大、小腸、胃、腎、膀胱七經。微炒，去衣。下氣化食，醒酒，止心腹脇痛，理奔豚，霍亂吐瀉，鬼疰，安胎。

按，芳香歸脾，辛能潤腎，爲脾胃要藥。若腎虚氣不歸元，非此向導不濟，然性燥火炎者忌之。胎婦氣虚，不可多服，反致難産，不可不知。

蓬莪术 味苦、辛，性温，無毒。酒浸煨透，切片炒。主積聚氣凝，心腹疼痛，消食通經。

按，蓬莪术峻猛之性，誠爲磨積之藥。但虚人服之，積不去而真已竭，重可虞也。每見世俗治積塊，日暮用之，反成痼疾。元氣虚者，須與參、术同行，乃無損耳。

京三稜 味苦，性平，無毒，入肺，肝二經。醋炒用。主積聚血結，心腹痛，墮胎。

按，昔有患癥癖死者，遺言令開腹取之，得塊乾硬如石，文理有五色，削成刀柄，後刈三稜，忽化爲水，故療積塊如神。蓬莪术，破氣中之血；京三稜，破血中之氣。主用頗同，微有氣血之别。東垣五積方中，用此二味，皆用人參贊助，故有成功而無偏勝也。若專用尅伐，胃氣愈虚，不能運行，積反增大矣，謹之。

艾葉 味辛、苦，性微温，無毒，入脾、肺、肝、腎四經。苦酒、香附爲使。陳久者良。安胎，暖子宫，止血痢，理腸風，吐衄崩中，灸百病。新補。

按，艾辛可利竅，苦可疏通，故氣血交理，胎産多需之。

藿香 味辛，性微温，無毒，入肺、脾二經。主温中開胃，行氣，止嘔吐，定心腹痛。

按，交州記比藿香於蘇合，楞嚴經謂之兜婁婆香，皆取其芳香。今售者不甚芳香，或非真種耳。

澤蘭 味苦，性微温，無毒，入肝、脾二經。養新血，破宿血，消癰腫瘡膿，産前後百病。

按，澤蘭補而不滯，行而不峻，爲産科要藥。

紅花 味辛，性温，無毒，入心、肝二經。酒噴微焙。主活血止痛，産後血暈。

按，紅花色赤，宜爲血症所需。多則行血，少則養血，然力薄不能獨自成功，須歸、地同行爲妙。

香薷 味辛，性温，無毒，入肺、胃二經。石生硬梗者良。發散夏月淒愴寒邪，下氣，定霍亂腹痛，利小便，治水腫甚捷。

按，香薷味辛，性温，爲夏月發散陰寒之劑。如納凉過度，飲冷太多，陽氣爲陰邪所遏，以致頭痛發熱，煩燥口乾，吐瀉霍亂，宜用之以發越陽氣，散水和脾則愈。若勞役受熱，反用香薷，是重虚其表，反助其熱，害人不淺。近世市人，多煎混售，默受其禍者，曷可勝數！

萆薢　味苦、甘，性平，無毒，入胃、肝、腎三經。薏苡仁爲使。畏葵根、大黄、柴胡、前胡、牡礪，忌牛肉。主風寒濕痺，腰膝作疼，去膀胱宿水，止失溺便頻。

按，萆薢主用皆祛風濕，補下元。楊子建曰：小便頻，莖内痛。必大腑熱閉，水液只就小腸，大腑愈加燥竭。因强忍房事，有瘀腐壅於下焦，故痛。此與淋症不同，宜鹽炒萆薢一兩，煎服。以葱湯洗穀道即愈。腎受土邪則水衰，肝挾相火而凌土濕，得萆薢以滲濕，則土安其位，水不受侮矣。

威靈仙　味微辛，鹹，性温，無毒，入十二經。忌茶茗、麵。主宣通五臟，理痛風，散皮膚、大腸風邪，化痰行水。

按，威喻其猛，靈仙喻其效速。氣壯者，服之神效；虚弱人不宜用也。

鈎籐　味甘，性微寒，無毒，入肝經。舒筋除眩，下氣寬中。主小兒驚癇，客忤胎風。新補。

按，鈎籐祛風而不燥，爲中和之品，但久煎便無力。俟他藥煎就後，投鈎籐一二沸，即起，頗得力也。去梗純用嫩鈎，其功十倍。

茵陳味苦，性寒，無毒，入膀胱經。主濕熱黄疸，利小腸。新補。

按，茵陳雖去濕熱，須五苓之類佐助成功，中病即已。若過用之，元氣受賊。

馬兜鈴味苦，性寒，無毒，入肺經。去梗微焙。主咳逆上氣，消痰定喘。新補。

按，兜鈴體性輕揚，故功在至高之臟。根名青木香，疝家要藥，可塗諸毒熱腫。若肺虚挾寒者，不宜多用。

連翹味苦，性寒，無毒，入心、胃、膽、大腸、腎五經。主心經客熱，諸經血結，消癰疽腫毒，清六經邪火。新補。

按，連翹，手少陰主藥也。心爲火主，心清則諸臟皆清。諸瘡痛癢，皆屬心火，故瘡家以爲要藥。性極苦寒，多用即減食。

茴香味辛，性温，無毒，入胃、腎二經。主腹痛、疝氣，霍亂吐逆，通命門，助陽事。新補。

按，茴香辛香宜胃，温暖宜腎，故主治不越二經。若陽道數舉，上有火症者禁用。八角者，名大茴香。粟大者，名小茴香。主用相倣，小者力差薄耳。

木部

白茯苓 味甘、淡，性平，無毒，入心、脾、肺、腎、小腸五經。馬藺爲使，畏牡蒙、地榆、秦艽、龜甲，忌醋。産雲南，皮薄色白而堅重者佳。去皮膜，乳制用。補胃，利小便，消痰去濕，止嘔吐泄瀉，安神定驚，保肺定咳，止渴安胎。抱根者爲茯神，主用相倣，職專安神。赤色者，利水之外無他長。

按，茯苓假土之精氣，松之餘氣而成。無中生有，得坤厚之精，爲脾家要藥。素問曰：飲入于胃，遊溢精氣，上輸于肺，通調水道，下輸胱膀。則利水之藥，皆上行而後下降也。潔古謂其上升，東垣謂其下降，各不相背也。小便頻多，其源亦異。經云：肺氣盛則便數，虚則小便遺。心虚則少氣遺溺，下焦虚則遺溺。胞絡遺熱于膀胱，則遺溺。膀胱不約爲遺，厥陰病則遺溺。所謂肺氣盛者，實熱也，宜茯苓以滲其熱，故曰小便多者能止也。若肺虚、心虚、胞絡熱、厥陰病，皆虚火也，必上熱下寒，法當升陽。膀胱不約、下焦虚者，乃火投于水，水泉不藏，必肢冷脉遲，當用温熱，皆非茯苓可治。故曰：陰虚者，不宜用也。茯神抱根而生，有依守之義，故魂不守舍者，用以安之。赤者入丙丁，但主導赤而已。

琥珀 味甘，性平，無毒，入心、肺、脾、小腸四經。主安神，殺鬼，消瘀血，通五淋，明目去翳，止血生肌，合金瘡。

按，琥珀感木土之氣而兼火化，故有功于脾土。脾能運化，肺金下降，小便自通。若因血少而小便不利者，誤用之，反致燥急之苦。

肉桂 味辛、甘，性熱，有小毒，入腎、肝二經。忌火、生葱、石脂。去皮用。主元陽痼冷，脾胃虚寒，温中降氣，堅筋骨，强陽道，定驚，通血脉，制肝邪，下焦腹痛，奔豚疝瘕。宣通百藥，善墮胞胎。

桂心，入心、脾二經，理心腹痛，五勞七傷，殺三蟲，宣氣血，利關節。托癰疽痘毒，能引血成膿。

桂枝，入肺、膀胱二經。無汗能發，有汗能止。主心腹痛，皮膚風横行，爲手臂之引經。直行爲奔豚之向導。

按，肉桂乃近根之最厚者，故治下焦。桂心，即在中之次厚者，故治中焦。桂枝，即頂上細枝，又名薄桂，故治上焦。此本乎天者親上，本乎地者親下之道也。王好古云：本草言桂發汗，而仲景治傷寒，有當汗凡數條，皆用桂枝。又云：無汗不得服桂枝，汗多者用桂枝甘草湯。此又用桂閉汗。一藥二用，何也？本草言桂辛、甘能通脉出汗者，是調其血而汗自出也。仲景云：太陽中風，陰弱者汗自出，衛實營虚，故發熱汗出。又云：太陽病發熱汗出者，此爲營弱衛强，陰虚陽必凑之，故皆用桂枝發汗。乃調其營，則衛自和，風邪無所容，遂自汗而解，非桂枝能開腠發汗也；汗多用桂枝者，以之調和營衛，則邪從汗出而汗自止，非桂枝能閉汗也。味者不知其意，遇傷寒無汗者，亦用桂枝，誤甚矣。曾世榮曰：小兒驚風及瀉，宜五苓散瀉丙火，滲土濕。内有桂，能抑肝風而扶脾土也。醫餘録云：有人患眼痛，脾虚不能食，肝脉盛，脾脉弱。用凉藥治肝則脾愈虚，用暖藥治脾則肝愈盛，但於平藥中倍加肉桂，殺肝益脾，一治兩得之。傳云，「木得桂而枯」是也。若血症非挾寒，目疾非脾虚者，禁用。

丁香 味辛，性温，無毒，入肺、胃、腎三經。畏鬱金，忌見火。去丁蓋用。主脾胃虚寒，反胃呃逆，胸腹痛，痃癖奔豚，鬼疰蠱毒，壯陽，暖腰膝。小兒吐瀉慢驚，痘瘡灰白。大者名母丁香，拔白鬚，塗孔中，即生黑。

按，丁香祛寒開胃之劑，同柿蒂止呃，同黄連、乳汁點目，此得辛散苦降之妙。有火者忌服。

木香 味辛，性温，無毒，入心、肺、脾、胃、肝、膀胱、大腸六經。入理氣藥，忌火；入止瀉藥，麵裹煨。行肝氣，泄肺氣，健脾氣，散滯氣，止瀉痢，定嘔吐。健脾消食，除心腹脇痛，脹滿積聚，開鬱殺鬼，安胎。

按，木香乃氣分第一藥也。肺實主氣，肺氣調，則金能制木而肝平，怒則肝氣逆上，忤其元氣，心有縱肝之情，而不能制則肝盛。得木香，則心暢而正氣亦暢，肝氣何逆之有哉！實心之行肝，非肝之自行也。氣虚及陰虚火亢者禁與。

沉香 味辛，性微温，無毒，入腎、肝二經。外黄内黑，紋直而無夾木者佳。主鬼疰惡氣，脹滿，心腹諸痛，欝結癥癖，補脾益氣，壯陽，大腸虚閉，小便氣淋。

按，沉香色黑下墜，故達腎；諸木皆浮，此獨沉水，故入肝木而治逆上之氣。行氣而不傷氣，温中而不助火，誠良劑也。氣虚下陷者忌入。

柏子仁 味甘、辛，性平，無毒，入心、脾、腎三經。畏菊花、羊蹄草。蒸曬，微炒。養心益智，安神定悸，益血興陽，去邪魅，除風濕，美顔色，耳目聰明。

按，柏子仁不寒不燥，甘而補，辛而潤，其氣芬芳，能透心腎而益脾胃，仙家收爲上品。或瀉或多痰者，勿用。柏葉養陰止血，屬金善守。春採東，夏採南，秋採西，冬採北，方得節候生氣。

枸杞子 味甘，性平，無毒，入肺、腎二經。産甘州，色紅潤圓細、核少而甘美者良。補精强陰，明目安神。主熱消渴，利大小腸。

根名地骨皮，補腎養陰。治在表無定之風邪，傳屍有汗之骨蒸。

按，枸杞、地骨，均爲腎家之劑。熱淫于内，瀉以甘寒，地骨皮是也；精不足者，補之以味，枸杞子是也。腸滑者禁枸杞子，中寒者忌地骨皮。

益智仁 味辛，性温，無毒，入心、脾、腎三經。綻滿者佳。去殼，鹽水炒，研細。温中進食，補腎扶脾，安神開欝，攝涎唾，止小便餘瀝及夜多小便，夢泄精滑。

按，益智行陽退陰之藥，三焦命門氣弱者宜之。楊士瀛云：心者脾之母，進食不止于和脾，火能生土，當使心藥入脾藥中，庶幾相得。古人進食，多用益智，土中益火也。血燥多火，及因熱而遺濁者，法咸禁之。

訶子 一名訶黎勒。味苦濇，性温，無毒，入肺、大腸二經。清喉生用，止瀉煨用，俱去核。固腸止瀉，斂肺止嗽，降火消痰，利咽喉，通津液，下食積，除脹滿，破結氣，開胃止嘔吐。久服，令鬚髮變黑。主腸風瀉血，崩中帶下，胎漏。新補

按，訶子能濇腸，然于氣太急，虚人不可獨用。同人參能補肺，同白术能益脾，同五味能斂肺，同橘皮能下氣。波斯國人遇大魚放涎滑數里，舟不能行，乃投訶子，其滑化爲水，則其化痰消涎，從可想見矣。咳嗽未久，瀉痢新起者，皆在禁例。

吴茱萸 味辛、苦，性熱，有小毒，入肝、脾、腎三經。蓼實爲使，惡丹參、硝石、白堊，畏紫石英。産松江，開口者佳，陳久者良。去梗，鹽湯泡半日，漉起曝乾用。温中下氣，開鬱止瀉，去痰消食，除濕起陽，止吞酸、疝氣、水腫，治心腹冷痛如神，殺鬼去蟲。

按，吴茱萸辛散燥熱，入厥陰居多，脾、腎其旁及也。寇氏曰：下氣最速，腸虚人，服之愈甚。咽喉口舌生瘡，以茱萸末醋調，貼兩足心，一夜便愈，引熱下行也。性極燥極急，非大寒者不可輕投。虚泄者，必與參、朮同投，亦須少少用之，不爾損人。

山茱萸 味酸，微温，無毒，入肝、腎二經。蓼實爲使，惡桔梗、防風、防己。色鮮肉厚者佳。酒潤去核，隔紙焙乾用。補腎助陽事，止腰膝酸疼，閉精，縮小便。主月事多，耳鳴響。

按，山茱萸性温而潤，故于水木多功。夫四時之令，春生而秋殺；萬物之性，喜暖而惡寒。腎、肝居至陰之地，非陽和之氣，則陰何以生乎？小便不利者勿用。

杜仲 味辛、甘，性温，無毒，入肝、腎二經。惡玄參、蛇蜕。去皮，鹽酒炒，去絲。益精，堅筋骨，止腰膝痛，主肝燥風虚，陰濕癢，小便餘瀝。

按，腎苦燥，急食辛以潤之；肝苦急，急食肝以緩之。杜仲所以多功于腎、肝也，温而不助火，可以久服。

金櫻子 味酸、濇、甘，性平，無毒，入肝、腎二經。去刺及核，刷毛令浄。濇精，止遺泄，脾泄久痢，便頻。

按，金櫻子味濇，久服多服，能减人食。丹溪曰：經絡隧道，以通暢爲和平，昧者取其濇精，煎膏常服，自不作請，咎將誰執！須經霜後將熟時採，太生令人利，大熟功力薄也，半黄者佳。

酸棗仁 味甘，性平，無毒，入心、肝、膽三經。惡防己。炒熟用。主煩心不眠，虚汗煩渴，四肢酸痛，補中益肝，堅筋骨，助陰氣。

按，聖惠方云：膽虚不眠，寒也，炒棗仁爲末，竹葉湯調。蓋以肝膽相依，血虚則肝虚、膽亦虚。得熟者以旺肝，則木來制土。脾主四肢，又主困倦，故令人睡。濟衆方云：但實多睡，熱也。生研爲末，薑茶湯調服。蓋棗仁秋成者也，生則全金氣而制肝，脾不受侮，而運行不睡矣。滑瀉者不宜多用。

竹葉 味苦、甘、寒，無毒，入心、胃二經。清心滌熱，止嗽化痰。竹茹，即竹之刮去青皮，用第二層者。主逆氣嘔，呃，噎膈，吐衄血熱，崩中痰氣。

竹瀝，味甘，薑汁爲使。主中風，痰涎壅盛，神氣昏冒。凡痰在皮裏膜外，經絡四肢者，非此不能達。

按，竹有多種，惟取大而味甘者爲勝。生長年許，嫩而有力。竹能損氣，故古人以笋爲刮腸篦。竹瀝久服滑腸，脾虚泄瀉者勿用。寒痰濕痰，食積痰，並非竹瀝所能治。

桑白皮 味甘，性寒，無毒，入肺經。續斷、桂心、麻子爲使。蜜炙，勿令涎落。忌鉛鐵器。下氣消痰，瀉肺，除喘滿，去肺中水氣，水腫脹。

葉，可止汗，去風。

子，可補腎養陰，生津安神。

枝，可祛風，養筋。

桑寄生 和血舒筋，堅齒長髮，療痺安，止崩漏。

按，桑之爲用甚弘，凡根、枝、幹、葉，若子若灰，若寄生，均有奇功。根較寒，子較暖，用者須斟酌之。

猪苓 味淡，性平，無毒，入膀胱經。去皮用。利水，去脹滿，主帶下淋濁。亦能發汗。

按，猪苓感楓根之餘氣而生，利水諸藥，無如此快。衍義謂：多服，損腎昏目。潔古謂：淡滲亡津液，無濕症者勿用。

厚朴　味苦、辛，性温，無毒，入胃經。乾薑爲使，惡澤瀉、寒水石、硝石，忌豆。厚而色紫有油者佳。去粗皮，薑汁浸透，焙用。温中平胃，消痰下氣，除脹消食，去水破血，腹痛嘔逆。

按，厚朴苦能下氣，走而不守，太損真氣，虚人及孕婦不可輕用也。

黄柏　味苦，性寒，無毒，入腎經。惡乾漆。肉厚深黄者佳。去粗皮，鹽酒炒至焦褐色用。瀉腎火有餘，利小便，去下焦濕熱腫痛，口瘡，女人漏下赤白。

按，黄柏性寒，行隆冬肅殺之令，故獨入少陰，瀉有餘之相火。昔人稱其補陰者，非其性補，蓋熱去則陰不受傷，雖謂之補亦宜也。若腎虚脾薄之人，畏之甚于刀錐。今天下極其崇尚，以爲去熱治勞之妙藥，而不知陰寒之性，能奪人食，損人氣，命門真元之火，一見而消亡，脾胃運行之職，一見而阻喪。獨不聞實火可瀉，虚火可補之説乎？元氣既虚，又用苦寒，直行而泄，奚啻雪上加霜！遏絶生機，莫此爲甚。受其害而斃者，十人而九，冤哉生命，何辜而遭此慘伐哉！必尺中洪大，按之有力，可炒黑暫用，不然，便當痛絶。

山梔子　味苦，性寒，無毒，入肺經。炒黑用。清肺熱，吐上焦邪氣，除心中懊憹，去臍下血滯，利小便，引火屈曲下行。

按，梔子輕飄象肺，故獨入肺家。泄有餘之火，種種功用，皆從肺旁及者也。大苦大寒，損胃伐氣，虛者畏之。世人每用治血，不知血寒則凝，反成敗症。治實火之吐血，順氣爲先，氣行，則血自歸經；治虛火之吐血，養正爲先，氣壯，則自能攝血。此治療之大法，不可少違者也。誤用梔子，其害也必矣。

牡丹皮 味辛、苦，性微寒，無毒，入肝經。畏貝母、大黃、菟絲子，忌蒜、胡荽。和血生血，涼血行血，除風痹，主無汗骨蒸，清相火。

按，丹皮清東方雷火，是其本功。北方龍火，因而下伏，此乙癸同源之治也。古人惟以此治相火，故六味丸用之。後人專用黃柏，不知丹皮去功更勝也。千載秘奥，人所未知。

木瓜 味酸，性温，無毒，入肝經。忌鐵。去穰，主一切筋病，濕痹脚氣。

按，木瓜禀東方之酸，故職專治筋。轉筋時，但念「木瓜」二字，及書上作「木瓜」字，立效。東垣曰：氣脱能收，氣滯能和，故筋急筋緩，無所不宜。孟詵謂：多食木瓜，損齒及骨。經曰：陰之所生，本在五味，陰之所營，傷在五味。五味太過，即有增勝之憂也。

檳榔 味苦，性寒，無毒，入胃、大腸二經。下氣性如鐵石，治後重如神。消穀逐水，除痰殺蟲，解毒醒酒，諸瘧瘴癘。

按，嶺表多食檳榔，瘴癘之作，率因食積，此能消食下氣故也。南方地温，腠府不密，久食檳榔，臟腑疏泄，一旦病瘴，全不可救，豈非伐氣之禍歟？氣虚下陷者，所當遠避。

大腹皮 味辛，性温，無毒，入肺、脾二經。豆汁洗，去沙净，微炒。主攻心腹水腫悶脹，通大、小腸，去蠱毒。

按，大腹皮去水下氣之劑，病虚者勿用；即用，須以補劑監製。大腹樹上，多棲鴆鳥，宜以大豆汁多洗，令黑汁去盡，方可用也。

果部

橘皮 味辛，性微温，無毒，入肺、脾二經。産廣中者良，陳久者良。去蒂及膜用。開胃健脾，消痰理氣，止嗽定嘔，消食開欝。小者名青皮，破氣達下焦，消痰治瘧，平肝去積，理小腹痛。

按，橘皮能温能補，能散能和，其功當在諸藥之上。採時色已紅熟，如人至老成，則烈性漸減；收藏又復陳久，則多歷霉夏，而躁氣全消，故稱中和之品，爲脾胃重藥。青皮猛鋭，不宜多用。市中以小橘中空，易腐難剉，多以小柑、小橙、小香櫞之類僞之。此近來通弊，不可不察也。

枳殼 味辛、苦，性微寒，無毒，入肺、脾、胃、大腸四經。去穰，麩炒。破至高之氣，除咳定喘，止嘔消食，化痰逐水，治脹。小者名枳實，破氣瀉痰，衝墻倒壁之勢。

按，枳殼、枳實，上世未嘗分別。自東垣分枳殼治高，枳實治下；海藏分枳殼主氣，枳實主血。然究其功用，皆利氣也。氣利，則痰消積化矣。人之一身，自飛門以至魄門，三焦相通，一氣而已，又何必分上與下，氣與血乎？但枳實性急，枳殼性緩，爲確當耳。昔湖陽公主苦難産，方士進瘦胎飲，用枳殼四兩、甘草二兩，爲末，每服一錢。自五月後，一日一服。合以施人，無不受害者。夫氣壯，則子有力而易生；枳殼破氣，胎子無力，反致難産。惟在奉養太過，北方氣實者，或有相宜，否則決當謝絶。時醫不察虛實，不辯補瀉，往往概施，損害真元，爲厲不淺。雖以補劑救之，亦難挽其尅削之害也。近來多蹈此弊，故特表以爲戒。

杏仁 味苦、甘，性温，有毒，入肺、大腸二經。惡黄芩、黄芪、葛根、蘘草。滚水泡去皮、尖，炒透。雙仁者有毒，能殺人，須揀去。主上焦風，心下熱，氣逆喘嗽，潤大腸，解錫毒，消狗肉、索粉。

按，東垣云：杏仁治氣，桃仁治血，俱通大便。若虛人便閉，不可過泄。脉浮者屬氣，用杏仁、陳皮；脉沉者屬血，用桃仁、陳皮。手陽明與手太陰爲表裏，賁門主往來，魄門主收閉，爲氣之通道，故並用陳皮佐之。市中所售，多有李仁、梅仁夾雜，用須細辨。雙仁者勿用。

桃仁 味苦、甘，性平，無毒，入肝、大腸二經。香附爲使。湯泡，去皮、尖，炒透。主瘀血血閉，心下堅，心腹痛，潤大腸，辟邪殺鬼。

按，桃仁苦重于甘，氣薄味厚，沉而下降，苦以行滯，甘以生新。成氏曰：肝者，血之源，血聚則肝燥。肝苦急，急食甘以緩之。桃仁之甘，緩肝散血，故抵當湯用之。傷寒八九日，内有蓄血，發熱如狂，少腹滿痛，小便自利。又有當汗、失汗，熱毒深入，吐血血結，煩躁譫語，俱用此湯。

山楂 味酸，性平，無毒，入脾、胃二經。去核。消肉積、乳積，疝氣，兒枕痛，發小兒痘疹，理下血腸風。

按，山楂善去腥羶油膩之積，與麥芽消穀積者不同。核，主催生、疝氣。仲景治傷寒一百一十三方，未嘗用麥芽、山楂，何也？爲其性緩，如治世之良吏，非亂世之能臣，故但用大小承氣，不用山楂、麥芽。近世不問有食、無食，一概用之，以爲穩當，真堪捧腹。

大棗 味甘，性平，無毒，入脾經。忌生葱，解烏、附毒。主養脾生津，潤肺止嗽，定驚，和百藥。

按，素問言棗爲脾之果。又言脾病，毋多食甘。仲景建中湯心下痞者，減飴、棗，然則脾不足者可用，而有餘者不可復增其氣，以致偏勝耳。素問所謂脾病，非不足，蓋有餘也。田氏曰：齒病、蟲病、疳病，不宜啖棗。補遺曰：婦人臟燥，悲傷欲哭，狀若神靈。東垣曰：温以補不足，甘以緩陰血。仲景治奔豚，用大棗扶土，以平腎也。水飲脇痛，有十棗湯，益土而勝水也。岣嶁神書曰：執棗一枚。咒云：我有棗一枚，一心歸大道，優他或優降，或劈火燒之。念七遍，與瘧者食，即截，每試必效，亦神異也。紅棗功相倣，力少薄耳。

龍眼 味甘，性平，無毒，入心、脾二經。肥大而緑色者佳。補心益脾，安志强魂，聰明長智。

按，方外服龍眼法：五更，將不見水乾龍眼，以舌在齒上，取肉去核，即是舌攪華池之法，細細嚼至渣細，膏連口中津，汩汩然嚥下，如嚥甚硬物畢。又如前法，食第二枚，共服九枚，約有一時許，服畢，方起。辰、巳二時，又服九枚，未、申二時，又服九枚，臨卧，服九枚。一日四次，却有半日之工。服龍眼，則氣和心静，且漱津納咽，是取坎填離之法。勞症者，勤行一月，無不愈者。方土大秘，余表之以公同人。

蓮子 味甘，性平，無毒，入心、腎二經。補中養神，止瀉痢遺精，安靖上下君相火邪，耳目聰明。止赤白濁，崩帶。

藕 主止渴，解酒止怒，令人心懽。

藕節，能止吐衄血。

蓮花鬚，清心固精，悦顔止血。

荷葉，助脾進食，止血固精，安胎止瀉。

葉蒂，治雷頭風。

按，蓮花産于泥水，而不染泥水，節節含藏，生生不息。根、鬚、花、果、葉、節、皮、心，品品皆爲良藥，蓋神物也。禀芬芳之氣，合稼穡之味，爲脾之果。脾爲中黄，所以交媾水火，會合木金者也。土旺則四臟皆安，而蓮之功力巨矣。

胡桃 味甘，性平，無毒，入肺、腎二經。潤腸悦顔，斂肺補腎。同補骨，治痿强陰；同胡粉，拔白變黑。新補。

按，胡桃達命門之品也。夫三焦者，元氣之别使；命門者，三焦之本源。蓋一源一委也。命門，指所居之府而名，乃藏精繫胞之物；三焦，指分治之部而名，乃出納熟腐之司。一以體名，一以用名。在兩腎之間，上通心肺，爲生命之原、相火之主。靈樞已詳言，而扁鵲不知原委、體用之分，以右腎爲命門，以三焦爲有名無狀，承訛至今，莫之能正。胡桃仁頗類其狀，而外之皮汁皆黑，故入北方，通命門。命門既通，則三焦利，故上通於肺耳。昔幼兒痰喘，五日不乳，夢大士授方，令服人參胡桃湯數口，喘即定。明日，去胡桃衣，喘復作，仍連皮服，遂愈。蓋皮有斂肺之功也。空腹時，連皮食七枚，能固精。命門火熾者勿服。

芡實 味甘，性平，無毒，入脾、腎二經。補腎固精，止遺濁，益脾實腸。新補。

按，芡實止瀉固精，獨于脾腎得力，則先後天之根本咸賴焉。吴子野云：人之食芡，必枚嚙而細嚼之，未有多嘬而亟嚥者也。舌頰齒唇，終日囁喘，而芡無五味，腴而不膩，是以致玉池之水，轉相灌注。積其功力，雖過乳石可也。老人服之，延年當矣。嬰兒食之難長，豈其留化歟？

烏梅 味酸，性平，無毒，入肺、脾二經。定嗽止渴，清音去痰，止血止利，安蚘退熱，消酒毒，蝕惡肉。

按，梅生於春，曲直作酸，其用以收斂爲功。病有當發散者，誤食必爲害。若過食而齒齼者，嚼胡桃肉解之。瘡疽愈後，有肉突起，烏梅燒傅，一日减半，兩日而平。

穀部 六種

麥芽 味甘、鹹，性温，無毒，入脾、胃二經。豆蔻、砂仁、烏梅、木瓜、芍藥、五味子爲使。炒焦，去芒留芽用。消食和中，化痰，催生落胎。

按，麥性粘滯，水漬生芽。氣雖少清，性猶未化，全在多炒。至于焦色，反有功力。專主五穀之積，與山楂異。古人有麥芽消腎之説，爲其伐胃故也。經云：胃爲水穀氣血之海，化營隨而潤宗筋。又曰：陰陽總宗筋之會，而陽明爲之長。故胃傷者，陽事衰也，豈非消腎之確証歟？李時珍曰：有積消積，無積消元氣。前賢于攻伐之劑，雖平善如麥芽，恐人過用損真，猶諄諄告戒；況硝黄巴硇之屬，其可嘗試而漫爲哉！世之喜于消導者，至此，亦當瞿然矣。

神麯 味甘、苦，性温，無毒，入脾、胃二經。陳久者良。研細，炒至褐色用。消穀健脾胃。治赤白痢，閃挫腰痛，産後回乳。

按，神麯消穀，勝于麥芽，第須修造如法，收藏陳久，炒令焦色爲善。造法：擇五月五日，或六月六日，白麵五斤，象白虎；蒼耳草汁一碗，象勾陳；野蓼汁一碗，象騰蛇；青蒿汁一碗，象青龍；杏仁五兩，及北方河水，象玄武；赤小豆者熟，去皮四兩，象朱雀。一如造麯法罨黄，懸風處，經年用。

淡豆豉 味苦、甘，性寒，無毒，入肺經。主傷寒瘴氣，煩悶温毒，發瘢嘔逆。

按，豆豉能升能降，能散能和。得葱則發汗，得鹽則吐越，得酒則治風，得薤則治痢，得蒜則治血，炒熟又能止汗。須如法自造爲勝。

白扁豆 味甘，性微温，無毒，入脾經。炒黄，去殼研用。補脾止瀉，消暑除濕，止渴解毒。

按，扁豆甘、温，與太陰相宜，故能通理三焦。升清降濁，須入他藥爲佐使。單食多食，反能滯氣。

飴糖 味甘，性温，無毒，入脾經。主脾虚腹痛，痰多喘嗽，瘀血腸鳴。新補。

按，飴本米穀腐化，味極甘温，爲中州所喜。痰嗽方中用少許加入，潤肺化痰，頗著奇功；然用之太過，反能動火生痰。凡中州吐逆、酒病，牙疳腎病，俱不可服。

麻仁 味甘，性平，無毒，入脾、胃二經。畏牡蠣、白薇、茯苓。絹包置沸湯，至冷取出，懸井中一夜，勿着水，曝乾，新瓦上挼去殼。潤五臟，通大腸，宣風，利關節，催生。新補。

按，麻仁木穀也。而治風，同氣相求也。陳士良云：多食損血脉，滑精氣，痿陽事。婦人多食，即發帶疾，以其滑利下行，走而不守也。

菜部

生薑　味辛、性温，無毒，入肺、胃二經。隔年老者良。通神明，去穢惡，主咳逆嘔吐，痰氣解鬱，開胃消食，散風寒脹滿，冷痢，腹痛轉筋，殺蟲解毒。生用發散，熟用和中，要熱去皮，要冷留皮。

按，生薑辛温之品，而張鼎謂其除壯熱，何也？夫壯熱之原，非外感風邪，即内傷飲食，薑能發散，又能消導故也。東垣曰：生薑爲嘔家聖藥，蓋辛以散之，嘔乃氣逆不散也。或問：辛温入肺，何云入胃？曰：咽門之下，受有形之物，及胃之係，便是胃口，與肺係同行，故能開胃。夜勿食薑者，夜則主歛，反開發之，違天道矣。秋勿食薑，亦同此義；有病則不論也。夫辛能入肺，肺旺則一身之氣皆爲吾用。中焦之元氣定，而脾胃出納之令行，邪氣不能容矣。凡中風中暑，中氣中毒，中惡中酒，食厥痰厥，屍厥冷厥，霍亂昏暈，一切卒暴之病，得之立救，且開鬱回陽，鬼魅不敢近，藥中之神聖也。

乾薑　味辛，性温，無毒，入肺、脾二經。切薄片，炮紫色，經年後用之良。温中補脾，消食去滯。主腹痛脹滿，風寒濕痺，腸澼下利，反胃，吐瀉痰多，腰腎冷疼，止血，散風寒。

按，乾薑生則逐寒邪而發表，炮則除胃冷而守中。多用散氣，須生甘草緩之。多服僭上，令人目暗喉痺。孕婦食乾薑，令胎内消。丹溪曰：血虚發熱，産後大熱，用之。止吐血痢血，須炒黑用。時珍曰：能引血藥入血，氣藥入氣，去惡養新，有陽生陰長之意，故血虚、吐衄、下血者用之。乃熱因熱用，從治之法也。夫乾薑本辛，炮之則苦，守而不移，非若附子行而不止也。其止血者，蓋血虚則熱，熱則妄行，炒黑則能引補血藥入陰分，血得補則陰生熱退，且黑爲水色，故血不妄行也。然血寒者可多，血熱者不過用三四分，爲向導而已。

白芥子 味辛，性温，無毒，入肺經。解肌發汗，利氣疏痰，温中去滯，辟邪，療反胃。

按，丹溪曰：痰在皮裏膜外，非白芥子不能達。煎湯不可太熟，熟則力減。大辛大散，用須中病即已；久用損真氣，令人眩運損目。肺經有熱，陰虚火亢，當遠謝之。

萊菔子 即蘿蔔子。味辛，性温，無毒，入肺、胃二經。微炒，研細。下氣定喘，消食除膨，袪痰，消腫毒。新補。

按，丹溪曰：萊菔子治痰，有推墻倒壁之功。虚弱人服之，氣淺難以佈息。昔胡僧入中國，見人食麵。驚曰：「食之安得不病？」及見食萊菔，乃曰：「賴有此耳。」又洞微志云：有人病狂，夢中見紅衣女子，引入宫殿中，小姑歌云：「五雲樓閣曉玲瓏，天府由來是此中。惆悵悶懷言不盡，一丸萊菔火吾宫。」一道士云：「此犯大麥毒也。」紅衣女，心神也。小姑，脾神也。萊菔制麪毒，故曰「火吾宫」也。遂以藥及萊菔子治之，果愈。嗣是，用菔子治麪積，頗著神異。

瓜蒂 味苦，性寒，有小毒，入肺經。去胸中邪氣，水停食積，痞硬懊憹。新補。

按，瓜蒂極苦而性上湧，能去上焦之疾，所謂「高者，因而越之」是也。最能損胃傷血，耗氣奪神。上部無實邪者，不敢輕投。

人部

乳汁 味甘，性平，無毒，入心、肝、脾三經。色濃白而不作氣者佳。補五臟，潤腸胃，悦顔色，止消渴，退虚熱，潤噎膈，祛目赤，止淚流。

按，乳從血化，主于脾胃，攝于衝任。未受孕則下爲月水，既受孕則留而養胎。産後，則變赤爲白，轉降爲升，上成乳汁，此造化玄微之妙，却病延年之藥也。世俗多以乳汁能滑腸，果爾，天下無不瀉之嬰兒矣，有是理哉！特與食混進，誠能發瀉。故于夜半時進，前後皆與食遠，此爲良法。服乳歌曰：「仙家酒，仙家酒，兩箇葫蘆盛一斗。五行釀出真醍醐，不離人間處處有。丹田若是乾涸時，噏于重樓潤枯朽。清晨能飲一升餘，返老還童天地久。」曝製作粉，名乳金丹，尤佳。惟脾胃泄瀉者，不宜用也。

童便 味鹹，性寒，無毒，入膀胱經。色白者佳。主勞弱煩蒸，天行狂亂，撲損瘀血吐衄，産婦血運。

按，經云：飲入于胃，遊溢精氣，上輸于脾，脾氣散精，上歸於肺，通調水道，下輸膀胱。小便入胃，仍循舊路而出，故丹溪以爲降火甚速，陰虛火動，非此不除。褚澄曰：喉有竅則咳血。喉不停物，毫髮必咳。血既滲入，愈滲愈咳。服寒凉，則百不一生；飲溲便，則百不一死。時珍曰：人之精氣，清者爲氣，濁者爲血。濁之清者爲津液，清之濁者爲小便。使與血同類同鹹，故治血多功也。熬鍊成秋石，去濁留清，補正祛邪，還元復命，爲虛勞者第一靈丹。

人中白，降火散血，化痰治疳。同鰻魚食之，謂之烏龍丹。

金汁 味苦，性寒，無毒，入肺、胃、大腸三經。入土經年者佳。主傷寒，陽毒發狂，痘瘡血熱，敷癰疽，解百毒。新補。

按，金汁濁陰，歸下竅，有降無升，入土既久，去濁留清，身中諸火逆上，仍用身中降火之品治之。此竹破須將竹補、抱雞還用卵爲之法也。陽門實熱發狂，痘瘡紫黑乾枯，非此莫能治療。

人胞　一名紫河車。味甘、鹹，性温，無毒，入心、腎經。米泔洗浄，銀針刺出毒血，童便浸半日，用醋酒洗，至色白爲度。入鉛瓶中，加蜜半斤，仍以鉛銲口，隔湯煮十沸，待冷方開。選首胎無病者良。陽人使陰，陰人使陽。主一切虚損癇疾，骨蒸，脊腰酸疼，足膝痿軟，驚悸羸乏。

按，崔氏云：胎衣宜藏吉方，若爲蟲獸所食，令見不育。此亦銅山西崩、洛鍾東應之理。蒸煮而食，不顧損人長厚者，弗忍爲也。

獸部

龍骨　味甘，性平，無毒，入肝、腎二經。忌魚及鐵器，畏乾漆、蜀椒、理石、石膏。火煅水飛，酒煮曝乾。主鬼魅泄精，泄瀉溺血，小便頻，胎漏，腸風，小兒驚癇，女子漏下赤白，生肌斂瘡，脱肛，止汗安魂。龍齒，專主安魂狂熱。

按，龍爲東方之神，故其骨多肝疾；腎主骨，故又益腎也。須火煅紅、水飛。每斤用黑豆一斗蒸過，否則着人腸胃，晚年作熱。許叔微曰：肝藏魂，能變化，故魂遊不定者，治之以龍齒。性太濇斂，非虚滑脱陷者勿用。

虎骨 味辛，性温，無毒，入肝、腎二經。畏乾漆、蜀椒、磁石。去髓，酥炙黄。脛骨最良。壯筋骨，去風毒攣急，走注疼痛。

按，虎者西方之獸，通于金氣。風從虎，虎嘯而風生。風，木也；虎，金也。木受金制，焉得不從？故可入骨搜風。然虎之强勇，皆在于脛，故脛骨勝他骨百倍也。中藥箭者，有毒損人，必有微黑，不可不辨。虎肚，醫翻胃有功。虎爪，主辟邪殺鬼。

犀角 味苦、酸、鹹，性大寒，無毒，入心、胃、肝三經。松脂、升麻爲使，惡雷丸、烏頭、烏喙，忌鹽。劈開紙裹，納懷中，乘熱搗之，應手如粉。清心，去煩熱，鎮驚明目，消痰散風清肝，辟邪解毒。主傷寒，發狂讝語，發黄發癍，痘瘡大熱。

按，犀食百草之毒，故能解百毒。然大寒之性，胃必受傷。妊婦多服，能消胎氣。

羚羊角 味鹹，性寒，無毒，入肺、肝二經。清肺平肝，明目去熱，定風安魂。主驚夢狂越，傷寒時氣，熱在肌膚，産後惡血攻心。

按，羚羊肉外有二十四節挂痕，内有天生木胎。有神力，抵千牛。入藥不可單用，須剉細，避風搗篩，更研萬匝如飛塵，免刮人腸。入厥陰，伐生生之氣，不宜久用、多用。

牛黄 味苦，微甘，性平，有小毒，入心、脾、肝三經。人參爲使，惡龍骨、地黄、龍膽草、蜚蠊、常山，畏牛膝、乾漆。體輕微香。磨甲色透，置舌上先苦後甘，清凉透心者真。清心利痰，安魂定驚，除邪逐鬼，痘瘡紫色，譫語。

按，東垣曰：牛黄入肝，凡中風入臟者，必用牛黄。入骨透髓，引風自内而出。若中腑及中血脉者用之，引邪入髓，如油入麵，莫之能出。至於脱絶症，祗宜參、附，牛黄不足倚也。

牛肉和中養脾。丹溪倒倉法，用肥懶牡黄牛肉二十斤，去筋膜，長流水煮爛，去楂。取净液，再熬如琥珀色。病者先斷淫慾，食淡，前一日不食晚飯，入密室中。明快而不通風者，取汁飲之。寒月隔湯温之。病在上者，欲吐多，則急飲之；病在下者，欲利多，則緩飲之；病在上、中、下者，欲吐利俱多，則時緩時急。渴則自飲小便，饑則先與粥湯，次與淡稀粥，三日後方與菜羹糜粥。調養一月，沉痾悉去。此後忌牛肉十年。丹溪自序曰：牛，坤土也。黄，土色也。以順德配乾健者，牡之用也。肉者，胃之藥也。液者，無形之物也。故由腸胃而透肌膚、毛竅，無所不入。夫積聚久而成形，粘着于迴薄曲折之處，可以丸散犯乎？此則踵其曲折，如洪水泛漲，陳朽順流而下，其法得之西域異人，借補爲瀉，因瀉爲補，大有再造之功，真奇法也。

鹿茸 味甘、鹹，性温，無毒，入腎經。杜仲爲使，畏大黄。大如茄子，不破者佳。刮去毛，酥炙透。生精益陽，强筋健骨，補髓養血，安胎殺鬼。主便數泄精，溺血虚癆，腰脊膝痛。鹿角，主用相倣，功力差緩。

按，鹿乃仙獸，能通督脉，禀純陽之質，含生發之氣。其性極淫，一牡常御百牝，腎氣有餘，足于精者也。其角不兩月，長大至一二十斤，生長神奇，無過於此。茄茸，所以貴重者，功力既宏，取之極難。當其初生，不過一茶之頃，已成茄形，稍遲半日，便如馬鞍岐起，愈小則愈嫩。雖絹帛觸之，亦損破也。一破，其力大減。然鹿性好觸，纔捕便抵，一抵便破，故不破損者，其值隆也。鹿與麋，又當有别。鹿，山獸也，屬陽，夏至解角，陰生陽退之象也；麋，澤獸也，屬陰，冬至解角，陽生陰退之象也。主用有陰陽之别，可不察乎？

阿膠 味鹹，性平，無毒，入肺、肝、腎三經。薯蕷爲使，畏大黄。明徹質脆色緑真者。蛤粉炒成珠用。主勞損，肢體酸疼，吐衄崩淋，尿血血痢，腸風帶下，經水不調，咳嗽喘急，肺痿肺癰，潤燥化痰，安胎，療腫毒，利小便，調大腸。

按，阿井乃濟水之眼。内經以濟水爲天地之肝，故入肝多功。烏驢皮，合北方水色，順而健行之物，故入腎多功。水充則火有制，火熄則風不生，故木旺風淫、火盛金衰之症，莫不應手取效。然邇來真者絶罕，誤用僞者，反爲滯痰傷胃，不可輕忽也。

麝香 味辛，性滑，無毒。忌大蒜及火。微研用。主開竅通經，穿筋透骨，辟鬼殺邪，催生墮胎。殺蟲蠱，去風痰，治驚癇，理客忤。蝕潰瘡之膿，消瓜果之積。新補。

按，麝香走竄飛揚，内透骨髓，外徹皮毛，草木見之黄落，瓜果見之腐爛，孕婦佩之墮胎。東垣云：麝香，搜骨髓之風，風在肌肉者誤用之，反能引風入骨。丹溪云：五臟之風，忌用麝香，以瀉衛氣。故症屬虚者，概勿輕用。癆怯人切忌佩帶。

獺肝 味甘，性温，有毒，入肝經。主傳屍鬼疰，疫毒蠱災。獺爪，搜逐癆蟲。新補。

按，葛洪云：屍疰鬼疰，使人寒熱，沉沉嘿嘿而不知所苦，而無處不惡。積月累年，殗殜至死，死後傳染，乃至滅門。惟用獺肝，陰乾爲末。水服二錢，每日三服，藥下腹中，有蟲漸漸瀉出，以瘥爲度。

蟲魚部

龜甲 味鹹，性寒，有毒，入心、腎二經。惡沙參、蜚蠊。自敗者良，去肋及背，刮去黑皮，酥炙。補腎除蒸，養心益智。續筋骨，去瘀血，止瀉痢，及漏下赤白，痎瘧癥瘕。小兒顖門不合，諸瘡久不收口。

按，龜禀北方之至陰，故能補陰。若入丸散，須研極細，恐着人腸胃，變爲瘕也。夫龜、鹿皆永年，龜首藏向腹，能通任脉。取下甲，以補腎補血，皆陰也；鹿鼻反向尾，能通督脉，取上角以補火補氣，皆陽也。格物考云：天有先春之震，山多自死之龜，龜聽雷音，則口中所含以蟄者，便吐而昂首，時令尚早，無蟲可食，多致餓死，血肉腐爛，滲入下甲，此真敗龜板也。又陽龜殼圓板白，陰龜殼長板黄。陰人用陽，陽人用陰。

鱉甲 味鹹，性寒，無毒，入肝經。惡礬石、理石。九斤者良，未經湯煮者佳。酥炙。主癆熱骨蒸，心腹癥瘕，瘧母瘀血，漏下陰蝕，痔核。

按，鱉色青，主治皆肝症；龜色黑，主治多腎症。同歸補陰，實有分别。性皆至陰太寒，多用必傷土也。

牡蠣 味鹹，性寒，無毒，入腎經。貝母爲使，畏麻黄、辛夷、吴茱萸。醋調，黄泥固濟，煅透，童便淬之。澀精止帶，化痰軟堅，去熱止渴，斂汗消疝。固二便，化瘰癧。

按，牡蠣鹹、寒，宜其歸腎，壯水之主，可制陽光。久服，必有寒中之患。

五靈脂　味甘，性温，無毒，入肝經。畏人參。酒飛，去沙，曝乾。生者行血，炒者止血。主破血下氣，一切心腹脇痛，袪冷滯。

按，五靈脂乃寒號蟲之糞也。氣味俱厚，獨入厥陰。主血滯，大有神功。其止崩帶者，非但治血，乃去風之劑。風，動物也。衝任經虚，被風傷襲，不能藏血，與荆、防治崩相似。濁陰有歸下之功，兼能降火，人所未知。氣極羶惡，虚薄人弗能勝也。

穿山甲　味鹹，性寒，有毒。刮去膜，打碎炒黄，再研肝。搜風逐痰，破血開氣，療蟻瘻截瘧，治腫毒，理痛痺。

按，穿山甲古名鯪鯉甲，穴山而居，寓水而食。善走竄經絡，無處不到，直達病所成功。如患在某處，即用某處之甲，此要訣也。性頗峻猛，不可過用。

石部

硃砂　味甘，性寒，有毒，入心經。惡磁石，畏鹹水，忌一切血。研細水飛。狀如箭頭者最上。狀如石榴子，鮮紅透明者亦佳。安心神，療顛狂，去結痰，解煩熱，辟邪氣，殺鬼祟，清胎毒、痘毒，止目痛牙疼。

按，朱砂色赤，應南離，爲心經主藥，多服令人呆悶。水銀，即朱砂之液，殺蟲蝨，下死胎。滲入肉内，使人筋攣。若近男陽，陽痿無氣，惟以赤金繫莖邊患處，水銀自出，陽便起也。

輕粉即水銀昇鍊者。去風殺蟲，追毒生肌。若楊梅瘡初起，便服輕粉，或以輕粉根朱點之。毒氣退伏骨髓，如油入麵，莫之能出。迨十年廿載之後，毒發關竅，重者喪生，輕者廢敗。世之蹈此而死者，不可勝數。醫者取其一時捷效，計利忘命，亦與于不仁之甚者也，痛切戒之！

赤石脂 味酸、濇、辛，性大寒，無毒，入心、胃、大腸三經。畏官桂、芫花，惡大黄、松脂。煅透，水飛。固腸止泄，長肉生肌。主崩漏痢疾，脱肛腸澼。新補。

按，仲景三物桃花湯，用赤石脂爲君，治少陰下利膿血，取其酸濇之性也。痢症新起者忌用。

食鹽 味鹹，性寒，無毒，入腎經。擦牙止痛，洗目去風。納導，可通二便；探吐，心腹煩疼。停痰霍亂，中暑痧症。新補。

青鹽 功用相同，其力更倍。

按，潤下作鹹，鹹走腎。凡喘嗽、水脹、消渴，大忌食鹽，或引痰生，或凝血脉，或助水邪。多食，傷顔色，傷筋力。故西北人不納鹹，少病多壽；東南人嗜鹽，少壽多病。所以修養家云：淡食能多補。匪浪説也。

朴硝 味辛、鹹，性大寒，有小毒，入胃、大腸二經。大黄爲使，惡苦參、苦菜、女菀，畏三稜。下氣破血，攻積聚癥瘕，老痰宿食，煩熱邪氣，明目清躁，推陳致新。

按，經曰：鹹味下泄爲陰。又曰：鹹以軟之。又曰：熱淫於内，治以鹹寒。又曰：氣堅者，以鹹軟之。皆合用硝。仲景只用芒硝，不用朴硝，惡其太峻也。朴硝在下，最粗而濁；芒硝在上，其質稍清。再經煎煉爲玄明粉，尤爲清粹，然終是攻擊之劑。方士濫誇玄明粉，可以却病延年，不根之説也。若施之于有虚無火人，殺人慘于刀劒矣。

石膏 味辛、甘，性大寒，無毒。入肺、胃二經。雞子爲使，惡莽草、巴豆、馬目毒公，畏鐵。光明嫩者佳。清胃火，除頭疼齒痛，逆氣驚喘，三焦熱，皮膚熱。腸胃結氣消渴，發汗解肌。

按，石膏沉陰下降，有肅殺而無生長，須適事爲故，毋恣意用之，致伐資生之本也。潔古云：能寒胃，令人不食，非有極熱不宜用。血虚發熱，有類白虎湯症，誤用之不可救也。寇氏云：孫兆言四月後天熱時，宜用白虎湯。但四方氣候不齊，歲中運氣不一，亦宜兩審。東垣謂：

立夏前多服白虎，必小便不禁。此陽明津液不能上輸，肺之清氣亦復下降故爾。

滑石 味甘、淡，性寒，無毒，入胃、膀胱二經。甘草、石葦爲使，惡曾青。白膩而嫩者佳。研細，水飛。利小便，行積滯，逐凝血，解燥渴，宜九竅，通六腑。

按，潔古云：滑則利竅，不與淡滲藥同。時珍曰：滑石利竅，不獨小便也。上能利毛腠之竅，下能利精溺之竅。多服，使人小便多，精竅滑。脾虛下陷者勿用。

删補頤生微論卷之四

〇醫方論第二十二

上古因證處方，初無膠執，故内經翻造化之玄機，而不設方劑，不欲以一定之跡，應無窮之變也。庸下者流，苦其奥突，於是漢世以降，方法繁興，如藥之有勢，不過略陳間架，對局之變無窮，吾亦與之俱無窮。若執一定之勢，以應千變之局，其有不敗者幾希。今名方具在，藥之勢也；反正逆從，勢之用也。運氣不齊，古今易轍，風土異宜，强弱異禀，貴賤異境，老少異軀，新久異法，内外異因，局之變也。先哲熟曉陰陽，故其處方，良有精理。不解其理，安試之用，是藥者執勢之故智也。所以智者用方，如支道人相馬，略其玄黄，取其神駿；愚者用方，如獵不知免，廣絡原野，术亦疎矣。用考名方最切要者，計一百首，令千載而下，猶能見先哲之心，不蹈執方之弊，庶幾展博濟之仁耳。

丸方拾捌首 丸者，緩也，緩則治其本也。上焦宜細而鬆，中焦宜細而堅，下焦宜大而堅。

六味地黄丸

治腎經不足，發熱作渴，小便淋秘，氣壅痰嗽，頭目暈眩，眼花耳聾，咽燥舌痛，齒牙不固，腰膝痿軟，自汗盗汗，諸血失音，水泛爲痰，血虚煩躁。下部瘡瘍，足跟作痛等症。

熟地黄八兩，酒煮杵膏。 山茱萸酒潤，去核。 乾山藥炒，各四兩。 牡丹皮酒洗，微炒。 白茯苓去皮，乳製。 澤瀉去毛，焙，各三兩。

右爲末，煉蜜丸如桐子大，空心淡鹽湯下。

腎者，水臟也。水衰，則龍雷之火無畏而亢上，故啓玄曰：壯水之主，以制陽光。地黄味厚，爲陰中之陰，主補腎填精，故以爲君。山茱萸，味酸歸肝，乙癸同治之義，且腎主閉藏，而酸歛之性與之宜也。山藥，味甘歸脾，安水之讎，故用爲臣。丹皮，亦入肝，其用主宣通，所以佐茱萸之濇也。茯苓，亦入脾，其用主通利，所以佐山藥之滯也。且色白屬金，能培肺部，又有虚則補母之義。至於澤瀉，有三功焉：一曰利小便，以清相火；二曰行地黄之滯，引諸藥速達腎經；三曰有補有瀉，無喜攻增氣之虞。故用爲使。此方爲益腎之聖藥，而昧者薄其功緩。蓋用藥者有四失也：一則地黄非懷慶則力淺；一則地黄非九蒸則不熟；一則疑地黄之滯而減之，則君主弱；一則惡澤瀉之滲而減之，則使者微。蹈是四失，而顧咎藥之無功，毋乃愚乎？

七味地黄丸舊名加減八味丸。

治腎水不足，虚火上炎，發熱作渴，口舌生瘡，或牙齦潰爛，咽喉作痛，或形體憔悴，寢汗發熱。

即六味丸加肉桂一兩去皮，忌火。

腎水不足，虚陽僭上，必用此方，引火歸原。夫五志之火，可以濕伏，可以直折；龍雷之火，惟當從其性而伏之。肉桂性熱，與火同性，雜在下焦壯水藥中，能引無根虚火，降而歸經。此方以類聚之義也。且肉桂之質，在中半以下，故其性專走腎經，本乎地者親下之義也。況相火寄於甲乙之間，肝膽木旺則巽風動，而烈火焰明。古人謂北方不可瀉，瀉肝即所以瀉腎。本草曰：木得桂而枯，乃伐肝之要藥也。經曰：熱因熱用。從治之妙法，正與從其性而伏之之義相合。或者畏其熱而遺之，豈達造化升降之微乎？黄柏、知母治相火，僅可施於壯實。若虚火而誤用之，則腎因瀉而愈虚，愈虚而虚火愈熾矣。素問氣增而勝，久用寒涼反從火化之説，獨不聞乎？

八味地黄丸

治命門火衰，不能生土，以致脾胃虚寒，飲食少思，大便不實，臍腹疼痛，夜多漩溺。或陰盛格陽，内真寒而外假熱等症。

即七味丸加熟附子一兩，如法詳製。

腎有兩枚，皆屬於水。雖有左右之分，初無水火之别。考之内經，昭然可曉。愚説已詳見辨妄篇。仙經曰：兩個一般無二樣，中間一點是真精。又曰：兩腎中間一點明。夫真精也，明也，即命門相火也。命門乃穴名，而其穴在兩腎中間。蓋一陽生於二陰之間，所以成乎坎，而象天之北也。經曰：少火生氣。人無此火，生化之源，或幾乎息矣。非附子健悍，不足以噓既槁之陽春。王太僕曰：益火之源，以消陰翳。此方是也。

金匱腎氣丸

治脾胃大虚，腰重脚重，小便不利，肚腹腫脹，四肢浮腫，喘急痰盛，已成蠱證，其效如神。

熟地黄四兩。　白茯苓三兩。　山茱萸去核。　乾山藥炒。　川牛膝酒炒。　牡丹皮酒洗，炒。　車前子炒。　澤瀉炒。　肉桂去皮，各一兩。　附子製熟，五錢。

右爲末，煉蜜丸如桐子大，空心白湯下。

先哲謂土爲萬物之母，水爲萬物之源，身中所最重者。脾虚則土不能制水，腎虚則水不能安位，故逆行而泛濫於皮膚之間。因而攻逐，虚虚之禍，殆不可言。八味丸，脾腎要藥，佐以車前，泄太陰之水；佐以牛膝，開少陰之竅。故服之則小便如泉，而脹可遄已，又無損于真元之氣也。

枳术丸

治痞消食，强胃健脾。

白术二兩，土蒸。　枳實一兩，去穰，麩炒。

右爲細末，荷葉煨陳米飯爲丸，如椒目大，白湯下。東垣曰：白术，苦、甘、温。其苦味，除胃中之濕熱；其甘、温，補脾家之元氣，多於枳實一倍。枳實，味苦、温，泄心下痞悶，消胃中所傷。此藥下胃，所傷不能即去，須一兩時許食乃消化。先補虚而後化所傷，則不峻利矣。荷葉狀若仰盂，於卦爲震，人感之生足少陽甲膽也。飲食入胃，營氣上行，即甲膽之氣也。荷葉空清，而象風木，此氣所感，而胃氣有不上升者乎？更以煨飯和藥，與白术協力，滋養穀氣而補脾胃，其利大矣。若用食藥下之，傳變諸症，不可勝數。

木香枳术丸

破滯氣，消飲食，開胃强脾。

即枳术丸加木香一兩，忌火。

枳术丸，止主飲食自傷，如鬱則氣阻，不能下行；怒則氣鼓，因而逆上。必賴木香之苦以下氣，温以和氣，所以佐枳、术二味之不及，平肺、肝兩臟之有餘也。况芳香之氣，又脾所喜。經曰：塞者通之。此方是已。

越鞠丸

總治六鬱，胸膈痞悶，吞酸嘔吐，飲食不化。

香附炒。　梔子薑汁炒黑。　蒼术泔浸，炒。　神麯炒。　撫芎各等分。

右爲末，神麯糊爲丸如川椒大，空心白湯下。如血鬱，加桃仁、紅花；濕鬱，加白芷；熱鬱，加青黛；食鬱，加山楂；痰鬱，加南星、海石、半夏；氣鬱，加木香。

夫人之有鬱氣，猶天地之閉塞成冬也，不有以開之，則發育之令息矣。人身中詎可一日見此象乎？丹溪以香附主氣，山梔主熱，蒼术主濕與痰，神麯主食，撫芎主血，誠諸鬱之總司也。經曰：木鬱達之，火鬱發之，土鬱奪之，金鬱泄之，水鬱折之。治各異法，詎可執一途而取哉！

還少丹

治脾腎虚寒，飲食少思，發熱盗汗，遺精白濁，真氣虧損，肌體瘦弱等症。

肉蓯蓉　遠志　茴香　巴戟　山茱萸　乾山藥　枸杞　熟地黄　石菖蒲　牛膝　杜仲　楮實　五味子　白茯苓

右等分，各另爲末，和匀，用棗肉百枚，并煉蜜丸桐子大。每服五七十丸，空心温酒或鹽湯下，日三服。脾爲後天根本，腎爲先天根本。二本固，則老可還少；二本傷，則少有老態。蓯蓉、地黄、枸杞，味之厚者也。精不足者，補之以味也。茴香、巴戟、杜仲，性之温者也。陽不足者，益之以温也。遠志、菖蒲，辛以潤之也。山茱萸、五味子，酸入東方，是腎、肝同治也。牛膝、杜仲，直達少陰；山藥、茯苓，兼通脾土。此本腎藥，腎足則少火薰蒸脾胃，賴母以健運矣。久服，則筋骨强，機關利，精力充，顔色變。命曰還少，不亦可乎？

天王補心丹

主心血不足，神志不寧，津液枯竭，健忘怔忡。大便不利，口舌生瘡等症。

人參去蘆。　白茯苓去皮。　玄參炒。　丹參炒。　遠志去木，炒。　桔梗各五錢。　五味子烘。

當歸身酒洗。　麥門冬去心。　天門冬去心。　柏子仁炒。　酸棗仁炒，各一兩。　生地黄四兩，酒洗。

右爲末，煉蜜丸如椒目大，白滚湯下。

心者，神明之官也。憂愁思慮則傷心，神明受傷，則主不明而十二官危，故健忘怔忡。心主血，血燥則津枯，故大便不利。舌爲心之外候，若火炎上，故生瘡。是方以生地爲君者，取其下入足少陰，以滋水主，水盛可以伏火。况地黄爲血分之要藥，又能入手少陰也。棗仁、遠志、柏仁，養心神者也。當歸、丹參、玄參，生必血者也。二冬助其津液，五味收其耗散，參、苓補其虚氣。以桔梗爲使者，欲載諸藥入心，不使之速下耳。

班龍丸

治諸虚百損，髓竭精枯，殊有奇效。歌曰：「尾閭不禁滄海竭，九轉靈丹都漫説。惟有班龍頂上珠，能補玉堂闗下穴。」

鹿茸酒炙。　鹿角膠炒成珠。　鹿角霜　陽起石煅紅，酒淬。　肉蓯蓉酒浸，去甲。　酸棗仁炒。　柏子仁炒。　黄芪酒炙，各一兩。　當歸酒炒。　黑附子炮。　熟地黄杵膏，各八錢。　辰砂五錢。

右爲細末，酒糊丸如桐子大，空心酒送下。

腎氣虚，則督脉傷而精竭。鹿性熱而淫，得天地之陽氣最全。故以鼻向尾，能通督脉，足於精者也。茸、膠、霜，三物同相，蓋以陽氣在頭，取其全耳。陽起、蓯蓉、附子，取其直入少陰。酸棗、柏子、辰砂，皆安神之品。仙經曰：神足則氣旺，氣旺則精生也。黄芪、當歸，和上下之氣血。酒糊爲丸，通表裏之隧道，且助添藥勢，令諸品無微不達。命曰班龍者，龍配東方，屬木爲陽，且取其雄矯。此方爲健陽而設，故以名之。如真陰下損，亢陽上乘者，不宜輕投，反濟其火。

虎潛丸

治腎陰不足，筋骨痿軟，不能步履。

黄柏鹽、酒炒。　知母鹽、酒炒。　熟地黄杵膏，各三兩。　虎脛骨一兩，酥炙。　鎖陽　當歸各一兩五錢。

陳皮去白。　白芍藥酒炒。　牛膝各二兩。　龜版四兩，酥炙。

右爲末，煮羯羊肉，搗爲丸如桐子大。淡鹽湯下。

人之一身，陰氣在下，陰不足則腎虛，腎主骨，故艱于步履。龜屬北方，得天地之陰氣最厚，故用以爲君。虎屬西方，得天地之陰氣最强，故用以爲臣。獨取脛骨，從類之義也。用此二物者，古人所謂草木之藥，性偏難效，氣血之屬，異類有情也。黄柏、知母，所以去骨中之熱；地黄、歸、芍，所以滋下部之陰。陰虛，則陽氣泄越而上，故加鎖陽，以禁其上行。加陳皮，以導其下降。精不足者，補之以味，故用羊肉爲丸。命曰虎潛者，虎，陰也；潛，藏也。欲其封閉氣血，而退藏于密也。

四神丸

治脾、腎俱虚，子夜作瀉，不思食，不化食。

肉豆蔻二兩，生用。　破故紙四兩，炒。　五味子三兩。　吴茱萸五錢，鹽湯泡過。

右爲末，紅棗四十九枚，生薑四兩切，用水煮棗熟，去薑，取棗肉，和藥爲丸，如桐子大。空心鹽湯下。

脾主水穀，又主上升，虚則不能消磨水穀，而反行下降。腎主二便，又主閉藏，虚則不能禁固二便，而反爲滲泄。夫腎水受時于子，弱土不能禁制，故子後每瀉也。肉豆蔻之辛、温，可固滑而益脾；吴茱萸之辛、温，可散邪而補土；五味子酸、鹹，可入腎而收斂；破故紙辛、温，可固本而益元。土受温補，則燥能制水；水受温補，則力能閉藏。子後之瀉，從可瘳矣。

香連丸

治下痢赤白，腹痛不快，裏急後重。

黄連二十兩，吴茱萸十兩，同炒，去茱萸，用黄連。　木香四兩八錢，不見火。

右爲細末，醋糊爲丸如椒目大，米湯下。

時至于夏，天道南行，屬火而熱，在人身則心應之。斯時也，不能致謹，多食生冷，則腸胃之間，寒熱相搏，怫鬱成積，不能宣通，發而爲痢。火性急速，故腹痛而後重裏急。錢氏以黄連爲君者，取其苦寒，直折心家之火。恐其大寒之性，凝而不行，故以茱萸之辛温制之。以木香爲佐者，蓋以痢之爲病祇是火，火之有餘祇是氣，得以通利三焦，氣行而火降矣。且能監制黄連，無喜攻增氣之變。夫是二物，皆主直行而折。經曰「有餘者折之」是也。

左金丸

治肝經火實，左脇滿痛。

黄連六兩，炒。　吴茱萸一兩，鹽湯泡。

右爲細末，水運爲丸如椒目大。白滚湯下。

吴氏曰：肝木居于左，肺金處于右。左金者，謂金令行于左，而平肝木也。黄連善瀉心火，不使乘金，則肺家清肅之令左行，而肝木有制矣。愚謂：心者肝之子也，實則瀉其子，故以黄連爲君，然肝喜疏泄，必佐以茱萸之辛，使其條達宣通，無拂鬱之患。辛者，金之味也。辛以暢氣，則治節收氣化之權，而將軍無謀慮之失矣。經曰：佐以所利，和以所宜。左金丸之謂乎？

脾約丸

治腸胃燥熱，大便秘結。

麻仁二兩，另研。　杏仁五兩五錢，去皮、尖，炒。　枳實麩炒。　厚朴姜汁炒。　芍藥各八兩。　大黄一斤。

右爲末，蜜爲丸如桐子大，白滚湯下。

成氏曰：約者，約結之約，又約束也。經曰：飲入於胃，遊溢精氣，上輸于脾，脾氣散精，上歸于肺，通調水道，下輸膀胱。水精四佈，五經並行。今胃强脾弱，約束津液，不得四佈，但輸膀胱，小便數而大便硬，故曰脾約。麻仁甘平而潤，杏仁甘温而潤。經曰：脾欲緩，急食甘以緩之。本草曰：潤可去枯。是以麻仁爲君，杏仁爲臣。枳實苦寒，厚朴苦温，破結者必以苦，故以爲佐。芍藥酸寒，大黄苦寒，酸苦湧泄爲陰，故以爲使。丹溪曰：既云脾約，血枯火熾，金受邪而津竭，必竊脾之母氣以自救。金衰則土受木邪，脾失轉輸，肺失傳化，理宜滋陰降火。金行清化，脾土健旺，津液既潤，何秘之有！此方惟熱甚而禀實者可用，熱雖甚而虚者，愈致其燥潤之苦矣。

化蟲丸

治一切蟲病，大者即下，小者盡化爲水。

鶴蝨去土。　胡粉炒。　苦楝根東引不出土者。　檳榔各一兩。　使君子各五錢。　枯白礬二錢五分。

右爲末，水爲丸麻子大。上旬，空心米飲下。

飲食入胃，非濕與熱則不能腐化。若酷嗜肥甘，則濕熱愈甚，積久生蟲。曆家五月之令，濕熱大行，腐草爲螢，腸胃生蟲，亦此義也。蟲以濕熱爲巢穴，鶴蝨等七味，皆有殺蟲之能，且去濕熱，能直擣其巢穴矣。蟲類多種，治各不同。此方無所不宜，蟲劑之總司也。但服之有法，無不神驗。須初一至初十，蟲頭向上，宜先餓半日而使蟲饑，次早五更，用油煎肉一片嚼之，蟲聞肉香，頭皆向上，隨以藥服之。須臾，或葱湯，或白水，助藥力下行，則蟲盡下矣。

礞石滚痰丸

治實熱老痰，非此不化，功効若神。

大黄酒略蒸。　黄芩各八兩。　青礞石消煅，一兩。　沉香五錢。

右爲極細末，水丸川椒大。量人强弱用之。

痰不自動也，因氣而動，氣不自升也，因火而升。積之既久，依附腸胃迴薄曲折處，以爲棲泊之窠臼，謂之老痰。其變現之症，種種怪異，難以測識，莫可名狀，非尋常藥物可能療也。隱君見及此，故用大黄爲君，以開下行之路；黄芩爲臣，以抑上僭之火。礞石慓悍之性，遊行腸胃，踵其迴薄曲折之處，蕩而滌之，幾于刮腸剖骨之神，故以爲佐。奔馳于上、中、下三焦，闖飛門、魄門之竅者，沉香之力也，故以爲使。然必服之得法，則效如響應。用水一口送過咽，即便仰卧，令藥在咽膈間，徐徐而下，半日不可飲水，不可起身、坐行、言語，直待藥氣除逐上焦痰滯，然後動作。大抵服罷，喉間稠粘壅塞不利者，乃痰氣泛上，藥力相攻故也。少頃，藥力既勝，自然寧貼。

大黄䗪蟲丸

治五勞七傷，内有乾血，肌膚甲錯，兩目黯黑。

大黄十兩，酒蒸。　黄芩二兩，炒。　甘草三兩。　桃仁去皮、尖，炒。　杏仁去皮、尖，炒。　芍藥各四兩，炒。　乾地黄十兩。　乾漆一兩，炒。　蝱蟲一兩五錢，去翅、足，炒。　水蛭百枚，炙黄　蠐螬一兩五錢，炒。　䗪蟲一兩，去頭、足，炒。

右爲末，蜜丸如小豆大。酒服五丸，日三服。

勞傷之症，未有無瘀血者也。瘀之日久，則發而爲熱，熱涸其液，則乾粘于經絡之間，愈乾愈熱，愈熱愈乾，而新血皆損。人之充養百骸，炎華潤澤者，止藉此血，血傷則無以沃其膚，故甲錯也。目得血而能視，營氣不貫于空竅，故黯黑也。仲景聖于醫者，洞見此症，補之不可，涼之無益，而立此方。經曰：血主濡之。故以地黄爲君。經曰：堅者削之。故以大黄爲臣。統血者，脾也。經曰：脾欲緩，急食甘以緩之。又曰：酸苦湧泄爲陰。故以甘草、桃、杏、芍藥爲佐。經曰：鹹走血。苦勝血，故以乾漆之苦、四蟲之鹹爲使。吴氏曰：濁陰不降，則清陽不升；瘀血不去，則新血不生。今人一遇勞症，便用滋陰，服而不效，坐以待斃。嗚呼！术豈止此邪？

○煎方六十三首

湯者，湯也。蕩滌病之鋒鋭，急則治標之法也。有本而標之，有標而本之，有正治其本而亟欲取效，亦用湯液。大抵散利之劑宜生，補養之粥宜熟，是在學者，臨症變通可耳。

四物湯

治一切血虛，日晡發熱。

當歸酒炒。　熟地黄各三錢。　白芍藥二錢。　川芎一錢五分。

右水煎服。

丹溪曰：難成而易虧者，陰血也，不足則生熱。經曰：血主濡之。四物皆濡潤之品，故爲血分主藥。地黄甘温，走北方，以沃血之源。當歸辛温，入心脾，而壯主血、攝血之本。芍藥酸寒，入肝家而歛疏泄之血海。川芎陰中之陽，可上可下，通入足三陰而行血中之氣。吴氏曰：失血太多者，禁勿與之。四物皆陰，陰者天地閉塞之令，非所以生萬物者也。

四君子湯

治一切氣虚，脾胃孱弱，面色枯白，言語輕微，四肢無力，脉來細軟。

人參去蘆。　白朮土炒。　茯苓各二錢，去皮。　甘草一錢，炙。

右薑三片，棗肉二枚，水煎服。

吴氏曰：面色枯白，望之而知其氣虚；言語輕微，聞之而知其氣虚；四肢無力，問之而知其氣虚；脉來細軟，切之而知其氣虚。是方以人參補五臟之元氣，白朮補五臟之母氣，茯苓致五臟之清氣，甘草調五臟之乖氣。四藥皆甘、温，甘得中之味，温得中之氣，猶之不偏不倚之君子也。

愚按，君子以陽明勝，展佈德澤，以行春和之令，南風解愠，爲國家培元氣者也。經曰：氣主煦之。此方有焉。

六君子湯

治氣虚脾弱，食少痰多。

即四君子加半夏製熟、陳皮各二錢。

右薑三片，棗肉二枚，水煎服。

半夏燥濕，治痰之本。陳皮利氣，泄痰之標。標本既得，攻補互行，補而不滯，攻而不峻，故曰六君子。《經》曰：壯者氣行則愈，怯者着而爲病。六君子者，庶幾壯其氣矣。氣壯則升降自如，精以奉上，濁以歸下，誰復有物停留，以着其焦腑者乎？加香附、藿香、砂仁，名香砂六君子湯，其用稍峻矣。

八珍湯

治氣血俱虚，惡寒發熱，煩躁作渴，大便不實，飲食不進，小腹脹痛，眩暈昏憒等症。

四物湯、四君子湯

取二湯合用，薑三片，棗肉二枚，水煎服。

氣爲衛屬陽，血爲營屬陰，此人身中之兩儀也。純用四物，則獨陰不長；純用四君子，則孤陽不生。二方合用，則氣血有調和之益，而陰陽無偏勝之虞矣。《經》曰：氣血正平，長有天命。斯方也，其庶幾焉。

十全大補湯

治勞傷困倦，虚症蜂起，發熱作渴，喉痛舌裂，心神昏亂，眩暈眼花，寤而不寐，食而不化。

人參二錢，去蘆。　茯苓一錢，去皮。　白术二錢，土炒。　甘草八分，炙　當歸一錢五分。　熟地黄二錢，酒炒。　白芍藥八分，炙。　川芎八分。　肉桂五分，去皮。　黄芪三錢，蜜炙。

水煎服。

丹溪曰：實火可瀉，芩、連之屬；虚火可補，參、芪之屬。凡人根本受傷，虚火遊行，泄越于外，若誤改其熱，變成危症，多致難救。此方以四物補血，四君子補氣，佐以黄芪，充實腠理；加以肉桂，導火歸原。薛立齋曰：飲食勞倦，五臟虧損，一切熱症，皆是無根虚火，但服此湯，固其根本，諸症悉退。金匱玉函曰：虚者十補，勿一瀉之，此方是也。

二陳湯

治肥壯之人濕痰爲患，喘嗽脹滿。

茯苓去皮，三錢。　半夏熟，三錢。　陳皮去白，三錢。　甘草一錢。

右薑三片，水煎服。

六君子可治虚痰，若肥壯氣實之人，未可驟補，則姑去參、术，以攻其標。肥人多濕，濕挾熱而生痰，火載氣而逆上。半夏之辛，可以利二便而去濕；陳皮之辛，可以通三焦而理氣。茯苓佐半夏，共成燥濕之功；甘草佐陳皮，同致調和之力。成無己曰：半夏行水氣而潤腎燥。經曰「辛以潤之」是也。行水則土自燥，非半夏之性燥也，詳見藥性論中。或曰：有痰而渴，宜去半夏，代以貝母。吴鶴皐曰：渴而喜飲水者易之，不能飲水，雖渴宜半夏也。此濕爲本，熱爲標，所謂濕極而兼勝己之化，非真象也。加枳殼、砂仁，即名枳砂二陳湯，其性較急矣。

附子理中湯

治脾胃虚寒，飲食不化，或手足厥冷，腸鳴切痛。或痰氣不利，口舌生瘡。或嘔逆吐瀉等症。去附子，即名人參理中湯。

人參去蘆。　白术土炒。　乾薑炮。　甘草炙。　附子製熟，各等分。

右每服八錢，水煎服。

人有元陽，命曰真火，受氣于甲乙，聽命于天君者也。此火一衰，則不能生土，而資生之本大虚。今以附子迴少火，乾薑暖中州，而參、术、甘草爲之補氣。氣屬陽，氣旺則火足，而脾土自能健運。經曰：氣主煦之。又曰：寒淫所勝，平以辛熱。即補火之説也。夫心上腎下，肝左肺右，而脾獨居中，中氣空虛，四臟不能相生，因而不平，得此方以理之，則萬物之母安，而四臟皆平矣。故曰理中湯。去參、朮，即名四逆湯，爲四肢厥逆者設也。

補中益氣湯

治勞倦傷脾，中氣不足，懶于言語，惡食溏泄，或身熱而煩，或氣高而喘，或頭痛惡寒自汗，或氣虛不能攝血，脉洪大無力，或微細軟弱，或瘧痢等症。因脾虛，久不能愈，或虛人感冒風寒，不勝發表者，宜以此代之。

黄芪一錢五分，炙。　人參去蘆。　甘草炙。　歸身酒拌。　白朮土炒，各一錢。　陳皮去白，五分。　升麻　柴胡各三分。

右薑三片，棗二枚，水煎服。

東垣自評曰：勞倦傷脾，心火乘土，而肺金受邪，脾胃一虛，肺氣先絶，故多用黄芪，以益皮毛而閉腠理。上喘氣短，人參以補之。心火乘脾，炙草之甘以瀉火，而補胃中元氣。白朮甘温，除胃中熱，利腰臍間血。胃中清氣在下，必升、柴以引之。氣亂于胸中，爲清濁相干，用陳皮以理之。脾胃氣虛，爲陰火傷其生發之氣，血中伏火，日漸煎熬，則心亂而煩，加辛甘微温之劑，以生陽氣。陽生則陰長。經曰：勞者温之。蓋温能除大熱，大忌苦寒之藥，瀉胃土耳。愚按，脾爲坤土，以應地氣。地氣升，而發陳之令佈；地氣降，而肅殺之令行。勞倦傷脾，土虚下陷。經曰：交通不表，名木多死；白露不下，菀槁不榮。此言肅殺成否之象，人應之，則變症百出，未央絶滅。東垣先生深達造化，故立温和之劑。温和者，春氣之應，養生之道也。且以升麻提脾之右陷者，從右而升；柴胡提肝之左陷者，從左而升。地既上升，天必下降，二氣交通，乃成雨露。此氣行而生氣不竭矣。治勞傷者，不當如是邪？

升陽散火湯

治四肢困倦，肌膚大熱。

升麻　葛根　獨活　羌活　白芍藥炒。　人參各一錢，去蘆。　柴胡六分。　防風五分。　甘草四分。

右水煎服，忌食寒凉之物。

東垣自評曰：四肢屬脾，脾者，土也。熱伏地中，多因血虚而得。又有胃虚，過食冷物，鬱遏陽氣于脾土之中者，並宜服此。愚按，經曰：火鬱則發之。升、柴、羌、獨、防、葛，皆味之薄者，陰中之陽，故足以發無光之火，而顯揚于上。人參助其上升，而固衛氣；芍藥防其發散，而歛榮氣。甘草以緩之，勿使風藥太過，而元氣反傷也。東垣此方，非洞曉陰陽，孰能與于斯？

歸脾湯

治思慮傷脾，不能攝血。或健忘怔忡，驚悸盜汗，寤而不寐。或心脾作痛，嗜卧少食，大便不調。或肢體重痛，月經不調，赤白帶下等症。

人參去蘆。　白术土炒。　茯苓去皮。　龍眼肉去核。　酸棗仁炒，各二錢。　遠志去骨。　當歸身各一錢。　木香生用。　甘草炙，各五分。　黄芪炙，一錢五分。

右薑三片，水煎服。

心藏神而主血，脾藏意而統血，思慮則兩臟受傷，而血不歸經。心血不足，故健忘怔忡，驚悸不寐。脾血不足，故嗜卧少食，體重便病。過甚，則氣鬱而心脾作痛，在女則帶下而月經不調。治以金石，腸胃傷而真元不復；治以寒凉，氣血損而病本日深。兹取參、苓、芪、术、炙草，甘温可以補脾，龍眼、棗仁、歸身、遠志，濡潤可以養心。佐以木香者，蓋思慮所傷，三焦氣阻，藉其宣暢，則氣和而血和，且平肝可以實脾，血之散于外者，悉歸中州而聽太陰所攝矣，故命之曰歸脾湯。

人參養榮湯

治脾肺氣虚，發熱惡寒，面黄肌瘦，倦怠短氣，食少作瀉。

白芍藥一錢五分，酒炒。　人參去蘆。　陳皮　黄芪蜜炙。　桂心　當歸酒炒　白术土炒。　甘草炙，各一錢。　熟地黄薑汁炒。　茯苓去皮，各七分半。　五味子炒杵。　遠志去木，各五分。

右薑三片，棗肉二枚，水煎服。

陽春至而物榮，肅殺行而物槁。脾爲坤土，肺屬乾金。經曰：脾氣散精，上輸於肺，地氣上升也。肺主治節，通調水道，下輸膀胱，大氣下降也。於象爲泰。脾肺氣虚，則上下不交，陰陽否隔，故面黄肌瘦，亦猶大物之槁也。人參、五味温其肺，芪、术、甘、苓温其脾，陳皮、芍藥温其肝，地黄、桂心温其腎，當歸、遠志温其心。温者，陽春之氣也。春氣行，而一身之中，有不欣欣向榮者乎？故曰養榮湯。薛立齋曰：氣血虚而變現諸症，莫能名狀，勿論其病，勿論其脉，但用此湯，諸症悉退，可謂有回春之識矣。

加味逍遥散

治血虚倦怠，發熱口乾，自汗盗汗。或月經不調，腹痛重墜，水道濇痛等症。

當歸酒拌。　白芍藥酒炒。　白茯苓去皮。　白术土炒。　柴胡各一錢。　甘草炙。　牡丹皮便炒。　梔子薑汁炒黑，各五分。

右水煎服。去丹皮、梔子，即逍遥散原方。

藏血者，肝也。一有拂逆，則將軍之官謀慮不決，而血海爲之動摇。《經》曰：暴怒傷陰。散爲血虚諸症，婦人尤甚。此以白术、茯苓固其脾，恐木旺則土衰，經所謂「不治已病，治未病」之法也。《經》曰：肝苦急，急食甘以緩之。故用甘草。《經》曰：以辛散之。故用當歸。《經》曰：以酸瀉之。故用芍藥。柴胡氣凉，散其怒火；山梔味苦，抑其下行；丹皮和血通經，所以導血中之氣而無壅塞之虞。繇是而察其平肝補血之法，可謂婉而至矣。

當歸補血湯

治氣血虚熱，面赤煩渴，脉大而虚。

黄芪炙，一兩　當歸酒洗，二錢。

右水煎，空心服之。

東垣曰：《經》云：脉虚血虚。又云：血虚發熱。此多得于饑飽勞役，症類白虎，惟脉不長實爲辨耳。誤服白虎湯者，必死。愚按，陰陽對待，一勝則一負，陰既不足，陽必有餘，故熱而渴也。黄芪乃甘温補氣之劑，此本血虚，何反用之爲君耶？《經》曰：治病必求於本。又曰：陽生陰長。故血虚補氣，治其本也。佐以當歸之潤，正與陰血相投，二物並行，則上下表裏，無處不到，故名補血湯。

清心蓮子飲

治熱在氣分，夜安晝甚，口渴便濁，或口舌生瘡，咽乾煩躁，小便赤淋，遇勞即發。

黄芩炒。　麥門冬去心。　地骨皮　車前子炒。　甘草各一錢五分。　石蓮肉　白茯苓　黄芪　人參各一錢，去蘆。

右水煎服。

心臟主火，火者，元氣之賊，勢不兩立者也。小腸與心，實爲表裏。心火妄動，小便必澁，故以門冬、石蓮寧其天君，毋使有自焚之憂；以黄芩、茯苓清其至高，毋使有銷鑠之患。參、芪之用，助氣化以達州都；車前之功，開決瀆以供盛受。甘草一味，可上可下，調和諸藥，具底成功。若小便既通，則心清而諸火自息，竟宜治本，不必兼標矣。

萆薢分清飲

治膏濁頻數，漩白如油，名曰膏淋。

川萆薢　石菖蒲　烏藥　益智仁各三錢。

右水煎服。

經曰：雨氣之復不應，山澤無不蒸溽。小便膏濁者，濕氣盛行，蒸溽之象也。水性就下，故淋瀝不已。燥可去濕，故用菖蒲、烏藥，以平濕土之敦阜。益智入腎，可納氣歸源，腎水得令，則自能閉藏而小便有節。至於使水道轉入大腸，分清泌濁者，獨萆薢之力也，故曰萆薢分清飲。

茵陳五苓散

治酒積黄疸，小便不利。清熱去濕。

茵陳　猪苓　茯苓　澤瀉　白朮土炒，各一錢。　桂三分。

右水煎服。去茵陳，即五苓散原方。

土虚則受濕，濕生熱，濕熱乘脾，中央之黄色乃見，酒亦濕熱，故並治之。茵陳專理濕熱，發黄者所必用也。佐以猪苓、澤瀉，則水液分於膀胱；佐以白朮、茯苓，則土旺可以勝濕。桂之爲用，能令諸藥直達熱所，蓋向導之兵也。

龍膽瀉肝湯

治肝熱膽溢，火實口苦。

柴胡一錢。　黄芩炒，七分。　五味子九粒。　生甘草　山梔炒黑。　知母去毛，鹽、酒炒。　天門冬去心。　麥門冬去心。　黄連炒。　人參去蘆。　龍膽草各五分。

右水煎服。

肝爲將軍之官，性急而暴，不有以直折之，則火之發也必烈。柴胡輕清上升，能順木性，而使之條達，故爲君。山梔、龍膽，味苦性寒，直入肝膽，以平其亢甚。黄連降心火，實則瀉其子也。金盛可以平木，故加五味、門冬；木旺將以賊土，故加人參、甘草。腎肝同治，故用知母。古人立方之意，其深奥如此。

當歸六黄湯

治盜汗發熱，火實陰虚。

黄芪一錢。　當歸　生地黄　熟地黄各一錢。　黄芩　黄連　黄柏

右水煎服。

盜汗者，乘人之睡而出，有如盜也。陰虚而睡，則衛外之陽，乘虚陷入陰中，表液失其固衛，故濈濈然汗出。覺則陽氣用事，衛氣復出于表，汗即止矣。當歸、地黄，滋陰之藥也；芩、連、黄柏，降火之藥也。盜汗之餘，腠理不固，故以黄芪補表。愚謂，既曰陰虚，則元氣有降而無升，肅殺之氣方深，而復用肅殺之劑，毋乃犯虚虚之戒乎？惟火實氣强者，不得已而暫用之；不然，寒

涼損胃，禍彌深耳。

三子養親湯

治氣喘痰盛。

紫蘇子沉水者，淘净。　白芥子　蘿蔔子各三錢。

右水煎服。

丹溪曰：氣有餘便是火，火載痰升，氣高而喘。茲以蘇子降氣，芥子開氣，蔔子利氣，氣下則火清而痰自已。吴鶴皋曰：治痰先理氣，此治標之法耳。不若二陳，有去濕治本之妙也。愚謂，治病先攻其甚，氣實而喘，則氣反爲本，痰反爲標。是在智者神而明之，不可以一端泥也。然氣稍近于虚，便非所宜矣。

橘皮竹茹湯

治久病虚羸，嘔逆不已。

橘皮　竹茹各一錢五分。　人參去蘆。　生薑煨。　甘草各一錢。　大棗二枚，去核。

右水煎服。

久病而虚，肺金失下降之令，心火肆炎上之權，嘔逆所時有也。兹以生薑、橘皮之辛温，導其下降；竹茹、生草之甘寒，禁其上炎。人參、大棗所以强胃扶脾，而安其轉輸之職，嘔必自止矣。如因於寒者，以丁香代竹茹，毋守株而不變也。

丁香柿蒂湯

治久病呃逆，因於寒者。

柿蒂　丁香各二錢。　人參去蘆，一錢。　生薑五片。

右水煎服。

嘔爲火氣上衝，呃爲寒氣阻塞，亦有中氣不續而呃者。潔古老人以丁、薑之辛温正治，以柿蒂之濇寒從治，人參爲佐，使真氣得以展佈耳。呃在中焦，穀氣不運，其聲短小，得食乃發；呃在下焦，真氣不足，其聲長大，不食亦然。臨症者，不可以不辯也。

温膽湯

治膽虚不眠，夢中驚悸，嘔吐痰涎。

竹茹　枳實麩炒。　半夏製。　甘草　陳皮　生薑右水煎服。

聖惠方云：膽虚不眠，寒也。經曰：寒者温之。故以生薑、陳皮之辛温爲君，枳實、半夏之苦温爲臣。甘草所以和中，竹茹所以向導。膽温則土得其平，嘔吐自主。脾主四肢，又主困倦，故能睡也。如元氣不足，心血有虧者，以歸脾湯主之；如實痰滯膈，而不得睡者，以素問半夏湯主之。是在圓機者變通耳。

内經半夏湯　治痰盛，夜不得寐。

秫米一升，即小米之糯者。　半夏五合。

右用千里水八升，揚之萬遍，取清五升，煮沸。入前藥，煮一升半。每服一杯，日進三服，以知爲度。病新發者，覆杯即卧，汗出則已，久者三服而已。

岐伯曰：衛氣行于陽，陽氣滿，不得入于陰，陰氣虚，故目不得瞑。愚按，陽者，動也，開也。陰者，静也，闔也。故行于陽則動而醒，行于陰則静而卧，陽光亢上，則氣有餘而膈有痰。經曰：合夜至雞鳴，天之陰，陰中之陰也。氣行于陰而陰不足，則陽愈狂而陰乃格。静反爲動，闔反爲開。神氣散而不守，故目不得瞑。秫米甘平，益陰氣而利大腸；半夏辛温，通痰竅而泄小便。二便俱通，氣可立降，陽不乘陰，卧可立至。經曰：陽强不能密，陰氣乃絶，陰平陽閉，精神乃治。此之謂也。

生脉散

治熱傷元氣，氣短倦怠，口乾出汗。

人參去蘆，五錢。　五味子杵。　麥門冬去心，各三錢。

右水煎服。

火氣赫曦，則金爲所制，而絶寒水生化之源，故氣短倦怠出汗者，皆手太陰本經症也。人參補氣爲君，所謂損其肺者，益其氣也。五味子酸斂，收肺家耗散之金；麥門冬甘寒，濡肺經燥枯之液。三者皆扶其不勝，使火邪不能爲害也。司天屬火之年，時令濕熱之際，尤爲要藥。

清暑益氣湯

治濕熱困倦，胸滿氣促，肢節疼痛，或小便黄數，大便溏滑，或瘧痢等症。

人參去蘆。　白术土炒。　陳皮去白。　神麯炒。　澤瀉各五分。　黄芪炙。　倉术製。　升麻各一錢。　甘草　乾葛各三分。　五味子九粒，杵。

右水煎服。

熱傷元氣，清濁不分。《經》曰：濁氣在上，則生䐜脹；清氣在下，則生飧泄。故見症如前。黄芪、二术，爲元氣之保障；人參、五味，爲治節之藩籬。升麻、乾葛引清氣上升，神麯、澤瀉分濁氣下降。根本充實，清濁不淆，雖有濕熱之邪，無所容矣。故曰清暑益氣湯。

十味香薷飲

治伏暑昏倦，頭重吐痢。

香薷用穗，二錢。　人參去蘆。　陳皮　黄芪蜜炙。　白术土炒。　扁豆　甘草炒。　厚朴炒。　茯苓　木瓜各一錢。

右水煎服。

溽暑之時，濕熱交作，温因火蒸，逆乘于頭，故頭重而昏。《經》曰：壯火食氣。脾氣受傷，重之以濕；又其所惡，中黄失令。則陰陽不能分利，清濁不能泌别，吐痢之所繇來也。以參、芪保肺，扶不勝之金；以苓、术扶脾，壯資生之本。陳皮厚朴，祛逆上之炎蒸；扁豆、甘草，和乖亂之神氣。香薷之用，清散暑邪，善除濕熱；木瓜之加，爲中宫制賊邪，不使肝木乘虚來犯。夫如是，則脾胃治，而水精四佈，五經並行，濕熱皆消，而吐痢盡止矣。

百合固金湯

治肺傷咽痛，喘咳痰血。

百合去心，一錢。　麥門冬去心，一錢五分。　細甘草生用，一錢。　芍藥一錢，炒。　懷生地二錢。　懷熟地三錢。　黑玄參去蘆，八分。　桔梗去蘆，八分。　貝母去心，一錢二分。　當歸一錢五分。

右水煎服。

元陰不足，則腎先絶，水不制火，愈爍其陰。熟地黄大補五臟之陰，故用爲君。生地黄滋陰退熱，百合保肺安神，歸、芍補血，門冬潤燥，玄參壯水之主，貝母去肺之痰。細甘草生用，能清神中之火，可代黄柏、知母。桔梗載諸藥于至高，以成固金之功。趙蕺峰：此方不欲以苦寒傷生發之氣，故以甘寒主之。殊有卓見。愚謂，陰虚則足太陰必虚，而金位無母，姑用此方。清金之後，亟宜顧其母氣，方爲至治。若專事于肺，而不取化源，則不惟土氣難强，即金氣亦終不可足也。滋陰者，其詳審之。

清脾飲

治壯盛人瘧疾，熱多寒少，小便澁，脉弦數。

青皮去穰，炒。　厚朴薑汁炒。　白术土炒。　黄芩炒。　半夏製。　柴胡去蘆。　茯苓去皮。　草果　甘草

右薑三片，水煎服。

瘧症之因，多是太陰受傷，濕生痰，痰生熱，熱生風，故脉見弦數也。吴氏曰：清脾，非清涼之謂，乃攻其邪而脾部爲之一清也。愚謂，半夏除濕化痰，開氣散表，佐以草果、厚朴，則中州之垢肅清。然瘧脉自弦，肝風必鼓，柴胡、青皮可以散厥陰之邪。木旺必乘脾，白术、茯苓可以固太陰之主。黄芩清其火，甘草緩其急，而瘧邪可解矣。雖然，此爲壯實者設也，用之太過，反深沉痼，必致綿延難愈，甚而變成他症，卒難救藥。有司命之責者，其可不惕然慎耶？

紫菀湯

治癆熱久嗽，吐血吐痰。

紫菀洗净，炒。　阿膠蛤粉炒成珠。　知母炮，去毛，忌鐵。　貝母去心，各一錢。　桔梗去蘆。　人參去蘆。　茯苓去皮。　甘草各五分。　五味子十二粒，杵。

右水煎，食後服。

膀而久嗽，肺虚可知。即有熱症，皆虚火也。海藏以保肺爲君，故用紫菀、阿膠；以清火爲臣，故用知母、貝母；以參、苓爲佐者，扶土以生金；以甘、桔爲使者，載藥以入肺。五味子滋腎經不足之水，收肺家耗散之金，久嗽者所必收也。

導氣湯

治寒疝疼痛。

木香三錢，忌火。　茴香二錢。　吴茱萸一錢半，湯泡。　川練子四錢。

右用長流水，煎服。

巢氏曰：陰氣積于内，復爲寒氣所加，榮衛不調，故成疝。疝者，控引睾丸而痛也。川楝入肝，暢氣舒筋，則無攣急之苦，故以爲君。木香破氣，善調榮衛，故以爲臣。茴香接諸藥入小腸，且開任脉，故以爲佐。茱萸之性，徹上徹下，心腹俱通，故以爲使。三焦一氣，得炅則宣，遇寒斯阻，故以温劑宣之，所以勝寒氣而開魄門之路。水用長流，取其源遠而通，引氣下行耳，故名導氣湯。此乃疝之通劑也，然其病多端，古有厥、微、寒、盤、氣、附、狼之七名，子和分寒、水、筋、血、氣、狐、癩之七種，須熟察其源，通變處劑，斯萬舉萬全矣。

香蘇飲

主四時感冒，風邪，頭疼發熱。

紫蘇　香附炒，各三錢。　陳皮去白，一錢二分。　甘草七分。

右薑三片，葱一莖，煎服。

吴氏曰：南方風氣柔弱，因于風寒，俗稱感冒，乃受邪膚淺之名也。經曰：卑下之地，春氣常存。故東南之民，感風之症居多，而六經之症不顯。其感也，由鼻而入，惟頭痛發熱而已。香、蘇以芬芳之氣，疏肌表之邪，是以蘇爲君，附爲臣；陳皮、甘草和膈裏之氣而輔正，是以爲佐。表裏互治，微邪立解。

黄連解毒湯

治陽毒上竅出血。

黄連炒。　黄芩炒。　黄柏炒。　山梔炒，各三錢。

右水煎服，爲末爲丸。即名三黄金花丸。

吴氏曰：治病必求其本。陽毒上竅出血，則熱爲本，血爲標，能去其熱，則血不治而自歸經矣。故以黄連爲君，佐以芩、柏、梔子。四物皆苦，苦者，直行而泄，其走南方，平其亢甚。若陰虚之火，則降多亡陰，反從火化，出血愈甚，不可不知。

秦艽升麻湯

治風寒客胃，口眼喎斜，惡見風寒，四肢拘急，脉浮而緊。

升麻　乾葛　甘草　芍藥　人參各一錢。　秦艽　白芷　防風　桂各三錢。　葱白連、鬚二根。

右水煎服。

至哉坤元，爲五臟之主，木勝風淫，則倉廪之官承制，脾主四肢，故痿痺也。口爲土之外候，眼爲木之外候，故俱病也。升麻、白芷，皆陽明本藥，故用爲直入之兵。人參、桂枝，固其衛氣；芍藥、秦艽，和其榮血。防風卑賤之卒，隨令而行；葱根發汗之需，無微不達。又藉甘草以和之，而邪有不散者乎？

桂枝湯

仲景曰：太陽中風頭痛，陽浮而陰弱。陽浮者，熱自發；陰弱者，汗自出。嗇嗇惡寒，淅淅惡風，翕翕發熱，鼻鳴乾嘔，本方主之。

桂枝三兩，去皮。　芍藥三兩。　甘草二兩，炙。　生薑三兩。　大棗十二枚，去核。

水七升，微火煮取三升。服一升，覆令微汗，不可令如水流漓，病必不除。若一服汗出病瘥，不必盡劑。若不汗，更服至二三劑。

成氏曰：陽脉浮者，衛中風也；陰脉弱者，榮氣弱也。風併于衛，衛實而榮虚，故發熱汗出。衛虚則惡風，榮虚則惡寒。榮弱衛强，惡寒復惡風者，以汗出則腠理疏，亦惡風也。翕翕者，若合羽所覆，熱在表也。鼻鳴乾嘔者，風壅氣逆也。與桂枝湯，和榮衛而散風邪。桂味辛熱，用以爲君者。桂猶圭也，宜導諸藥爲之先聘，辛甘發散，爲陽之意也。芍藥味苦酸寒，甘草甘平，用以爲臣、佐者。經曰：風淫所勝，平以辛，佐以苦，以甘緩之，以酸收之也。生薑辛温，大棗甘温，二物爲使者。經曰：風淫于内，以甘緩之，以辛散之也。薑、棗固能發散，此又不特發散之用，專行脾之津液而和榮衛者也。麻黄湯不用薑、棗，專于發汗，則不待行化，而津液得通矣。愚按，衛屬陽，陽氣者不能衛外而爲固，則有汗。成云衛實何耶？蓋邪氣盛則實，非正氣也。既曰邪實，則熱在表矣，其惡風又何耶？蓋汗能開腠故也。既曰熱在表，則汗出而腠開，亦宜解矣。乃不解者，又何耶？趙嗣真所謂惟臟腑可分表裏，皮膚骨髓，但分浮淺深沉，俱屬于表，若以皮膚爲表，骨髓爲裏，則麻黄湯症骨節疼痛，其可謂有表復有裏耶？然則不解者，骨髓之邪自在，正與嗇嗇惡寒之義相合，所謂熱在皮膚，寒在骨髓也。如骨髓無寒，則桂枝不宜與矣。論曰：桂枝下咽，陽盛則斃。其此之謂乎？

麻黄湯

仲景曰：太陽病頭痛發熱，身疼腰痛，骨節疼痛，惡風，無汗而喘者，麻黄湯主之。

麻黄三兩，去節。　桂枝二兩，去皮。　甘草二兩，炙。　杏仁七十枚，去皮、尖。

水九升，先煮麻黄，減二升，去沫，納諸藥煮取二升半。温服八合，覆取微汗。

足太陽膀胱之脉，起于目内眥，上額交巔，入絡腦，下項，循肩髆，挾脊抵腰中，貫臂入膕，循髀下合膕中，貫腨内，故所過無不疼痛也。成氏曰：寒則傷榮，太陽經榮無不利也。經曰：風寒客于人，使人毫毛畢直，皮膚閉而爲熱者，寒在表也。寒并于榮，榮實而衛虚，無汗而惡風也。榮强衛弱，故氣逆而喘。麻黄甘苦爲君者，以輕劑專主發散也。桂枝爲臣者，表實腠密，非桂枝所能散，必專麻黄以發汗。經曰「寒淫于内，治以甘熱，佐以辛苦」是也。甘草甘平，杏仁甘温，用爲佐使者。經曰：「肝苦急，急食甘以緩之。」肝者，榮之主也。榮勝衛固，血脉不利，宜甘草、杏仁甘以緩之。且桂枝湯主風傷衛，風邪并于衛，則衛實而榮弱，故佐以芍藥，用和榮也。麻黄湯主寒傷榮，寒邪并于榮，則榮實而衛虚。經曰「氣之所并爲血虚，血之所并爲氣虚」者是已。治之以杏仁，用利氣也。愚按，審係真寒，太陽無汗，非麻黄湯莫可代者。前哲謂冬不用麻黄，夏不用桂枝，蓋以冬令主閉藏，不應疏泄；夏令本炎熱，不可辛温。經所謂「必先歲氣，毋伐天和」之説也。又曰：麻黄惟冬月寒邪在表，腠密無汗者必用。是何與前説相反耶？戒不用者，明時令之常，慮輕用也；勸必用者，發病機之理，慮遺用也。或捨時從症，或捨症從時，臨症變通，存乎其人。倘一概疑懼，惟以輕和之劑代之，必有陰受其夭折而莫之覺者。該通君子，其熟察之。

大青龍湯

仲景曰：太陽中風，脉浮緊，發熱惡寒，身疼痛，不汗出而煩躁者，大青龍主之。

麻黄六兩，去節。 桂枝二兩，去皮。 甘草一兩，炙。 杏仁四十枚，去皮、尖。 生薑三兩，切。 大棗十枚，去核。 石膏如雞子大，碎。

水九升，先煮麻黄，減二升，去上沫，納諸藥，煮取三升。温服一升，取微汗。一服汗者，停後服。汗多亡陽，遂虚惡風，煩躁不得眠也。

成氏曰：此中風見寒脉也。浮則爲風，風則傷衛，緊則爲寒，寒則傷榮。榮衛俱病，故發熱惡寒、身疼痛也。風併于衛者，爲榮弱衛强；寒併于榮者，爲榮强衛弱。今風寒兩傷，則榮衛俱實，故不汗出而煩躁也。青龍者，東方甲乙木神也，專主生發之令。萬物出甲，開甲則有兩歧，肝有兩葉以應之，所以謂之青龍。中風脉浮緊，爲中風見寒脉；傷寒脉浮緩，爲傷寒見風脉，是風寒兩傷也。桂枝湯解肌以祛風，而不能已其寒；麻黄湯發汗以散寒，而不能去其風。故特取大青龍以兩解之。麻黄甘温，桂枝辛熱。寒則傷榮，以甘緩之；風則傷衛，以辛散之。故麻黄爲君，桂枝爲臣也。甘草甘平，杏仁甘苦，苦甘爲助，佐麻黄從發表；大棗甘温，生薑辛温，辛甘相合，佐桂枝以解肌。石膏辛甘微寒。夫風，陽邪也；寒，陰邪也。風傷陽，寒傷陰，陰陽兩傷，非輕劑所能獨散也，必須輕重之藥同散之。是以石膏爲使，而專達肌表也。陶氏曰：此湯險峻，須風寒俱甚，又加煩躁，方可與之。不如桂枝、麻黄各半湯爲穩。愚按，龍者，至神至雄，主行兩者也。今用以發風木之邪，而行其汗，有速效之神，有莫禦之雄。且經曰：陽之汗，以天地之兩名之。故命曰青龍湯。

白虎湯

主傷寒傳入于胃，脉大而長，仲景曰浮滑。表裏俱熱煩渴。

知母六兩。　石膏一斤，打碎。　甘草二兩，炙。　粳米六合。

水一斗，煮米熟湯成。温服一升，日三服。

傳胃則邪入裏矣。仲景言浮滑，以邪亦未解也。成氏曰：白虎湯，解内外之邪。白虎，西方金神，應秋而歸肺。熱甚于内者，以寒下之；熱甚于外者，以凉解之。中外俱熱，内不得泄，外不得發，非此湯不能解也。夏熱秋凉，湯名白虎，言秋氣至而熱去也。知母苦寒。經曰：熱淫所勝，佐以苦甘。又曰：熱淫于内，以苦發之。故以知母爲君。石膏甘寒，熱則傷氣，寒以勝之，甘以緩之，故以石膏爲臣。甘草、粳米，味皆甘平，脾欲緩，急食甘以緩之，故以甘草、粳米爲使。太陽中暍，得此頓除，熱見白虎而盡矣。立秋後不可服，服則不能食，多成虚羸。愚按，知母之寒，不及石膏。况知母但主内熱，不能解肌，况止用六兩，恐非君也，宜作臣。石膏入肺屬金，其色又白，其性又雄，正與白虎之義相合。且用一斤，恐非臣也，宜作君。珍珠囊論石膏之性，而謂仲景有白虎之名，因名責實，則豈非此方之君主耶？

大承氣湯

傷寒寒邪入裏，痞、滿、燥、實，四症俱全。

枳實炙，五枚。　厚朴半斤，炙，去皮。　芒硝三合。　大黄四兩，酒洗。

水一斗，先煮枳、朴，取五升。去渣，納大黄，煮取二升。去滓，納芒硝，微火一二沸。分温再服。

成氏曰：承，順也。邪入胃者，鬱滯糟粕，秘結壅實，氣不得順也。本草云：通可去滞，泄可去閉，氣得以順，故曰承氣。王冰曰：宜下必以苦，故以枳實爲君。經曰：燥淫于内，治以苦温。泄滿除燥，苦温爲輔，是以厚朴爲臣。經曰：熱淫于内，治以鹹寒。傷寒則熱，故以芒硝爲佐。經曰：燥淫所勝，以苦下之。故以大黄爲使。大滿、大實有燥屎，乃可投也。如非大滿，則生寒症，而爲結胸痞氣之屬矣。愚按，調胃承氣，不用枳、朴，以其不作燥滿，恐傷上焦虚無氤氲之氣也。小承氣不用芒硝，以其雖實未堅，恐傷下焦真陰之分也。此則上、中、下三焦皆病，痞、滿、燥、實，四症俱全，故以本方主之。仲景曰：欲行大承氣，先與小承氣，腹中轉矢氣者，有燥屎也，可以大承氣湯攻之。不轉矢氣，慎不可攻。

大柴胡湯

治陽邪入裏，表症未除，裏症又急。

柴胡八兩。　黄芩三兩。　枳實四枚，炙。　芍藥三兩。　生薑五兩，切。　半夏半升，洗。　大棗十二枚，去核。　大黄二兩，生用，酒洗。

水一斗二升，煮六升，去滓，再煎服一升，日三服。

成氏曰：大滿大實，則有承氣湯；如不大堅滿，惟邪熱甚而須攻下者，必須輕緩之劑，乃大柴胡也。傷寒可下則爲熱，折熱必以苦，故以柴胡爲君，黄芩爲臣。經曰：酸苦湧泄爲陰。泄實折熱，必以酸苦，故以芍藥、枳實爲佐。辛者，散也，散逆氣者必以辛；甘者，緩也，緩正氣者必以甘。故用半夏、薑、棗爲使也。加大黄，功專蕩滌，不加恐難攻下，應以爲使也。愚按，表症未除者，寒熱往來，脇痛口苦尚在也。裏症又急者，大便難而燥實也。此爲兩解之劑。

小柴胡湯

主傷寒五六日，往來寒熱，胸脇苦滿，脇痛耳聾，嘿嘿不欲飲食，心煩喜嘔。或胸中煩而不嘔，或渴，或腹痛，或脇下痞，或心下悸，小便不利。或不渴，身有微熱。或咳者，此邪在少陽經，半表半裏之症也。

柴胡八兩。　黄芩三兩。　人參三兩。　甘草炙，三兩。　半夏半升，洗。　生薑三兩，切。　大棗十二枚，去核。

水一斗二升，煮取六升。去滓再煎，取三劑。温服一升，日進三服。

成氏曰：邪在表則寒，在裏則熱，半表半裏，故寒熱往來。在表則不滿，在裏則脹滿，止言胸脇苦滿，知在表裏之間。少陽行身之側，胸脇爲少陽之部，其脉循脇絡于耳，故胸脇痛而耳聾。在表則呻吟，在裏則煩亂。經曰：陰入之陰則静。嘿嘿者，在表裏之間也。在表則能食，在裏則不能食。不欲飲食者，邪在表裏之間，未至于不能食也。在表則不煩嘔，在裏則煩嘔。心煩喜嘔者，邪在表，方傳裏也。《經》曰：熱淫于内，以苦發之。柴、芩之苦，以發傳邪之熱。裏不足者，以甘緩之。參、草之甘，以緩中和之氣。邪半入裏，則裏氣逆，辛以散之，半夏以除煩嘔。邪在半表，則榮衛争之，辛甘解之，薑、棗以和榮衛。仲景曰：胸煩不嘔，去半夏、人參，加栝蔞實一枚。渴者，去半夏，更加人參一兩五錢，栝蔞根四兩。腹痛者，去芩，加芍藥三兩。脇下痞，去大棗，加牡礪四兩。心悸，小便不利，去芩，加茯苓四兩。不渴，外有微熱，去參，加桂枝三兩，温覆，取微汗。咳者，去參、薑、棗，加五味子半升，乾薑二兩。愚按，近世治傷寒，不分表裏陰陽，概用此方。去參投之，取其平穩，不知此爲半表半裏之劑。太陽經之表熱，陽明經之標熱，皆不能解也。若夫陽氣虚寒，面赤發熱，脉沉足冷者，服之立至危殆，可不慎哉！即大便不實，脉息小弱者，皆在所禁。信乎！用方不當，皆可殺人，不獨峻劑也。

大陷胸湯

傷寒下之早，從心下至少腹，硬滿而痛，手不可近者，大結胸也。此方主之。

甘遂一錢。　芒硝一升。　大黄六兩，去皮。

水六升，先煮大黄，取二升。去滓，納芒硝，煮一二沸，納甘遂末。温服一升，得快利，止後服。

三陽經表症未解，用承氣以攻裏者，下之早也。下早則裏虛，表邪乘之而入，三焦皆實，故心下至少腹，痛不可近也。成氏曰：諸陽受氣于胸中，邪氣與陽氣相結，不可分解，高者陷之，故曰陷胸。陷胸破結，非苦寒直達者不能，是以甘遂爲君。《經》曰：鹹味湧泄爲陰。又曰：鹹以軟之。是以芒硝爲臣。蕩滌邪寇，將軍之職也，是以大黄爲使。傷寒錯惡，結胸爲甚，非此駃劑，不能通利。

小陷胸湯

下早，熱結胸中，按之則痛，小結胸也。

半夏湯洗，半升。　黄連一兩。　栝蔞實大者一枚。

水六升，先煮栝蔞，取三升。去滓，納諸藥，煮取二升。分温三服。

止在胸中，不及于腹，按之則痛，不按猶未痛也，故曰小結胸。《經》曰：苦以泄之，辛以散之。黄連泄胸中之熱，栝蔞泄胸中之氣，半夏散胸中之痰。一服未能即和，再服微解，下黄涎便安也。

半夏瀉心湯

主傷寒下早，心滿而不痛者爲痞。

半夏半升，洗。　黄芩　乾薑　人參去蘆。　甘草炙，以上各三兩。　大棗十二枚，去核。

水一斗，煮六升。去滓，煎取三升。温服一升，日三服。

加甘草一兩，即甘草瀉心湯，治痞硬吐痢。加生薑四兩，即生薑瀉心湯，治痞硬噫氣。

成氏曰：結而不散，壅而不通，爲結胸，陷胸湯爲直達之劑；塞而不通，否而不分爲痞，瀉心湯爲分解之劑。痞與結胸，有高下焉。邪結在胸中，故曰陷胸湯；留邪在心下，故曰瀉心湯。黄連、黄芩皆苦寒。《經》曰：苦先入心，以苦泄之。是以黄連爲君，黄芩爲臣，以降陽而升陰也。半夏辛温，乾薑辛熱。《經》曰：辛走氣，辛以散之。故以半夏、乾薑爲佐，以分陰而行陽也。甘草甘平，參、棗甘温，陰陽不交爲痞，上下不通爲滿，欲通上下，交陰陽必平其中。中者，脾胃也。脾不足者，以甘補之，故用參、棗、甘草爲使。上下得通，水升火降，則痞熱自消矣。

真武湯

太陽病發汗過多，心悸有水，頭眩筋惕，身瞤動，振振欲擗地者，此方主之。

茯苓三兩。　白术二兩。　芍藥　生薑各三兩。　附子製，一枚。

水八升，煮三升。温服七合，日三服。

《經》曰：陽氣者，精則養神，柔則養筋。汗多而心悸有水，此心亡津液，腎水反上而凌心。虚邪内動，筋肉失養，故跳動也。成氏曰：真武，北方水神，屬腎應水，水在心下，外帶表而屬陽，必應發散，故治以真武湯。茯苓甘平，白术甘温。脾惡濕，腹有水氣，則脾不治。脾欲緩，急食甘以緩之，故以茯苓爲君，白术爲臣。芍藥酸寒，生薑辛温。經曰：濕淫所勝，佐以酸辛。故以爲佐。附子辛熱。經曰：寒淫所勝，平以辛熱。故以爲使。今之汗多，而成瞤動之症者多矣，醫者畏附而不投，病者亦甘斃而不悟，於是夭折者多矣！古人惓惓立方之意，其謂之何？

建中湯

主傷寒腹中急痛。

膠飴一升。　甘草二兩，炙。　桂枝三兩，去皮。　芍藥六兩。　大棗十二枚，去核。　生薑三兩，切。

水七升，煮三升，去滓，納膠飴，微火消解。温服一升，日三服。嘔家不用建中，以甜故也。

邪氣入裏，與正氣搏則腹痛。太陽腹不痛，少陽有胸脇痛，而無腹痛，陽明腹滿痛，此爲裏實，宜下之。三陰下痢而腹痛者，裏寒也，宜温之。陽氣傳太陰而痛，其症有二：腹滿便閉，按之痛者，實也，宜下之；腸鳴泄利而痛者，虚也，宜與建中湯。成氏曰：脾應中央，一有不調，則榮衛失所育，津液失所行，必以此湯温建中臟，故建中名焉。膠飴甘温，甘草甘平。脾欲緩，急食甘以緩之，故以飴爲君，甘草爲臣。桂枝辛熱。辛，散也，潤也。榮衛不足，潤而散之。芍藥酸寒。酸，收也，泄也。津液不逮，收而行之。是以桂枝、芍藥爲佐。生薑辛温，大棗甘温。胃者，衛之源。脾者，榮之本。黄帝鍼經曰：榮出中焦，衛出上焦。是以衛爲陽，益之必以辛；榮爲陰，補之必以甘。辛甘相合，脾胃健而榮衛通，是以薑、棗爲使。

梔子豉湯

主汗吐下後，心煩不得眠，心中懊憹。

梔子十四枚。　香豉四合，綿裹。

水四升，先取梔子，取二升半。去滓，納豉，更煮取一升半。分二服，温進一服。得快吐者，止後服。

成氏曰：經曰：其高者，因而越之。其下者，引而竭之。中滿者，瀉之于内。其有邪者，漬形以爲汗。其在皮者，汗而發之。治傷寒之妙，雖有變通，終不越此數法也。邪氣自表傳裏，留于胸中，爲邪在高分，則可吐之。所吐之症，亦自不同。如不經汗下，邪氣藴鬱于膈，謂之膈實，應以瓜蒂散吐之。若汗吐下後，邪氣乘虚留于胸中，謂之虚煩，應以梔子豉湯吐之。梔子苦寒。經曰：酸苦湧泄爲陰。湧者，吐也，是以梔子爲君。煩爲熱勝，湧熱者必以苦，勝熱者必以寒。香豉苦寒，是以爲臣。經曰：氣有高下，病有遠近，證有中外，治有輕重。適其所以爲治，依而行之，所謂良矣。愚按，心中懊憹，若無燥屎，大便軟者，吐症也。若有燥屎，不大便者，下症也。毫釐疑似之間，關人生死，奈何不悚然懼耶？

抵當湯

主身黄如狂，屎黑，喜忘，皆蓄血症也。

水蛭三十個，熬。　蝱蟲三十個，去足、翅，熬。　桃仁三十個，去皮、尖。　大黄三兩，酒浸。

水五升，煮取三升。温服一升，未利再服。

成氏曰：血蓄于上，非大毒駃劑，不能抵當，故曰抵當湯。經曰：鹹勝血。故以水蛭鹹寒爲君。苦走血，血結不行，必以苦爲助，故以蝱蟲苦寒爲臣。肝者，血之源。血聚則肝燥，肝苦急，急食甘以緩之，散血緩肝，故以桃仁苦甘爲佐。濕氣在下，以苦泄之，血亦濕類也，是以大黄苦寒爲使。

九味羌活湯

主兩感傷寒，及四時不正之氣，憎寒壯熱，頭疼身痛，口渴，人人相似者。

羌活二錢。　防風一錢五分。　蒼术一錢。　細辛三分。　川芎一錢三分。　白芷一錢。　黄芩一錢。

甘草三分。　生地黄一錢。

右生薑三片，葱一莖，水煎服。出汗用熱，止汗用温。兩感爲死症，其人壯盛者，猶可活百中之一。黄芩、生地爲裏熱之藥，羌活、細辛爲解表之藥，乃和平表裏之輕劑耳。吴崑曰：非其時而有其氣，長幼之病多相似。藥之辛者，得天地之金氣，于人則爲義，故能匡正而黜邪。羌活、蒼、細、芎、芷，皆辛物也。邪在太陽，治以羌活；邪在陽明，治以白芷；邪在少陽，治以黄芩；邪在太陰，治以蒼术；邪在少陰，治以細辛；邪在厥陰，治以川芎。防風爲諸藥之卒徒，生地去血熱，甘草和諸藥而除氣中之熱。易老自序云：冬可治寒，夏可治熱，春可治温，秋可治燥，是諸路之應兵也。但陰虚氣弱之人，非所宜與。

清燥湯

治元氣不足，濕熱乘之，遍身痠痛，或肺受火邪，腎無所養，小便赤少，大便不調，腰腿痿軟，口乾作渴，體重麻木，頭目暈眩，飲食少思，自汗、盗汗，肢體倦怠，胸滿氣促。

黄芪一錢五分。　五味子九粒。　黄連炒。　神麯炒。　猪苓　柴胡　甘草炙，各二分。　蒼术炒。　白术炒。　麥門冬去心。　陳皮　生地黄　澤瀉　白茯苓去皮。　人參去蘆。　當歸　升麻各三分。　黄柏酒拌，一分。

右水煎服。

金者，水之母也；氣者，水之源也。肺被火傷，真氣不足，絶寒水生化之源，則水液衰涸，金燥轉增，而諸症作矣。黄芪甘温，益元氣而實皮毛，用以爲君。人參、茯苓、麥冬、五味，扶其不勝之金；地黄、當歸、黄柏、澤瀉，救其衰微之水。二术補金宫之母，升、柴法春令之升。黄連、神麯、陳皮、甘草、猪苓，滲中州之濕熱，亦顧母救子之法也。濕去熱清，燥金獲潤，則水出高源，何疾不瘳哉！

葛花解酲湯

專治酒積，上、中、下分消。

白豆蔻　砂仁　葛花各一錢。　木香一分。　青皮六分。　陳皮　白茯苓　猪苓　人參各三分。　白术炒。　神麯炒。　澤瀉　乾薑各四分。

水二鍾，煎一鍾服。

麯櫱之積，令人腹痛，蓋中州受傷，氣逆而濕欝也。豆蔻、砂仁，推逆氣有功，且兼辛散之力。葛花獨入陽明，令濕熱之毒，從肌肉而解，故以三味爲君，解上焦之酲也。茯苓、猪苓、澤瀉，令濕熱之毒從小便而出，故以三味爲臣，解下焦之酲也。參、术、木香、二皮、乾薑，中氣賴以調和，濕熱搗其巢穴，解中焦之酲也。

人參安胃湯

治脾胃虚熱，嘔吐，或泄瀉不食。

人參一錢。　黄芪二錢，炒。　生甘草五分。　炙甘草五分。　白芍藥七分。　白茯苓四分。　陳皮三分。　黄連二分，炒。

右水煎服。

脾胃虚傷，補中益氣，或四君子、異攻散可也。此獨于甘温劑中，如芍藥之酸寒，黄連之苦寒，蓋因乍虚而内有燥熱，故暫用以伐其標也。白术爲補胃正藥，何不用乎？此名「安胃」，與補胃不同，胃氣純虚，术爲要品。今雖虚而有燥熱，則胃不安也，故不用术者，懼其燥耳。以三錢之參、芪，投以二分之炒連，與世俗之肆用苦寒者，自有别也。

竹葉黄芪湯

治胃虚火盛而作渴。

竹葉二錢。　黄芪　生地黄　麥門冬　當歸　川芎　甘草　黄芩炒。　石膏煅。　芍藥　人參各一錢。

右水煎服。

夫胃氣大虛，苦寒、甘寒，皆在禁例。此云「胃虛」者，其人居恒胃虛，而又爲火邪迫之，則水精不能上輸，乃爲煩渴。是非中暑之餘殃，即是傷寒之遺害。以竹葉清心用爲主劑；石膏、甘草直入陽明而滌熱；黄芩、麥冬直入太陰以清燥。火甚，則血液不榮，用地黄、芎、歸潤澤之品者，血主濡之也。胃虛則氣道不充，用人參、黄芪甘温之品者，氣主呴之也。芍藥瀉東方，安胃土之仇讎也。心肺俱清，肝脾俱治，則水精四佈，五經並行，何煩渴之不痊哉！

竹葉石膏湯

治胃實火盛而作渴。

竹葉　石膏煅。　桔梗　木通　薄荷　甘草各一錢。

右水煎服。

陽明外實，紫葛解肌；陽明内實，承氣攻滌。此云「胃實」，非有稽留，但多陽焰耳。火實則南方必盛，以竹葉瀉之；火亢則西方必囚，以桔梗救之。薄荷清其上，木通清其下。石膏、甘草，直入戊土而清其中，三焦之火皆平，則水精上輸于肺，水道下輸膀胱，燔蒸若掃，而津液自充矣。

四七湯

治七情欝結，心腹絞痛，或爲膨脹。

人參　官桂　半夏各一錢。　甘草炙，五分。

右薑三片，水煎服。

夫七情過極，皆傷其氣，怒則氣上，喜則氣緩，悲則氣消，恐則氣下，驚則氣亂，思則氣結。丹溪以越鞠丸主之，而此獨異者，蓋欝久則濁氣不通，爲閉塞成冬之象，而清氣日以薄矣。故心腹雖痛，胸膈雖膨，而不與木香、厚朴，但用人參以壯主氣之臟，官桂以制謀慮之官。久欝生痰，半夏爲之袪逐；久欝不和，國老爲之調停。況桂性辛温，疏氣甚捷，譬如陽春至而閉塞通，欝結者還而爲和暢矣。湯名「四七者」，以四味治七情也。

犀角地黄湯

治血虚火盛，吐衄妄行，溺血便血。

犀角鎊末　生地黄　白芍藥　牡丹皮各一錢五分。

右水煎，去渣，入犀角末服之。如因忿怒致血者，加山梔、柴胡。

血，陰位也，主乎静定者也。陽火擾之，則不得安其静定之常。或從口鼻，或從二便，妄行而不止，法當急治之。禀陰氣至純者，莫過于犀角；得濁陰下降者，莫過于地黄。白芍酸收，丹皮清降，涼血、止血之要品，瀉南實北之神方也。因于怒者，氣必逆上，故加山梔，以屈曲下行。肝喜疏泄，故加柴胡，以達其木鬱。本用四味，獨名犀角地黄者，所重在二味，白芍、丹皮不過佐助耳。

地黄飲子

治腎氣虚弱，語言蹇濇，足膝痿廢。

熟地黄　巴戟去心。　山茱萸　肉蓯蓉去甲。　附子炮　五味子　石斛　白茯苓　石菖蒲　遠志去心。　肉桂　麥門冬

右各一錢，入薄荷少許，薑三片，棗二枚，煎服。

腎之脉出然谷，循内踝上腨及股，故虚則足痿不能行。其直者，挾舌本，故虚則舌蹇不能言。地黄、巴戟、茱萸、蓯蓉，精不足者，補之以味也；附子、官桂，陽不足者，温之以氣也。遠志、菖蒲，使心氣下交也；麥門、五味，壯水之上源也。茯苓、石斛走水穀之腑，化榮衛而潤宗筋者也。不及肝者，腎、肝同治也。諸臟各得其職，則筋骨强而機關利，蹇濇痿廢，失復何虞？

清胃湯

治膏粱之變，麯蘗之災，唇齒作痛。或潰爛生瘡，甚而頭、面、頸、項俱瘡。

黄連炒，一錢五分。　當歸　生地各一錢。　牡丹皮一錢。　升麻二錢。

右水二鍾，煎一鍾服。

胃者，水穀之海，一切飲食之毒，陽明先受之。口齒者，胃之應也。内毒醖釀，積熱薰蒸，則病顯于外，故口齒瘡潰而疼痛不已。諸痛屬實也，升麻爲陽明之引經，且症在上者，尤爲相宜也，用以爲君。黄連之苦，本歸丙丁，得升麻則引而入胃矣。況諸瘡痛癢，皆屬心火，故用以爲臣。歸、地益陰，殺其亢烈之威；丹皮下行，開其一面之路。而倉廩之官，獲有寧宇矣。加犀角、連翹、甘草，無非瀉其南方，爲症深者設也。

調中益氣湯

治勞傷元氣，肢體倦怠，脾肺虚弱，自汗、盜汗，内熱作渴等症。

黄芪一錢。　人參　甘草炙。　當歸　白术各五分。　白芍藥　柴胡　升麻各三分。　陳皮二分。　五味子十五粒。

水二鍾，煎至一鍾，去渣温服。

此方，但于補中益氣加白芍、五味而已。補中益氣，純用甘温，但行春升之令；此加酸歛，兼持秋肅之權。氣虚多汗，散而不收，如夏氣之蒸溽也。金商一奏而炎熇如失矣。蓋有升有降，能發能收，則天地交通，菀藁生遂。此東垣先生别行一路，以廣補中之妙者乎？

桃仁承氣湯

治蓄血中焦，腹中急結，下利膿血。

桃仁五個。　桂心舊誤桂枝。　芒硝　甘草各二錢。　大黄四錢。

水二碗，煎一碗，去渣，内芒硝，待沸温服。

腹中急結，緩以桃仁之甘；中焦蓄血，散以官桂之辛。蓋甘以緩之，辛以散之也。熱甚血凝，或乾閉，或下膿血，非硝黄不足以徹其藩籬。入甘草者，欲其委曲搜剔，不欲其一往而盡耳。按，犀角地黄湯，治上焦之血；抵當湯，治下焦之血。此治中焦之血，宜用桂心，舊本誤作「桂枝」。成氏隨文順釋，不足據也，今改正之。

升麻葛根湯

治脾臟發咳，咳而右脇痛，痛引肩背，甚則不可以動，及無汗惡寒，陽明發瘢，欲出未出，以此發之。

升麻　白芍藥　甘草各二錢。　葛根三錢。

右水二鍾，煎一鍾服。

右脇者，脾胃之鄉也。肩者，手陽明之脉也。瘢由胃熱，胃主肌肉，甫升麻、葛根，正入陽明，而逐其邪熱。佐之以芍藥，使之以甘草，和其營也，俾無伏匿之邪也。其治發瘢，止宜于將出者；若已出而用之，重虛其表，反增瘢爛矣。

升麻六物湯

治赤瘢、口瘡赤爛。

升麻　梔子各一錢五分。　大青　杏仁　黄芩各一錢。　葱白三莖。

水二鍾，煎一鍾，温服。

瘢者，肌肉之症，應在陽明。或失汗，或失下，或下早，或下遲，或陽症誤温，則熱甚傷血，裏實表虚，皆爲㾊症。口亦陽明之應，熱上蒸迫，故瘡赤而爛也。以升麻爲向導之兵，以青、梔爲解紛之客，杏仁佐升麻，黄芩佐梔子，皆引邪外出，自肌肉而達于皮毛也。毒氣外宣，火威下抑，中州之禍，吾知免夫。

大黄黄連瀉心湯

治心下痞，按之濡，關上脉浮。

大黄五錢。　黄連二錢五分。

右取沸湯泡，須臾去渣，温服。

仲景曰：心下痞，明明在胃脘矣。用大黄、黄連瀉胃中濕熱，非瀉心也。病發于陰，而下之則痞滿，乃寒傷營血，邪氣乘虚，結于胃脘。胃之上脘，正當心下，故名「瀉心」，實則瀉胃也。詳見「大黄」條下。不用煎煮，但取湯漬者，瀉虚熱者，宜氣薄也。

四逆湯

治陰症脉沉身痛，太陰自利不渴。

附子三錢。　甘草　乾薑各一錢五分。

水鍾半，煎八分服。

脾爲太陰而主四肢，四肢厥冷，由于真火無光，無氣以佈也。寒傷營衛則身痛，幽門氣衰則不禁，有水無火，故不渴。非附子斬關之將，將有噬臍之悔矣。得乾薑，則達中州；貫至高，而陽氣可回耳。偏于燥熱，恐有喜攻之害，甘草以緩之，赫曦轉爲青帝矣。

○散方十二首

散者，散也。主于散去病邪，較丸劑則功速，較煎劑則功緩。補劑亦有散者，則又以燥濕爲義，往往爲脾胃之方也。

瓜蒂散

主胸中多痰，氣上衝，咽喉不得息。

瓜蒂炒黄。　赤小豆各等分。

右爲細末。取一錢，用豉一合，湯七合，煮作稀糜，去滓取汁，和散頓服之。不吐少少加，得吐乃止。諸亡血虚家不可與服。

華佗曰：四日在胸，可吐之，迎而奪之之法也。千金方曰：氣浮上部，胸中滿者吐之。經曰：濕氣在上，以苦吐之。瓜蒂苦寒，是以爲君。經曰：酸苦湧泄爲陰。赤小豆味酸，是以爲臣。香豉苦寒，苦以湧泄，寒以勝熱，是以爲使。吐中之駃劑，重亡津液之藥也。

稀涎散

主中風暴僕，痰涎壅盛，此藥取吐。

牙皂四條，去皮、弦，炙。　白礬二兩，枯。

共爲末，每進三字，水下。

經曰：邪風之至，疾如風雨。又曰：暴氣象雷。又曰：陽氣者閉塞。又曰：狥蒙招尤，目瞑耳聾。皆言陽氣之乘人，以明症之急且重也。吴氏曰：清陽在上，濁陰在下，天冠地履，無暴僕也。若濁邪逆湧，清陽失位，故暴僕而多痰耳。經曰：病發而不足，標而本之，先治其標，後治其本。故不與疏風補虚，而先吐其痰涎。白礬酸苦。經曰：酸苦湧泄。故以爲君。皂角辛鹹。經曰：辛以散之，鹹以軟之。故以爲佐。此固奪門之兵也。咽喉疏通，能進湯液便止。若攻盡其痰，則無液以養筋，令人攣急偏枯，此大戒也。

平胃散

治脾濕痰飲痞隔，或嵐氣霧露，不服水土。

蒼术泔浸七日，五斤。　陳皮去白。　厚朴薑汁炒，各三斤。　甘草炙，三十兩。

共爲末，白滾湯點服。

濕土太過，謂之敦阜。腎挾肝邪，侮所不勝，土不能制，留于中焦，故痞隔也。嵐霧之毒，水土之症，陽明虚者受之。蒼术甘燥，甘則入脾，燥則勝濕，故以爲君。厚朴苦温，温能益脾，苦可下氣，故以爲臣。佐以陳皮之辛，正下行之令。和以炙草之甘，爲向導之兵，濕氣分消，敦阜以平，所以有平胃之名也。

參苓白术散

治脾胃虚弱，不進飲食，或瀉或嘔。

人參去蘆。　茯苓去皮。　白术土炒。　甘草炙。　山藥炒。　扁豆去殼，炒，各四兩。　砂仁炒，去衣。　桔梗炒，去蘆。　薏苡仁炒。　蓮肉去衣及心，各二兩。

右共爲末，薑棗湯調服。

脾胃屬土，土爲萬物之母，故東垣曰：脾胃虚則百病生。然則調理中州，其首務也。脾悦甘，故用人參、甘草、苡仁；脾喜燥，故用白术、茯苓；脾喜香，故用砂仁。心生脾，故用蓮子治心；土惡水，故用山藥治腎。桔梗入肺，能升能降，所以通天氣于地道，而無否塞之憂也。

玉屏風散

主氣虚表弱，自汗不已，易感風寒。

黄芪炙。　防風各一兩。　白术二兩，土炒。

共爲末，每服三錢，白湯下。

衛氣虚薄，則玄府不閉，陽不能固，自汗乃出。黄芪甘温，專充肉分，是以爲君。防風入肺，貫徹皮毛，故東垣曰：黄芪得防風，而功愈大。是以爲臣。白术甘温，入脾，脾主肌肉，故以爲佐。以其善補衛外，足爲吾身之倚庇，故「玉屏風」之名立焉。

六一散

主中暑，身熱煩渴，小便不利。

滑石六兩，白膩者，水飛細。　甘草一兩。

右爲末，每用五錢，新汲水調服。

身熱煩渴，陽明症也；小便不利，太陽症也。滑石味甘淡，甘入中央，淡則五臟無歸，專入太陽利便，滑則利竅，不獨小便也，故以爲君。然石性大寒，能傷中州，太滑能滲真氣。經曰：以甘緩之。故用甘草爲佐。《經》曰：治溫以清凉而行之。故用新汲水調。夫天一生水，地六成之，此太陽寒水之數也。《經》曰：寒勝熱。此方專主丙丁，故有取于「六一」之數焉。

二妙散

主濕熱爲患，腰膝疼痛，不能行動。

黄柏乳潤一宿。　蒼术泔浸七宿。

右二味，等分爲末，空心酒服三錢。

温性有就下之義，故其病在中半以下。濕則生熱，温熱相搏，其痛乃作。黄柏味苦，苦勝熱，且能下行，故以爲君。蒼术性燥，燥勝濕，且能辛散，故以爲臣。黄柏可去熱中之濕，蒼术可去濕中之熱。兩者相縮，各有妙用，故曰「二妙」。

十灰散

治嘔血吐血，咯血嗽血。先用此方止之。

大薊　小薊　柏葉　荷葉　茅根　茜根　大黄　梔子　丹皮　棕櫚皮各等分。

右燒灰存性，研細，碗蓋地上一夕，出火毒。用時，先將藕汁或蘿蔔汁，磨京墨半碗，調服五錢。

血屬陰，反從火化，故其色赤。爲陽所動，則血菀于上，使人薄厥。黑屬壬癸，見黑則止者，火見水而伏也，故用灰與墨汁。苦濇之味，聚而用者，苦能勝火，濇可固脱，更得童便引之下行，尤盡折伏之妙，勝于蘿蔔、藕汁也。

藿香正氣散

治外感風寒，内傷飲食，頭痛寒熱，或霍亂泄泄，或作瘧疾。

桔梗　大腹皮　厚朴製。　升麻　茯苓各一錢。　甘草炙，五分。　藿香一錢五分。　紫蘇一錢。

右薑三片，棗一枚，煎熱服。

正氣旺，則皮毛充固，外無感冒之虞。脾胃健行，内無停食之患。正氣稍有不足，外感内傷交作。以甘、桔、紫蘇，辛甘發散其外邪；厚朴、大腹，苦辛宣通其内滯。更以藿香爲君主，内可和中，外可解表，統領諸劑成功，正氣賴以復矣，故名藿香正氣。

不換金正氣散

治脾氣虚弱，寒邪相搏，痰停胸膈，寒熱爲瘧。

厚朴薑製。　藿香　半夏　蒼术泔浸，糠炒。　陳皮各一錢。　甘草炙，五分。

右薑三片，棗一枚，水煎熱服。

正氣，指中氣也。中氣不和，水濕不行，則痰生爲患。蒼、朴、陳、甘，平胃散也，所以鋤胃土之墩阜，而使之平也。佐以藿香，一身之滯氣皆宣；助以半夏，滿腹之痰涎盡化。俾正氣得以轉輸，邪氣無由乘襲，可貴孰甚焉。雖有黄金，吾不與易矣，故名。

霹靂散

治陰盛隔陽，身熱脉浮，煩燥欲水。

附子一隻，炮。

用冷灰埋之，取出細研，入真蠟茶一錢，同研，分二服。每服水一鍾，煎六分，入蜜一匙，冷服。

陰寒太盛，隔陽于外，此即内真寒而外假熱也。無根之虚陽在外，故脉浮而大，按之如無，非表邪也。煩躁者，陰寒發躁，水極似火之象。欲水者，欲坐井中，爲外有虚熱故也。此寒極反見勝已之化，譬如冬月嚴寒，水泉冰堅，堅爲陽象，反于極寒乃見也。若誤以爲熱，輕與寒涼，須臾之頃，便入幽泉矣。可不謹諸？方名「霹靂」者，即所謂一聲雷破臘，萬象盡回春之義也。

紫雪散

治脚氣及暑中三陽，所患必熱，煩躁發癍等症。

升麻六錢。　黄金十兩。　寒水石　石膏各四兩八錢。　犀角　羚羊角各一兩。　玄参一兩六錢。

沉香　木香　丁香各五錢。　甘草八錢。

水五碗，煮金至三碗。去金，入諸藥，再煎至一鍾。去渣，投朴硝三兩二錢，微火煎，柳條勿停手攪，候欲凝，入盆中。更下朱砂、麝香各三錢，急攪令匀，候冷凝成雪。每服一錢，細細咽之。煩躁發癍，症在陽明，大青、升麻，用而不效，其毒深矣。草木無功，進求金石。黄金禀中央陰已之氣，合西方從革之行，且能鎮定，可肅妄炎。二石有冰霜之度，二角有凛冽之風，玄参補其北，朱砂瀉其南。制以四香，無增氣之虞；君以朴硝，有隆冬之象。羣陰並集，賴升麻以導入陽明。雖有苛毒，行且冰消矣。方名「紫雪」者，取其色，喻其功也。

膏方六首

膏者，膏也。虚則重補其脂膏，又肺經之藥，不厭頻而少，既取其便于頻，又取其潤也。

地黄膏

主滋陰降火，養血清肝。

生地黄一斤，酒洗。　當歸身三兩，酒洗。　白芍藥一兩五錢，炒。　甘枸杞六錢。　牡丹皮二錢，便炒。　知母鹽酒，多炒。　地骨皮炒。　人參去蘆。　甘草各五錢。

水二斗，煎一斗，去滓，熬煉成膏。

夫陰虚者，未有不火動。苦寒直泄之藥，惟病端初起，元氣未虚，勢方蘊隆，脉鼓而數者，暫取治標；稍久涉虚，便不可服。王太僕曰：治熱未已，而中寒更起，且足太陰傷，而絶肺金孕育之原矣。兹以地黄爲君，知母爲臣，壯天一之水，以制丙丁，不與之直争也。當歸、芍藥以沃厥陰，腎、肝同治之法也。水衰則火旺，是以二皮爲鉗制；火盛則金衰，是以二冬爲屏障。人參、蓮子補金位之母，甘草生用，所以奉令承使，奔走贊成者也。若火勢既平，而中宫虚弱者，亟進參术膏，以壯倉廪之官。

參术膏

治虚勞之人，脾胃虧損，或脹或瀉。

人參去蘆。　白术土炒，各八兩。　薏苡仁四兩，炒。　蓮肉三兩，去皮及心。　黄芪二兩，蜜炙。　茯苓二兩，去皮。　神麯二兩，炒。　澤瀉炒。　甘草炙，各三錢。

水二斗，熬一斗，去滓，再熬成膏。

經曰：清氣在下，則生飧泄；濁氣在上，則生䐜脹。此皆土虚，並金亦薄，遂失其升降之常耳。經曰：脾欲緩，急食甘以緩之，以苦泄之。白术苦甘。是以爲君。東垣曰：脾胃虚，則氣不足。人參甘温補氣，是以爲臣。氣不足者，肉分不充，故佐以黄芪；土虚則不能生金，故佐以苡仁。虚則補其母，故佐以蓮子。土惡濕，虚則水寡于畏，故佐以茯苓、澤瀉。土虚則不善散精輸肺，故佐以神麯。通五方之氣于太陰，和諸藥之性而無忤者，甘草爲使之力也。

人參固本膏

治腎虚肺熱，喘嗽煩渴。

人參二兩。　天門冬　麥門冬　生地黄　熟地黄各四兩。

右以二冬、二地熬成膏，以人參細末和匀。時時挑少許，置口中噙化。

天一生水，故腎爲萬物之元，人身之本。自伐其元，則本不固而勞熱作矣。熱則火刑金而喘嗽生焉。取二地以補腎爲君，精不足者，補之以味也。取二冬以保肺爲臣，虚則補其母也。

火刑金而肺氣衰，非人參莫可救援，東垣所謂無陽則陰無以生也。倘泥肺熱傷肺之説，則孤陰不長，不幾于坐而待斃耶？

瓊玉膏

治虚勞乾咳。

生地黄四斤。　白茯苓十三兩。　白蜜二斤。　人參六兩。

右以地黄汁同蜜熬沸，攪匀，用絹濾過，將參、苓爲細末，和匀前汁，入磁瓶。用綿紙十數層，加箬封札瓶口，入砂鍋内，以長流水煮没瓶頸，用桑柴火煮三晝夜。取出，换油紙扎口，以蠟封固，懸井中一日。取起仍煮半日，白湯點服。

乾咳者，有聲無痰，火來乘金，金極而鳴也。此本元之病，非悠遊漸漬，難責成功。若誤用苦寒，祇傷脾土，金反無母，故丹溪以地黄爲君，令水盛則火自息也。損其肺者，益其氣，故用人參以鼓生發之元；虚則補其母，故用茯苓以培萬物之本。白蜜爲百花之精，味甘歸脾，性潤悦肺，且緩燥急之火。四者皆温良和厚之品，誠堪寶重。郭機曰：起吾沉瘵，珍賽瓊瑶，故有「瓊玉」之名，示人知所珍也。

五味子膏

治夢遺精滑，及火嗽，極效。

北五味子一斤，水浸一宿，去核，入砂鍋煎之。去渣，入蜜二斤，共熬成膏。須微火爲妙。

右每服二三匙，空心白湯下。

北方之令主閉藏，神氣虚怯，則不能收固。五味子味酸。酸者，束而收斂，能固耗散之精，有金水相生之妙。況酸味正入厥陰，厥陰偏喜疏泄，乃圍魏救趙之法也。一物單行，功專力鋭，更無監制，故爲效神速。不可多服、久服，必有偏勝之患。

龜鹿二仙膠

大補精髓，益氣養神。

鹿角血取者十斤。　龜版自敗者五斤。　枸杞子甘州者三十兩。　人參清河者去蘆，十五兩。

右用鉛罈，如法熬膠。初服，酒化一錢五分，漸加至三錢，空心下。

人有三奇，精、氣、神，生生之本也。精傷無以生氣，氣傷無以生神，故曰天一生水，水爲萬物之元。精不足者，補之以味，故鹿角爲君，龜板爲臣。鹿得天地之陽氣最全，善通督脉，足于精者，故能多淫而壽；龜得天地之陰氣敦厚，善通任脉，足于氣者，故能伏息而壽。二物氣血之屬，又得造化之玄微，異類有情，竹破、竹補之法也。人參爲陽，補氣中之怯；枸杞爲陰，清神中之火，故以爲佐。是方也，一陰一陽，無偏攻之憂；入氣入血，有和平之美。由是精生而氣旺，氣旺而神昌，庶幾享龜鹿之年矣，故曰「二仙」。

白术膏　補胃健脾，和中進食。

白术十斤，取于潛出者，先煮粥湯待冷，浸一宿。刮去皮净，切片，用山黄土蒸之，曬乾。再以米粉蒸之，曬乾聽用。

右用水百碗，桑柴火煎取三十碗，加白蜜二斤，熬成膏。每服一酒杯，淡薑湯點服。

太陰主生化之元，其性喜燥，其味喜甘，其氣喜温，白术備此三者，故爲中宫要藥。配以白蜜，和其燥也。且甘味重，則歸脾速。陶氏頌云：緑葉抽條，紫花標色。百邪外禦，六腑内充。木榮火謝，盡採擷之難；啓旦移申，窮淋漉之劑。味重金漿，芳踰玉液。夫豈無故而得此隆譽哉！

醫案論第二十三

醫典極博，茫如望洋，自非有恒，未有不廢然返者。夫醫之難，非處常之難，處變之難也。

毫釐疑似之間，判若千里之隔。苟無確然之見而拘于常，其不夭人之年者鮮矣。余儒者也，鉛槧是攻，而又與知醫，寧免掛漏之譏。然沉心綜考之餘，冰兢倍謹，愚而自用，矢不敢爲？繆辱知信，往往取驗。其療處常之症，不敢贅録，摘一二治之變者，謹述如左。知我者，其惟此案乎；罪我者，其惟此案乎？

吏部少宰蔣恬菴，署禮部時，患手足麻痺，目中覩一成兩，服補血藥不應，改服脾藥、痰藥，精神困倦。余診得寸口脉大，兩尺獨濇。此心腎不交，水泛爲痰之故也。乃取地黄丸料作煎劑，倍用澤瀉、茯苓，入青鹽少許。凡六劑，而歧視遂收。乃兼進參、芪安神之劑，一月而康復如常。

屯田孫侍御瀟湘夫人，久痢不止，口乾發熱，飲食不進，猶服香連等藥，完穀不化，尚謂邪熱不殺穀，欲進芩、連，數日不食，熱甚危迫。余診之，脉大而數，按之極微。詢之小便仍利，腹痛而喜手按，此火衰不能生土，内真寒而外假熱也。小便利，則不熱可知；腹喜按，則虚寒立辨。亟進附子理中湯，待冷與服，一劑而痛止。連進一十餘劑，兼服八味丸而康。

徽州太學方魯儒精神疲倦，腰膝異痛不可忍。醫者皆曰腎主腰膝，乃用桂附之劑，綿延兩月，愈覺四肢痿軟，腰膝寒冷，遂恣服熱藥，了無疑懼。比余視之，脉伏于下；極重按之，振指有力。因思陽盛格陰，乃火熱過極，反兼勝已之化，欲用苦寒之藥，駭而弗從。又半月而寒愈甚，復來求治。余曰：寒勢日增，乃熱毒愈甚也。小便當赤，必畏沸湯。詢之果然，方能信悦。余以黄柏三錢，龍膽草二錢，芩、連、梔子各一錢五分，加生薑七片，爲之嚮導，乘熱頓飲。移時便覺腰間暢快，三劑而痛若失矣。用人參固本丸日服二兩，一月而痊安。

孟太宗師胃脘痛甚，狀若感冒，因而廢食。用木香、豆蔻、陳皮、枳殼理氣之劑，痛勢不減。心脾兩部，緩而且濇，此内傷不足之候也。法當峻補，而原醫者曰：痛無補法，通則不痛矣。寧敢用此反劑耶？余曰：此固正劑也，若再進攻伐之藥，請勿復敢見矣。乃進參、芪各三錢，歸、术、陳皮各二錢，酸棗仁一錢。服之。是夕能食，痛勢頓減。調補數日而瘥。

同邑郡守張三星，脾胃不和，久患泄瀉，用分利燥濕之劑，不效。診其脉，右手寸、關滑甚，與二陳滚痰之藥，再服而瀉止。未幾感冒，發熱惡寒，困倦之甚，診得六部大而無力，人迎與氣口亦略相當。遂與補中益氣湯，連服一月而安。

同邑社友俞敬敷，飲食不均，遠行勞倦，發熱煩悶，症類傷寒，乃禁食不與。比余視之，言語輕微，手背不熱，六脉數而軟，此真氣不足，非有外邪也。力勉其進粥，乃與甘温大補之劑。恪服數日，熱退而安。

同邑吴君明，患傷寒，至六日譫語狂笑，不大便。衆皆欲用大承氣湯下之。余見其小便清，因思仲景曰：傷寒不大便六七日，頭痛有熱，小便清，知不在裏，仍在表也。欲用桂枝湯，群然誹謗，以爲此陽盛之症，桂枝到口必斃矣。余曰：汗多亡陽，故發譫語。雖不大便，腹無所苦，和其榮衛，必自愈耳。遂違衆用之，及夜而笑語皆止，明日大便亦通，故知病變多端，不可膠執，向使狐疑而用下藥，禍不旋踵。

給諫晏懷泉如夫人，時當盛暑，心腹大痛，自汗甚多，清火行氣之藥遍服，弗效。診其左寸濇，右寸濡，此氣弱不行，血因以阻身。乃進參、芪、薑、桂、桃仁、歸尾、玄胡索之劑，二劑而痊。調理年餘，再妊生子。盛暑而用薑、桂，捨時從症也。

江右太學李明奇，素雄壯，忽患左脇痛，手不可近。用左金丸、瀉肝湯，至月餘，痛處漸大，右脇亦痛，不能行動，神氣如癡，惚惚若有所失，面色黄，兩關脉促。此蓄血已深，非駃劑不下也。用桃仁承氣湯，一服不動。再加乾漆、生大黄五錢，下血塊十餘枚，痛未全減。又下數枚如雞子大者，痛遂止，神乃爽然。惟見困倦，先與獨參湯，再用八珍湯調理三月而康。

南都許輪所孫女十八歲，患痰嗽，夏月診之，太陰搏指，少陰如爛綿。其爲水衰而火乘金，了然可見。余曰：金以火爲讎，今不浮濇而反洪大，賊脉見矣。腎水又不能救，秋金之令可憂。至八月初五日診之，忽見肺之洪者變而爲細，腎之軟者變而爲大。余曰：歲在戊午，少陰司天，法當兩尺不應。今尺當不應而反大，寸當浮大而反細。余曰：尺寸反者死。況肺部如絲，懸懸欲絶。經曰：肺脉懸絶，十二日死。計其期，當死于十六日。然而安穀者過期，不安穀者不及期。以飲食不減，故當踰期。况十六、十七二日皆金，助其旺氣，安得遽絶？十八日，交寒露節，又屬火日。經曰：手太陰氣絶，丙日篤，丁日死。言火日也。寅時，乃氣血注肺之時，不能注則絶，必死于十八日寅時矣。輪所聽之，潸然淚下。自謂能食，猶不肯信。果至十八日未曉而終。

閩中太學張仲輝，喜食瓜果，縱飲無度，忽患大瀉。先用分利，不應。再用燥濕，反加沉困。余見其六脉皆浮，因思經曰：春傷于風，夏主飧泄，非汗不解。以麻黄三錢，人參、白术各二錢，甘草、升麻各一錢與之。有醫者笑曰：書生好奇，妄用險峻。傷寒且不輕用麻黄，此何病也，而以殺之耶？仲輝惑之，既而困甚。嘆曰：「吾已將死，姑服此藥，以倖萬一。」遂煎服之。覆取大汗，泄瀉頓止。以四君子調治而痊。遺書謝曰：「璵以放縱，蒙此奇疴，藥劑雜投，無益反害。夙世有緣，得兄手援，而庸夫讒阻，幾至敗亡。天未絶弟，於沉困之中，結肝膈之信。一匕纔投，病邪立解。麻黄、人參，人視之如鴆毒，兄用之如美丸，竟救餘生，以有今日，淪肌沁骨之感，未劫難忘，敢忘報耶？」

海寧刑部主政許同生令愛，痢疾腹痛，脉微而軟。余曰：此氣虚不能運化，其窘迫後重，乃下陷耳。用升陽散火湯一劑，繼用補中益氣湯，數劑而愈。

同邑業師吴玄水如夫人，吐血發熱，上氣咳嗽，其脉大而虚，心部尤甚。此氣虚不能攝血，忌用降火之藥，遂用歸脾湯加乾薑數服，血止熱退而安。

五家嫂發熱煩渴，胸腹痛甚，肢節皆疼，服理氣降火和血之藥，不效。余診其脉，緊而非數，乃中有痼冷也。遂用八味丸料加人參服之，數劑而霍然。

江西學憲黄貞父，患腸風下血，久用四物湯，芩、連、槐花之屬，屢發不止，面色頗黄。診其脉，惟脾部浮而緩，此土虚而風濕交乘也。遂用蒼、术三錢，茯苓、人參、黄芪、升麻、柴胡、防風各一錢。進四劑而血止，改服十全大補湯，調養而愈。

同邑社友宋敬天，患心腹大痛，遂不敢食，服行氣、消食、温中諸藥，不效。診其左寸滑而急，視其氣不能以息，偶得一咳，痛楚難支。余曰：此爲心疝無疑，非有食也。亟進米粥，以小茴香、吴茱萸、玄胡索、木通、川楝、甘草煎成，加食鹽少許，一劑而痛止，數劑而安。

嘉善孝廉葉行可，腹脹而瀉，腸風下血。用凉血行氣之劑，反深不快；用黄柏、知母，胃氣愈傷，飲食減少。余曰：此土氣虚甚，因而下陷，不能攝血也。以異功散加升麻、乾薑，數十劑而痊。

浙江太學俞望之，爵熱嘔吐，余授以方曰：四劑可止。用竹茹、山梔各三錢，陳皮、茯苓各二錢，甘草一錢，煎成，加薑汁五匙，和匀熱服，望之曰：昨得一方，與此相類，服而不效，何也？余曰：熱甚而嘔，口有冷氣，此火極似水之象，須凉藥熱飲，方得素問之旨。前所服，必不甚熱耳。第熱飲之，必當速愈。已而果驗。

同邑張少椿女，以喪子悲傷，忽當雷雨交作，大恐，若無所避。旦日，或泣或笑，或自語，或罵詈，如中鬼祟。診其心脉浮滑，餘皆沉細，此氣血兩虧，憂恐傷心，心傷則熱，熱積生風也。以滚痰丸，用桔梗、玄胡索、陳皮、杏仁煎湯送下，出痰積甚多而愈。

兵尊高懸圃老公祖，患兩足酸軟，神氣不足。向服安神壯骨之藥，不效。改服滋腎牛膝、苡仁、二妙散之屬，又不效。純用血藥，脾胃不實。召余診之，脉皆衝和，按之亦不甚虚，惟脾部重取之濇而無力。此土虚下陷，不能制水，則濕氣墜于下焦，故膝脛爲患耳。進補中益氣，倍用升、柴，數日即愈。夫脾虚下陷之症，若誤用牛膝等下行之劑，則愈陷。此前藥之所以無功也。

邑宰夏儀仲太夫人，年已八秩，戊寅新夏，儀仲遠任閩邑，憂思不已。偶因暑浴，遂患發熱頭痛。醫者以爲傷寒，禁其食，而肆行解散。越三日，氣高而喘，汗出如洗，昏冒發厥，業已治凶事，始問治于余。余診其脉，大而無力，乃爲之辨曰：外感發熱，手背爲甚；内傷發熱，手心爲甚。外感頭痛，常痛不休；内傷頭痛，時作時止。今頭痛無定而手背不熱，是與虚也，與外邪無涉。即進食補中，猶懼或失之，反禁食攻表，安得不敗乎？遂用人參、黄芪各五錢，白术、半夏各二錢，橘紅一錢，甘草六分。原醫者爲之咻曰：喘爲氣逆，此藥到咽，即不可救。舉家驚疑不决，余百口陳辨。甫投一劑，喘汗減半。更倍用參、术二劑，症減七八，惟飲食不進耳。余曰：火衰不能生土，但于原方加附子一錢五分，乾薑一錢。十劑而食進。調理三月，計用參二斤而安。

新安吳修予令侄，煩躁發熱，肌體骨立，目不得瞑已三年矣。大江以南，迎醫幾徧，非清熱養陰，即化痰安神，藥劑及千，求一刻安卧不能也。時寓嘉定盧店典中，迎余視之，肝脉獨沉而搏，此怒久久伏，木欝宜達也。用柴胡四錢，白芍藥二錢，丹皮、山梔各二錢五分，甘草五分，桂枝四分。日晡進劑，未及黄昏，而鼾齁熟寐，達旦未寤。伊兄裹伯，大爲憂惶。余曰：卧則魂歸于肝，三歲不歸，疲勞已極。譬如久熱得凉，樂而忘返，無足懼者。至午方甦，喜不自禁。從床褥叩首曰：「積患沉深，自揣必斃。三年之病，一朝而起之。人非土木，感極涕零。」索余丸方，惟逍遥散加人參而已。一月之後，頓復康和。

楚中中翰秦五梅奉旨祭葬董玄宰，昏倦發熱，頭痛惡風。郡侯方公祖命余診之，余曰：中氣大虚，元氣下陷。陽氣不充而頭痛，形氣衰少而内熱。用調中益氣加葛根，一劑而愈。再煎而起。更製脾腎兩丸，俾服踰月，而健旺倍常矣。

翰林堂院楊方壺夫人，怒後飲食停滯作痛。每用枳、朴、杏、芽，七日無功，商治于余。遂以六君子湯加玄明粉投之，宿垢頓下。滯痛雖除，昏倦不能進食，稍得食便泄瀉，困乏難狀。日用人參一兩，熟附三錢，黄芪、白术、肉果各二錢，甘草六分，半夏一錢。間以六君子補中湯調理，參必一兩，附必三錢。百日之内，未嘗少間。越五月，服人參至八斤，薑、附至二斤，方復居處之常。

太學姚三省，膈噎嘔吐，或與清火，或與疏通，或與化痰，或與散鬱，居半載而愈甚。余曰：氣口無力，兩尺遲難，脾腎交虚之診也。脾虚則升降失職，而痰起中焦，腎虚則真火衰微，食難運化。與白术五錢，炒令焦色。半夏二錢，炮薑二錢，沉香一錢。一劑而嘔吐減半，再劑而食進。凡二十日，而善啗，如湯沃雪，余亦不意其速效至此。

相國楊文老，歷吾郡督兑時，與余有生平，垂顧就診，極言痰氣作楚，喘急而不能食，遍體作痛。服清氣化痰，無異服水，何也？余曰：豈止無益，翻受害矣。肥人氣居于表，中氣必虚，脾弱不能勝濕，氣虚不能從運，是以多痰而喘，盍用四君子加星、夏，佐以薑汁，可數劑已也。遂恪服之。計下車至起行，凡七日，而痰喘果平。

文學金伯含，三年吐血，計二冬、二母、四物之類，不啻五百劑。形容憔悴，面色痿黄，咳嗽喘急，每歲必吐血數次。漸至一月而吐五六次，苦不可支，悉簡所服方案，專來商治。余細診之，沉而不浮，尺小于寸，右弱于左，色夭而血黯，不覺喟然嘆曰：此陽氣本虚，寒凉復傷之，肅殺之氣，色脉並告矣，夫復何疑？遂用生脉散加肉桂一錢，熟附一錢，甘草五分。一劑而安，然再劑而嗽減。伯含曰：温劑若不相宜，助火速于桴鼓，兩投而勢減，對症可知。而今而後，甫有生機矣。連進十劑，血果不來，喘嗽頓止。更以□木丸、理中丸交進，半載而瘳。

學師楊龍友如夫人，發熱頭疼，昏倦煩悶。六日之後，忽見紅點，衆皆以爲發癍，用升麻、犀角之類。五日以來，轉增煩悶，紅點不退。迎余視之，脉浮而大，皆有頭粒。此太陰之瘄，非陽明之瘢也。瘢爲熱毒，藴于肌肉，法當清火，瘄爲風邪，客于皮毛，法當宣揚。一表一裏，奚啻天淵！乃用防風二錢，荆芥一錢，前胡、桔梗、蟬殼、甘草治之。一劑而點多，三劑而瘄透。調理半月而安。夫瘄爲陽邪，大忌苦寒，遇其宣發，誤作瘢治，適與相反，其不斃者幸而免耳。

武林俞玉士年甫三旬，怒後發渴，飲水過多。旦日肢體俱腫，腹脹異常。乞診于余，余曰：年方壯而病發于驟，脉方實而藥不厭攻。若不急于疏通，積久必成大患。以胃苓散加牛膝、車前。三進而不爲少動，是病深藥淺也。更以舟車神祐丸再進，而小便泉湧，肢體漸收。乃與胃苓湯加白术、椒仁，十五日而痊。

薛雲孚之内，余之甥也。未出閣時，患腹痛，食少面黄體瘦。幼科多以退熱消積治之，女科多以通經行血治之。大方以爲虚而議補，俱不效。比余視之，脉大而尺獨數，肌膚甲錯，爲小腸有癰，膿已成而將潰矣。亟與葵根一兩，皂刺二錢，銀花三錢，甘草節一錢，陳皮二錢，再劑而膿血大潰。更以太乙膏，同參者治之，一月始安。

感應論第二十四

醫以活人爲心，當念人身疾苦，與我無異。凡有招者，急去無違。或止求藥，宜即發付，勿問貴賤，勿擇貧富，勿論風雨，勿拘遠近，盡心拯濟。惟日不足，冥中自有佑之者。倘乘人之急，設巧求財，輕言談笑，亂説是非，危言駭聽，邪説惑人，以不我信，因循坐視，萬一痊安，己冒其功，一旦淪亡，人分其咎，冥中自有禍之者。若險症瀕危，惟峻重之法，尚可救百中之一二。但醫者重惜名譽，雖有一綫生機，知而不爲，己真心救濟者，豈若是乎？至于儔輩，勝己者師之，不若己者佐之。毋道人短，毋恃己長，寧人謗吾，毋吾謗人。謹此數者，庶幾有恒。嗟乎！善惡之報，如影隨形，前古及今，昭昭不爽。搜集十則，以告同志，用征天鑒不遠，人亦奈何而不爲善也哉！

許叔微，少嘗以登科爲禱，夢神人告曰：汝欲登科，須憑陰德。叔微自念家貧無力，惟醫乃可，奮志方書，久乃通妙。人無高下，皆急赴之，活人甚多。復夢神人曰：藥有陰功，陳樓間處，堂上呼盧，喝五作六，遂中第六名。上一名陳祖言，下一名樓材。如第五名授官，與夢中之言，無一字差。出醫説。

陳獲，富陽人也。偶授數方，自矜神妙，貪利善妒，逞舌致富。忽患齒疼，湯飲俱廢。夢神告曰：必某治之可救耳。不得已求治，尋愈。二三年間，諸疾雜發，凡千金皆以酬醫，金盡而卒。困學卮言。

儀州聶從志，治邑丞妻李氏病愈。他日李僞稱疾，邀至語曰：「幾入鬼録，賴君復生，願以身奉枕席。」聶拒而出。及夜李復就之，聶絶袖脱去。後儀州推官黄靖國，陰吏逮入冥且還，見獄吏捽一婦剖其腸，旁有僧曰：此汝同官邑丞之妻，欲與聶通，聶不從，可謂善士。其人壽止六十，今延一紀，賜其子孫官。靖國既蘇，密訪之。夏驚曰：「方私語時，無一人知者，君安得聞？」靖具以告。聶死，子孫果以官顯。出夷堅志。

宣城符助教，能治癰疽，摻心無狀。病者瘡不毒，反用藥發之，以爲謀利之法。夢黃衣持片紙示之曰：「陰司追汝，以藤杖點其背。」符大叫痛。黃衣曰：「汝元來也痛。」隨手成一大疽。呼號七晝夜而死。季明醫説。

張彦明善醫，貧者求藥，不受錢，反濟之。有召者，雖貧必往。即富者持錢求藥，不計事寡，期於必效。病雖不可治，亦多與好藥，以安其心。城中火灾，四面焚爇，獨存其居。里中牛灾，其莊獨全。子登魁薦，孫二三人，皆龐厚俊爽，天之福善信矣。季明醫説。

王居安患痔，聞蕭山有善治者，力不能致。命舟自烏程走錢塘就醫。醫者欣然曰：五日除根，先以一藥放下大腸，又以一藥洗之。及放下大腸，遂議報謝，病者知命懸其手，盡許行囊爲酬，方肯爲治。後醫者貧頓無聊，餓而死。出泊宅编。

宣和間，有士人抱病經年，百治不瘥。聞何澄善醫，其妻召至，告曰：「良人久疾，無以供醫，願以身酬。」澄正色曰：「但當調治，不可相污。」未幾疾愈，澄夢判官語曰：「醫藥有功，不于艱急之際，以色爲貪，上帝賜錢五萬貫，官一員。」後東宮疾，國醫不能治，詔草澤醫。澄應詔，進劑而愈，賜錢五萬貫與官。季明醫説。

宜興段成務善醫，然性貪，非大勢力不能致。適一富人病，求醫。段曰：「非五百金爲謝不可。」許以半，拂衣而起。如其請，然後與治。别奉五十金爲藥費。段求益至百兩。數日病愈，載所獲歸。夢朱衣語之曰：「上帝以爾爲醫，而厚取貨賂，殊無濟物之心。」命脊杖二十。既醒，覺脊痛，杖痕宛在，還家而卒。出辛志。

張琰精于醫，視人疾苦，泪不能禁，忘寢忘食，必期全效，乃能釋然。嗣後慕者日益衆，琰日暮憂人之憂，忽成脹疾。床褥間聞人言曰：「仁者五臟，第得薑粥便好。」如言立愈。後子嗣繁衍，五世貴顯。困學卮言。

婁思孝遇症，多爲兩歧之語，處方專用平藥，意欲待病自痊，不求功于藥也。夢父告之曰：「冥中最重財貨，無故取人一文，亦必登算。汝以醫起家，上帝謂汝僥幸取賂，將逮治矣，速散之可免。」思孝散其半，餘則不忍。一日與老者偕出。老者失足死，疑其加害，訟于公，坐以罪，盡出所有賂而免。北澤瑣言。

删補頤生微論，四卷。浙江巡撫採進本。

明李中梓撰。中梓，字士材，華亭人。是編初稿定於萬曆戊午，已刊板行世。崇禎壬午，又因舊本自訂之，勒爲此編。凡二十四篇，曰三奇，曰醫宗，曰先天，曰後天，曰辨妄，曰審象，曰宣藥，曰運氣，曰臟腑，曰別證，曰四要，曰化源，曰知機，曰明治，曰風土，曰虛癆，曰邪祟，曰傷寒，曰廣嗣，曰婦科，曰藥性，曰醫方，曰醫藥，曰感應。門類頗爲冗雜，三奇論中兼及道書修煉，如去三屍、行呵吸等法，皆非醫家本术也。

李中梓

診家正眼

重訂診家正眼序

夫人臟腑、氣血、虚實、陰陽，全現于脉，醫以三指測之，求其胸中了、指下明，戛戛乎難之矣。西晋叔和氏所著脉經，可謂承先啓後，奈高陽生舛訛湮錮，脉義反晦。惟吾師士翁，以曠世奇才，成一代大儒。年十二，試輒冠軍，觀場者九，副車者再。遇太夫人疾，因事靈蘭，學博道精，悟入玄妙。彈指間，使沉疴頓起，遍地陽春。其應運而生也，殆非偶然。所著二十種，皆發前人之未備，及正眼一書，尤字字爲軒岐印泥，言言開後學聾瞶。卿胤立雪師門，嘗竊緒餘，以徵指下，心手相得，如桴應鼓，乃知是書一出，脉理昭然，吾師不獨噓枯當世，實振鐸千秋。奈兩楹既夢之後，原板散廢，四方射利之徒，竊名翻刻者，皆詞意顛倒，盡失本文。憶吾師瞑目時，猶呼余輩致囑曰：「吾四十年來，撰述雖多，然問心自慊者，惟正眼一書。」余與尤子生洲、鄭子介山，夙負囑言，疚心良切。今庚子秋，復梓原本，共襄厥成，庶幾慰吾師在天之靈，後學有遵途之適矣。

順治庚子仲秋門人秦卿胤古懷氏拜述。

診家正眼目録

上卷……一〇七二

脉之名義　氣口獨爲五臟主

脉辨至數　日夜五十營

診貴平旦　寸關尺之義

三焦分配三部　重輕審察

陰陽辨别　内經分配臟腑定位

六氣分合六部時日診候之圖

政運有不應之脉　人迎氣口

脉分四時六氣　脉分四方

脉分五臟　五臟平脉

五臟病脉　五臟死脉

五臟真脉　脉以胃氣爲本

脉貴有神　神門脉

反關脉　衝陽太谿

男女脉異　老少脉異

脉無根有兩説　女人脉法

小兒脉法　諸病宜忌脉

怪脉　七診

必先問明然後診脉

持脉有道　决死生

辨七表八裏九道之非

脉决死期　奇經八脉

下卷辨二十八脉……一一一〇

浮　沉

遲　數

滑　濇

虛　實

長　短

洪　微

細　濡

弱　緊

緩　弦

動　促

結　代

革　牢

散　芤

伏　疾

脉法總論

診家正眼卷上

脉之名義

内經曰：人受氣于穀，穀入于胃，以傳于肺，五臟六腑皆以受氣。清者爲營，濁者爲衛。營行脉中，衛行脉外。此明胃氣爲脉道之根，臟腑之本，氣血之所自出也。凡人之生，皆受氣于穀，萬物資生之本也。凡穀之入，必先至于胃，萬物歸土之義也。坤上不敢自專，精微上輸于肺，蓋地道卑而上行也。肺爲乾金，所受精微，下溉臟腑，蓋天道下濟而光明也。金土互輸，地天交泰。清而上升者爲營血，陰生于陽也；濁而下降者爲衛氣，陽根于陰也。營血爲陰，故行脉中；衛氣爲陽，故行脉外也。

按，審察病狀，以决死生，非指下了然，將安所憑藉乎？深慨世醫，不知脉爲何物，若以爲氣乎，而氣爲衛，衛行脉外，則知非氣矣；若以爲血乎，而血爲營，營行脉中，則知非血矣；若以爲經隧乎，而經隧實繁，則知非經隧矣。然則脉果何物耶？余嘗于此深思，久而始悟其微。古之衇字，從血、從𠂢，謂氣血流行，各有分派，而尋經絡也。今之「脉」字，從肉、從永，謂胃主肌肉，氣血資生，而永其天年也。夫人之生也，惟是精與氣與神而已。精氣即血氣，而神則難見也。人非是神，無以主宰血氣，保合太和，流行三焦，灌溉百骸，故脈非他，即神之別名也。神超于氣血之先，爲氣血之根蒂，善乎！華元化云：脈者，氣血之先也。氣血之先，非神而何？然神依于氣，氣依于血，血資于穀，穀本于胃，所以古之論脈者云：有胃氣則生，無胃氣則死。東垣亦曰：脈貴有神，正指胃氣也。是知穀氣充則血旺，血旺則氣强，氣强則神昌。神之昌與否，皆以脈爲徵兆。故脈也者，實氣血之主宰，即神之別名。此千古未剖之疑義也，特表而出之。

氣口獨爲五臟主

黄帝問曰：氣口何以獨爲五臟主？岐伯曰：胃者，水穀之海，六腑之大源也。五味入口，藏于胃，以養五臟氣。氣口，太陰也。是以五臟六腑之氣味，皆出于胃，變現于氣口。氣口者，六部之總稱，非專指右關之前也。按，素問經脈別論云：食氣入胃，經氣歸于肺。肺朝百脈，氣歸于權衡，權衡以平，氣口成寸，以决死生。由是而知氣口即寸口也。日變現者，飲食所變之精微，咸顯現于手太陰之氣口，而陰陽盛衰之象，莫不從此見矣。

難經曰：十二經皆有動脈，獨取寸口，何謂也？扁鵲曰：寸口者，脈之大會，手太陰之動脈也。肺爲五臟六腑之華蓋，位處至高，受百脈之朝會，佈一身之陰陽，故經曰「臟真高于肺，以行營衛陰陽」者，是也。是以十二經皆有動脈，獨取肺家一經之動脈，可以决五臟六腑强弱吉凶也。

脉辨至數

内經曰：人一呼脉再動，一吸脉亦再動，呼吸定息，脉五動，閏以太息，命曰平人。一呼再動，一吸再動，則一息四至，爲平和之脉。若得五動，即太過矣。惟當太息之際，亦爲平脉，何也？凡人之呼吸，三息後，必閏以一息之長；五息再閏，謂之太息，故曰「閏以太息」，亦應曆家三歲一閏、五歲再閏之數也。惟其息長，故得五至以明；苟非太息，則仍是四至矣。一呼脉一動，一吸脉一動，曰少氣。一呼一動，一吸一動，則一息之間僅得二至，脉之遲者也。遲主陰寒，陽氣衰微之明徵也。一呼脉三動，一吸脉三動而躁，尺熱曰病温；尺不熱、脉滑曰病風。一息六至，其名曰數。陽盛陰衰，熱之象也。尺熱者，言尺後近臂有熱，則必通身皆熱。脉來數躁，而體中發熱，其病温也，明矣。數滑而身不熱，當病内風。若使外感于風，寧有身不熱之理乎？

一呼脉四動以上曰死，脉絶不至曰死，乍數乍疏曰死。一呼四動，則一息八至矣，而况以上乎？而有不死者乎？脉絶不至，則運化息而機緘窮。乍數乍疏，則陰陽殀而揆度亂。三脉若見，不死安待？

日夜五十營

内經曰：一日一夜五十營，以營五臟之精，不應數者，名曰狂生。營者，運也。經脉運行于身，一日一夜，凡五十週，以運行五臟之精氣，夫週身上下、前後、左右，凡二十八脉，共長十六丈二尺。宗氣積于胸中，主呼吸而行經隧。一呼氣行三寸，一吸氣行三寸；呼吸定息，氣行六寸。以一息六寸推之，則一日一夜凡一萬三千五百息，通共計之，當五十週于身，則脉行八百一十丈。其有太過、不及而不應此數者，名曰狂生。狂者，妄也，猶言幸而生也。所謂五十營者，五臟皆受氣，持其寸口，數其至也。五十營者，五臟所受之氣也。持者，診也。但診寸口而數其至，則臟氣之衰旺可知矣。五十動而不一代者，五臟皆受氣。代者，止而復來也。臟有所損，則氣有所虧，故不能運行也。若五十動而無一止，則終無止矣。五臟之氣皆足，和平之象也。四十動而一代者，一臟無氣。難經曰：吸者隨陰入，呼者因陽出。今吸不能至腎，則至肝而還，故知一臟無氣者，腎氣先盡也。然則五臟和者氣脉長，五臟病者氣脉短。即此一臟無氣，必先乎腎，則下文所謂二臟、三臟、四臟、五臟者，皆當自遠而近，以次而短，而由腎及肝，由肝及脾，由脾及心，由心及肺。故病者，必氣促而喘，僅呼吸于胸中數寸之間。真陰絶于下，孤陽浮于上，氣短之極也。人之死生由乎氣，氣之聚散由乎陰。凡殘喘尚延者，一綫之氣未絶耳。此臟氣之不可不察也。三十動一代者，二臟無氣；二十動一代者，三臟無氣；十動一代者，四臟無氣；不滿十動一代者，五臟無氣。予之短期，要在終始。予，猶與也。短期者，死期也，亦近也。言死期已近也。終始者，十二經各有絶氣。先見，是名爲始也。詳見靈樞經脉篇。所謂五十動而不一代者，以爲常也，以知五臟之期。予之短期者，乍數乍疏也。以爲常者，無病之常脉也，因此可以知五臟之氣。若欲決其死期，則在乍數乍疏也。不滿十至而代，則乍數乍疏矣。非代脉之外，別有乍數乍疏也。

診貴平旦

内經曰：診法嘗以平旦，陰氣未動，陽氣未散，飲食未進，經脈未盛，絡脉調匀，氣血未亂，乃可診有過之脉。營衛之氣，一晝夜五十週于身。晝則行陽，夜則行陰，迨至平旦，復會于寸口。斯時也，未曾着衣動作，陰氣將盡而未動，陽氣將盛而未散。飲食未進，穀氣未行，故經脉未盛，而絡脉調勻，氣血未至于擾亂，乃可診有過之脉。有過，猶言有病也。若飲食入胃，則穀氣流行，直行之經，往往强盛。而横行之絡，氣先至者强，氣未至者弱，經絡之脉，不能調勻，則氣血之盛衰，未可盡憑矣。

寸關尺之義

內經曰：從魚際至高骨，却行一寸，名曰寸口。從寸至尺，名曰尺澤。故曰「尺寸」。寸後尺前，名曰關。大指從魚際穴至高骨，得一寸，故名爲寸也。肘腕内廉尺澤穴至高骨得一尺，故名爲尺也。正當高骨之上，乃尺與寸交界之際，故名關也。

扁鵲曰：尺寸者，脉之大要會也。從關至尺，是尺內，陰之所治也；從關至魚際，是寸口內，陽之所治也。要者，扼要也。會者，朝會也。尺寸皆肺之經脉，百脉皆來朝會，豈非扼要之所乎？腎肝爲陰，處乎尺內；心肺爲陽，處乎寸內。治，猶屬也，言所屬之部位也。

又曰：三部者，寸、關、尺也。九候者，浮、中、沉也。上部法天，主胸以上至頭之有疾；中部法人，主膈以下至臍之有疾；下部法地，主臍以下至足之有疾。上部法天，主上焦胸中之分，以至于巔頂，即寸部也。中部法人，主中焦膈中之分，即關部也。下部法地，主下焦腹中之分，以至于足膝，即尺部也。〇浮候法天，輕手候之，以察其表也。中候法人，不輕不重候之，以察其半表半裏也。沉候法地，重手候之，以察其裏也。每部各有浮、中、沉三候，則三部共九候矣。

滑伯仁曰：診脉之道，先調自己氣息。男左女右，先以中指取定關位，却下前後二指。初輕候消息之，次中候消息之，次重候消息之。自寸關至尺，逐部尋究。一呼一吸之間，脉行四至爲率，閏以太息，五至爲平脉也。其有太過、不及，則爲病脉，各以其部斷之。自己之氣息調匀，則他脉之至數明辨，故凡診必先調息也。男子屬陽，故先診左手；女子屬陰，故先診右手。掌後高骨正對關部，先以中指取定關部，然後下前、後二指，則尺寸方準也。輕候消息，其名曰舉；中候消息，其名曰尋；重候消息，其名曰按。一息四至，爲和平之脉；若當太息，必以五至爲和平也。太過者，洪大有力也；不及者，遲細無力也。各以五臟六腑所居之部位，察其微甚，審其從違，斷其吉凶也。

又曰：臂長則疏下指，臂短則密下指。三部之内，大小、浮沉、遲數同等，尺寸、陰陽、高下相符，男女、左右、强弱相應，四時之脉不相戾，命曰平人。其或一部之内，獨大、獨小，偏遲、偏疾，左右强弱之相反，四時男女之相背，皆病脉也。左脉不和，爲病在表，爲陽主四肢；右脉不和，爲病在裏，爲陰，主腹臟。臂長者，脉亦長，故下指宜疏；臂短者，脉亦短，故下指宜密。同等者，不大不小，不浮不沉，不遲不數也。相符者，寸爲陽、爲高，常宜浮大；尺爲陰、爲下，常宜沉小也。相應者，左大順男，右大順女。男子寸盛而尺弱，女子尺盛而寸弱也。不相戾者，春弦、夏洪、秋毛、冬石也。此四者，平人無病之脉也。其或大小獨見，遲數偏呈，左右相反，時令相戾，男女相違，皆知其爲病脉也。左脉爲人迎，故病在表，屬陽，與四肢相應也；右脉爲氣口，故病在裏，屬陰，與腹臟相應也。

又曰：察脉須識上下、來去、至止，不明此六字，則陰陽虚實不别也。上者爲陽，來者爲陽，至者爲陽；下者爲陰，去者爲陰，止者爲陰也。上者，自尺部上于寸口，陽生于陰也；下者，自寸口下于尺部，陰生于陽也。來者，自骨肉之分，而出于皮膚之際，氣之升也；去者，自皮膚之際，而還于骨肉之分，氣之降也。應曰至，息曰止也。上下者，以尺與寸相比度也。陽生于陰者，如左尺水，生左關木；左關，木生左寸心也。右尺火，生右關土；右關土，生右寸肺金也。陰生于陽者，右寸肺金，生左尺腎水也；左寸君火，分權于右尺相火也。來者，爲氣之升，主乎陽也；去者，爲氣之降，主乎陰也。內經以來盛去衰爲鈎脉，陽氣盛滿之象。若去來俱盛，鈎之太過也；來不盛，去反盛，鈎之不及也。應者，尋常應手之脉也；止者，歇至不匀之脉也，如促、結、濇、代之類。

三焦分配三部

岐伯曰：寸以射上焦，關以射中焦，尺以射下焦。扁鵲曰：三焦者，元氣之別使也。主通行三氣，經歷于五臟六腑。

華元化曰：三焦者，人之三元之氣也。總領五臟六腑、營衛經絡、內外左右上下之氣也。

按，三說而細繹之，乃知脉本身中之元神，和會後天穀氣，以週流于一身者也，蓋元神附于腎間之動氣，出于下焦，合水穀之精氣，謂之營氣。升于中焦，合水穀之悍氣，謂之衛氣。升于上焦，營行脈中，衛行脉外，其宗氣積于胸中，名曰氣海。故三焦者，統領週身之氣，而分隸于胸、膈、腹，即分配于寸、關、尺，灼然無可疑者。乃滑伯仁承訛襲舛，而謂右尺乃手心主，三焦脉所出，何其不稽于古，不衷于理耶？

重輕審察

扁鵲曰：初持脉如三菽之重，與皮毛相得者，肺部也。如六菽之重，與血脉相得者，心部也。

如九菽之重，與肌肉相得者，脾部也。如十二菽之重，與筋平者，肝部也。按之至骨，舉指來疾者，腎部也。由是推之，不獨以左右六部分候臟腑，即指下輕重之間，便可測何經受病矣。粗工不此之察，而專分六部，則脉中之微妙，烏可得而知耶？

陰陽辨别

岐伯曰：言人之陰陽，則外爲陽，内爲陰。言人身之陰陽，則背爲陽，腹爲陰。言人身臟腑中陰陽，則臟爲陰，腑爲陽。肝、心、脾、肺、腎五臟爲陰，膽、胃、大、小腸、三焦、膀胱六腑爲陽。故背爲陽，陽中之陽，心也。背爲陽，陽中之陰，肺也。腹爲陰，陰中之陰，腎也。腹爲陰，陰中之陽，肝也。腹爲陰，陰中之至陰，脾也。此皆陰陽表裏、内外、雌雄相輸應也。心、肺皆居上而屬陽，但心位乎南，故爲陽中之陽；肺位乎西，故爲陽中之陰也。腎、肝皆處下而屬陰，但腎位乎北，故爲陰中之陰；肝位乎東，故爲陰中之陽也。脾上位卑爲陰，且爲孤臟而居乎内，又不主時令，而寄旺于四季之末，故爲陰中之至陰也。

扁鵲曰：呼出心與肺，吸入腎與肝。呼吸之間，脾受穀味也，其脉在中。浮者，陽也。沉者，陰也。問：心肺俱浮，何以别之？曰：浮而大散者，心也；浮而短濇者，肺也。問：腎肝俱沉，何以别之？曰：牢而長者，肝也；舉之濡，按指來實者，腎也。脾主中州，故其脈在中，是陰陽之法也。呼出者，陽也，故心、肺之脉皆浮也。心爲陽中之陽，故浮而且大散也；肺爲陽中之陰，故浮而兼短濇也。吸入者，陰也，故腎、肝之脉皆沉也。腎爲陰中之陰，故沉而且實也；肝爲陰中之陽，故沉而兼長也。脾爲中州，故不浮不沉，而脉在中也。

内經分配臟腑定位

素問脉要精微論曰：尺内兩旁，則季脇也。季脇，小肋也。在脇下兩旁，爲腎所近之處也。尺外以候腎，尺裏以候腹。尺外者，尺脉前半部也；尺裏者，尺脉後半部也。前以候陽，後以候陰。人身以背爲陽，腎附于背，故外以候腎；腹爲陰，故裏以候腹。所謂腹者，凡大、小腸、膀胱，皆在其中矣。已下諸部，俱言左右，而此獨不分者，以兩尺皆主乎腎也。中附上，左外以候肝，内以候膈。中附上者，言附尺之上而居乎中，即關脉也。左外者，言左關之前半部也；内者，言左關之後半部也。餘皆倣此。肝爲陰中之陽臟，而亦附近于背，故外以候肝，内以候膈，舉一膈，而中焦之膈膜、膽腑皆在其中矣。右外以候胃，内以候脾。右關之前，所以候胃；右關之後，所以候脾。脾、胃者，皆中州之官也。而以外裏言之，則胃爲陽，脾爲陰，故外以候胃，内以候脾也。按，寸口者，手太陰也。太陰行氣于三陰，故曰「三陰在手而主五臟」。所以本篇止言五臟，而不及六腑。然胃亦腑也，而此獨言之，何也？經所謂「五臟皆禀氣于胃」，胃者，五臟之本也。臟氣者，不能自致于手太陰，必因于胃氣，乃至于手太陰也，故胃氣當于此察之。又五臟别論云：五味入口，藏于胃，以養五臟之氣。氣口亦太陰也，是以五臟六腑之氣味，皆出于胃，變現于氣口。然則此篇雖止言胃，而六腑之氣，亦無不見乎此。上附上，右外以候肺，内以候胸中。上附上者，言上而又上，則寸脉也。五臟之位，惟肺最高，故右寸之前以候肺，右寸之後以候胸中。胸中者，膈膜之上皆是也。左外以候心，内以候膻中。心、肺皆居膈上，故左寸之前以候心，左寸之後以候膻中。膻中者，即心胞絡之别名也。

○按，五臟所居之位，皆五行一定之理。火旺于南，故心居左寸；木旺于東，故肝居左關；金旺于西，故肺居右寸；土旺于中，而寄位西南，故脾、胃居右關。此即河圖五行之次序也。前以候前，後以候後。此重申上下、內外之義也。統而言之，寸爲前，尺爲後；分而言之，上半部爲前，下半部爲後。蓋言上以候上，下以候下也。上竟上者，胸喉中事也；下竟下者，少腹、腰、股、膝、脛、足中事也。竟者，盡也。言上而盡于上，在脉則盡于魚際，在體則應乎胸喉也。下面盡于下，在脉則盡于尺部，在體則應乎少腹、腰、足也。○按，此篇首言尺，次言中，附上而爲關，又次言上附上而爲寸，皆自內以及外者。蓋以太陰之脉，從胸走手，以尺爲根本、寸爲枝葉也。故曰：凡人之脉，寧可有根而無葉，不可有葉而無根。○又按，「內外」二字，諸家之注，皆云內側、外側。若以側爲言，必脉形扁濶，或有兩條者，乃可耳。不然，則于義不通矣。如前以候前，後以候後，上見上、下竟下者，皆內外之義也。觀易卦六爻，自下而上，以上三爻爲外卦，以下三爻爲內卦，則上下、內外之義昭然矣。或曰：浮取爲外，沉取爲內，于義亦通。然如外以候肺，內以候胸中；外以候心，內以候膻中。是臟從外取，而腑從內候，則無是事矣，故不如從上下看爲穩當也。推而外之，內而不外，有心腹積也。推者，察也，求也。凡診脉，先推求于外。若但見沉脉而無浮脉，是有內而無外矣，故知其病在心、腹之有積也。推而內之，外而不內，身有熱也。推求于內，浮而不沉，則病在外而非內矣，惟表有邪，故身熱也。推而上之，上而不下，腰、足清也。清者，冷也。推求于上部，則脉强盛；而下部，則脉虚弱。此上盛下虚，故腰、足清冷也。上、下有二義：以寸、關、尺言之，寸爲上，尺爲下也；以浮中沉言之，浮爲上，沉爲下也。推而下之，下而不上，頭、項痛也。推求于下部，下部有力，上部無力，此清陽不能上升，故頭、項痛。或陽虚而陰湊之，亦頭、項痛也。按之至骨，脉氣少者，腰脊痛而身有痺也。按之至骨，腎、肝之分也。脉氣少者，言無力也。腎水虚，故腰脊痛；肝血虧，則身有痺也。

愚按，五臟六腑，以暨心胞絡，共成十二經。分配于脉之六部，自有定理，莫可變亂。第詳玩内經，便昭然于心目矣。内經出胸、膈、腹三字，以分上、中、下，而配寸、關、尺也。然腑不及膽者，寄于肝部也；不及大腸、小腸、膀胱者，統于腹中也。高陽生以大、小腸列于寸上，不知大、小腸皆在下焦腹中，乃欲越中焦而候之寸上，誤矣。彼不過因小腸之脉絡于心，大腸之脉絡于肺耳。然則腎之脉亦絡于心，而遂于左寸候腎，可乎？膻中爲手厥陰經，即是心胞絡，故經曰：外以候心，内以候膻中。又曰：膻中者，臣使之官，喜樂出焉。又曰：膻中者，心主之宫城也。又曰：心胞絡之脉，起于胸中，出屬心。即此四段經文，而細繹之，則膻中即是心胞，心胞實爲心腑，昭確可據。而高陽生候于右尺，不亦妄乎？以丹溪之敏，亦以胞絡、膻中，分爲二候，况其他哉！内經明稱左右皆腎，而命門居兩腎之正中。考明堂、銅人等經，命門一穴在督脉第十四椎下陷中、兩腎之間，且脉之應于指下，爲有經絡，循經絡朝會于寸口。而内經並無命門之經絡，妄以穴名爲臟，配列右寸，

内經分配藏府診候圖

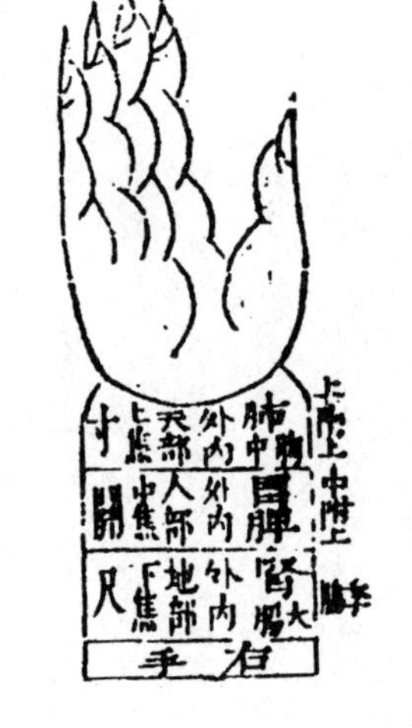

真是蒙昧千秋矣。三焦者，中清之府，通行人身三元之氣。三焦通則週身之氣皆通，故經曰：上焦如霧，中焦如瀝，下焦如瀆。王叔和分配于寸、關、尺，乃至當也。而高陽生分隸右尺，尤爲謬妄。

經曰：尺內兩旁，則季脇也。尺外以候腎，尺裏以候腹。中附上，左外以候肝，內以候膈；右外以候胃，內以候脾。上附上，右外以候肺，內以候胸中；左外以候心，內以候膻中。

六氣分合六部

右尺			右關			右寸		
沉	中	浮	沉	中	浮	沉	中	浮
芒種十五日 夏至五日	夏至十日 小暑十日	小暑五日 大暑十五日	立秋十五日 處暑五日	處暑十日 白露十日	白露五日 秋分十五日	秋分十五日 霜降五日	霜降十日 立冬十日	立冬五日 小雪十五日
三之氣少陽相火			四之氣太陰濕土			五之氣陽明燥金		

時日診候之圖

部	脈	時日	六氣
左寸	浮	穀雨五日　清明十五日	火君陰少氣之二
	中	立夏十日　穀雨十日	
	沉	小滿十日　立夏五日	
左關	浮	雨水五日　立春十五日	木風陰厥氣之初
	中	驚蟄十日　雨水十日	
	沉	春分十五日　驚蟄五日	
左尺	浮	冬至五日大雪十五日	水寒陽太氣之終
	中	小寒十日　冬至十日	
	沉	大寒十五日　小寒五日	

此六氣分合六部時日診候之圖，乃余所自悟而自製，實六氣至理，而古今所未發者。此以平治之紀爲例，若太過之紀，其氣未至而至，從節前十三日爲度；不及之紀，其氣至而未至，從節後十三日爲度。太過之歲，從左尺浮分起立春；不及之歲，從左關中分起立春。依次而推之，必于平旦，陰氣未散，陽氣未動，飲食未進，衣服未着，言語未吐之時，清心調息，逐部細究，則時令之病，可以前知。診得六部俱平則已；若有獨大、獨小、獨浮、獨沉、獨長、獨短，與各部不同，依圖斷之，無不驗者。假如左關中候脉獨弦大，已知雨水後、驚蟄邊有風熱之病，蓋弦主風而大主熱也，且左關又爲風木之令故也。如右尺沉分，脉獨緩滯而實大，已知芒種後、夏至邊有濕熱之病。蓋緩滯主濕，而實大主熱也。若緩滯而虛大，乃濕熱相火爲患。蓋緩滯爲濕，而虛大爲相

火也。且在沉分，沉亦主濕，又在相火之位故也。久病之人，六脉俱見濁滯，惟右寸中候脉來從容和緩，清净無滯，已知霜降後、立冬邊必愈。蓋中候而從容和緩，爲胃氣之佳脉，且右寸爲肺金之位，土來生金故也。其餘各部俱倣此，而精詳之，百不一失也。然亦須三四候之確然不渝，無不驗者。

政運有不應之脉

不應者，沉細之脉也。甚至極沉極細，幾於不可見也；第覆病者之手而診之，則見矣。凡值此不應之脉，乃歲運合宜，命曰天和之脉，不必求治。若誤治之，反伐天和矣。

土運爲南政，蓋土位居中，面南行令故也。金、木、水、火四運，皆以臣事之，北面受令，故爲北政。

甲、巳二年，爲土運南政。如遇少陰司天，則兩寸不應；厥陰司天，則右寸不應；太陰司天，則左寸不應。少陰在泉，則兩尺不應；厥陰在泉，則右尺不應；太陰在泉，則左尺不應。

乙、丙、丁、戊、庚、辛、壬、癸八年，皆爲北政。如遇少陰司天，則兩尺不應；厥陰司天，則右尺不應；太陰司天，則左尺不應。少陰在泉，則兩寸不應；厥陰在泉，則右寸不應；太陰在泉，則左寸不應。

如尺當不應而反浮大，寸當浮大而反沉細；寸當不應而反浮大，尺當浮大而反沉細。是爲尺寸反。經曰：尺寸反者死。

如右當不應而反浮大，左當浮大而反沉細；左當不應而反浮大，右當浮大而反沉細。是謂左右交。經曰：左右交者死。

人迎氣口

黄帝曰：寸口主中，人迎主外，兩者相應，俱往俱來，若引繩大小齊等。寸口者，氣口也。在右手關前一分，胃之部也，屬濕土而爲陰，故主在中之病；人迎脉在左手關前一分，膽之部也，屬風木而爲陽，故主在外之病。所謂相應者，往來大小，若引繩之不爽也。春夏人迎微大，秋冬氣口微大。如是者，命曰平人。春夏主陽，故人迎之陽脉微大；秋冬主陰，故氣口之陰脉微大。微大者，猶言略大也。雷公曰：病之益甚，與其方衰如何？黄帝曰：内外皆在焉。言表裏俱當審察也。切其脉口，滑小緊以沉者，病益甚，在中。人迎大緊以浮者，病益甚，在外。脉口，即氣口也。氣口爲陰，故在中而主臟；人迎爲陽，故在外而主腑。滑小緊沉，陰分之邪也；大緊以浮，陽分之邪也。故病皆益甚也。脉口浮滑者，病日進；人迎沉滑者，病日損。脉口爲陰，浮滑者以陽加陰，故病日進；人迎爲陽，沉滑者，陽邪漸退，故病日損。日損者，漸減也。脉口滑以沉者，病日進，在内。人迎滑盛以浮者，病日進，在外。脉口人迎，經分表裏，故沉滑則内病增，浮滑則外病進也。脉之浮沉，及人迎、氣口大小等，病難已。前言平脉，固自相應平等。此言病脉，則有内外、陰陽之辨，不當平等。若俱浮則偏于陽，俱沉則偏于陰，故病難已。已者，止也。病在臟，沉而大者易已，小爲逆。病在腑，浮而大者易已。病在臟者爲陰，陰本當沉，而脉大爲陽氣充也，故易已。若見小脉，則真陰衰而爲逆矣。病在腑者爲陽，陽病得陽脉爲順，故浮而大者病易已。故曰：陰症見陽脉則生，陽症見陰脉者死。人迎盛堅者，傷于寒；氣口盛堅者，傷于食。人迎主表，盛堅爲外，感風寒；氣口主裏，盛堅爲内，傷飲食。

按，古稱關前一分，人命之主。左爲人迎，以察外因；右爲氣口，以察内因。凡人死生之機，吉凶之故，蔑不于是推求。以故上古最爲秘密，必歃血而後敢傳，非粗工所與聞也。余雖不敏，請得而陳其概焉。夫寸、關、尺三部，各占三分，共成寸口。故知關前一分，正在關之前一分也。左關之前一分，屬少陽膽部。膽爲風木之司，故曰「人迎緊盛，傷于風」也。東方風木，主天地春升之令，萬物之始生也。經曰：肝者，將軍之官，謀慮出焉。與足少陽膽相爲表裏。膽者，中正之官，决斷出焉。人身之中，膽少陽之脉，行肝脉之分外；肝厥陰之脈，行膽脉之位内。兩陰至是而交盡，一陽至是而初生，十二經脉至是而終。且膽爲中正之官，剛毅果決，凡十一臟，咸取决于膽。故左關之前一分，爲六腑之源頭，爲諸陽之主宰，察表者不能外也。右關之前一分，屬陽明胃部，中央濕土，得天地中和之氣，萬物所歸之鄉也。經曰：脾胃者，倉廩之官，五味出焉。土爲君象，土不主時，寄主于四季之末，故名孤臟。夫胃爲五臟六腑之海，蓋清氣上交于肺，肺氣從太陰而行之，爲十二經脉之始。故右關之前一分，爲五臟之隘口，爲百脉之根荄，察裏者不能廢也。况乎肝、膽主春令，春氣浮而上升，陽之象也。陽應乎外，故以候表焉。脾、胃爲居中，土性凝而重濁，陰之象也。陰應乎內，故以候裏焉。若夫人迎違度，則生生之本虧；氣口先撥，則資生之元廢。古人以爲人命之主，厥有旨哉！

脉分四時六氣

十二月大寒至二月春分，爲初之氣，厥陰風木主令。經云：厥陰之至，其脉弦。

春分至小滿，爲二之氣，少陰君火主令。經云：少陰之至，其脉鈎。

小滿至六月大暑，爲三之氣，少陽相火主令。經云：少陽之至，大而浮。

大暑至八月秋分，爲四之氣，太陰濕土主令。經云：太陰之至，其脉沉。

秋分至十月小雪，爲五之氣，陽明燥金主令。經曰：陽明之至，短而濇。

小雪至十二月大寒，爲六之氣，太陽寒水主令。經曰：太陽之至，大而長。

脉分四方

東極之地，四時皆春，其氣暄和，民脉多緩。南極之地，四時皆夏，其氣蒸炎，民脉多軟。西極之地，四時皆秋，其氣清肅，民脉多勁。北極之地，四時皆冬，其氣凛冽，民脉多石。

東南卑濕，其脉軟緩，居于高巔，亦西北也。西北高燥，其脉剛勁，居于污澤，亦東南也。南人北脉，取氣必剛；北人南脉，取氣必柔。東西不齊，可以類剖。

脉分五臟

肝脉弦，心脉鈎，脾脉代，肺脉毛，腎脉石。

五臟平脉

肝脉來，軟弱招招，如揭長竿末稍，曰肝平。招招，猶迢迢也。揭，高舉也。高揭長竿，稍必和軟，乃弦長而兼和緩之義也。

心脉來，累累如連珠，如循琅玕，曰心平。連珠、琅玕，皆狀其盛滿流利，而無太過、不及之弊也。

脾脉來，和柔相離，如雞踐地，曰脾平。和柔者，悠揚之意。相離者，不糢糊也，如雞踐地。喻其緩而不迫，胃氣之妙也。

肺脉來，厭厭聶聶，如落楡莢，曰肺平。厭厭、聶聶，濇之象也。如落楡莢。毛之象也。輕浮和緩，平和之象也。

腎脉來，喘喘累累如鈎，按之而堅，曰腎平。喘喘也，累累也，如鈎也，三者皆心脉之陽也。而濟以沉石，則陰陽和平也。

五臟病脉

肝脉來，盈實而滑，如循長竿，曰肝病。盈實而滑，弦之太過者也。長竿無稍，則失其和緩之意。此弦多胃少，故曰肝病。

心脉來，喘喘連屬，其中微曲，曰心病。喘喘連屬，急數之象也。其中微曲，則猶未至于全曲，鈎多胃少之象也。

脾脉來，實而盈數，如雞舉足，曰脾病。實而盈數，如雞之舉足，雖不能如踐地之和，亦不至如鳥距之疾，弱多胃少之象也。

肺脉來，不上不下，如循雞羽，曰肺病。不上不下，濇之象也。如循雞羽，浮之象也。毛多胃少，肺金之病可見。

腎脉來，如引葛，按之益堅，曰腎病。引葛者，牽連蔓引之意也。按之益堅，則石多胃少，腎病可見矣。

五臟死脈

肝脉來，急益勁，如新張弓弦，曰肝死。曰勁、曰急，强急不和也。比之新張弓弦，但得弦急，絶無胃氣矣，安得不死？

心脉來，前曲後居，如操帶鈎，曰心死。前曲者，輕舉之而堅大也；後居者，重按之而牢實也。操帶鈎者，狀其彈指之象也。但鈎無胃，其死必矣。

脾脉來，鋭堅如鳥之喙，如鳥之距，如屋之漏，如水之流，曰脾死。鳥喙者，狀其硬也；鳥距者，狀其急也；屋漏者，亂也；水流者，散也。衡和之氣全無，中州之官已絶。

肺脉來，如物之浮，如風吹毛，曰肺死。如物之浮，則無根矣；如風吹毛，則散亂矣。但毛無胃，肺氣絶矣。

腎脉來，發如奪索，辟辟如彈石，曰腎死。索而曰奪，則互引而疾急矣；石而曰彈，則堅勁而無倫矣。但石無胃，故曰腎死。○按，難經十五難所載，與内經每多異同。或内經所有，而難經則缺；或難經所載，而内經則無。然難經亦必以内經爲宗主，不知何故異同若此？學者當以内經爲主，無多歧也。

五臟真脈

真脉，即死脉也。文有異同，義無差别。總之不見胃氣之脉，但見本臟之脉，故曰真脉。

真肝脉至，中外急如循刀刃，責責然如按琴瑟弦。

真心脉至，堅而搏，如循薏苡子，累累然。

真脾脉至，弱而乍數乍疏。

真肺脉至，大而虚，如以毛羽中人膚。

真腎脉至，搏而絶，如指彈石，辟辟然。

凡持真臟之脈者，肝至懸絶，十八日死；心至懸絶，九日死；肺至懸絶，十二日死；腎至懸絶，七日死；脾至懸絶，四日死。

脉以胃氣爲本

春胃微弦曰平，弦多胃少曰肝病，但絃無胃曰死。

夏胃微鈎曰平，鈎多胃少曰心病，但鈎無胃曰死。

長夏胃微軟弱曰平，弱多胃少曰脾病，但弱無胃曰死。秋胃微毛曰平，毛多胃少曰肺病，但毛無胃曰死。冬胃微石曰平，石多胃少曰腎病，但石無胃曰死。蔡氏曰：不大不小，不長不短，不滑不濇，不浮不沉，不疾不遲，應手中和，意思欣欣，悠悠揚揚，難以名狀者，胃氣脉也。

脉貴有神

東垣曰：有病之脉，當求其神。如六數七極，熱也。脈中有力，即有神矣，爲泄其熱。三遲二敗，寒也。脈中有力，即有神矣，爲去其寒。若數極遲敗，脈中不復有力，爲無神也，而遽泄之、去之，神將何依耶？故經曰：脈者，氣血之先。氣血者，人之神也。按，王宗正曰：診脉之法，當從心、肺俱浮，腎、肝俱沉，脾在中州。即王氏之説，而知東垣所謂「脉中有力」之中，蓋指中央戊、巳土，正在中候也。胃氣未散，雖數而至于極，遲而至于敗，尚可圖也。故東垣之所謂「有神」，即内經之所謂「有胃氣」也。

神門脉

兩手尺中，乃神門脈也。王叔和云：神門訣斷，兩在關後；人無二脈，病死不救。許考其論腎之虚實，俱于尺中神門以後驗之。蓋水爲天一之元，萬物賴以資始者也。故神門脉絶，即是腎絶，先天之根本既絶，决無回生之日也。而脉訣謂「爲心脈」者，誤矣。彼因心經有穴名曰神門，正在掌後兑骨之端，故錯認耳。殊不知心在上焦，豈有候于尺中之理乎？

反關脉

脉不行于寸口，由列缺絡入臂後，手陽明大腸經也。以其不正行關上，故曰反關。必反其手而診之，乃可見也。左手得之主貴，右手得之主富；左右俱反，富而且貴。男女皆然。

衝陽太谿

衝陽者，胃脈也。一曰趺陽，在足兩大指間、五寸骨間動脉是也。凡病勢危篤，當候衝陽，以驗其胃氣之有無。蓋土爲萬物之母，資生之本也。故經曰：衝陽絶，死不治。

太谿者，腎脉也。在足内踝後跟骨上，陷中動脈是也。凡病勢危篤，當候太谿，以驗其腎氣之有無。蓋水爲天一之元，資始之本也。故經曰：太谿絶，死不治。

男女脉異

朱丹溪曰：昔者軒轅使伶倫截嶰谷之竹，作黄鍾律管，以候天地之節氣。使岐伯取氣口，作脉法，以候人之動氣。故黄鍾之數九分，氣口之數亦九分。律管具而寸之數始形。故脉之動也，陽得九分，陰得一寸，吻合于黄鍾。天不足西北，陽南而陰北，故男子寸盛而尺弱，肖乎天也；地不滿東南，陽北而陰南，故女子尺盛而寸弱，肖乎地也。黄鍾者，氣之先兆，故能測天地之節候。氣口者，脉之要會，故能知人命之死生。世之俗醫誦高陽生之妄作，欲以治病，其不殺人也幾希！參黄子曰：男子以陽爲主，故兩寸脉常旺于尺。若兩寸反弱，尺反盛者，腎氣不足也。女子以陰爲主，故兩尺脉常旺于寸。若兩尺反弱，寸反盛者，上焦有餘也。不足固病，有餘亦病，所謂過猶不及也。

脉經曰：左大順男，右大順女。

龍丘葉氏曰：脉者，天地之元性，故男女尺、寸盛弱，肖乎天地。越人以爲男生于寅，女生于申，三陽從天生，三陰從地長，謬之甚也。獨丹溪惟本律法，混合天人而闢之，使千載之誤，一旦昭然，豈不韙哉！

老少脈異

老弱之人，脉宜緩弱；若脉過旺者，病也。少壯之人，脈宜充實；若脉過弱者，病也。然猶有説焉。老人脉旺而非躁者，此天稟之厚，引年之叟也，名曰壽脉。若脉躁疾，有表無裏，則爲孤陽，其死近矣。壯者脉細而和緩，三部同等，此天稟之静，清逸之士也，名曰陰脉。若脉細小而勁直，前後不等，可與决死期矣。

脉無根有兩説

以寸、關、尺三部言之，尺爲根，關爲幹，寸爲枝葉。若尺部無神，則無根矣。以浮、中、沉三候言之，沉候爲根，中候爲幹，浮候爲枝葉。若沉候不應，則無根矣。

女人脉法

陰搏陽别，謂之有子。謂尺中之陰脉搏大，與寸部之陽脉迥别者，乃有子之象也。

陰虚陽搏，謂之崩。陰血虚于下，則陽火亢于上。夫血爲火迫，不得安其位，乃爲崩漏。

手少陰脉動甚者，妊子也。手少陰者，心脉也。動甚者，形如豆粒，急數有力也。心主血，血旺乃能成胎。心脉動甚，血旺之象，故當妊子。

滑伯仁曰：三部脉浮沉正等，無他病而不月者，爲有妊也。

得太陰脉爲男，得太陽脉爲女。太陰脉沉，太陽脉浮。左疾爲男，右疾爲女。俱疾，爲生二子。

尺脉左大爲男，右大爲女。左右俱大，産二子。

左手沉實爲男，右手浮大爲女。左右手俱沉實猥生二男，左右手俱浮大猥生二女。

左右尺俱浮，爲産二男；不爾，則女作男生。謂一男一女之胎，女胎死而男胎生。左右尺俱沉爲産二女；不爾，則男作女生。

婦人陰陽俱盛曰雙軀。言左右兩尺部俱大而有力也。若少陰微緊者，血即凝濁，經養不週，胎則偏天。其一獨死，其一獨生。不去其死，害母失胎。

何以知懷子之且生也？岐伯曰：身有病而無邪脉也。有病則腹痛、拘急之類；無邪脉，謂無病脉也。婦人欲生，其脉離經，夜半覺，日中則生也。離經者，謂離于經常之脉。如昨小今大，昨濇今滑，昨浮今沉之類。夜半覺日中生者，子午衝也。

婦人經斷有軀，其脉弦者，後必大下，不成胎也。弦者，肝脉也。肝主疏泄，今見弦，則肝木太過，不能藏血也。

婦人尺脉微遲，爲居經，月事三月一下。微遲者，虚寒之診也。居經，猶云停經也。三月一下，爲血不足也。

婦人尺脉微弱而濇，少腹冷，惡寒。年少得之爲無子，年大得之爲絶産。

新産傷陰，出血不止，尺脉不能上關者，死。

小兒脉法

小兒五歲以下，未可診寸、關、尺，惟看男左女右虎口。○食指第一節寅位，爲風關，脉見易治。○第二節卯位，爲氣關，脉見爲病深。○第三節辰位，爲命關，脉見爲命危。○色紫爲熱，色紅傷寒，色青驚風，色白疳疾，惟黄色隱隱爲常候也，色黑者多危。○脉紋入掌爲内釣。○紋彎裏爲風寒。○紋彎外爲食積。

五歲以上，以一指取寸、關、尺三部，六至爲和平，七、八至爲熱，四、五至爲寒。

半歲以下，于額前眉端髮際之間，以名、中、食三指候之。兒頭在左，舉右手候；兒頭在右，舉左手候。食指近髮爲上，名指近眉爲下，中指爲中。三指俱熱，外感于風，鼻塞、咳嗽。三指俱冷，外感于寒，内傷飲食，發熱吐瀉。食、中二指熱，主上熱下冷。名、中二指熱，主夾驚。食指熱，主食滯。

諸病宜忌

傷寒：未汗，宜陽脉，忌陰脉。已汗，宜陰脉，忌陽脈。

中風：宜浮遲，忌急數。咳嗽：宜浮濡，忌沉伏。
喘急：宜浮滑，忌短濇。水腫：宜浮大，忌沉細。
頭痛：宜浮滑，忌短濇。心痛：宜浮滑，忌短濇。
腹痛：宜沉細，忌弦長。腹脹：宜浮大，忌沉小。
消渴：宜數大，忌虛小。痿痺：宜虛濡，忌緊急。
癥瘕：宜沉實，忌虛弱。顛狂：宜實大，忌沉細。
吐血：宜沉小，忌實大。衄血：宜沉細，忌浮大。
脱血：宜陰脉，忌陽脉。腸澼：宜沉小，忌數大。
下利：宜沉細，忌浮大。霍亂：宜浮洪，忌微遲。
虛損：宜軟緩，忌細數。墮傷：宜堅緊，忌小弱。
金瘡：宜微細，忌緊數。癰疽：宜微緩，忌滑數。
中惡：宜緊細，忌浮大。中毒：宜洪大，忌微細。
新産：宜沉滑，忌弦緊。帶下：宜遲滑，忌急疾。
崩漏：宜微弱，忌實大。䘌蝕：宜虛小，忌緊急。

怪脉

雀啄：連三五至而歇，歇而再至，如雀啄食，脾絶也。

屋漏：良久一至，屋漏滴水之狀，胃絶也。

彈石：從骨間劈劈而至，如指彈石，腎絶也。

解索：散亂如解繩索，精血竭絶也。

虾遊：沉時忽一浮，如虾遊，静中一躍，神魂絶也。

魚翔：浮時忽一沉，譬魚翔之似有似無，命絶也。

釜沸：如釜中水，火燃而沸，有出無入，陰陽氣絶也。

七診

岐伯曰：察九候，寸上浮、中、沉三候，關上浮、中、沉三候，尺上浮、中、沉三候，共得九候也。獨小者病，獨大者病，獨疾者病，獨遲者病，獨熱者病，獨寒者病，獨陷下者病。此言九候之中，有獨見之脉，而與他部不同，即按其部而知病之所在也。七者之中，既言獨疾則主熱矣，即言獨遲則主寒矣，而又言獨寒、獨熱者，何也？必于陽部得洪實數滑之脉，故又言獨熱也；必于陰部得沉微遲濇之脉，故又言獨寒也。獨陷下者，沉伏而不起者也。

形肉已脱，九候雖調，猶死。形肉脱者，大肉盡去也。脾主肌肉，爲五臟之本，未有脾氣脱而能生者。雖九候之中，無獨見之七診，然終不免于死亡矣。七診雖見，九候皆從者，不死。從者，順也。謂脉順四時之令，順五臟之常，及與病症爲順也。既得順候，雖有獨大、獨小等脉，不至于死也。

必先問明然後診脉

素問徵四失篇云：診病不問其始，憂患飲食之失節，起居之過度，或傷于毒。不先言此，卒持氣口，妄言作名，爲粗所窮，何病能中？此言不問其症之所由生，先與切脉，未免模糊揣度，必不能切中病情矣。

素問疏五過篇云：凡未診病者，必問嘗貴後賤，雖不中邪，病從内生，名曰脱營。嘗富後貧，名曰失精。脱營也，失精也，皆陰氣之虧損也。貴者忽賤，富者忽貧，未免抑鬱而氣不舒暢，則血因以滯，久則新者不生，故言脱、言失也。

愚按，古之神聖，未嘗不以望、聞、問、切四者，互相參考，審察病情。然必先望其氣色，次則聞其音聲，次則問其病源，次則診其脉狀，此先後之次第也。近世醫者，既自附于知脉，而病家亦欲試其本領，遂絶口不言，惟伸手就診，而醫者遂强爲揣摩。若揣摩偶合，則信爲神奇；而揣摩不合，則薄爲愚昧。噫嘻！此内經所謂「妄言作名，爲粗所窮」也。如是而欲拯危起殆，何異欲入室而反閉門耶？王海藏云：病人拱默，惟令切脉，試共知否。夫熱則脉數，寒則脉遲。實則有力，虛則無力，可以脉知也。若得病之由，及所傷之物，豈能以脉知乎？故醫者不可不問其由，病者不可不説其故。蘇東坡曰：「我有病狀，必盡告醫者，使其胸中了然，然後診脉，則疑似不能惑也。我求愈疾而已，豈以困醫爲事哉！」若二公之言，可以發愚蒙之聾瞶矣。

持脉有道

素問脉要精微論曰：持脉有道，虛靜爲保。切脉之道，貴于精誠，嫌其擾亂，故必心虛而無雜想，身靜而無言動，然後可以察脉之微妙，而不失病情也。保者，不失也。若躁動不寧，瞻顧不定，輕言談笑，亂説是非，不惟不能得脉中之巧，適足爲旁觀者鄙矣。

决死生

黄帝曰：决死生奈何？岐伯曰：形盛脉細，少氣不足以息者危。身形肥盛，而脉形細弱，且少氣不足以呼吸，則外有餘而内不足，枝葉盛而根本撥也，故曰危殆。形瘦脉大，胸中多氣者死。身形瘦削，而脈形洪大，且胸中多氣者，陰不足而陽有餘也。孤陽不生，故曰必死。形氣相得者生。形盛者，脉亦盛；形小者，脉亦小。則形與脉相得矣。相得者，相合也。參伍不調者病。參伍者，數目也，言其至數不和匀，往來無常度，故知必病。三部九候，皆相失者死。皆相失者，如應浮而沉，應大而小，違四時之度，失五臟之常也。上下左右之脉相應如參舂者，病甚；上下、左右相失不可數者死。上下、左右，即兩手之三部、九候也。參春者，實大有力，如杵之舂，故曰病甚。若失其常度，至于急數而不可數，即八九至之絶脉也，安得不死？中部之候相减者死。衆臟雖調，而中部之候獨不及者，爲根本敗壞，安得生乎？

辨七表八裏九道之非

戴起宗曰：脈不可以表裏定名也。軒岐與越人、叔和，皆不言表裏。脉訣竊叔和之名，安立七表、八裏、九道，爲世大惑。夫脉之變化，從陰陽生，但可以陰陽對待而言，各從其數，豈可以一浮、二芤爲定序，而分七八九之名乎？大抵因浮而見者，皆爲表，因沉而見者，皆爲裏。何拘于七八九哉？

滑伯仁曰：脉之陰陽表裏以對待而爲名象也。高陽生之七表、八裏、九道，蓋穿鑿矣。求脉之明，爲脉之晦。

脉決死期 素問太奇論

脉至浮合，浮合如數。一息十至以上，是經氣予不足也。微見，九十日死。浮合者，如浮萍之合，有表而無裏也。如數者，似數而非數，熱之陽脉也，是經氣衰極也。微見者，初見也。初見此脉，便可決其九十日而死。時季更易，天道變而人氣從之也。十至當作七至；若果十至，則爲絶脉，死在旦夕已，豈待九十日哉！故知錯誤無疑也。

脉至如火薪然，是心精之予奪也，草乾而死。脉如火燃，是洪大之極也。但見本臟之脉，無胃氣以和之，則知心精之已奪矣。夏爲本令，猶未遽絶；至秋深而草乾，陽盡之候也。

脉至如散葉，是肝氣予虚也，木葉落而死。如散葉者，浮飄無根也。肝木大虚，違其沉弦之常矣。秋風動而木葉落，金旺則木絶，故死。

脉至如省客，省客者脉塞而鼓，是腎氣予不足也，懸去棗華而死。省者，禁也，故天子以禁中爲省中。塞者，沉而不利也。鼓者，搏而有力也。伏藏于内而鼓搏，正如禁賓客而不見。獨居于内而恣肆也，故曰如省客也，是腎陰不寧之故也。棗華去，則當長夏也，土旺水敗，腎虚者不能支矣。

脉至如丸泥，是胃精予不足也，榆莢落而死。丸泥者，彈丸也。滑動有力，衝和之氣蕩然矣。春深而榆莢始落，木令方張，弱土必絶。

脉至如横格，是膽氣予不足也，禾熟而死。横格者，如横木之格也。且長且堅，東方之真臟脉見矣。禾熟于秋，金令乘權，木安得不敗？

脉至如弦縷，是胞精予不足也，病善言，下霜而死，不言可治。弦縷者，如弦之急、如縷之細也。胞者，心胞絡也。言者，心聲也。火過極而神明無以自持，則多言不休也。夫脉細則反其洪大之常，善言則喪其神明之守，方霜下而水帝司權，火當絶矣。

脉至如交漆。交漆者，左右旁至也。微見，三十日死。交漆者，瀉漆也。左右旁至者，或左或右，不由正道也。微見此脉，以一月爲期，必不禄矣。

脉至如湧泉，浮鼓肌中，太陽氣予不足也，少氣味，韮英而死。湧泉者，如泉之湧。浮鼓于肌肉之上，而垂違其就下之常，膀胱衰竭，陰精不能上奉，故少氣耳。韮英新發，木帝當權，則水官謝事矣。

脉至如頹土之狀，按之不得，是肌氣予不足也。五色先見黑，白壘發而死。虚大無根，按之即不可得見，頹土之狀也。肌氣即脾氣，脾主肌肉也。黑爲水色，土虚而水無所畏，反來乘之也。壘即虆也，即蓬虆也。虆有多種，而白者發于春，當水王之時，土安得不敗？

脉至如懸雍。懸雍者浮揣，切之益大，是十二俞之予不足也，水凝而死。懸雍者，喉間下垂之肉也。浮揣而極大，即知重，按之必空矣。浮短者，孤陽亢極之象也。十二俞，即五臟、六腑、十二經之所繫也。水凝爲陰盛之候，而孤陽有不絶者乎？

脉至如偃刀。偃刀者，浮之小急，按之堅大急，五臟菀熱，寒熱獨併于腎也。其人不得坐，立春而死。浮之小急，如刀口也。按之堅大急，即刀背也。菀者，積結也。五臟結熱，故發寒熱也。陽王則陰消，故獨併于腎也。腰者，腎之府，腎虚則不能起坐。迨立春而陽氣用事，陰日以衰，安得不死？

脉至如丸滑不直手，不直手者，按之不可得也，是大腸氣予不足也，棗葉生而死。如丸者，短也。短而無根，大腸之金傷也。棗葉初生，新夏火王，哀金從此逝矣。

脉至如華者，令人善恐，不欲坐卧，行立常聽。是小腸氣予不足也，季秋而死。華者，草木之花也。在枝葉，而不在根株，乃輕浮而虚也。小腸之氣通于心經，善恐、不欲坐卧者，心神怯而不寧也。行立常聽者，恐懼多而生疑也。丙火墓于戌，故當季秋死。

奇經八脈

督脈：尺寸中央俱浮，直上直下。

按，潔古云：督者，都也。爲陽脉之都綱。其脉起于下極之俞，併于脊裏，上至巔，極于上齒縫中斷交穴。○其爲病也，主外感風寒之邪。内經以爲實則脊强，虚則頭重。王叔和以爲腰脊强痛，不得俯仰。大人癲病，小兒風癇。○尺、寸、中央三部皆浮，且直上直下，爲弦長之象，故主外邪。

任脈：寸口脉緊細實，長至關。又曰：寸口邊丸丸。

按，任脉起于中極之下，循腹上喉，至下斷交，極于目下承泣穴，爲陰脉之都綱。○其爲病也，男子内結七疝，女子帶下瘕聚。王叔和亦以爲少腹繞臍，引陰中痛。又曰：寸口丸丸，主腹中有氣，如指上搶心，俯仰拘急。○緊細實長者，中寒而氣結也。○寸口丸丸，即動脉也，狀如豆粒，厥厥摇動，故主氣上衝心。

衝脈：尺、寸、中央俱牢，直上直下。

按，衝脉起于氣街。在少腹毛中兩旁各二寸。挾臍左右上行，至胸中而散，爲十二經之根本，故稱「經脉之海」，亦稱「血海」。靈樞云：衝脉血盛，則滲灌皮膚，生毫毛。女子數脱血，不榮其口唇，故髭鬚不生。宦者去其宗筋，傷其衝脉，故鬚亦不生。○越人曰：衝脉爲病，逆氣而裏急。東垣曰：凡逆氣上衝，或兼裏急，或作躁熱，皆衝脉逆也。宜補中益氣湯，加知、柏。○王叔和曰：衝督用事，則十二經不復朝于寸口，其人若恍惚狂癡。○衝脉與督脉無異，但督脉浮而衝脉沉耳。

陽蹻脉：寸部左右彈。

按，陽蹻脉起于跟中，上外踝，循脇上肩，夾口吻，至目，極于耳後風池穴。○越人曰：陽蹻爲病，陰緩而陽急。王叔和注曰：當從外踝以上急，内踝以上緩。又曰：寸口脉前部左右彈者，陽蹻也。苦腰背痛，癲癇僵僕，惡風偏枯，㾓痺體强。○左右彈，即緊脉之象。

陰蹻脉：尺部左右彈。

按，陰蹻脉，起于跟中，上内踝，循陰上胸，至咽，極于目内眥睛明穴。○越人曰：陰蹻爲病，陽緩而陰急。王叔和注曰：當從内踝以上急，外踝以上緩。又曰：寸口脉後部左右彈者，陰蹻也。苦癲癇寒熱，皮膚淫痺，少腹痛，裏急，腰及髖窌，下連陰痛。男子陰疝，女子漏下。○張潔古云：蹻者，捷疾也。二蹻之脈，起于足，使人蹻捷也。陽蹻在肌肉之上，陽脉所行，通貫六腑，主持諸表，陰蹻在肌肉之下，陰脉所行，通貫五臟，主持諸裏。

帶脉：關部左右彈。

按，帶脉起于季脇，圍身一週，如束帶然。○越人曰：帶之爲病，腹滿，腰溶溶如坐水中。溶溶，緩縱之貌。○明堂曰：女人少腹痛，裏急瘛瘲，月事不調，赤白帶下。

楊氏曰：帶脈總束諸脈，使不妄行，如人束帶而前垂。此脉若固，即無帶下、漏經之症矣。

陰維脉：尺外斜上至寸。

按，陰維脉起于諸陰之交，發于內踝上五寸，循股入小腹，循脇上胸，至頂前而終。○叔和曰：苦癲癇僵僕。失音，肌肉痺癢，汗出惡風，身洗洗然也。又曰：陰維脉沉大而實，主胸中痛，脇下滿，心痛。脈如貫珠者，男子脇下實，腰中痛；女子陰中痛，如有瘡。

陽維脉：尺內斜上至寸。

按，陽維脉起于諸陽之會，發于足外踝下一寸五分，循膝上髀厭，抵少腹，循頭入耳，至本神而止。

叔和云：苦肌肉痺癢，皮膚痛，下部不仁，汗出而寒，癲僕羊鳴，手足相引，甚者不能言。○潔古云：衛爲陽，主表。陽維受邪，爲病在表，故苦寒熱。營爲陰，主裏。陰維受邪，爲病在裏，故苦心痛。陰陽相維，則營衛和諧；營衛不諧，則悵然失志，不能自收持矣。

李時珍曰：人身有經脉、絡脉，直行曰經，旁支曰絡。經凡十二，手之三陰、三陽，足之三陰、三陽是也。絡凡十五，乃十二經各有一別絡，而脾又有一大絡，並任、督二絡爲十五也。共二十七氣，相隨上下，如泉之流，不得休息。陰脉營于五臟，陽脉營于六腑。陰陽相貫，如環無端。其流溢之氣，入于奇經，轉相灌溉。奇經凡八脉，不拘制于十二正經，無表裏配合，故謂之奇。蓋正經猶溝渠，奇經猶河澤。正經之脉隆盛，則溢于奇經。故秦越人比之天雨，溝渠溢滿，雱霈河澤，此靈、素未發之旨也。又曰：陽維起于諸陽之會，由外踝而上，行于衛分；陰維起于諸陰之交，由内踝而上，行于營分。所以爲一身之綱維也。陽蹻起于跟中，循外踝，上行于身之左右；陰蹻起于跟中，循内踝，上行于身之左右。所以使機關之蹻捷也。督脉起于會陰，循背而行于身之後，爲陽脉之總督，故曰陽脉之海。任脉起于會陰，循腹而行于身之前，爲陰脉之承任，故曰陰脉之海。衝脉起于會陰，挾臍而行，直衝于上，爲諸脉之衝要，故曰十二經脉之海。帶脉則横圍于腰，狀如束帶，所以總約諸脉者也。是故陽維主一身之表，陰維主一身之裏，以乾坤言也。陽蹻主一身左右之陽，陰蹻主一身左右之陰，以東西言也。督脉主身後之陽，任衝主身前之陰，以南北言也。帶脉横束諸脉，以六合言也。

張紫陽云：衝脉在風府穴下，督脉在臍後，任脉在臍前，帶脉在腰，陰蹻脉在尾閭前、陰囊下，陽蹻脉在尾閭後二節，陰維脉在頂前一寸三分，陽維脉在頂後一寸三分。凡人有此八脉，俱屬陰神，閉而不開。惟神仙以陽氣衝開，故能得道。八脉者，先天大道之根，一氣之祖。採之惟在陰蹻爲先，此脉纔動，諸脉皆通。陰蹻一脉，散在丹經，其名頗多，曰天根，曰死户，曰復命關，曰生死根。有神主之，名曰桃康。上通泥丸，下徹湧泉。倘能知此，使真氣聚散，皆從此關竅，則天門常開，地户永閉。尻脈週流于一身，和氣自然上朝。陽長陰消，水中火發，雪裏花開，身體輕健，容衰返壯。昏昏嘿嘿，如醉如癡。要知西南之鄉在坤地，尾閭之前，膀胱之後，小腸之下，靈龜之上，乃天地逐日所生，氣根産鉛之地也。

診家正眼卷下

叔和脉經，止論二十四種，若夫長、短二脉，缺而不載；牢、革二脈，混而不分，更有七至名極，即爲疾脈，是指下恒見者，又何可廢乎？共得二十八脉。縷析而詳爲之辨，稍挾疑混者，悉箇其訛。從來晦蝕之義，今始得而昭明，然皆考據典章，衷極理要，終不敢以憑臆之説，罔亂千秋也。

浮脉陽

體象　浮在皮毛，如水漂木。舉之有餘，按之不足。

主病　浮脉爲陽，其病在表。寸浮傷風，頭疼鼻塞。左關浮者，風在中焦；右關浮者，風痰在膈。尺部得浮，下焦風客。小便不利，大便秘濇。

兼脉　無力表虚，有力表實。浮緊風寒，浮遲中風。浮數風熱，浮緩風濕。浮芤失血，浮短氣病。浮洪虚熱，浮虚暑憊。浮濇血傷，浮濡氣敗。

按，浮之爲義，如木之浮水面也。浮脉法天，輕清在上之象，在卦爲乾，在時爲秋，在人爲肺。素問曰：其氣來，毛而中央堅，兩旁虛，此爲太過，病在外。其氣來，毛而微，此謂不及，病在中。又曰：太過則氣逆而背痛，不及則喘，少氣而咳，上氣見血。又曰：肺脉厭厭聶聶，如落楡莢，曰肺平。肺脉不上不下，如循雞羽，曰肺病。肺脉來，如物之浮，如風吹毛，曰肺死。王叔和云：「舉之有餘，按之不足。」最合浮脉之義。黎氏以爲如捻葱葉，則混于芤脉矣。崔氏云「有表無裏，有上無下」，則脱然無根，又混于散脈矣。僞訣云：尋之如太過，是中候盛滿。與「浮」之名義，有何干涉乎？須知浮而盛大爲洪，浮而軟大爲虛，浮而柔細爲濡，浮而弦芤爲革，浮而無根爲散，浮而中空爲芤。毫釐疑似之間，相去便已千里，可不細心體認哉？寸、關、尺俱浮，直上直下，或癲或癎，腰背强痛，不可俯仰，此督脈爲病也。夫肺臟職掌秋金，天地之氣，至秋而降，且金性重而下沉，何以與浮脉相應耶？不知肺金雖沉，然所主者，實陽氣也。況處于至高，爲五臟六腑之華蓋，輕清之用，與乾天合德，故與浮脈相應耳。

沉脉陰

體象 沉行筋骨，如水投石。按之有餘，舉之不足。

主病　沉脈爲陰，其病在裏。寸沉短氣，胸痛引脇，或爲痰飲，或水與血。關主中寒，因而痛結，或爲滿悶，吞酸筋急。尺主背痛，亦主腰膝，陰下濕癢，淋濁痢泄。

兼脈　無力裏虚，有力裏實。沉遲痼冷，沉數内熱，沉滑痰飲，沉濇血結，沉弱虚衰，沉牢堅積，沉緊冷疼，沉緩寒濕。

按，沉之爲義，如石之沉于水底也。沉脈法地，重濁在下之象，在卦爲坎，在時爲冬，在人爲腎。黄帝曰：冬脈如營，何如而營？岐伯對曰：冬脈，腎也，北方之水也，萬物所以含藏，其氣來沉以軟，故曰營。其氣如彈石者，此爲太過，病在外，令人解㑊，脊脈痛而少氣，不欲言。其氣如數者，此謂不及，病在中，令人心懸如飢，𦚾中清，脊中痛，小腹痛，小便黄赤。又曰：脈來，喘喘累累如鈎，按之而堅，曰腎平。冬以胃氣爲本。脈如引葛，按之益堅，曰腎病。脈來發如奪索，辟辟如彈石，曰腎死。楊氏曰：如綿裹砂，内剛外柔。審度名義，頗不相戾。僞訣妄曰：緩度三關，狀如爛綿。則是弱脈，而非沉脈矣。若「緩度三關」，尤不可曉。沉而細軟爲弱脈，沉而弦勁爲牢脈，沉而着骨爲伏脈。剛柔、淺深之間，宜熟玩而深思也。

夫腎之爲臟，配坎應冬。萬物蟄藏，陽氣下陷，烈爲雪霜，故其脈主沉陰而居裏。若誤與之汗，則如蟄蟲，出而見霜；誤與之下，則如飛蛾，入而見湯。此叔和入理之微言，後世之司南也。

遲脉陰

體象 遲脉屬陰，象爲不及。往來遲慢，三至一息。

主病 遲脉主臟，其病爲寒。寸遲上寒，心痛停凝，關遲中寒，癥結攣筋。尺遲火衰，溲便不禁，或病腰足，疝痛牽陰。

兼脉 有力積冷，無力虚寒。浮遲表冷，沉遲裏寒。遲濇血少，遲緩濕寒。遲滑脹滿，遲微難安。

按，遲之爲義，遲滯而不能中和也。脉以一息四至爲和平，若一息三至，則遲而不及矣。陰性多滯，故陰寒之症，脉必見遲也。譬如太陽隸于南陸，則火度而行數；隸於北陸，則水度而行遲。即此，可以徵陰陽遲速之故也。僞訣云：重手乃得。是沉脉而非遲矣。又云：狀且難。是濇脈而非遲矣。一息三至，甚爲分明，而誤云「隱隱」，是微脉而非遲矣。遲而不流利，則爲濇脈，遲而歇止，則爲結脉；遲而浮大且軟，則爲虚脈。至于緩脈，絶不相類。夫緩以脈形之寬縱得名，遲以至數之不及爲義。故緩脉四至，寬緩和平；遲脉三至，遲滯不前。然則二脉迥别，又安足溷哉？以李瀕湖之通達，亦云「小快于遲作緩持」，以至數論緩脈，是千慮之一失也。王叔和曰：一呼一至曰離經，二呼一至曰奪精，三呼一至曰死，四呼一至曰命絶，此損之脉也。一損損于皮毛，二損損于血脉，三損損于肌肉，四損損于筋，五損損于骨。是知脉之至數愈遲，則症之陰寒益甚矣。

數脉陽

體象　數脈屬陽，象爲太過。一息六至，往來越度。

主病　數脉主腑，其病爲熱，寸數喘咳，口瘡肺癰。關數胃熱，邪火上攻。尺爲相火，遺濁淋癃。

兼脉　有力實火，無力虚火。浮數表熱，沉數裹熱。陽數君火，陰數相火。右數火亢，左數陰戕。

按，數之爲義，躁急而不能中和也。一呼脉再動，氣行三寸；一吸脉再動，氣行三寸；呼吸定息，氣行六寸。一晝一夜，凡一萬三千五百息，當五十週于身，脈行八百一十丈，此經脉週流恒常之揆度也。若一息六至，豈非越其常度耶？火性急速，故陽盛之症，脉來必數也。僞訣立七表八裏，而獨遺數脈，止歌於心臟，此其過非淺鮮也。數而弦急，則爲緊脉；數而流利，則爲滑脉，數而有止，則爲促脈；數而過極，則爲疾脈；數如豆粒，則爲動脈。古人云：脈書不厭千回讀，熟讀深思理自知。祇如相類之脉，非深思不能辨别，非熟讀不能諳識也。

王叔和云：一呼再至曰平，三至曰離經，四至曰奪精，五至曰死，六至曰命絶，此至之脉也。乃知脉形愈數，則受症愈熱矣。肺部見之，爲金家賊脈；秋月逢之，爲尅令凶徵。

滑脈 陽中之陰

體象 滑脉替替，往來流利。盤珠之形，荷露之義。

主病 滑脉爲陽，多主痰液。寸滑咳嗽，胸滿吐逆。關滑胃熱，壅氣傷食。尺滑病淋，或爲痢積，男子溺血，婦人經鬱。

兼脉 浮滑風痰，沉滑痰食。滑數痰火，滑短氣塞。滑而浮大，尿則陰痛；滑而浮散，中風癱緩；滑而衝和，娠孕可决。

按，滑之爲言，往來流利而不濇滯也。陰氣有餘，故脉來流利如水。夫脉者，血之府也。血盛則脉滑，故腎脉宜之。張仲景以翕奄沉爲滑，而人莫能解。蓋翕者，浮也；奄者，忽也。謂忽焉而浮，忽焉而沉，摹寫往來流利之狀，極爲曲至也。僞訣云「按之即伏，三關如珠，不進不退」，與滑之名義，殊屬支離。曰「伏」，曰「不進不退」，尤爲怪誕。王叔和以關滑爲胃家有熱，僞訣以關滑爲胃家有寒。叔和以尺滑爲下焦蓄血，僞訣以尺滑爲臍下如冰。何相反悖謬，一至此乎？又考叔和云「與數相似」，則滑必兼數；而李時珍以滑爲陰氣有餘，是何其不相合耶？或當以浮沉尺寸爲辨耳。

滑脈爲陽中之陰，以其形兼數也，故爲陽；以其形如水也，故爲陽中之陰。大抵兼浮者毗于陽，兼沉者毗于陰，是以或熱或寒，古無定稱也。衡之以浮沉，辨之以尺寸，庶無誤耳。

濇脉陰

體象　濇脉蹇滯，如刀刮竹。遲細而短，三象俱足。

主病　濇爲血少，亦主精傷。寸濇心痛，或爲怔忡。關濇陰虚，因而中熱。右關土虚，左關脇脹。尺濇遺淋，血利可决。孕爲胎病，無孕血竭。

兼脉　濇而堅大，爲有實熱，濇而虚軟，虚火炎灼。

按，濇者，不流利、不爽快之義也。内經曰：參伍不調。謂其凝滯，而至數不和匀也。脈訣以「輕刀刮竹」爲喻者，刀刮竹，則阻滯而不滑也。通真子以「如雨沾沙」爲喻者，謂雨沾金石，則滑而流利；雨沾沙土，則濇而不流也。李時珍以「病蠶食葉」爲喻者，謂其遲慢而艱難也。僞訣云：指下尋之似有，舉之全無。則是微脉而非濇脉也。王叔和謂其一止復來，亦有疵病。蓋濇脉往來遲難，有類乎止，而實非止也。又曰：細而遲，往來難且散者。乃浮分多而沉分少，有類乎散，而實非散也。須知極細極軟似有若無爲微脉，浮而且細且軟爲濡脉，沉而且細且軟爲弱脉。三者之脉，皆指下糢糊而不清爽，有似乎濇，而實有分别也。肺之爲臟，氣多血少，故右寸見之，爲合度之診。腎之爲臟，專司精血，故左尺見之，爲虚殘之候。不問男婦，凡尺中沉濇者，必艱于嗣，正血少精傷之故。如懷子而得濇脈，則血不足以養胎；如無孕而得濇脈，將有陰衰髓竭之憂。

大抵一切世間之物，濡潤者則必滑，枯槁者則必濇。故滑爲痰飲，濇主陰衰。理有固然，無可疑者。

虚脉 陰

體象 虚合四形，浮大遲軟。及乎尋按，幾不可見。

主病 虚主血虚，又主傷暑。左寸心虧，驚悸怔忡；右寸肺虧，自汗氣怯。左關肝傷，血不營筋；右關脾寒，食不消化。左尺水衰，腰膝痿痹；右尺火衰，寒症蜂起。

按，虚之爲義，中空不足之象也，專以軟而無力得名。王叔和云：虚脉遲大而軟，按之豁豁然空。此言最爲合義。雖不言浮字，而曰「按之豁然空」，則浮字之義，已包含具足矣。崔紫虚以爲形大力薄，其虚可知，但欠「遲」字之義耳。僞訣云：尋之不足，舉之有餘。是浮脉而非虚脉矣。浮以有力得名，虚以無力取象。「有餘」二字，安可施之虚脉乎？楊仁齋曰：狀爲柳絮，散慢而遲。滑伯仁曰：散大而軟。二家之言，俱是散脉而非虚脉矣。夫虚脉，按之雖軟，猶可見也；散脉，按之絶無，不可見也。虚之異于濡者，虚則遲大而無力，濡則細小而無力也。虚之異于芤者，虚則愈按而愈軟，芤則重按而仍見也。王叔和脉經曰：血虚脉虚。而獨不言氣虚者，何也？氣爲陽，主浮分；血爲陰，主沉分。今浮分大而沉分空，故獨主血虚耳。

夫虚脉兼遲，遲爲寒象。大凡症之虚極者，必挾寒，理勢然也。故虚脉行于指下，則益火之源，以消陰翳，可劃然決矣。更有浮取之而且大且數，重按之而豁然如無，此名内真寒而外假熱，古人以附子理中湯冰冷與服，治以内真熱而外假寒之劑也。

實脈 陽

體象 實脉有力，長大而堅。應指愊愊，三候皆然。

主病 血實脉實，火熱壅結。左寸心勞，舌强氣湧；右寸肺病，嘔逆咽疼。左關見實，肝火脇痛；右關見實，中滿氣疼。左尺見之，便閉腹疼；右尺見之，相火亢逆。

兼脈 實而且緊，寒積稽留；實而且滑，痰凝爲祟。

按，實之爲義，邪氣盛滿，堅勁有餘之象也。既大矣，而且兼長；既長大矣，而且有力；既長大有力矣，而且浮、中、沉三候皆然。則諸陽之象，莫不畢備焉。見此脉者，必有大邪大熱，大積大聚。故叔和脉經云：實脈浮沉皆得，脉大而長。微弦，應指愊愊然。又曰：血實脉實。又曰：脈實者，水穀爲病。又曰：氣來實强，是謂太過。由是測之，則但主實熱，不主虚寒，較若列眉矣。故叔和有「尺實則小便難」之説。乃僞訣謬以尺實爲小便不禁，奈何與叔和適相反耶？又妄謂「如繩應指來」，則是緊脉而非實脉之象矣。夫緊脉之與實脉，雖相類而實相懸。但緊脈弦急如切繩，而左右彈人手；實脈則且大且長，三候皆有力也。緊脉者熱爲寒束，故其象繃急而不寬舒；實脉者，邪爲火迫，故其象堅滿而不和柔。以症合之，以理察之，不可混殽。又按，張潔古惑於謬訣實主虚寒之説，而遂以薑附施治，甚不可爲訓也。或實脉而兼緊者，庶乎相當。苟非緊脉，而大温之劑，施于大熱之人，其不立斃者幾希矣。以潔古之智，當必是兼緊之治法無疑耳。

長脉 陽

體象 長脉迢迢，首尾俱端。直上直下，如循長竿。

主病 長主有餘，氣逆火盛。左寸見長，君火爲病；右寸見長，滿逆爲定。左關見長，木實之殃；右關見長，土鬱脹悶。左尺見之，奔豚冲兢；右尺見之，相火專令。

按，長之爲義，首尾相稱，往來端直也。在時爲春，在卦爲震，在人爲肝。肝主春生之令，天地之氣至此而發舒，脉象應之，故得長脉也。内經云：長則氣治。李月池曰：心脉長者，神强氣壯；腎脉長者，蒂固根深。皆言平脉也。如上文主病云云，皆言病脉也。内經云：肝脉來，軟弱招招，如揭長竿末稍，曰肝平。肝脉來，盈實而滑，如循長竿，曰肝病。故知長而和緩，即合春生之氣，而爲健旺之徵；長而硬滿，即屬火亢之形，而爲疾病之應也。舊説過于本位，名爲長脉，久久審度，而知其必不然也。寸而上過，則爲溢脉；寸而下過，則爲關脉。關而上過，則屬寸脉；關而下過，則屬尺脉。尺而上過，則屬關脉；尺而下過，則爲覆脉。由是察之，然則過于本位，理之所必無。唯其狀如長竿，則直上直下，首尾相應，非若他脉之上下參差，首尾不均。凡實、牢、弦、緊，四脉，皆兼長脉，故古人稱長主有餘之疾，豈虚語哉！

短脉 陰

體象 短脉濇小，首尾俱俯。中間突起，不能滿部。

主病 短主不及，爲氣虚症。短居左寸，心神不定；短現右寸，肺虚頭痛。短在左關，肝氣有傷；短在右關，膈間爲殃。左尺短時，少腹必疼；右尺短時，真火不隆。

按，短之爲象，兩頭沉下，而中間獨浮也。在時爲秋，在人爲肺。肺應秋金，天地之氣，至是而收斂。人身一小天地，故蓄納之象相應，而短脉見矣。内經曰：短則氣病。蓋以氣屬陽，主乎充沛。若短脉獨見，氣衰之確兆也。然肺爲主氣之臟，偏與短脉相應，則又何以説也？素問曰：肺之平脉，厭厭聶聶，如落榆莢。則短中自有和緩之象，氣仍治也。若短而沉且濇，而謂氣不病，可乎？高陽生以短脉爲中間有，兩頭無，爲不及本位。常衷之以至理，而知其説不能無弊也。蓋夫脉以貫通爲義，一息不運，則機緘窮；一毫不續，則穹壤判。豈有斷絶不通之理哉！假使上不貫通，則爲陽絶；下不貫通，則爲陰絶。而戴同父云：短脉只當見于尺、寸。若關中見短，是上不通寸，爲陽絶；下不通尺，爲陰絶。據同父之説，極爲有見。然尺與寸可短，依然落於陽絶、陰絶矣。殊不知短脉非兩頭斷絶，特兩頭俯而下沉，中間突而浮起，仍是貫通者也。叔和云：應指而迴，不能滿部。亦非短脉之合論矣。李時珍曰：長脉屬肝，宜于春；短脉屬肺，宜于秋。但診肺、肝，則長短自見，故知非其時、非其部，則爲病脉矣。

洪脉 陽

體象　洪脉極大，狀如洪水。來盛去衰，滔滔滿指。

主病　洪爲盛滿，氣壅火亢。左寸洪大，心煩舌破；右寸洪大，胸滿氣逆。左關見洪，肝木太過；右關見洪，脾土脹熱。左尺洪兮，水枯便難；右尺洪兮，龍火燔灼。

按，洪脉，即大脉也。如堯時洪水之洪，喻其盛滿之象，在卦爲離，在時爲夏，在人爲心。時當朱夏，天地之氣，酣滿暢達，脉者得氣之先，故應之以洪。洪者，大也，以水喻也。又曰：鈎者，以木喻也。夏木繁滋，枝葉敷佈，重而下垂，故如鈎也。鈎即是洪，名異實同。素問以洪脉爲來盛去衰，頗有微旨。大抵洪脉只是根脚濶大，却非堅硬。若使大而堅硬，則爲實脉，而非洪脉矣。内經謂「大則病進」，亦以其氣方張也。黄帝問曰：夏脉如鈎，何如而鈎？岐伯曰：夏脉，心也，南方火也，萬物所以盛長也。其氣來盛去衰，故曰鈎。反此者病。黄帝曰：何如而反？岐伯曰：其氣來盛，去亦盛，此謂太過，病在外；其氣來不盛，去反盛，此謂不及，病在中。太過，則令人身熱而膚痛，爲浸淫；不及，則令人煩心，上見咳吐，下爲氣泄。王叔和云：夏脉洪大而散，名曰平脈。反得沉濡而滑者，是腎之乘心，水之尅火，爲賊邪，死不治；反得大而緩者，是脾之乘心，子之扶母，爲實邪，雖病自愈。反得弦細而長者，是肝之乘心，母之歸子，爲虚邪，雖病易治。反得浮濇而短者，是肺之乘心，金之凌火，爲微邪，雖病即瘥。凡失血下利、久嗽久病之人，俱忌洪脈。經曰：形瘦脉大多氣者，死。可見形症不與脉合者，均非吉兆。

微脉陰

體象　微脉極細，而又極軟。似有若無，欲絶非絶。

主病　微脉模糊，氣血大衰。左寸驚怯，右寸氣促。左關寒攣，右關胃冷。左尺得微，髓竭精枯；右尺得微，陽衰命絶。

按，微之爲言無也，其象極細極軟。古人以塵與微並稱，便可想見其細軟之極矣。張仲景曰，「瞥瞥如羹上肥」，狀其軟而無力也；「縈縈如蛛絲」，狀其細而難見也。所以古人言其「似有若無，欲絶非絶」，惟斯八字，可爲微脉傳神，每見脉之細者，輒以「細微」二字並稱，何言之不審耶？輕取之如無，故曰陽氣衰；重按之而欲絶，故曰陰氣竭。長病得之，多不可救，謂正氣將次滅絶也。卒病得之，猶或可生，謂邪氣不至深重也。李時珍云：微主久虚血弱之病，陽微則惡寒，陰微則發熱。自非峻補，難可回春。按，算數者以十微爲一忽，十忽爲一絲，十絲爲一毫，十毫爲一釐。由是推之，則一釐之少，分而爲萬，方始名微，則微之渺小，蓋可知已。

細脉 陰

體象　細直而軟，纍纍縈縈。狀如絲綫，較顯于微。

主病　細主氣衰，諸虚勞損。細居左寸，怔忡不寐；細在右寸，嘔吐氣怯。細入左關，肝陰枯竭；細入右關，胃虚脹滿。左尺若細，泄利遺精；右尺若細，下元冷憊。

按，細之爲義小也，細也，狀如絲也。微脉則模糊而難見，細脉則顯明而易見，故細比于微，稍稍較大也。僞訣乃云「極細」，則是微脈而非細脉矣。脉經云：細爲血少氣衰。有此症則順，無此症則逆。故吐利、失血，得沉細者生。憂勞過度之人，脉亦多細，爲自戕其氣血也。春夏之令，少壯之人，俱忌細脉，謂其不與時合，不與形合也。秋冬之際，老弱之人，不在禁例。

大抵細脉、微脈，俱爲陽氣衰殘之候。内經曰：氣主煦之。非行温補，何以復其散失之元乎？嘗見虚損之人，脉已細而身嘗熱，醫者不究其原，而以凉劑投之，何異惡醉而强酒，遂使真陽散敗，飲食不進，上嘔下泄，是速之使斃耳。素問云：壯火食氣，少火生氣。人非此火，無以運行三焦，熟腐五穀。未徹乎此者，安足以操司命之權哉！然虚勞之脉。細數不可並見，並見者死。細則氣衰，數則血敗，氣血交窮，短期將至。雖和緩調治，亦無回生之日矣。

濡脉 陰中之陽

體象

濡脈細軟，見于浮分。舉之乃見，按之即空。

主病

濡主陰虚，髓竭精傷。左寸見濡，健忘驚悸；右寸見濡，腠虚自汗。左關逢之，血不營筋，右關逢之，脾虚濕侵。左尺得濡，精血枯損；右尺得之，火敗命垂。

按，濡之爲名，即軟之義也。必在浮候，見其細軟；在中候、沉候，不可得而見也。王叔和比之「帛浮水面」，李時珍比之「水上浮漚」，皆曲狀其隨手而没之象也。脈經言輕手相得，按之無有；僞訣反言按之似有，舉還無。是弱脉而非濡脉矣。濡脉之浮軟，與虚脉相類，但虚脉形大，而濡脉形小也；濡脉之細小，與弱脉相類，但弱在沉分，而濡在浮分也。濡脉之無根，與散脉相類，但散脉從浮大而漸至于沉絶，濡脉從浮小而漸至于不見也。從大而至無者，爲全凶之象；從小而至無者，爲吉凶相半也。浮主氣分，浮舉之而可得，氣猶未敗；沉主血分，沉按之而全無，血已傷殘。在久病老年之人見之，尚未至于必絶，爲其脉與症合也；若平人及少壯暴病見之，名爲無根脉，去死不遠矣。

弱脉 陰

體象　弱脈細小，見于沉分，舉之則無，按之乃得。

主病　弱爲陽陷，真氣衰弱。左寸心虚，驚悸健忘；右寸肺虚，自汗短氣。左關木枯，必苦攣急；右關土寒，水穀之疴。左尺弱形，涸流可徵；右尺若見，陽陷可驗。

按，弱之爲義，沉而細小之候也。叔和脉經云：弱脈極軟而沉細，按之乃得，舉手無有。何其詳且明也！僞訣反爲弱脉，輕手乃得，是濡脉之形，而非弱脉之象矣。夫浮以候陽，陽主氣分，浮取之而如無，則陽氣衰微，確然可據。夫陽氣者，所以衛外而爲固者也，亦所以運行三焦，熟腐五穀者也。弱脉呈形，而陰霾已極，自非見晛，而陽何以復耶？素問云：脉弱以滑，是有胃氣；脉弱以濇，是爲久病。愚謂弱堪重按，陰猶未絶。若兼濇象，則氣血交敗，生理滅絶矣。仲景云：陽陷入陰，當惡寒發熱。久病及年衰見之，猶可維持；新病及少壯得之，不死安待？柳氏曰：氣虚則脉弱，寸弱陽虚，尺弱陰虚，關弱胃虚。

緊脉 陰中之陽

體象 緊脉有力，左右彈人。如絞轉索，如切緊繩。

主病 緊主寒邪，亦主諸痛。左寸逢緊，心滿急痛；右寸逢緊，傷寒喘嗽。左關人迎，浮緊傷寒；右關氣口，沉緊傷食。左尺見之，臍下痛極；右尺見之，奔豚疝疾。

兼脉 浮緊傷寒，沉緊傷食。急而緊者，是爲遁屍；數而緊者，當主鬼擊。

按，緊者，繃急而兼絞轉之形也。古稱熱則筋縱，寒則筋急。此惟熱鬱于内，而寒束于外，故緊急絞轉之象，徵現于脉耳。素問曰：往來有力，左右彈人手，則剛勁之概可鞠。夫寒者，北方剛勁肅殺之氣，故緊急中，復兼左右彈手之象耳。仲景云：如轉索無常。叔和曰：數如切繩。丹溪曰：如紉箄綫。譬如二股、三股糾合爲繩之象，可見緊之爲義，不獨縱有挺急，抑且横有轉側也。苟非横有轉側，則内經之「左右彈人」，仲景之「轉索」，丹溪之「紉綫」，叔和之「切繩」，將何取義乎？僞訣云：寥寥入尺來。不知緊之義何居乎？蓋緊脈之挺勁而急，與弦脉相類；但比之于弦，有更加挺勁之異，及轉如繩綫之異也。

中惡祟乘之脉，而得浮緊，謂邪方熾而脉無根也；咳嗽虚損之脉，而得沉緊，謂正已虚而邪已痼也。咸在不治之例。

緩脉 陰

體象　緩脉四至，來往和匀。微風輕颭，初春楊柳。

緩不主病　緩爲胃氣，不主于病。取其兼見，方可斷症。

兼脉主病

浮緩傷風，沉緩寒濕。緩大風虛，緩細濕痺。緩濇脾薄，緩弱氣虛。右寸浮緩，風邪所居；左寸濇緩，少陰血虛。左關浮緩，肝風內鼓；右關沉緩，土弱濕侵。左尺緩濇，精宮不及；右尺緩細，真陽衰極。

按，緩脉，以寬舒和緩爲義，與緊脉正相反也。在卦爲坤，在五行爲土，在時爲四季之末，在人身爲足太陰脾經。若陽寸陰尺，上下同等，浮大而軟，無有偏勝者。故曰緩而和勻，不浮不沉，不大不小，不疾不徐，意思欣欣，悠悠揚揚，難以名狀者，此真胃氣脉也。土爲萬物之母，中氣調和，則百疾不生。凡一切脉中，皆須挾緩，謂之胃氣。但得本臟之脉，無胃氣以和之，則真臟脉見，與之短期。又曰：有胃氣則生，無胃氣則死。緩之于脉大矣哉！是故緩脉不主疾病，惟考其兼見之脉，乃可斷其爲病耳。岐伯曰：脾者，土也，孤臟以灌四旁者也。善者不可見，惡者可見。其來如水之流者，此爲太過，病在外；如鳥之喙，此爲不及，病在中。太過則令人四肢沉重不舉，不及則令人九竅壅塞不通。王叔和脉經云：脾旺之時，其脉大，阿阿而緩，名曰平脉。反得弦細而長者，是肝之乘脾，木之尅土，爲賊邪，死不治。反得浮濇而短，是肺之乘脾，子之扶母，爲實邪，雖病自愈。反得洪大而散者，是心之乘脾，母之歸子，爲虛邪，雖病易治。反得沉濡而滑者，腎之乘脾，水之淩土，爲微邪，雖病即瘥。高陽生僞訣，以緩脈主脾熱、口臭、反胃、齒痛、夢鬼諸症，出自杜譔，與緩脉何涉也？

弦脉 陽中之陰

體象 弦如琴弦，輕虛而滑。端直以長，指下挺然。

主病 弦爲肝風，主痛主瘧，主痰主飲。弦在左寸，心中必痛；弦在右寸，胸及頭疼。左關弦兮，痰瘧癥瘕；右關弦兮，胃寒膈痛。左尺逢弦，飲在下焦；右尺逢弦，足攣疝痛。

兼脉 浮弦支飲，沉絃懸飲。絃數多熱，絃遲多寒。弦大主虛，弦細拘急。陽弦頭痛，陰弦腹痛。單弦飲癖，雙弦寒痼。

按，弦之爲義，如琴弦之挺直而略帶長也。在卦爲震，在五行爲木，在四時爲春，在五臟爲肝。《經》曰：少陽之氣温和軟弱，故脉爲弦。岐伯曰：春脉肝也，東方木也，萬物之所以始生也。故其氣來濡，脉輕虛而滑，端直以長，故曰弦。反此者病。其氣來而實强，此爲太過，病在外；其氣來不實而微，此爲不及，病在中。太過則令人善怒，忽忽眩冒而癲；不及則令人胸脇痛引背，兩脇胠滿。又曰：肝脉來濡弱迢迢，如揭長竿末稍，曰肝平。春以胃氣爲本，肝脈來盈實而滑，如循長竿，曰肝病。肝脉來急而益勁，如張弓弦，曰肝死。弦脉與長脉，皆主春令，但弦爲初春之象，陽中之陰，天氣猶寒，故如琴弦之端，直而挺然，稍帶一分之緊急也。長爲暮春之象，純屬于陽，絶無寒意，故如木幹之迢直以長，純是發生之氣象也。戴同父云：弦而軟，其病輕；弦而硬，其病重。深契内經之旨。兩關俱弦，謂之雙弦。若不能食，爲木來尅土。土已負矣，必不可治。素問云：端直以長。叔和云：如張弓弦。巢氏云：按之不移，綽綽如按琴瑟弦。同父云：從中直過，挺然指下。諸家之論弦脈，可謂深切著明矣。而高陽生乃言時時帶數，又言脉緊，狀類繩牽，則是緊脉之象，安在其弦脉之義哉！

動脉 陽

體象 動無頭尾，其形如豆。厥厥動摇，必兼滑數。

主病 動脉主痛，亦主于驚。左寸得動，驚悸可斷；右寸得動，自汗無疑。左關若動，驚及拘攣；右關若動，心脾疼痛。左尺見之，亡精爲病；右尺見之，龍火奮迅。

按，動之爲義，以厥厥動摇，急數有力得名也。兩頭俯下，中間突起，極與短脈相類，但短脉爲陰，不數、不硬、不滑也；動脉爲陽，且數、且硬、且滑也。關前爲陽，關後爲陰。故仲景云：陽動則汗出。分明指左寸之心，汗爲心之液，右寸之肺，主皮毛而司腠理，故汗出也。又曰：陰動則發熱。分明指左尺見動，爲腎水不足；右尺見動，謂相火虚炎。故發熱也。因是而知舊説言動脉只見于關上者，非也。且素問曰：婦人手少陰心脉動甚者，爲妊子也。然則手少陰明隸于左寸矣，而獨見于關可乎？成無己曰：陰陽相搏，則虚者動，故陽虚則陽動，陰虚則陰動。以關前爲陽，主汗出；關後爲陰，主發熱。豈不精妥！而龐安常强爲之説云：關前三分爲陽，關後三分爲陰。正當關位，半陰半陽，故動隨虚見。是亦泥動脉只見于關之説也。高陽生僞訣云：尋之似有，舉之還無。是弱脉而非動脉矣。又曰：不離其處，不往不來，三關沉沉。含糊謬妄，無一字與動脉合義。詹氏曰：如鈎如毛。則混于浮大之脉，尤堪捧腹。

促脉 陽

體象　促爲急促，數時一止。如趨而蹶，進則必死。

主病　促因火亢，亦因物停。左寸見促，心火炎炎；右寸見促，肺鳴咯咯。促見左關，血滯爲殃；促居右關，脾宫食滯。左尺逢之，遺滑堪憂；右尺逢之，灼熱爲定。

按：促之爲義，于急促之中，時見一歇止，乃陽盛之象也。黎氏曰：如蹶之趨，疾徐不常。深得其義。夫人身之氣血，貫注于經脉之間，綿綿不息。臟氣乖違，則稽留凝泣，阻其運行之機，因而歇止者，其止爲輕。若真元衰憊，則陽弛陰涸，失其揆度之常，因而歇止者，其止爲重。然促脉之故，得于臟氣乖違者十之六七，得于真元衰憊者十之二三。或因氣滯，或因血凝，或因痰停，或因食壅，或外因六氣，或内因七情，皆能阻遏其運行之機。故雖當往來急數之時，忽見一止耳。如止數漸稀，則爲病瘥；止數慚增，則爲病劇。僞訣言「併居寸口」，已非促脉之義，且不言時止，尤爲瞶瞶也。

燕都王湛六，以脾泄求治，神疲色瘁。診得促脉，或十四五至得一止，或十七八至得一止。余謂其原醫者曰：法在不治。而醫者急之曰：「此非代脉，不過促耳。何先生之輕命耶？」余曰：「是真元敗絶，陰陽交窮，而促脉呈形，與稽留凝泣而見促者，不相侔也。」醫者唯唯，居一月而果歿。

結脉 陰

體象 結爲凝結，緩時一止。徐行而怠，頗得其旨。

主病 結屬陰寒，亦因凝積。左寸心寒，疼痛可決；右寸肺虚，氣寒凝結，左關結見，疝瘕必現；右關結形，痰滯食停。左尺結兮，痿躄之疴；右尺結兮，陰寒爲楚。

按，結之爲義，結而不散，遲滯中時見一止也。古人譬諸徐行而怠，偶羈一步，可爲結脉傳神。大凡熱則流行，寒則凝結，理勢然也。夫陰寒之中，且挾凝結，喻如隆冬，天氣嚴肅，流水冰堅也。少火衰弱，中氣虚寒，失其乾健之運，則氣血痰食，互相糾纏；運行之機緘不利，故脉應之而成結也。越人云：結甚則積甚，結微則氣微。浮結者，外有積痛；伏結者，内有積聚。故知結而有力者，方爲積聚；結而無力者，是真氣衰弱。違其運化之常，惟一味温補爲正治也。仲景云：纍纍如循長竿，曰陰結；藹藹如車蓋，曰陽結。王叔和曰：如麻子動摇，旋引旋收，聚散不常，曰結，主死。夫是三者，雖同名爲結，而義實有别。浮分得之爲陽結；沉分得之爲陰結；止數頻多，參伍不調，爲不治之症。由是推之，則結之主症，未可以一端盡也。僞訣云：或來或去，聚而却還。律以緩時一止之義，幾同寐語矣！

代脉陰

體象 代爲禪代，止有常數。不能自還，良久復動。

主病 代主臟衰，危惡之候。脾土敗壞，吐利爲咎。中寒不食，腹疼難救。兩動一止，三四日死；四動一止，六七日死。次第推求，不失經旨。

按，代者，禪代之義也。如四時之禪代，不愆其期也。結、促之止，止無常數；代脉之止，止有常數。結、促之止，一止即來；代脉之止，良久方至。內經以代脉之見，爲臟氣衰微，脾氣脱絶之診也。惟傷寒心悸，懷胎三月，或七情太過，或跌打重傷，及風家、痛家，俱不忌代脉，未可斷其必死。滑伯仁曰：無病而羸瘦脈代者，危候也；有病而氣血乍損，祇爲病脈。此伯仁爲暴病言也。若久病得代脉，而冀其回春者，萬不得一也。內經曰：代則氣衰。又曰：代、散者死。夫代脉現而脾土衰；散脉現而腎水絶；二脉交見，雖在神聖，亦且望而却走矣。大抵脈來一息五至，則肺、心、脾、肝、腎五臟之氣，皆足也。故五十動而不一止者，合大衍之數，謂之平脈。反此，則止乃見焉。腎氣不能至，則四十動一止；肝氣不能至，則三十動一至；脾氣不能至，則二十動一止；心氣不能至，則十動一至；肺氣不能至，則四五動一止。戴同父云：三部九候，每候必滿五十動。出自難經。而僞訣五臟歌中，皆以四十五動爲準，乖于經旨。僞訣又云：四十一止一臟絶，却後四年多殁命。荒疵越理，莫此爲甚。夫人豈有一臟既絶，尚活四年之理哉！

歷考內經，而知代脉之義，別自有説，如宣明五氣篇曰「脾脉代」，邪氣臟腑病形篇云「黄者其脉代」，皆言臟氣之常候，非謂代爲止也。平人氣象論曰「長夏胃微軟弱曰平，但代無胃曰死」者。蓋言無胃氣而死，亦非以代爲止也。如云「五十動而不一代」者，是乃至數之代也。若脈平匀而忽强、忽弱者，乃形體之代，即平人氣象論所言者是也。若脾王四季，而隨時更代者，乃氣候之代，即宣明五氣等篇所云者是也。脉無定候，更變不常，則均謂之代，各因其變而察其情，庶足窮其妙耳。善化令黄桂岩，心疼奪食，脉三動一止，良久不能自還。施笠澤云：五臟之氣不至，法當旦夕死。余曰：古人謂痛甚者脉多代。少得代脉者死，老得代脉者生。今桂岩春秋高矣，而胸腹負痛，雖有代脉，安足慮乎？果越兩旬，而桂岩起矣。

革脉 陽中之陰

體象　革大弦急，浮取即得。按之乃空，渾如鼓革。

主病　革主表寒，亦屬中虚。左寸之革，心血虚痛；右寸之革，金衰氣壅。左關遇之，疝瘕爲祟；右關遇之，土虚而疼。左尺診革，精空可必；右尺診革，殞命爲憂。女人得之，半産漏下。

按，革者，皮革之象也。表邪有餘，而内則不足也。恰如鼓皮，外則繃急，内則空虚也。浮舉之而弦大，非繃急之象乎？沉按之而豁然，非中空之象乎？惟表有寒邪，故弦急之象見焉；惟中虧氣血，故空虚之象顯焉。仲景曰：革脉弦而芤，弦則爲寒，芤則爲虚，虚寒相搏，此名爲革。男子亡血失精，女子半産漏下。叔和云：三部脉革，長病得之死，卒病得之生。李時珍云：此芤、弦二脉相合，故均主失血之候。諸家脉書皆以爲即牢脉也，故或有革無牢，或有牢無革，混而莫辨；不知革浮牢沉，革虛牢實，形與症皆異也。甲乙經曰：渾渾革至如湧泉。病進而色弊；綿綿其去如弦絶者死。謂脈來渾濁革變，急如泉湧，出而不返也。觀其曰「涌泉」，則浮取之不止于弦大，而且數、且搏、且滑矣。曰「弦絶」，則重按之，不止于豁然，而且絶無根蒂矣，故曰死也。王貺以爲溢脉者，因甲乙經有湧泉之語，而附會其説也。不知溢脉者，自寸而上貫于魚際，直衝而上，如水之沸而盈溢也。與革脉奚涉乎？丹溪曰：如按鼓皮。其于中空外急之義，最爲親切之喻。

牢脉 陰中之陽

體象 牢在沉分，大而弦實。浮中二候，了不可得。

主病 牢主堅積，病在乎内。左寸之牢，伏梁爲病；右寸之牢，息賁可定。左關見牢，肝家血積；右關見牢，陰寒痞癖。左尺牢形，奔豚爲患；右尺牢形，疝瘕痛甚。

按，牢有二義：堅固牢實之義，又深居在内之義也。故樹以根深爲牢，蓋深入于下者也；監獄以禁囚爲牢，深藏于内者也。仲景曰：寒則牢固。又有堅固之義也。沈氏曰：似沉似伏，牢之位也；實大弦長，牢之體也。牢脉所主之症，以其在沉分也，故悉屬陰寒；以其形弦實也，故咸爲堅積。若夫失血亡精之人，則内虚，而當得革脉，乃爲正象；若反得牢脉，是脉與症反，可以卜死期矣。僞訣云：尋之則無，按之則有。但依稀彷彿，却不言實大弦長之形象，是沉脈而非牢脉矣。又曰：脉入皮膚辨息難。更以牢爲死亡之脉矣，其謬可勝數哉！叔和脉經云：牢脉似沉似伏，實大而長，微弦。可謂詳且明矣。至伏脉雖重，按之亦不可見，必推筋至骨，乃見其形。而牢脉既實大弦長，纔重按之，便滿指有力矣，又何以謂之似伏乎？脉之義幽而難明，非字字推敲，展轉審度，能無遺後學之疑哉！

散脉 陰

體象 散脉浮亂，有表無裏。中候漸空，按則絶矣。

主病 散爲本傷，見則危殆。左寸之散，怔忡不卧；右寸之散，自汗淋灕。左關之散，當有溢飲；右關之散，脹滿蠱壞。居于左尺，北方水竭；右尺得之，陽消命絶。

按，散有二義：自有漸無之象，亦散亂不整之象也。當浮候之，儼然大而成其爲脉也；及中候之，頓覺無力，而減其十之七八矣；至沉候之杳然不可得而見矣。漸重漸無，漸輕漸有，明乎此八字，而散字之義詳明，而散脉之形確著。故叔和云：散脉大而散，有表無裏。字字斟酌，毫不苟且者也。崔氏云：渙漫不收。蓋渙漫即浮大之義，而不收即無根之義。雖得其大意，而未能言之鑿鑿也。柳氏云：無統紀，無拘束，至數不齊，或來多去少，或去多來少，渙散不收，如楊花散漫之象。夫楊花散漫，即輕飄無根之説也。其言「至數不齊，多少不一」，則散亂而不能整齊嚴肅之象也。然此又補叔和未備之旨，深得散脉之神者也。同父云：心脉浮大而散，肺脉短濇而散，皆平脉也。心脉軟散爲怔忡，肺脉軟散爲汗出，肝脉軟散爲溢飲，脾脉軟散爲胻腫，皆病脉也；腎脉軟散，諸病脉代散，皆死脉也。古人以代、散爲必死者，蓋散爲腎敗之徵，代爲脾絶之診也。腎脉本沉，而散脉按之不可得見，是先天資始之根本絶也；脾脉主信，而代脉歇止，不愆其期，是後天資生之根本絶也。故二脉獨見，均爲危殆之候；而二脉交見，尤爲必死之符。

芤脉 陽中陰

體象 芤乃草名，絶類慈葱。浮沉俱有，中候獨空。

主病 芤脉中空，故主失血。左寸呈芤，心王喪血；右寸呈芤，相傅陰亡。芤入左關，肝血不藏；芤現右關，脾血不攝。左尺如芤，便紅爲咎；右尺如芤，火炎精漏。

按，芤之爲義，兩邊俱有，中央獨空之象也。芤乃草名，其狀與葱無以異也。假令以指候葱，浮候之着上面之葱皮，中候之正當葱中空處，沉候之又着下面之葱皮。以是審察，則芤脉之名象，昭昭于心目之間，確乎不可疑矣。劉三點云：芤脈何似？絶類慈葱，指下成窟，有邊無中。叔和云：芤脈浮大而軟，按之中央空，兩邊實。二家之言，其于芤脈已無遺藴矣。同父云：營行脉中，脉以血爲形。芤脉中空，脱血之象也。僞訣未明中候獨空之旨，妄云「兩頭有，中間無。」以「頭」字易脉經之「邊」字，則是上下之脉，劃然中斷，而成陰絶陽絶之診矣。又云：寸芤積血在胸中，關裏逢芤腸胃癰。是以芤爲蓄血積聚之實脉，非失血虚家之空脉矣。以李時珍之博洽明通，亦祖述其言，以作主病之歌訣，豈非千慮之一失乎？僞訣又云：芤主淋瀝，氣入小腸。與失血之候有何干涉？種種邪訛，誤世不小，不得不詳辨也。即叔和脉經云：三部脉芤，長病得之生，卒病得之死。然暴失血者，脉多芤，而卒病得之死，可乎？其言亦不能無疵也。至劉肖齋所引諸家論芤脉者，多出附會，不可盡信。

伏脉 陰

體象　伏爲隱伏，更下于沉。推筋着骨，始得其形。

主病 伏脉爲陰，受病入深。伏犯左寸，血鬱之愆；伏于右寸，氣鬱之殃。左關值伏，肝血在腹；右關值伏，寒凝水穀。左尺伏見，疝瘕可驗；右尺伏藏，少火消亡。

按，伏之爲義，隱伏而不見之謂也。浮、中二候，絶無影響，雖至沉候，亦不可見，必推筋至骨，方始得見耳。故其主病，多在沉陰之分，隱深之處，非輕淺之劑，所得破其藩垣也。在傷寒論中，以一手脉伏爲單伏，兩手脉伏爲雙伏，不可以陽症見陰脉爲例也。火邪内鬱，不得發越，乃陽極似陰，故脈伏者必有大汗而解，正如久旱將雨，必先六合陰晦，一回雨後，庶物咸蘇也。又有陰症傷寒，先有伏陰在内，而外復感冒寒邪，陰氣旺盛，陽氣衰微，四肢厥逆，六脉沉伏，須投薑、附，及灸關元，陽乃復回，脉乃復出也。若太谿、衝陽皆無脉者，必死無疑。劉元賓云：伏脉不可發汗。爲其非表脉也，亦爲其將自有汗也。乃僞訣云：徐徐發汗。而潔古欲以附子細辛麻黄湯發之，皆非伏脉所宜。僞訣論形象妄曰：尋之似有，定息全無。是于中候見形矣，于伏之名義何居乎？

疾脉 陽

體象 疾爲疾急，數之至極。七至八至，脉流薄疾。

主病　疾爲陽極，陰氣欲竭。脉號離經，虚魂將絶。漸進漸疾，旦夕殞滅。左寸居疾，弗戢自焚；右寸居疾，金被火乘。左關疾也，肝陰已絶；右關疾也，脾陰消竭。左尺疾耶，涸轍難濡；右尺疾耶，赫曦過極。

按，六至以上，脉有兩稱，或名曰疾，或名曰極。總是急速之形，數之甚者也。是惟傷寒熱極，方見此脉，非他疾所恒有也。若勞瘵虚憊之人，亦或見之，則陰髓下竭，陽光上亢，有日無月，可與之决短期矣。陰陽易病者，脉常七八至，號曰離經，是已登鬼録者也。至夫孕婦將產，亦得離經之脉，此又非以七八至得名。如昨浮今沉，昨遲今數，但離于平素經常之脉，即名爲離經矣。大都一息四至，則一晝一夜約一萬三千五百息，通計之當五十週于身，而脉行八百一十丈，此人身經脉流行之常度也。若一息八至，則一日一夜，週于身者，當一百營，而脉遂行一千六百餘丈矣。必至喘促聲嘶，僅呼吸于胸中數寸之間，而不能達于根蒂，真陰極于下，孤陽亢于上，而氣之短已極矣。夫人之死生由乎氣，氣之聚散由乎血，凡殘喘尚延者，祇憑此一綫之氣未絶耳。一息八至之候，則氣已欲脱，而猶冀以草木生之，何怪其不相及也！

脉法總論

脉狀繁多，未可以二十八字盡也。然于表裏、陰陽、氣血、虛實之義，頗能括其綱要也。如内經之所曰鼓者，且浮且大也；曰搏者，且大且强也；曰堅者，實之别名也；曰横者，洪之别名也；曰急者，緊之别名也；曰喘者，且浮且數也；曰躁者，且浮且疾也；曰疏者，且遲且軟也；曰格者，人迎倍大也；曰關者，氣口倍大也。此二脉者，後世不深維内經之旨，而誤作病名，不知病因脉得名也。曰溢者，自寸口上越魚際，氣有餘也；覆者，自尺部下達臂間，血有餘也。如仲景論脉，曰縱者，水乘火、金乘木也；曰横者，火乘水、木乘金也；曰逆者，水乘金、火乘木也；曰順者，金乘水、木乘火也；曰反者，來微去大，病在裏也；曰覆者，頭小本大，病在表也；曰高者，衛氣盛也，陽脉强也；曰章者，榮氣盛也，陰脉强也；曰綱者，高章相搏也；曰惵者，衛氣弱也，陽脉衰也；曰卑者，榮氣弱也，陰脉衰也；曰損者，惵卑相搏也。内經十二，仲景十二，凡得二十四脉，未嘗非辨證之旨訣，而世皆置若罔聞，則有慚于司命之職矣。雖二十八字，亦已含藏諸義，然不詳二十四字之義，又安能入二十八字之奥哉？而尤不止此也。陰陽不可不分而剖，色脉不可不合而稽，尺膚不可不詳而考，主病不可不諳而識；四者得，而持脉之道思過半矣。脉要精微論云：微妙在脉，不可不察。察之有紀，從陰陽始；始之有經，從五行生；生之有度，四時爲宜。

彼春之暖，爲夏之暑，彼秋之忿，爲冬之怒。四變之動，脉與之上下。是以聖人持脉之道，先後陰陽而持之。若陽動陰静，陽剛陰柔，陽升陰降，陽前陰後，陽上陰下，陽左陰右。數者爲陽，遲者爲陰；表者爲陽，裏者爲陰；至者爲陽，去者爲陰；進者爲陽，退者爲陰。其恒經也。或陰盛之極，反得陽象；或陽亢之極，反得陰徵。或陽窮而陰乘之，或陰窮而陽乘之。隨症更遷，與時變易，此陰陽之不可不分而剖也。岐伯曰：察脉動静而視精明，察五色，觀五臟有餘不足，六腑强弱，形之盛衰，以此參伍，决死生之分。又曰：形氣相得，謂之可治；色澤以浮，謂之易已；脉從四時，謂之可治。脉弱以滑，是有胃氣。靈樞曰：色脉與尺，如鼓桴相應。青者，脉弦；赤者，脉鉤；黄者，脉代；白者，脉毛；黑者，脉石。見其色而不得見其脉，反得相勝之脉，則死矣；得相生之脉，則病已矣。又曰：精明五色者，氣之華也。赤欲如白裹朱，不欲如赭；白欲如鵝羽，不欲如鹽；青欲如蒼璧，不欲如藍；黄欲如羅裹雄黄，不欲如黄土；黑欲如重漆色，不欲如地蒼。此色脉之不可不合而稽也。靈樞曰：審尺之緩急、大小、滑濇，肉之堅脆，而病形定矣。目窠微腫，頸脉動，時咳，按之手足窅而不起，風水膚脹也。尺膚滑而淖澤者，風也。尺肉弱者，解㑊安卧；脱肉者，寒熱不治。尺膚濇者，風痺也；尺膚粗如枯魚之鱗者，溢飲也。尺膚熱甚，脉盛躁者，病温也。脉盛而滑者，病且出也。尺膚寒，脉小者，泄而少氣。尺膚炬然，寒熱也。肘所獨熱者，腰以上熱；手所獨熱者，腰以下熱。肘前獨熱者，膺前熱；肘後獨熱者，肩背熱；臂中獨熱者，腰腹熱。肘後粗以下三四寸熱者，腸中有蟲。掌中熱者，腹熱；掌中寒者，腹寒。魚上有青脉者，胃中寒。尺炬然熱，人迎大，當奪血。尺堅大，脉小少氣，悗有加，主死。又曰：脉急者，尺膚亦急；脉緩者，尺膚亦緩；脉小者，尺膚亦減而少氣；脉大者，尺膚亦賁而起；脉滑者，尺膚亦滑；脉濇者，尺膚亦濇。此尺膚之不可不詳而考也。脉要精微論曰：長則氣治，短則氣病，數則煩心，大則病進。上盛則氣高，下盛則氣脹。代則氣衰，細則氣少，濇則心痛。渾渾革至如湧泉，病進而色弊；綿綿其去如弦絶者，死。平人氣象論曰：脉短者，頭疼；脉長者，足脛痛。脉促上擊者，肩背痛。脉沉而堅者，病在中；脉浮而盛者，病在外。脉沉而弱，寒熱及疝瘕少腹痛。脉沉而横，脇下有積，腹中有横積痛。脉沉而喘，曰寒熱。脉盛滑堅者，病在外；脉小實而堅者，病在内。小弱以濇，謂之久病；浮滑而疾，謂之新病。脉急者，疝瘕、少腹痛。脉滑曰風，脉濇曰痺。緩而滑曰熱中，盛而緊曰脹。臂多青脉，曰脱血。尺脉緩濇，謂之解㑊。安卧脉盛，謂之脱血。尺濇脉滑，謂之多汗。尺寒脉細，謂之後泄。尺脉粗常熱者，謂之熱中。此主病之不可不諳而識也。如上所述，不過大略耳。若欲達變探微，非精研靈、素，博綜百家不可也。許胤宗曰：脉之候幽而難明，吾意所解，口莫能宣也。口莫能宣，而筆又烏能寫乎？博極而心靈自啓，思深而神鬼將通，則三指有隔垣之照，二豎無膏肓之遯矣。

李中梓

病機沙篆

增補病機沙篆目次

上卷……一一五〇

中風類中　中寒
中暑中熱　中氣中食
虚勞　咳嗽吐血
傳尸瘵症　痰喘
噎膈反胃
嘔吐噦　霍亂
脹滿　水腫
瘧　痢
泄瀉　厥逆

下卷……一二一二

頭痛　眩暈
心痛　腹痛
腰痛　顛狂
痰癇　怔忡驚悸恐
健忘　不得寐
不得食　自汗盗汗
痿痺　肩背臂膊痛
脇痛　脚氣
遺精　赤白濁
消渴　赤白帶
疝　癥瘕
積聚痞癖　淋癃
前陰諸疾　後陰諸疾

病機沙篆卷上

中風

風之爲言中也，肥人氣居於表，中氣必虚，土不生金，金氣漸薄，肝無所畏，風木乃淫，復來乘土，中氣益敗，乘其中虚，外邪襲之。則爲真中。西北方風高，往往有之。若但因中虚，不犯外邪，則爲類中。東南方柔弱，往往有之。

内經曰：風者百病之長。又曰：風者，善行而數變。故客於脉，則爲厲風；客於臓腑之俞，則爲偏風。風氣循風府而上，則爲腦風；自腦户而合於太陽，則爲目風；飲酒見風汗出，則爲漏風；入房汗出當風，則爲内風；入於腸胃，則爲腸風；外客腠理，則爲泄風。

正風邪風，各不相同。經云：正風者，從一方來。即合時之正者也。其中人也淺，合而自去。邪風者，衝後來者也。謂之虚邪賊風。其中人也深，不能自去。

經曰：暴病卒死，皆屬於火。東垣以卒然昏僕，責之氣虚。蓋火即氣，氣即火同，物而異名者也。當卒僕之時，以竹瀝薑汁灌蘇合香丸，或三生飲加人參、竹瀝、薑汁灌之。如抉口不開，進藥且緩，以細辛、皂角爲末，吹鼻取嚏，即甦；無嚏者，不治。

痰涎壅盛者，宜與吐之。用牙皂四枚、明礬一兩，各爲細末，和勻。輕者五分，重者三字，温水調灌，此名稀涎散。服之不大嘔吐，但微微令涎自口角流出，即醒。或橘紅一斤，煎湯數碗，多灌取吐。○口開心絶，手撒脾絶，眼合肝絶，遺尿腎絶，聲如鼾者肺絶：此虚極而陽脱也。五症不全見者，速以大劑參、芪、术、附，并急灸臍下關元、氣海，可救十中之一。

髮直吐沫，摇頭上竄，面赤如妝，汗出如珠，皆死症矣。

經曰：虚邪偏客於身者，其入深，營衛稍衰，則真氣去，邪氣獨留，發爲偏枯。又曰：身偏不用爲痛，言不變、志不亂，病在分腠之間。益其不足，損其有餘，乃可復也。即中腑症。名曰痱之爲病也。身無痛處，但四肢不收，志亂不甚，其言微知，可治；甚則不能言，不可治也。即中臟症。外有六經形症，則以小續命湯加減及疏風湯治之。小續命亦麻黄、桂枝之變。麻桂二湯施於温熱之症，必致殺人，不可執也。後列。

太陽經，無汗惡寒者，麻黄、防風、杏仁、甘草；有汗惡風者，桂枝、防風、芍藥、甘草。陽明經，無汗身熱不惡寒者，白芷、石膏、知母、甘草；有汗身熱不惡風者，葛根、桂枝、黄芩、甘草。如在太陰經，則無汗身凉，乾薑、附子、麻黄、防風；少陰經，則有汗無熱，桂枝、附子、甘草、麻黄、杏仁、防風。若無此四經之症，或在少陽、厥陰，柴胡、防風、羌活、甘草、連翹。如上症真中者，分表裏施治；而在裏者，則便溺阻隔，宜三化湯，枳實、厚朴、羌活、大黄；若表裏俱見者，先與解表而後攻裏；若外邪已解，内部已除，而語言蹇澁，半身不遂，未能即愈，以六君子湯加羌、防、歸、地、芍藥、秦艽，久久服之，營衛自和。即古所云大藥是也。再加麻黄，即一旬之微汗；加大黄，即一旬之微利。如望春大寒之後，加半夏、人參、柴胡、木通，迎而奪少陽之氣也；如望夏穀雨之後，加石膏、知母、黄芩，迎而奪陽明之氣也；如季夏濕土主令，加防己、白术、茯苓，勝脾土之濕也；如望秋大暑之後，加厚朴、藿香、官桂，迎而奪太陰之氣也；望冬霜降之後，加桂、附、當歸，勝少陰之寒也。

治風之法，不過解表、攻裏、行中道，三法盡矣。然風氣不齊，禀賦各别，七情異起，六氣殊傷，活法處治，不可膠執也。

古人用牛黄丸、至寶丹、活命金丹，品類皆辛香走竄，爲斬關奪門之將，原爲中臟之閉症設也。牛黄入脾治肉，麝香入腎治骨，冰片入肝治筋，此惟邪氣深入者乃爲出矣。若施之于中腑氣虚脱絶之症，反掌殺人，如人既入井，而又下石，安得不立斃乎？

類中之症，其卒倒偏枯，語言蹇澁，痰涎壅盛，皆與真中風相類，故曰類中，但無六經形症爲異耳。此惟中氣虚憊，故虚風内煽所致。東垣主虚，誠爲合論。河間主火，丹溪主痰，其言各殊。而不知其虚也，故無根之火發焉；惟其虚也，故逆上之痰生焉。東垣舉其本，河間、丹溪道其標，似異而實同也。心火，涼膈散；肝火，小柴胡湯；水虚火炎，六味地黄湯。類中之卒倒偏枯，症類雖有多種，總由真氣不週充，血液因而逆泣也。參、芪君之，歸、地佐之，更以秦艽、茯神、竹瀝、人乳、薑汁、梨汁，最爲穩當。

凡治中風，須分陰陽。陰中者，其色青，或黑或白，痰喘昏迷，眩冒多汗，甚者手足厥冷；陽中者，面赤唇焦，牙關緊急，上視强直，掉眩煩渴。

凡人大指、次指麻木不仁，三年之内，必患中風，須預防之。宜慎起居，節飲食，遠房幃，調性情，更以十全大補湯加羌活，久久服之，經歲不輟，則潛移默奪，弭災却疾矣。若用古法天麻丸、愈風丹，開其玄府，漏其真液，適足以招風取中耳，預防云乎哉！

口禁不開，足陽明頜頰之脉偏急，則口噤不能開，肝風乘胃故也。皂角、乳香、黄芪、防風，煎湯薰之。須大作湯液，如蒸如霧，乃得力耳。再以南星、冰片爲細末，擦其牙根；或藜蘆、鬱金爲末搐鼻；或明礬一兩、飛鹽五錢，研勻擦牙，又可將錢許綿裹，安牙盡處。又法：甘草五寸，截作五段，麻油浸透，火炙，抉口令咬之。約人行十里許，又换一截，從此灌藥爲便。

口眼喎斜耳鼻常静，故風息焉；口鼻常動，故風生焉。風摇則血液衰耗，無以榮筋，故筋脉拘急，口目爲僻，眥急不能卒視。人參、黄芪、當歸、白芍、升麻、秦艽、葛根、防風、鈎藤、紅花、蘇木，水煎和酒服。外用桂枝三兩，酒煎濃汁，以故布浸之，乘熱左歪搨右，右歪搨左。再以乳香二兩，皂角一兩，挫拌匀，燒烟薰之。

語言蹇澀經曰：足太陰之脉，貫舌本，散舌下。病則舌强。又足少陰之正，直者繫舌本。又曰：内奪而厥，則爲瘖痱。又腎脉之氣，不上循喉嚨，挾舌本，則不能言。用地黄飲子，地黄、巴戟、蓯蓉、茱萸、同桂枝、附子、薄荷、麥冬、五味、茯苓、菖蒲、遠志、石斛。脾土不足，痰涎壅盛。言蹇澀者，六君子湯，加南星、木香、乾葛、枳實、遠志、竹茹。挾熱者，山枝、連芩、花粉、薄荷。

四肢不舉，其脉緩大有力者，土太過也，平胃五苓散主之。其脉細小無力者土不及也，補中益氣湯主之。隨症加減。身體疼痛，挾濕熱者當歸拈痛湯，羌、防、升、葛、知、茯、草、猪、澤、茵陳及苦參。人參、二术當歸并，湯名拈痛有奇勳。挾寒者，鉄彈丸，乳、没各一兩，烏頭泡去皮，靈脂酒淘净，加射、薄荷宜。挾虚者，十全大補湯加秦艽。身重，氣虚也，補中、八味治之。遍身盡痛者，蠲痺湯，歸、芍、薑黄與羌活、甘草、黄芪、薑、棗煎。◯身重之症，時師止知燥濕，而不知補虚，按，素問示從容論篇歷言肝虚、腎虚、脾虚，皆令人體重煩寃，是以身重乃虚症也，不止于濕可盡耳。

痰涎壅塞星香、二陳爲主，蓋治痰，以順氣爲先。挾虚者，加參、芪、竹瀝；挾寒者，桂、附、薑汁。養正丹鎮安元氣，下墜痰涎。實者星香湯送下，虚者六君子湯送下。

遺尿不禁，脾虚下陷者，補中益氣湯加益智；腎虚不能收攝者，地黄飲子合參麥散。

善飢多食，風木太過，凌虚中州，脾土受攻，求助於食，法當瀉肝安脾，則復其常矣。青皮、芍藥、柴胡、山梔、人參、白术、甘草、茯苓，更當隨時審症而爲之變通也。

神氣昏冒，痰涎逆衝於上，心主被障，故昏不知人。此係中臟而非中腑，閉症而非脱症，宜牛黄丸清心、肺等治之。人參、麥冬、茯神、膽星、山藥、白术、甘草、羚羊角、犀角、雄黄、朱砂、牛黄、冰、射、金箔、大棗，打膏加蜜爲丸。或至聖保命丹，貫仲一兩，生地七錢，大黄五錢，青黛、板藍根各三錢，朱砂、雄黄同鬱金、薄荷各一錢五分，珍珠、冰片各一錢五分，射一錢，煉蜜丸，金箔爲衣。煎方宜六君子湯加南星、木香、菖蒲、遠志肉、竹瀝、薑汁服之。又有厥逆昏迷，因醉飽過度而得，名曰食中。莫作中風、中氣治之。

外治急救涎潮方凡男婦卒然中倒，涎潮於心，不省人事，當時即扶入室中，令其正坐，用好醋斤許，焠入炭火中熏之，令其氣入口鼻，其涎自歸經，其人漸醒。切不可用薑湯及滴水入口，如水一入，逆其痰涎，永繫於心，成痼疾矣。

史國公酒方治左癱右瘓，四肢頑麻，骨節痠疼，一切寒濕風氣，及腎虚足膝無力，並宜服之。當歸、羌活、虎脛骨、防風、鱉甲、秦艽、萆薢、牛膝、杜仲、蠶砂各二兩，枸杞一兩，白茄根八兩，無灰酒一斗。絹袋盛藥，入酒浸十日，重湯煮三香，又窨五日。服之無間，頗收效驗。

中寒之症，相似中風，比之傷寒，更爲深重。身體强直，或口噤戰慄，甚則厥逆無知，先以薑汁、好酒，或加冰、射灌之。如輕用麻黄、蒼术、枳、朴、薑、桂，或薑汁湯；重則薑豉湯，并以艾灸丹田穴。腹中痛加木香，筋急加木瓜。凡中寒之人，先宜與温水；若遽與熱水及近火，即死。

中氣七情所傷，氣逆痰潮，卒然昏僕，與中風相類。但中風身温多痰涎，脉浮應人迎；中氣身冷無痰涎，脉沉應氣口。以氣藥治風則可，風藥治氣則不可。急以蘇合丸灌之，候甦，用八味順氣散白术、茯苓、人參、甘草、青皮、陳皮、烏藥、白芷，加香附、薑、棗，或木香調氣散。有痰者，星香散。如其人本虚，痰氣上逆，關格不通，宜養正丹，水銀、朱砂、鉛硫四味等分，用鉄器熔鉛，入水銀，以柳木杵和匀。次下朱砂，再和匀，不見星入硫，急研成汁。有焰，用醋灑之，候冷細研，糯米糊丸如緑豆大。若作中風治之，誤矣。經曰：無故而瘖，脉不至者，不治自已。謂氣暴逆也，氣復自愈。當與厥症互看。如因風寒者，藿香正氣散，白芷、茯苓、紫蘇、腹皮、霍香、厚朴、白术、半夏、陳皮、桔梗、甘草、薑、棗，煎服。

中暑因在暑月，其症卒暴，面垢，冷汗出，手足微冷，昏暈，或吐或瀉，或喘或滿，以來復丹治之。硝石同硫一兩爲末，入磁器内，微火熔，柳條攪，用火不可太旺，恐傷藥力。再研極細，名曰二氣丹。加太陰玄精石，水飛。五靈脂，水飛。青皮、橘紅，各二兩。先用青皮、橘紅、靈脂爲末，次入玄精及二氣末，好醋打糊爲丸，如豌豆大。每服三十丸。或蘇合丸，用白术、犀角、木香、香附、檀香、沉香、朱砂水飛、訶子煨去皮、射香、丁香、蓽撥、安息，用酒熬膏。龍腦、薰陸香，另研。蘇合油各一兩，右除安息膏、蘇合油，煉蜜和劑。其餘共爲末，丸如茱子大，以蠟固匱。用時取出，湯調灌之，即甦。稍甦，再以香薷、扁豆、厚朴、陳皮煎服。此症外陽而内陰，故用辛温取其通竅也。中熱僵僕，勿與凉水及凉物，如寒氣一逼，即死。須安置於近日暖處，取路上熱土，放其臍上作窩，令人溺尿於中。或用大蒜研爛，同熱土爲湯，去渣灌之。或將日曬熱瓦熨其人心腹及臍下。勞役動作之人多得之。

中暑静而逸者得之，陰症也。頭疼、惡寒、拘急、肢節痛、煩心，無汗、無大熱，宜大順散，乾薑、甘草、杏仁、厚朴、香薷。動而得之，爲中熱陽症也。身熱，煩躁惡熱，大渴多汗，無氣以動，宜蒼术白虎湯。蒼术、石膏、知母、甘草、粳米。虚人以補中益氣湯爲主，虚人有房勞者，禁香薷。

中暑忽然不省人事，宜灸百會、中脘、三里、脾俞、合谷、人中、陰谷、三陰交，斟酌用，或針亦可。

冒暑大熱，霍亂吐瀉，百勞、委中、合谷、曲池、三里、十宣等穴，酌選針灸。

左右癱瘓，瘅厥偏枯，半身不遂，筋攣痰涎，針用肩顒、合谷、曲池、環跳、風市、足三里、絶骨、昆崘、陽陵泉。

中風痰涎壅盛，聲如牽鋸，服藥不下者，宜灸關元、丹田二穴。多灸之爲妙。

忽然中風，不知人事，宜以十宣穴出血即醒。乃十指頭端井穴。

預防中風，灸法：用風池、百會、曲池、合谷、肩髃、風市、足三里、絶骨、環跳已上等穴，灸之大妙。

大麻風，針法、灸法及服藥方法，另有專書秘本。

虚勞

黄帝曰：陽虚生外寒，不知其由然也。岐伯曰：陽受氣於上焦，以温皮膚分肉之間。寒氣在外，則上焦不通；上焦不通，則寒氣獨留於外，故寒慄。

帝曰：陰虚生内熱，奈何？岐伯曰：有所勞倦，形氣衰少，穀氣不盛，上焦不行，下脘不通。胃氣熱，熱氣薰胸中，故内熱。

帝曰：陽盛生外熱，奈何？岐伯曰：上焦不通利，則皮膚緻密，腠理秘塞，玄府不通，衛氣不得泄越，故外熱。

帝曰：陰盛生内寒，奈何？岐伯曰：厥氣上逆，寒氣積于胸中而不瀉，不瀉則温氣去，寒氣獨留，則血凝泣，凝泣則脉不通。其脉盛大以濇，故中寒。

夫人之生也，陰血爲營，陽氣爲衛，二者運行而無壅滯，病安從生，若力用不休，則龍雷二火，逆僭至高，故勞字從「火」。曲運神機則心勞，而爲虚汗怔忡；縱情房室，則腎勞，而爲骨蒸遺泄；恣睢善怒，則肝勞，而爲痛痺拘攣；形冷悲哀則肺勞，而爲上氣喘嗽；動作傷形，思慮傷意，則脾勞，而爲少食多痰，形羸神倦。故勞者必至於虚，虚者必因於勞。

古稱五勞、七傷、六極、二十三蒸，症狀繁多，令人眩惑，但能明先天後天根本之治，無不痊安。蓋簡而不繁，約而無漏者也。夫人之虚，非氣即血，五臟六腑，莫能外焉。然血之源頭在乎腎，蓋水爲天一之元，而人資之以爲始者也，故曰先天；氣之源頭在乎脾，蓋土爲萬物之母，而人資之以爲生者，故曰後天。二臟安和，則百脉受調；二臟虚傷，則千疴競起。至哉斯言！可爲後學司命之指南也。

土爲金母，而金爲主氣之宫，故肺氣受傷者，必先求助於脾家；水爲木母，而木爲藏血之地，故肝血受傷者，必由借資於腎府。

虚勞之症，扶脾保肺，兩不可缺。然脾之性，喜温喜燥，而温燥之劑不利於保肺；肺之爲性，喜凉喜潤，而凉潤之劑不利於扶脾。兩者並列而論，脾有生肺之能，肺無扶脾之力，故曰土壯而生金，勿拘拘於保肺。〇瀉火之亢，以全陰氣；壯水之主，以鎮陽光，法當並行。然瀉火之品，多寒而損陽氣；壯水之劑，多平而養陰血。兩者並列而論，苦寒過投，將有敗胃之憂；甘平恒用，却無傷中之患。故曰水盛而火自熄，勿亟亟於寒凉。〇症如煩渴、喘呼，脉則數大有力，當潤肺爲主，而扶脾佐之；症如食少、善泄，脉則細數無力，當扶脾爲主，而保肺佐之。甚則保肺之劑不利於脾，當盡去之，却宜補土之母，庶可冀其回春。全在明辨其症之何如，變通以治之可也。

春夏之令主生長，秋冬之令主肅殺，人皆知之。殊不知藥之温者，行天地發育之德；藥之寒者，象天地肅殺之刑。如四物加知柏，舉世奉爲滋陰上品、降火神丹，不知秋冬之氣，非所以生萬物者也。凉血之藥常膩滯，非痰多食少者所宜；凉血之藥常滋潤，必至滑泄腸鳴。况知柏苦寒，苦先入心，久而增氣，反能助火。至于滑泄敗胃，所不待言。丹溪云：實火可瀉，虚火可補。試問勞症之火，屬之虚乎？屬之實乎？瀉之可乎？昔有云：畏知柏如鴆毒，恐伐吾命根耳。如病初起而相火正隆，或燥渴而右尺滑大，亦暫投之却無妨也，若久用之，則斷乎不可。○或問：血主濡潤，四物湯豈非濡潤，而爲血虚者之要藥乎？答曰：血虚而燥，用四物以濡之，未常非合劑也，但恐用之久而多，則在上有泥膈奪食之憂，則在下有滑腸泄瀉之患。且主秋冬之令，鮮發育之功也。○或問：氣有餘便是火，補氣之藥，能無助火乎？古云：正氣與邪氣原不兩立，猶低昂然，一勝則一負，正氣旺則邪氣無所容，如滿座皆君子，一小人自無容身之地。

或問：人參補氣，至王好古言其肺熱傷肺，至節齋謂虚勞症服參者必死。天下皆稱人參有毒，視參如蝎，其説是否？答曰：肺家本經有火，右寸大而有力，東垣謂熱鬱在肺者勿用。若肺虚而虚火乘之，肺已被傷，苟非人參，何以救之乎？故好古之説，猶爲近理；節齋之言，膠柱鼓瑟，千古之罪人也。至謂人參有毒，庸俗多有是言，不知誰爲作俑！真堪噴飯。

或問：血虚自應補血，專以氣藥爲主，得無左乎？答曰：血虚應投血藥，乃爲正法，但專用多用，中州有礙。至於以氣藥爲主，似乎相左，不知素問云：無陽則陰無以生。仲景曰：身熱亡血，身涼脉凝。血虚，並加人參。蓋血脱者，須益氣，爲血不自生，須得陽和之藥乃生，陽生而陰長也。若祇用血藥，則血無由而生矣。東垣云：人參甘温補脾，脾氣旺則四臟之氣皆旺，精自生而形自盛也。白飛霞云：人參多服，回元氣於無何有之鄉。凡病後氣虚及肺虚喘嗽者，並宜用之。若氣虚有火，宜與麥冬同服。楊起云：人參功載本草，人所共知。古方治肺寒以温肺湯，肺熱以清肺湯，中滿分消湯，血虚養營湯，皆用人參，庸醫每謂人參不可輕用，誠哉庸也！自本經以至諸家諄諄言之，以氣藥有生血之功，血藥無益氣之理。可謂詳切著明，奈何人不悟耶？

人有先後兩天，補腎、補脾，法當並行。然以甘寒補腎，恐妨腎氣；以辛温快脾，恐妨腎水，須衡其緩急，而爲之施治。或滋腎而佐以沉香、砂仁，快脾雜以山藥、五味，機用不可不活也。脾具坤順之德，而有乾健之運，故遊溢精氣，上輸於肺，通調水道，下輸膀胱，水精四佈，五經並行，則水源從此沃矣。且脾不下陷，則精氣固而二便調，俾少陰奉之，得以全閭蟄封藏之本，故脾安則腎愈安矣，此許學士所以補腎不如補脾之説也。腎兼水火，水不挾肝，上浮而陵卑監；火能益土，善運而奉精微，故腎安而脾愈安矣。此孫思邈所以有補脾，不若補腎之説也。此兩説者，皆有見於根本重地，亟用堤防，特爲虚勞家設一大炬也。

五臟之熱，各自不同。○肺熱者，輕手即得，略重全無，肺主皮毛也，日西尤甚。其症喘咳灑淅，善嚏善悲，缺盆痛，胸中痛，肩背痛，臂痛，臍右脹痛，小便頻數，皮膚痛及麻木。實則夢兵戈，虚則夢田野。實則瀉之，桑皮、葶藶、枳殼、蘇子、防風之屬；虚則補之，人參、黄芪、麥冬、五味、茯苓、山藥、百合、紫苑之屬；形寒飲冷則傷肺，温之以乾薑、款花、木香、豆蔻之屬；凉之以沙參、元參、知母、貝母、黄芩、山梔、花粉、兜鈴之屬。○心熱者，微按之皮毛之下，肌肉之上乃得；加力按之，則全不熱。心主血脉也，日中尤甚。其症煩心心痛，掌中熱而噦，善忘、善笑、善驚，不寐，築築然動，舌破消渴，口舌心胸間汗。實則夢驚憂怖恐，虚則夢煙火、焰火。虚則補以丹參、圓眼、茯神、麥冬、當歸、山藥；實則瀉以黄連。憂愁思慮則傷心，温之以桂心、益智、菖蒲、柏子仁，凉之以犀角、牛黄、竹葉、朱砂、連翹。○脾熱者，輕手固不熱，重按亦不熱，熱在不輕不重之間，脾土主肌肉也，遇夜尤甚。其症怠惰嗜卧，四肢不收，無氣以動，泄瀉便秘，面黄，舌强痛，口甘，吐逆不嗜食，不化食，搶心，善味、善飢、善噫，當臍痛，腹脹腸鳴，肉痛足腫。實則夢歡歌快樂，虚則夢飲食相争。飲食勞倦，思慮則傷脾。虚則以人參、黄芪、白术、茯苓、甘草、山藥、扁豆、苡米、陳皮補之。實則以蒼术、厚朴、枳實、山楂、青皮、檳榔、大黄、芒硝瀉之，薑、附、丁、桂温之，玄明粉、石膏、滑石、黄芩凉之。○肝熱者，按至肌肉之下、筋骨之上乃得。肝主筋也，寅、卯時尤甚。其症多怒多驚，便難，轉筋攣急，四肢困熱，滿悶，筋痿不能起，頭痛耳聾，煩腫面青，目痛，兩脇痛、小腹痛，嘔逆作酸，睾疝，胃眩，善瘈。實則夢山林大樹，虚則夢細草苔蘚。阿膠、山藥、棗仁、木瓜補之，青皮、芍藥、柴胡、龍膽、青黛、黄連、木通瀉之。怒則傷肝，木香、肉桂、吴茱萸温之；甘菊、車前、山梔、柴胡、黄芩凉之。○腎熱者，輕手捫之不熱，重按至骨乃熱，亥、子時尤甚。腎主骨也，其症腰、膝、脊俱痛，耳鳴遺泄，二便不調，骨痿不能起，眇中清，目昏面黑，口乾咯血，飢不欲食，腹大脛腫，臀股後痛，小腹氣逆下腫，腸澼，陰下濕癢，手指青黑厥逆，足下熱，嗜卧，坐而欲起，善怒，四肢不收。實則夢腰脊解軟，虚則夢泄及渡水恐懼。地黄、枸杞、桑螵蛸、龜板、山藥、山萸、牛膝、杜仲、五味子補之，澤瀉、知母瀉之。肉桂、附子、補骨脂、肉蓯蓉、鹿膠、沉香温之；知母、黄柏、丹皮、骨皮凉之。强力坐濕則傷腎，腎傷須重補之，骨碎補、補骨脂、虎脛骨、何首烏、地黄之屬。○經曰：二陽之病發心脾，有不得隱曲，女子不月，其傳爲風消，其傳爲息賁者，死不治。三陽爲病，發寒熱，下爲癰腫，及爲痿厥腨痟，其傳爲索睾，其傳爲頹疝。一陽發病，少氣善咳善，泄其傳爲膈。二陽謂足陽明胃、手陽明大腸也。二陽之病，發于心脾，心在上焦，病則不利，故不得隱；脾在中焦，病則脹滿，故不得曲。然心爲生血之元，脾爲運化之腑，若在女子，必不月矣。不月，經水不下也。傳曰久，傳變也。言土病日久，則木必乘虚而克賊之，脾土日虧，而肌肉日見消削，故名風消。心病日久，則傳于肺；金受火邪，則息氣不利而奔迫，故名息賁。脾土虚而受木克，心火盛而克肺金，皆不治之症矣。○三陽謂手太陽小腸、足太陽膀胱也。爲病不發于他臟，自爲寒熱也。小腸爲丙火，膀胱爲壬水故耳。水病則凝結，火病則糜爛，故下爲癰腫也。無力爲痿，逆冷爲厥。腨，足腹也。痟，瘦疼也。其傳爲索睾。睾，腎丸也，索引丸而痛也，頹疝者，腹大而不疼也。○一陽謂手少陽三焦、足少陽膽也。二經病發，皆是火，火盛則少氣，金虛則咳作，大腸燥金亦失其令，故反泄也。傳爲心掣，心引而動也。膈，塞也。上焦不行，下脘不通，隔塞于中，故名膈也。

經曰：春夏則陽氣多而陰氣少，秋冬則陰氣盛而陽氣衰。以秋冬奪於所用，下氣上争，不能復，精氣溢下，邪氣因從之而上也。下氣，身半以下之氣。上争者，陽搏陰激也。身半以下之氣，亦引而上争。不能復，謂不能復歸其經也。溢下者，陰精之氣，湧溢泄出，則邪因中部氣衰從之，而上乘其虛，故奪也。中虛，陽氣衰，不能滲營其經絡，陽氣日損，陰氣獨在，故手足爲之寒也。四肢，諸陽之本，衰則俱衰，故合手足爲寒厥也。

岐伯曰：酒入於胃，則絡脉滿而經脉虛，脾主爲胃行其津液者也。陰氣虛則陽氣入，陽氣入則胃不和，胃不和則精氣竭，精氣竭則不營其四肢也。陰，五臟之陰。陽，四肢之陽。精氣竭，五臟之陰氣竭也。此人必數醉飽以入房，氣聚於脾不得散，酒氣與穀氣相搏，熱盛於中，故熱遍於身，內熱而溺赤也。夫酒氣盛而慓悍，腎氣自衰，陽氣獨勝，故手足爲之熱也。慓悍，强暴也。腎氣，陰氣也。

岐伯曰：皮毛者，肺之合也。皮毛先受邪氣，邪氣以從其合也。邪，寒邪也。其寒從飲食入胃，由肺脉上至於肺則肺寒，肺寒則外內合邪，因而客之，則爲肺咳。所云「形寒飲冷則傷肺也」。五臟各以其時受病，非其時各傳以與之。如春肝用事，則肝先受邪；若是寒邪，則傳以與肺。肺咳之狀，咳而喘息有音，甚則唾血。其心咳之狀，咳則心痛，喉中介介如梗狀，甚則咽腫喉痺。而肝咳之狀，咳則兩脇下痛，甚則不可以轉，轉則兩胠下滿。脾咳之狀，咳則右胠下痛，陰陰引肩背，甚則不可以動，動則咳劇。腎咳之狀，咳則腰背相引而痛，甚則咳涎。○五臟之咳久，乃移于六腑。脾咳不已，則胃受之。胃咳之狀，咳而嘔，嘔甚則長蟲出。肝咳不已，則膽受之。膽咳之狀，咳嘔膽汁。肺咳不已，則大腸受之。大腸咳狀，咳而遺矢。心咳不已，則小腸受之。小腸咳狀，咳而矢氣，氣與咳俱失。腎咳不已，則膀胱受之。膀胱咳狀，咳而遺溺。○久咳不已，則三焦受之。三焦咳狀，咳而腹滿，不欲食飲。此皆聚于胃，關于肺，使人多涕唾而面浮腫，氣逆也。三焦者，人身上、中、下元氣之所在，其氣即火，故名三焦。久咳不已，則傷其元氣，而邪受之，故咳而腹滿不欲食。所以然者，三焦火衰，不能生胃土也。土虛則三焦虛，邪皆入于胃。而萬物歸土之義，關于肺者。言關係于肺也。土虛而不能制水，故多涕吐，肺衰則不能施降于之令，故面目浮腫而氣逆也。

張仲景曰：五勞虛極羸瘦，腹滿不能飲食。凡食傷、憂傷、欲傷、房室傷、飢傷、勞傷、經絡營衛氣傷，內有乾血，肌膚甲錯，兩目黯黑，緩中補虛。大黃䗪蟲丸主之。大黃、䗪蟲、桃仁、乾漆、蝱蟲、水蛭、蠐螬以破瘀；地黃、芍藥以潤其乾燥；甘草緩中；黃芩、杏仁利肺。蓋肺主行營衛陰陽者也，肺氣利則乾血去而營衛行，營衛行則肌肉充而虛勞補矣。○按，虛勞發熱，未有不由于七情之內傷者。人之起居飲食之間，一失其節，即有所傷，何况拂逆心志、欝結暴怒，豈無血蓄耶？故以滋潤之品治乾枯，以嗽血之物行死血。死血既去，病根已剗，而後可從事於滋補。

仲景爲醫方之祖，不可不繹其言也。

活法機要云：虛損之疾，有寒有熱，皆因虛而感也。○感寒則損陽，陽虛則陰盛，故損自上而下。一損損於肺，故皮聚而毛落；二損損於心，故血脉虛衰，不能營養臟腑，女人則月水不行；三損損於胃，故飲食不爲肌膚。治之宜以辛甘淡。○感熱則損陰，陰虛則陽盛，故損自下而上。一損損於腎，故骨痿，不能起于床；二損損于肝，故筋緩不能自收持；三損損於脾，故飲食不能消化也。按，心肺損則色弊，肝腎損則形痿，脾胃損則穀不化也。如肺損而皮聚毛落者，宜益其氣，四君子湯。心肺俱損，皮聚毛落而血脉虛耗，宜益氣和血，八珍湯。心、肺、胃俱損，飲食不爲肌膚，十全大補湯。腎損骨痿者，宜益精，金匱丸。肝損，筋緩宜緩中，牛膝丸。肝、腎、脾俱損，益精緩中消穀，温腎丸。陽盛陰虛，腎肝不足，宜八味丸。瘦弱困倦，未辨陰陽，夏月宜六味丸，春秋宜加減八味丸，冬月八味丸。肺熱鼻乾，紫菀、二冬、烏梅等。皮膚熱，舌白吐血，骨皮、石膏。肌膚熱，昏寐嗜卧，丹皮、骨皮。氣熱喘促鼻乾，人參、黄芩、梔子。大腸熱，右鼻孔乾痛，芒硝、大黄等。脉熱吐血，經絡脉溢，緩急不調，生地、當歸。心熱舌乾，生地、黄連。血熱發焦，地黄、當歸、桂心、童便。小腸熱，下唇焦，木通、赤茯、生地。脾熱，上下唇俱焦，芍藥、木瓜、苦參。胃熱，食無味而嘔，煩躁不安，芍藥。口熱，舌下痛，石膏、竹葉、大黄、芒硝、葛根、粳米。肝熱，眼黑，川芎、生地、前胡。筋熱，甲焦，生地黄、川芎。膽熱，眼白失色，柴胡、栝蔞。三焦熱，乍寒乍熱，煨石膏、竹葉。腎熱，兩耳焦，石膏、知母、生地、玄參。腦熱，頭眩悶暈，羌活、防風、荆芥、地黄、薄荷、甘菊。髓熱，骨髓中沸熱，二冬、鱉甲、生地、骨皮、玄參、知母、當歸。骨熱，齒黑，腰痛足冷，肝蟲蝕臟，骨皮、鱉甲、生地、當歸。肉熱，肢細趺腫，臟腑俱熱，石膏、黄柏。胞熱，小便黄赤，生地、滑石、木通、茯苓、燈草。膀胱熱，左耳焦，澤瀉、茯苓、滑石。○玄珠云：一水既虧，不勝五火，虚症蜂起，當先和解微下，次則調補。若邪氣未除，便行補劑，邪入經絡，良可歎也。惟無邪無積之人，按脉無力者，方可補之。

陳藏器諸虚用藥例。

虚勞頭痛身熱，枸杞、萎蕤。虚而欲吐，人參、萎蕤。虚而不寧，人參、茯神。虚而多夢，龍骨、人參、圓眼。虚而多熱，地黄、甘草、牡蠣、地膚子。虚而冷，川芎、當歸、乾薑。虚而損，巴戟、蓯蓉、鍾乳。虚而大熱，天冬、黄芩。虚而多忘，遠志、茯神。虚而口乾，麥冬、知母。虚而吸吸，柏子仁、胡麻、覆盆子。虚而驚怖，龍齒、沙參、小草。若兼冷，紫石英、小草。虚而多氣兼微咳，五味、大棗。虚而客熱，沙參、龍齒、天冬。虚而腰間不利，杜仲、狗脊、磁石。虚而多冷，桂、附。虚而小便赤，黄芩。虚而有痰復有氣，半夏、陳皮。虚而便失，龍骨、桑螵蛸。虚而溺白，厚朴。虚而小便不利，人參、茯苓、澤瀉。髓竭，地黄、阿膠、當歸、枸杞。肺虚，二門冬、五味。心虚，人參、茯神、菖蒲、圓眼、丹參、棗仁、當歸。肝虚，川芎、天麻、當歸。脾虚，白术、白芍、山藥、益智。腎虚，熟地、丹皮、遠志。膽虚，細辛、地榆、棗仁。神昏，朱砂、茯神。

五臟雖皆有勞，心腎爲多。心主血，腎主精，精竭血枯則勞成矣。惟宜滋養培補，調心益腎。雄、附之性峻烈，内乏精血，何堪當此！雖云壯火適足以發其虚陽，然又不可因其熱，而純用寒凉，以傷胃氣。若過用熱藥者，猶釜中無水而進火也；過用寒藥者，猶釜下無火而添水也。非徒無益，而反害之。宜十全大補湯、養榮湯、建中湯，皆可選用。如左尺獨虚者，六味丸壯水之主，以制陽光；右尺不足者，八味丸益火之元，以消陰翳。

丹溪之論勞瘵，主乎陰虚，未嘗非也。陰虚之熱，以其在午後子前，諺云「朝凉暮熱」也。陰虚則汗從寐時盜出也。陰虚無以制火，則火氣逆上，喘嗽而吐痰也。陰虚則脉浮大或沉虚也。四物湯加黄柏、知母主之。以四物補血，血爲陰；又以知、柏降火，理固然也。不知後人以此概施，多致夭枉，不察變通，而累丹溪也。蓋川芎上竄，非火炎者所宜；地黄膩滯，非痰多食少者所宜。知母易於滑腸，黄柏易於敗胃，暫投猶可，久用必傷。予今製一主方，以苡米、茯苓扶胃，且切降下之功；以桔梗、陳皮行氣，且有健脾之力；麥冬、五味保肺，而有滋化之原；骨皮、丹皮除蒸而無寒凉之害。痰喘以桑皮、川貝，止血以童便、藕汁，泄瀉以山藥、蓮肉，燥結以人乳、梨汁。此以甘凉之品，行降收之令，爲初病者設也。若久病而百脉空虚，虚火亢炎，非甘温之品，不能復其真元，宜異攻散是也。非濡潤之物，不能滋其枯朽，地黄丸是也。○若少氣懶言，目昏面白，宜生脉散及甘桔湯，頻頻啜之；若病久而結痰成積，腹脇常熱，惟頭面手足於寅、卯時乍凉，宜六君子湯加薑汁、竹瀝，送滚痰丸三錢。先以湯潤丸，令其易化，可分兩三次服，不得頓而過多。○有面色不衰，肌膚不瘦，外若無病，内實虚傷，俗名桃花症。須察其現在何症，何臟受傷，而後治之。○勞症久嗽，咽痛失音，此乃下傳上也；不嗽不痛，溺濁脱精，此乃上傳下也：皆非吉兆。○形色尪羸，陽事不禁，脉細無根，脉數無倫，死在旦夕矣。吐血分五臟。○悲憂所致，咳嗽吐血者，出於肺，二冬、二母，甘、桔主之。○思慮所致，痰涎帶血者，出於脾，石斛、生地黄、丹皮、甘草、陳皮、茯苓、黄芪、葛根主之。○因驚所致而吐血者，出於心，丹參、生地、麥冬、當歸、山藥、茯神主之。○因怒所致而吐血者，出於肝，柴胡、芍藥、山梔、生地、丹皮、當歸、沉香、棗仁主之。因房勞而咯血者，出於腎，生地、丹皮、黄柏、知母、阿膠、遠志、茯苓主之。因中氣失調，邪熱在中而嘔血者，出於胃，犀角、地黄、丹皮、甘草、玄明粉主之。

陽經之血色鮮紅，陰經之血色猪肝。○血本屬陰，静而定者其常也，其行則灒如水之流，而在下者亦常也，上行外出其變也。七情妄動，形體疲勞，陽火相迫，以致妄行。脉洪、口渴、便結者，宜行凉藥。若使氣虚挾寒，陰陽不相爲守，血亦妄行，必有虚冷之狀，蓋陽虚則陰亦走也。宜理中湯加木香、烏藥；若飲食傷胃，上逆吐衄，宜理中加香附、砂仁、山楂、神麯調之。

内經論：凡寒暑燥火，六氣之變，又皆能失血，各當求責。若不察其所因，例以寒折，變乃生矣。

吐血之初，多宜大黄下之。夫血以下行爲順，上行爲逆，蓋因曲而爲直也。然又曰：亡血虚家，切禁下之。何也？宜下者，下於蓄妄之初。禁下者，禁於亡失之後。不可不明辨也。

積勞吐血及久病之餘，吐而多且不止者，並以獨參湯主之，血脱補氣之法也。如血從九竅齊出，亦脱也，以髮灰、生薊汁、人參湯調服止之。或血溢及觸破被傷，遂如泉湧，惟用十全大補湯，頻頻多服。

血症既久，古人多以胃藥收功，加烏藥、沉香、大棗，此虚家神劑也。○氣有餘便是火，血隨氣上，補水則火自降，順氣則血不升。生地、牛膝、丹皮，補水之藥也；橘紅、蘇子、沉香，順氣之藥也。童便者，濁陰歸下竅，兼有行血之能；藕汁者，達血使無滯，更有止濇之力。○脉來沉實，腹痛中滿，必有瘀蓄，紅花、桃仁、赤芍、玄胡、當歸、蓬术、降香之屬。

○怒傷肝木，則血菀於上，令人薄厥，沉香、木香、丹皮、青皮、芍藥之屬。○勞傷心神，以麥冬、棗仁、柏仁、蓮心、茯神、遠志、丹參，竹葉之屬。○飲酒所傷，以葛根、白蔻、砂仁、側柏葉、茅花之屬。○房勞所傷，以地黄、牛膝、枸杞、杜仲、人參之屬。○血中有火，生地、丹皮、芩、連之屬。○血中有寒，色黯脈遲，宜八味丸、理中湯之屬。

止血分治熱者凉之，以山梔灰、黄連灰、血灰。瘀者行之，以大黄灰、靈脂灰、漆灰、血灰。寒者温之，乾薑灰、血灰。滑者濇之，棕櫚灰、荷葉灰。虚者補之，地黄灰、當歸灰、髮灰之類。

藥性不同，三七、欝金，行血中之氣。花蕊石能化瘀爲水，側柏葉凉血中之熱，大、小薊行血中之滯，茅根導之不行；百草霜取其黑色，以制其紅而止之也。

傳屍勞者，鬼作蟲而爲祟者也。凡人之元氣虚衰，或因弔喪問疾，登塚入廟，邪祟乘虚，憑依爲患。漸至生蟲，蟲在身中，食人腑臟，五日一退，方其猖獗，神氣昏悶，無處不疼。其退則還穴，睡五日，如蠶之眠也。病則乍静，治之候其退睡時可也。一月之中，上旬十日，蟲頭向上；中旬十日，蟲頭向内；下旬十日，蟲頭向下。須在上旬治之，易爲力也，中、下二旬，治之無功。先食人脂膏，故蟲色白，皮聚毛落，肺受侵傷。七十日後，食人血肉，蟲色黄赤，肌肉損壞，枯索尫羸。百二十日後，血肉食盡，蟲色紫黑，食人精髓，腎敗骨痿。諸蟲日久，遍身生毛，毛色五彩，傳之三人，即自能飛，狀如禽獸，品類甚多，出入自如，隱現莫測。大抵至食精髓，雖有良法，亦不能治。《經》云：六十日治，十得七八；八十日治，十得三四。過此以往，焉保生全？惟當搜逐，爲後日人除害耳。

傳屍之症，沉沉默默，無一而可，經年累月，漸就羸困，至於死亡，又傳旁人，乃至滅門，又傳他姓。慘毒之禍，聞者駭心。辨驗之法，須用乳香焚薰病者之手，令其仰掌，以帛覆之，薰之良久，手皆生毛，長至寸許。白而黄者可治，紅者則難，青黑者死。若薰之良久無毛者，非傳尸也，乃是尋常虚勞之症。〇又法：用燒安息香令煙出，與病入吸之，嗽不止者乃傳尸也；如不嗽，非傳尸也，嗽不甚者，亦非也。

驅蟲方室女頂門活髮，洗去油垢，一兩，緋燃燒存性。川芎五錢，當歸五錢，木香、桃仁各三錢，安息香、雄黃各一錢，全蝎二枚，大黑魚頭一枚。醋炙，右爲末，分作四服。每服以井水一大碗，於净室中煎至七分，入降香末五分，燒北斗符入藥。月初五更，空腹向北，仰天咒曰：「瘵神瘵神，害我生人。吾奉帝敕，服藥保身。急急如律令。」咒五遍，面北服藥畢，東面吸生氣入口腹中，燒降香置床下。午時，又如前服藥、念咒。生氣，即太陽真氣也。

北斗

敕

符式

用黃紙一方，將新筆一枝，净水研朱砂，書此符。書時，亦須念前咒。俟乾，將火焚于湯藥中，面北念咒，服之。服畢，向東吸太陽氣入口腹。

右依法服之，厚蓋取汗，汗中有細蟲，以軟絹拭之，即用火焚其絹。如大便，用净桶盛之，急鉗取蟲，烈火煅過，取灰收入礶內，以雄黃末蓋上，再用瓦油盞合口，鉄綫紮定，泥固封好，埋于遠僻絶人行處，深三尺爲度。

瘵蟲爲患，最易傳染。人能謹戒七情，嚴避六氣，常遠房室，節飲酒食，蟲不可得而染也。若縱慾恣情，精血內耗，邪祟外人。凡覺元氣稍虛，或飢餒時，勿近瘵疾之家，及衣服器皿，而皆能染觸之。或有婦病思男，男病思女，一見其面，隨即染傷，不可不知也。

治瘵之法，固本爲先，驅蟲爲次。安息、阿魏、蘇合、沉香、冰、射、犀角、朱砂、雄黄，皆有驅邪伐惡之能，更須以天靈蓋助之。蓋屍氣淹纏，得枯骨導之，使鬼氣飛越，於是乎瘥。外則以虎牙、狸骨、水獺、穿山甲、全蝎、蜈蚣，皆猛厲之品，可以奪屍蟲之魄，要之先以芎、歸、血餘，散之於根本之地爲要。

○驅蟲灸法：用鬼眼穴。令病人舉手向上，略轉後些，則腰間有兩陷可見，即鬼眼也。以筆點記，於六月癸亥日亥時，灸此穴七壯，勿令人及病人先知，乃靈。其外肺俞二穴，同膏肓二穴，亦能祛蟲。

虚勞吐血及咳逆上氣，灸上腕、肺俞，如年壯。

鼻血不止，急于項后髮際兩筋間宛宛中，灸三壯，立止。蓋血由此而上，入腦注鼻也，灸之則截其路，即啞門穴也。

咳嗽，針肺俞、列缺、大淵。痰多屬濕者，取豊隆穴；氣逆作喘，取三里。降氣一灸，丹田七壯。

夫人但知血熱妄行，不知而寒亦吐，乃陰乘於陽名。心肺二經嘔吐者，灸用三陰交、心俞、膈俞、少商、神門。

冷嗽補合谷，瀉三陰交。

寒嗽久不愈，灸取膏肓、肺俞、天突、三里。

肺癰吐血膿，灸取膻中、肺俞、支溝、大陵。

咳嗽紅痰，列缺、百勞、肺俞、中脘、足三里，針、灸皆可。

痰喘

痰火上壅，喘嗽發熱，足反冷者，服消痰降火藥必死。宜量其輕重，用人參一兩，少則三五錢，佐以桂、附，煎湯，候冷飲之，立愈。韓懋所謂假對假、真對真也。然此實由腎中真水不足，火不受制而炎上。桂、附火類也，下咽之初，借其冷意，暫解鬱熱，及至下焦，熱性始發，從其窟宅而招之。同氣相求，火必下降，自然之理也。苟非人參君之，則不能奏功。

或問：寒因熱用、熱因寒用，何謂也？寒熱和而平氣，寒熱離而爲病氣，因用者，則是寒熱過脉處也。

喘主肺鬱，痰與氣搏，肺竅壅塞，或脾胃氣虛，金失所養，故呼吸不相續而爲喘也。又寒主遲緩，熱主急數，寒則息遲氣凝，熱則息數氣急，故喘。

丹溪曰：喘急者，氣爲火鬱，而有積痰于脾胃也。

程玠曰：痰嗽者，嗽便有痰出；勞嗽者，盗汗面赤；火嗽者，乍進乍退；寒嗽者，鼻塞聲重。治渴必須益血，蓋血即津液所化，津液既少，其血必虚，故須益血。凡吐血之後，多必發渴，故渴病生於血虚也。

針法見前。

噎膈反胃補論

噎膈反胃，多因於内傷，憂欝失志。及恣意酒食，縱情勞欲，以致陽氣内結，陰血内枯而成也。經曰：三陽結謂之膈。三陽者，手太陽小腸、手陽明大腸、足太陽膀胱也。蓋小腸熱結，則小水短少，而火氣不泄；大腸熱結，則大便不利而欝熱難除；膀胱熱結，則津液不行，而道路蹇澁。三陽併結，則前後之氣不行，下既不行，邪火上逆，火上逆則煎液生痰，痰涎生則往來之氣愈阻，而嘔逆噎膈之症起矣。且也重傷之以七情，更感之以六氣，或不戒炙煿肥厚之物，或妄投辛香燥熱之劑，遂致邪火愈熾，津液愈結，病情愈深，豈易療哉！須分上、中、下三焦以治之。夫咽嗌梗塞，氣不順利，水飲可行，食物難入，其槁在吸門，名之曰膈。其或食下則胃脘痛作，煩悶不安，須臾吐出，食出而安，其槁在賁門，名之曰噎。二者屬上焦。其或食雖可下，良久復出，其槁在於幽門，名曰反胃。此屬中焦。其或朝食暮吐，暮食朝吐，所出完穀，小便赤，大便硬，或如羊矢，其槁在闌門，亦名翻胃。此屬下焦。然壯者猶或可治，當用透膈疏氣、化痰清火、健胃和脾之劑。《經》又曰：噎膈多生於血乾，反胃亦生於脾弱。東垣曰：脾，陰也。血，亦陰也。陰生静，内外兩静，則腑臟之火，何因而生？金、水二臟有養，陰血自生，腸胃津液，傳化合宜，何噎膈之有哉！

夫張雞峰之論噎膈也，其言曰：此症是神思間病，治須内觀静養，乃始得旨。蓋百病之因，多兼六淫而成，噎膈則惟以七情所致；由於飲食者，亦間有之。治之之法，非無開胃止吐、養陰潤燥之方。然病在神思，所謂心病還須心藥也。内養者外之對，此症向來事外忘内，未嘗收攝，此心或爲利鎖名韁，或爲酒沉色困，以致五臟空虚，氣無所主，食不能入，入亦皮出，若不垂簾返照，及忙裏偷閑，濃中着淡，何由屏絶諸魔？然以眼觀内，則眼雖閉而神或外馳；以心觀内，則心有定而眼可不閉。夫是之謂内觀。静者動之對，此症素因多動少静，不能恬逸此心，非見誘于大喜大怒，而致傷神傷肝；即被牽于勞思過恐，而遂傷脾傷腎。以致五火叢起，血無由生，胃脘乾枯，大腸結燥。今當一切排遣，物過不留，務期安養休息，故强制其形，即地僻山深，祇稱迹隱，寧静其志；雖車轟馬驟，亦自心清。夫是之謂静養。能此二者，則膈自通而食飲進，逆自順而嘔吐止。燥者自潤而陰血生，結者自開而二便利。其亦賢於蛇腹鼠、杵頭糠之類遠矣。

噎者，飲食入咽，阻滯不通，梗塞難下，皆咽喉閉塞之貌，由於悲思過度，憂怒不節，則氣機凝阻，清濁相干，違其運行之常，乃成噎塞。張雞峰所云噎是神思間病，當静觀内養，以寧其心志，心君泰然，則五火退聽，營衛安和矣。

噎則必兼塞症，故東垣云：堵塞咽喉，陽氣不得上出者，名曰塞。五臟之所生，陰也，血也。陰氣不得下降者曰噎。六腑之所生，陽也，氣也。夫噎塞於胸膈之間，令諸經不行，口張目瞪，氣悶欲絶。嘗先用辛甘氣味升陽之藥，引胃氣，以治其本，參、芪、升、柴、當歸、益智、草豆蔻之類；加通塞之藥，以治其標，木香、麥芽、青皮、陳皮之類。寒月陰盛，加吴茱萸，以瀉陰寒之氣；暑月陽盛，加青皮、陳皮、益智、黄柏，散寒氣泄陰火之上逆。經曰：清濁相干，亂於胸中，是爲大悗。氣不宣通，最爲急症。不急治之，諸變生矣。噎與塞，皆由陰中伏陽而作也。

夏三月，陽氣在外，陰氣在内，噎症值此時，天助正氣而挫其邪氣，不治自愈。如不愈者，陰氣極甚，正氣不伸耳。及以四君子湯送利膈丸，木香、檳榔各七錢五分，大黄、厚朴各二兩，人參、當歸、甘草、霍香、枳實各一兩，其爲細末，水和丸，煎湯送三錢。每飲食入胃，復吐涎沫如雞子白者，蓋脾主涎，脾虚，不能約束津液，故涎沫自出，非用人參、白术、益智等，不能攝也。

冬三月，陰氣在外，陽氣内藏，外助陽氣，不得發汗；内消陰火，勿令泄瀉。此閉藏固密之大要也。吴茱萸主之，同益智、草蔻、陳皮、黄芪、人參、升麻、當歸、甘草、青皮、木香、半夏、麥芽、澤瀉、薑黄等，爲末，蒸餅丸，生薑湯送三錢。

古人指噎塞爲津液乾枯，故水液可行，乾物難進，爲病在上焦是矣。愚謂：若果津液枯涸，何以湯飲纔下？涎即上湧乎？明係咽膈之間，交通之氣不得相入，皆衝脈上行，逆氣所爲也。惟氣逆，故水液不得居潤下之常，隨其逆上之氣湧耳。若以爲乾枯而用潤劑，豈不反益其邪乎？貴深原其故，擬立一主方，而隨症加減，在圓機者通變也。七情所傷，當多用辛，以横行而散，半夏、白蔻、益智、陳皮、生薑之類；然中氣既傷，徒與散泄，邪水得除，正反受困，必須調養中宫，以全資生之本，參芪、术、草、之類不可少也。喉中如有物不下者，痰氣也，俗云梅核膈，加訶子、昆布；膈間作痛，必是瘀血，歸尾、桃仁、韭汁、童便，甚者宜加大黄，微利之。

噎而聲不出者，竹茹、五味子、生薑；挾寒脉沉遲者，桂、附；挾熱脉洪數者，黄連、木通。噎而白沫大出，糞如羊矢，此二症爲不治矣。如食飲方下，痰涎聚住，不得入者；雖入而涎沫隨出者，先以來復丹控去其痰。方見「中暑門」。更以半夏、茯苓、枳殼、竹瀝、玄明粉、牙皂、枯礬少許，生薑汁爲丸治之。如大便燥結，糞如羊矢，自製開關利膈丸，人參、當歸、木香、檳榔、枳殼、大黄爲末，水泛丸服，並用人乳或牛、羊乳、梨汁、松子仁啖之。脉緊而芤，緊爲寒，芤爲虚，虚寒相搏，脉爲陰結而遲，其人則病噎膈。

反胃附嘔吐噦

反胃者，真火衰微，胃寒脾弱，不能消穀，朝食則暮吐，暮食則朝吐。設飲食入胃，既抵於胃之下脘，復反而出者，理中湯，甚者加附子。若脉數，爲邪熱不殺穀，乃火性上炎，多升少降，與異攻散加黄連、生地、當歸、沉香。此症至口吐白沫，糞如羊矢，爲危極矣。必須養氣以培其陽，益血以滋其陰，則金無畏火之炎，腎有生水之漸，脾胃健旺，飲食消磨矣。咽喉閉塞，胸膈滿悶，暫用香、砂、枳、朴，以開滯疏結；然破氣大過，中氣因而不運，當異攻散加香、砂，使氣旺則能健運。反胃氣逆，久閉不開，攻補兼施，小青龍丸，漸次加之，其扃自透，宜人參利膈丸，木香、檳榔、枳實、厚朴、生地、當歸、大黄、人參、甘草爲末，水泛丸用。然服通利之品過多，血液益加耗竭，其結更倍，宜用杏仁，去皮、尖四兩，炒遼松仁四兩，壯猪脂熬净一鍾，白蜜四兩，熔蜜餞橘柚四兩，同打和成丸。不時嚼食，大妙。再以人乳進之，更妙。

嘔吐與噦，皆屬於胃，但以氣血多少爲異耳。嘔者，陽明也。陽明多血多氣，故有聲有物，氣血俱病也。吐者，太陽也。太陽多血少氣，故有物無聲，乃血病也。噦音越。者，少陽也。少陽多氣少血，故有聲無物，乃氣病也。三者皆因脾虚有火，或由客寒犯胃，傷食停痰，逆氣瘀血，亦有之耳。因火與痰爲多，治之以氣逆者，辛散爲主，生薑、半夏、茯苓、陳皮；客寒者，藿香、丁香;痰火者,竹茹、蘆根、竹瀝、生薑之類,詳其所因,不可混也。

邪在上腕之陽,則氣停而水積,故飲之清濁混亂,而爲痰,爲飲、爲涎、爲唾,變而爲嘔。○邪在下腕之陰,則血滯而穀不消,故食之清濁不分,爲噎塞、爲痞滿,爲痛、爲脹,變而爲吐。邪在中腕之氣交者,二腕之嘔與吐俱見矣。

胃膈熱甚則嘔,火氣炎上之象。嘔從氣病,法天之陽,動而有聲,與飲俱出,猶雷震必兩注也。吐從血病,法地之陰,静而無聲,與食俱出,象萬物之於地也。嘔吐則氣血俱病,法飲食之氣交,而飲食皆出。然上腕非不吐食也,設陽中之陰亦病,則食入即吐,非若中腕之食已,而吐、下腕之食久而吐也。下腕非不嘔也,設陰中之陽亦病,則吐與嘔齊作,然嘔少於吐,不若上腕之嘔多於吐也。上腕之食入即吐,生薑半夏湯,薑、半等分。中腕之食已即吐,橘半湯,陳皮、薑半等分。下腕食久而吐,爲反胃,脉沉而無力,理中湯;脉滑而實,半夏生薑大黄湯下之。

仲景治嘔穀不得下,半夏一升,生薑八兩,茯苓四兩,半夏、生薑之辛,但治上焦氣壅表實;若胃虚者,惟宜益胃,推蕩穀氣而已,用參、术,忌用辛瀉,故服小半夏湯。不愈者,必用大半夏湯立愈,是即甘瀾水也。半夏二升,人參三兩,白蜜一升,水一斗三升,和蜜揚二百四十遍,煮藥取三升,分三次服。寒吐者,喜熱惡冷,肢冷脉細而滑,用理中湯,冰冷服之,冷遇冷,相入不致吐出;如用理中湯,到口即吐。去白术、甘草之壅,加沉香、木香、丁香,立止。熱吐者,喜冷惡熱,煩渴，小便赤澀，脈洪而數，二陳湯加梔、連、竹茹、蘆根汁、薑汁。怒中飲食作吐，胸滿膈脹，二陳加青皮、木香、砂仁、豆蔻、薑、棗。中脘素有痰積，遇寒即發，丁香、豆蔻、砂仁、乾薑、半夏、陳皮，加白芥子汁、薑汁，各半杯許。

痰滿胸喉，粥藥入口即吐，先以薑湯送下養正丹；俟藥可進，則以二陳湯加枳實、砂仁、桔梗、厚朴、薑汁服之；虛者加人參。本因中寒，用熱藥大過，以致嘔逆，二陳加白蔻、沉香。因七情而得者，理中加术、香、沉香、烏藥主之。

陰虛而龍雷之火亢逆，宜理中加薑汁、炒熟地、檳榔、黄柏、沉香導之使下。如中氣久傷，倉廩空虛，因而嘔吐，宜焦米、人參、神麯、陳皮、薑、棗，調和胃氣，冀其自止。

漏氣者，身熱臂痛，食入則先嘔而後瀉，此上焦傷風，閉其腠理，經氣失道，邪氣内着，麥門冬湯，麥冬、人參、蘆根、竹茹、陳皮、白术、茯苓、甘草、萎蕤、生薑、陳倉米主之。

走哺者，下焦實熱，二便不通，氣逆嘔吐，人參湯，人參、白术、茯苓、陳皮、石膏、知母、猪苓、萎蕤、蘆根汁主之。

食已暴吐，脉浮而洪，此上焦火逆也，宜桔梗、枳殼、厚朴、陳皮、木香、檳榔、半夏、白术、茯苓。氣降則火自清，吐漸止，加用人參、芍藥補之。下閉上嘔，亦因火在上焦，宜以桔梗、陳皮、木香、大黄微利之。

乾嘔，宜橘紅湯，橘紅一味煎湯，入薑汁、甘蔗汁，細細呷之。惡心，心中快快，欲吐不吐，多屬胃虚，宜半夏、陳皮、白术、茯苓、生薑主之。仲景云：欲吐不吐者，不可下。又云：用大黄治食已即吐。何也？曰：欲吐者，病在上，因而越之可也。逆之使下，則必憒亂而益甚。若既吐矣，當吐，折之使其下行，故用大黄。丹溪云：凡病吐者，切不可下，近於固矣。

嘈之爲症，方書僅言其屬火，乃一端耳。亦有胃寒、胃熱，傷食，停痰，逆氣、瘀血，人當消息而治，因火與痰爲多。

嘔苦，邪在膽經，膽木上乘於胃土，則逆而嘔膽汁，故苦也。宜吴茱萸、黄連、黄芩、茯苓、生薑主之。

吐酸，内經云：諸嘔吐酸，皆屬于熱。東垣又以爲寒，何也？若胃中濕氣，鬱而成積，則濕中生熱，故從木化而味酸，法當清之。若久而不化，則肝木日盛，胃土日衰。經云：木欲實，金當平之。辛爲肺金之味，故辛可勝酸，辛則必熱，辛以制東方之實熱，以扶中土之衰。倘濁氣不降，而日以寒藥投之，非其治矣。

大抵吐酸一症，宿食滯於胃脘，平胃散加香、砂、麯、楂。若停飲所致，蒼、半、茯、陳最宜。嘔清水而渴，欲飲水，水入即吐，名曰水逆。以五苓散主之，赤石脂擣末，服方寸匕，漸添至三匕，服盡一斤，終身不吐痰水，亦可無終身泄瀉之症。

吐涎沫，六君子湯加益智、生薑，或以半夏、乾薑等分爲散。吐膿，仲景云：嘔家雖有癰膿，不必治，膿盡自愈。或地黄湯。胃脘癰，黄芪三錢，白术三錢，葵根一兩主之。

嘔蟲吐蚘，爲胃中冷，理中湯加川椒、黄連、檳榔、烏梅。蚘見苦則安，見椒則伏，見酸則不咬也。

火衰，不能生土而反胃者，其脉沉遲。八味丸減熟地，加砂仁、沉香。瘀血阻膈而反胃者，抵當丸，以湯作丸，如芥子大。每服三錢，去枕仰卧，細細咽之。有蟲聚而反胃者，宜檳榔、雄黄、牽牛、大黄，丸服。調治得宜，反胃新愈，切不可便與粥飯。每日用人參一兩，陳皮三錢，焦倉米三錢，煎湯細呷之。後可小試陳米飲，及糜粥。如倉廪未固，驟貯米穀，往往敗事，多致不救。

噎者，陰氣不得下降也。膈者，陽氣不得上行也。飲食有下、有不下，有吐、有不吐，故與反胃不同。杵頭糠、人參末、柿霜、石蓮子末、玄明粉各等分，以舌舐食。如血槁者，用生、熟地黄、麥門冬、當歸、萎蕤、倉米煎膏，入韭汁、人乳，或牛乳、桃仁泥、蘆根汁，和匀細呷，緩緩噙化。

膈噎，服藥無效者。用巧婦窠燒灰爲末，每服三錢。温酒調下。服完此一窠末，必痊。

噎症有瘀血者，王宇泰立代抵當丸，用大黄，醋炒，四兩、朴硝一兩、桃仁六十粒，炒、歸尾、生地、山甲炙，各一兩、桂五錢，爲末，蜜丸。上焦膈者，如芥子大，臨卧就枕，仰以津咽下錢許；

中下焦膈者，空心服。

噎膈灸法：憂噎，心俞；思噎，天府；勞噎，膈俞；氣噎，膻中；食噎，乳根，各七壯。〇五噎五膈，食飲不下，並灸膻中、中脘、内關、食倉、三里、膏肓六穴。

反胃吐食，灸用脾俞、膈俞、中脘、氣海、下脘、三里。

命門火衰，不能熟腐水穀，朝食暮吐，暮食朝吐，須灸腎俞、肩井、命門、中脘、關元、食關，各七壯。

關格

關者，陰盛之極，故關閉而溲不得通也。格者，陽盛之極，故格拒而食不得入也。經曰：上下不通，暴憂之病也。又曰：傳化不行，上下不併，良醫弗爲。身半以上，陽氣常在，則熱爲主病；身半以下，陰氣常在，則寒爲主病。忽然生逆，二便不通，甚則煩亂，身冷無脉，此氣閉也。與大承氣湯，則便通、吐止、脉和矣。脈虚人倦，人參、茯苓、半夏、陳皮、甘草、生薑，水煎，入冰、射少許，服。脉沉細肢冷，參、附，加冰射爲末，糊丸。每服十丸。脉數有熱，五苓散加梔子、大黄、厚朴、枳殼、檳榔、木通、陳皮、生薑，水煎，入冰、射少許服。

又法皂角，燒存性，爲末，米湯送。或猪脂一二兩煮食。

呃逆刺鼻取嚏即止，遇大驚亦止。

傷寒汗吐下後，與瀉利日久，或大病後氣呃，中氣虚也。虚而熱者，人參、竹茹、陳皮、甘草、生薑、大棗。虚而寒者，人參、白术、甘草、乾薑、附子、丁香、柿蒂。大便閉，脉沉數者，調胃承氣。呃而心下悸者，半夏、陳皮、茯苓、甘草、南星、木香、竹瀝、薑汁、丁香、柿蒂，煎服。久病虚人，見之爲危。火呃，水煎乾柿湯，加老生薑，服。呃呃連聲爲實，可治；呃間半時，再呃爲虚，難治；肺脉散大者死。

霍亂

霍亂者，心腹脹痛，嘔吐泄瀉，憎寒壯熱，頭疼眩暈。先心痛則發吐，先腹痛則發瀉，心腹俱痛，吐瀉並作，或手足冷，或自汗，甚則轉筋，入腹則死。多因中氣不足，或内傷七情，外感六氣，或傷於飲食，往往發於夏秋，陽熱迫於外，陰寒伏於内，使人陰陽反戾，清濁相干，陽氣暴升，陰氣頓墜，陰陽否隔，上下奔迫。治之之法，滲脾胃之濕，散諸邪之氣。然脾胃有虚有實，感邪有陰有陽，宜消息施治。

内經云：太陰所致爲霍亂。又曰：土爵之發，民病霍亂。又：歲土不及，風乃大行，民病霍亂。又：足太陰之經，厥氣上逆，則霍亂。自巢氏病原乃曰：霍亂由清濁相干，亂于腸胃，因飲食而發者，心腹絞痛；因風寒而發者，身體疼痛；因於心者，但心腹痛而已。如是，而内經之旨，不復問矣。

劉河間專主火熱，張子和則以風、濕、暍三氣，合爲病邪，蓋土濕爲風木所克，又爲炎暑鬱蒸，致嘔吐者，暑熱之變也。泄瀉者，土濕之變也。轉筋者，風木之變也。合衆論而參治，庶爲活法。安可執一説，以誤人耶？

羅謙甫於墻陰掘地，約二三尺深，取土，入新汲水，攪之澄清，名曰地漿。服之則氣和而吐瀉自止。若多食凉水、瓜果所致，宜霍香、木香、厚朴、陳皮、蘇葉、生薑。若四肢重着，骨節煩疼，因於濕也，二术、朴、陳、茯、澤、車前。若七情鬱結，宜烏藥、香附、木香、枳殼、厚朴、陳皮、蘇子。若手足厥逆、氣少神清者，寒也，四逆湯加食鹽。如轉筋者，風水克脾土也，平胃散加木瓜。如身熱煩渴、氣粗、口燥、面垢者，暑也，香茹、黄連、厚朴、陳皮、甘草、生薑，煎好澄冷服。如食滯者，腹痛不可近，香、砂、二术、枳實、豆蔻。在上者吐之，食鹽湯；在下者，加大黄下之。通用藿香、香茹、砂仁、厚朴、半夏、茯苓、甘草、陳皮、生薑。復菴用蘇合香丸，以通其否塞，次進藿香正氣散，加木香，煎呑來復丹。若瀉甚，則勿用來復丹；若瀉而不吐，胸悶，濃鹽湯探吐，如已吐未吐，並可用正氣散，或間進蘇合香丸；如吐而不瀉，心腹大痛，頻欲登圊，苦于不通，宜木香、枳殼、桔梗煎服。若膈而不下，來復丹引導下行。吐瀉不止，元氣耗散，病勢危篤，或米粒不入，或口渴喜冷，或惡寒戰掉，手足逆冷，或發熱煩躁，揭去衣被，此內虛陰盛，不可以其喜冷、去被爲熱，宜附子理中湯，甚則四逆湯，並須冷服。霍亂已透，而餘吐、餘瀉未止，腹有餘痛，宜一味扁豆葉煎服。如胸痛甚，因吐不透，橘紅、鹽各一兩，煎服。大吐瀉後，虛煩而渴，津液枯竭，人參、麥冬、花粉、乾葛、甘草、茯苓，煎服。乾霍亂，飛鹽四五錢，調童便服，此良法也。遲則難救。所謂乾霍亂者，心腹脹痛，煩躁憒亂，不吐不瀉是也，俗名攪腸沙。此土鬱不發泄，火熱內熾，陰陽不交，皆爲火極之故。或云：方論皆言宿食與寒氣相搏，何以獨指火乎？曰：悶亂煩痛。故經云：諸躁狂越，皆屬於火者乎？又卒暴之病，亦屬於火者乎？但攻之太過，則反悍格，須反佐以治，然後火可散耳。古法有用鹽煎童便，非第用其降火，亦兼取其行血，故妙。

妊孕霍亂，先吐，或腹痛吐瀉，是因於熱也。頭疼，體痛發熱，是挾風。若風犯皮膚，則氣不通，而風熱上衝，必爲頭疼。若風入脾胃，則瀉利嘔吐，甚則手足逆冷。妊婦患此，多致損胎。薛立齋云：如內傷飲食，外感風寒，藿香正氣散；若只因食滯，平胃散；若陽氣虛寒，手足逆冷，溫補爲急，理中湯。產後霍亂，腑臟虛損，飲食不消，感冒風冷所致，若熱而欲飲水者，五苓散；若寒而不欲飲水者，理中湯；虛冷者，理中加附子，或來復丹。

凡霍亂初起及新愈，不可便與穀氣，每致殺人。如吐瀉已多，元氣困極，審無邪在，須米飲補養。脉洪大者吉；如脉見微細，而舌卷囊縮者，不治。

霍亂之後，陽氣已絶，或遺尿，或氣乏，不語，或汗出如珠，或躁欲入水，或四肢不收，皆爲死症。

霍亂欲死，灸法：肘尖七壯。取令病人端坐，又手平胸，肘後突出，尖骨罅中是穴，用指甲按切，酥麻爲真。皆後灼艾。針法：將委中出血。又法：以水將手拍兩腿彎，立止。

脹滿

黄帝曰：心腹滿，旦食則不能暮食，此名何病？岐伯曰：名爲鼓脹。夫鼓之爲脹，其中空無物，外皮綳急，取譬而氣虚滿者，乃爲切當。又曰：厥氣則下，營衛留止，寒氣逆上，真邪相攻，兩氣相搏，乃合爲脹也。

脉要精微論曰：胃脉實，氣有餘則脹。○本神篇曰：脾氣實則腹脹，涇溲不利。○陰陽應象論曰：濁氣在上，則主䐜脹。此内經論實症有三也。

師傳篇曰：足太陰之别虚，則脹滿。按公孫穴道。○太陰陽明論曰：飲食起居失節，入五臟，則䐜滿秘塞。此内經論虚症有二也。

經脉篇曰：胃中寒，則脹滿。○異法定論曰：臟寒生滿病。○風論曰：胃風，膈塞不通，腹善脹，失衣則䐜脹。○六元正紀論曰：太陰所至爲蓄滿。此内經論寒症有四也。○又曰：熱勝則腫。至真要論曰：少陰之司天，少陰之勝復。○少陽之司天，少陽之勝復。

○又，諸腹脹滿，皆屬於熱。此内經論熱症有四也。

脹有五臟六腑。經曰：心脹者，煩心短氣，卧不安。肺脹者，虚滿而喘咳。肝脹者，肋下滿，而痛引小腹。脾脹者，善噦，四肢煩悗，體重不能勝衣，卧不安。腎脹者，腹滿引背，怏怏然，腰髀痛。胃脹者，腹滿，胃脘痛，鼻聞焦臭，妨於食，大便難。大腸脹者，腸鳴而痛濯濯，冬日重感於寒，則飧泄不化。小腸脹者，小腹䐜脹，引腰而痛。膀胱脹者，小腹滿而氣癃。三焦脹者，氣滿於皮膚中，硜硜然而不堅。膽脹，肋下痛脹，口苦，善太息。然臟腑雖各有脹，而無不本於肺、脾、腎三臟者。肺屬金，主氣。脾屬土，主逆化。腎屬水，主五液。故五氣所化之液，咸本於腎；五液所行之氣，咸本於肺。轉輸於金、水二家，以制水而生金者，咸本於脾。是以腫脹之症，無不由此三者。但陰陽虚實，治法各殊。○先脹於内，後發於外，多實；先腫於外，後甚於裏者，多虚。○小便黄赤，大便猶結者，多實；小水清白，大便稀溏者，多虚。○脈滑數有力者，多實。○形色紅黄，氣息粗長者，多實。○容顔枯槁，音聲短促者，多虚。

已上諸症，不可不辨。

實熱論治。濁陰出下竅，不病之常也。膏粱酒客，濕熱内欝，陰火上衝，濁陰不降，三焦不通，二便不利，脹乃生焉。經乃所云：中滿者，瀉之於内。又曰：下之則脹已。又曰：治平權衡，去菀陳莝。開鬼門，潔凈府，宣五陽，巨氣乃平。如硝、黄、實、朴，去菀莝之劑也。猪、澤、通、扶、丑、戟、芫、遂，潔凈府之劑也；桂、附、薑、吴，宣佈五陽之劑也。然熱有重輕，實有大小，及致痛之由，此當明辨，隨症施治。○仲景云：腹滿不足，不當下之。腹滿發熱，飲食如故者，下之。

虚寒論治。脾爲太陰，司地道陰水之化；脾陰太過，違天道陽火之化。蓋無陽不能運行三焦，熟腐水穀，乃爲脹滿。治宜辛熱，分消湯，黄芪、吴萸、厚朴、草蔻、黄柏、益智、木香、半夏、升麻、人參、茯苓、當歸、黄連、澤瀉、麻黄、乾薑、附子、畢澄茄。附子理中湯、金匱腎氣丸，皆可用之。

治脹三法。陰從下逆上，而盛於中者，先抑之，而後調其中，此血不足而火亢之症。○陽從上降下，而盛於中者，先舉之，則調其中，此氣不足而陽陷之症。○邪從外入内，而盛於中者，先治其外，而調其内。此六氣成脹也。霍香正氣散，霍香、腹皮、紫蘇、白芷、厚朴、桔梗、陳皮、半夏、茯苓、甘草，加生薑，燈心煎服。如七情成脹，沉香降氣散，沉香、烏藥、香附、砂仁、甘草，加食鹽。或木香調氣散，木香、霍香、砂仁、豆蔻、甘草加生薑，煎服。如飲食傷，成脹者，香砂調中湯、二陳、平胃，與香、砂、枳實、青皮、山楂、神麯。如蓄血成脹者，青紫筋見，小水仍利，代抵當丸，桃仁、蓬朮、大黄、生地、當歸、芒硝。女人先因經斷，而後腫脹，血結胞門，病發於下，血分丸，椒仁、甘遂、續隨子、附子、吴萸、郁李、黑丑、靈脂、玄胡、歸尾各五錢，芫花一錢，蚖青十枚，去頭、翅、足，米炒。斑蝥十枚，膽礬、砒各一錢，石膏二錢，爲末，糊丸芡實大，陳皮湯送一丸。

腸覃者，寒氣客於腸外，與衛氣相搏，瘜肉乃生。小如雞卵，大如懷妊，月事以時下。宜氣藥調之。氣脹方，雞内金，大雄雞者，炙，五錢，真沉香八錢，砂仁一兩，爲末，薑湯送下。覃音尋。石瘕者，生於胞中，寒氣客於子門，惡血留止，日以益大，月事不以時下。宜血藥行之。血脹方，蓬术、元胡、欝金、五靈脂、黑丑、牛膝、穿山甲、肉桂，爲末，醋糊丸，酒送下。

女人屬氣分脹者，先病脹，而後經水斷，心胸堅大，病發於上，宜治氣分，枳殼、陳皮、桔梗、木香、檳榔、香附、烏藥、砂仁、白术、蒼术、半夏、茯苓、紫蘇、官桂、生薑，煎服。爲末亦可。

脹病必喘，喘則必脹，二症相因。但先脹而後喘，治在脾；先喘而後脹，治在肺。治脾，用蒼、白术、厚朴、枳實、腹皮、砂仁、木香、沉香；治肺，用桑皮、葶藶、白蔻、枳殼、蘇子、桔梗、陳皮。如利小便，用木通、車前、猪苓、茯苓、通草、防已、澤瀉，名潔净也；如欲發汗，用麻黄、羌活、葛根、防風、紫蘇，名開鬼門也。如人强能食，少年初病，其脉有力者，可暫投硝、黄、遂、戟，與商陸、芫花等，亦宜酌用。

脹起於旬日之間，忽然因七情六氣而成者，實也。當疏利爲主。已上諸法可用。

脹起於經年累月，先腫於外，後脹於内，小便淡黄，大便不結，色澤枯槁，神倦懶言，脉細無力，虛寒症也。人參、白朮、茯苓、甘草、陳皮，以補脾也；黄芪、桔梗、苡仁、山藥，以補肺也；沉香、木香、砂仁、陳香，圓以理氣也。五苓散，以利小便。升柴，以開鬼門。如虛盛多寒者，桂、附、薑、吴俱宜審用，人參、白朮，須大劑頻投，方能有救。金匱腎氣丸，是乃切要之方。至於以白芍於土中瀉水，忍冬能和緩下氣。赤豆、木瓜利水，與下氣交長。片腦、雞金寬膨，與温中並用。牙皂角燒灰爲末，煅神麯糊爲丸，取利甚捷。雞屎白，炒熱袋盛，浸酒，須空腹而飲，下水大奇。青蛙入猪肚中，烹爲佳饌。野雞和椒茴末麵，作餛飩，皆海藏之仙方，屢用之而屢效。

脈實大浮奇者，易治；沉細微小者，難痊。身熱脉大腹脹，爲逆；腹脹便血脉大，爲逆。發熱不休，寒熱如瘧，皆不治。或腹大、肢冷、泄瀉，三症並見，不及一時死。若脹則上嘔而喘咳，下而泄瀉，脉微或大，爲逆，不治。

腹脹多是氣虛不斂，用辛散之品反甚，宜以酸收之。白芍、五味之屬，少佐益智，以其能收攝三焦元氣也。朝寬暮急，以當歸爲主；暮寬朝急，以人參爲主；朝暮俱急，二味並用。按之有痛處，乃瘀血也，加行血藥。經云：濁氣在上，則生䐜脹。又云：下之則脹已。謂宜以沉降之品，引濁氣之在上者而下之，非通利大腑之謂也。凡腫脹初起，痰多發喘，小便不行，服濟生腎氣丸，無不效。

脾胃氣虛、心腹脹滿。灸法：取太白、足三里、水分、氣海。又法：先灸中脘七壯，引胃中生發之氣，上行陽道，兼服東垣木香順氣湯，使濁陰降而脹平矣。

虚勞浮腫，針太衝、腎俞補之。小腹脹滿，三陰交、三里、内庭。單脹，石門、氣海、内庭；雙脹，合谷、曲池、支溝、氣海、三陰交。

一切水腫，針水溝。灸用水分、氣海、天樞。

水腫

臍腹四肢悉腫者，爲水；但腹滿、四肢不甚腫，爲脹滿也。先頭足腫、後腹大者，水也；先腹大、後四肢腫者，脹滿也。皮厚色蒼，或一身盡腫，或自上而下者，多屬氣；皮薄色白，或自下而上者，多屬水。水本畏土，因土虚不能制水，則寒水侮所不勝，及乘脾土，泛濫爲邪。其始初起，必從陰分，漸次而升。夫水雖受制於脾，而實主於腎。腎本水臟，而元氣寓焉。若腎中陽虚，則命門火衰，既不能自制陰寒，又不能温養脾土，陰陽不得其正，則化而爲邪。然氣即火也，陰即水也。氣之與水，本爲同類，但在化與不化耳。故陽旺則化，而精能爲氣；陽衰則不能化，而水即爲邪。火盛水虧，則病燥；水盛火虧，則病濕。故火不能化，則陰不從陽，而陰氣皆化爲水。所以水腫之症，多屬陽虚。丹溪乃云：清濁相混，壅塞爲熱，熱留爲濕，濕熱相生，遂成脹滿，治宜補脾。又須養金以制木，使脾無賊邪之患；滋水以制火，使肺得清化之權。其意以制火爲主，誠制火固可保金，獨不虞其害土乎？以此治熱猶可，以此治陽虛而氣不化者，豈不反助陰邪哉！必當察其果係實邪，則直以清火滋陰，爲極易。凡挾於虛，須從温補，俾可還元；或虛實未明，寧先行治虛之法，若治而不瘳，不妨易轍，猶無大害。倘藥未到，病未痊，仍須詳察。若以治有餘之法，誤治虛人，則真氣復傷，雖施合劑，不能起矣。或從清利，暫見平復，終不補元，雖目前稍愈，久必危亡，可不謹哉！以手指按其腹，隨手而滿者，水也；如臼而不起，腹色不變者，脹滿也。

盧砥醫鏡治水腫，以肺金盛而生水，水溢妄行，氣閉機壅，必導腎水，以决去之。肺乃腎之母，其氣清肅，果由肺盛生水，則將奉行降令，通調水道，下輸膀胱，水精四佈，五經並行，尚安得有水腫哉？肺盛生水之説，斷無是理。

腎氣不化，多因四氣相乘，或濕熱盛而傷之，或胃氣下陷而傷之，或心火下乘而侮之，或燥金歛濇之，風水鼓激之。與夫恣情閨房，勞役應酬，六氣七情，皆足以損腎。

胃之關，不惟因腎氣不化而後閉，即胃之病，而關亦自閉矣。水之聚，不待腎水而後成，即所飲之水，而亦自聚矣。胃主中焦，爲水穀之海。胃和則升降出納之氣行，水穀各從其道輸泄焉；胃不和，則出納之機滯，水穀之液，皆能蓄積而爲水也。經曰：胃所生病，大腹水腫，膝臏腫痛。又曰：五穀之津液，因陰陽不和，則氣道不通，四海閉塞，三焦不瀉，津液不化，水穀併於腸胃之中。留於下焦，不能滲入膀胱，則下焦水溢而爲水腫。又曰：腎者，牝臟也。地氣上升，則屬於腎，而生水液也，故曰至陰。如勇力勞甚，則腎汗出，腎汗出而遇於風，内不得入於臟腑，外不得越於皮膚，客於玄府，行於皮裏，傳於胕腫，水之於腎，名曰風水。由是推之，而水溢之病，未有不因胃虚所致。設使不顧其虚，輒攻其水，乃重虚其陰也。經云：肝腎脉并浮，爲風水。蓋肝、腎同處下焦，腎屬陰，主静，其脉常沉；肝屬陽，主動，其脉常浮。二臟俱有相火，動於腎者，猶龍火之出於海；動於肝者，猶雷火之出於澤。龍起而火隨，風發而水湧。今水之從風，猶言腎脉本沉，因從肝化而與之俱浮。仲景有石水、風水之分，腎、肝之脉，并沉爲石水，宜海蛤丸。海蛤，煅，防己各七錢五分，陳皮、郁李仁去皮，炒，各五錢。赤茯、桑皮、葶藶，隔紙焙一兩，爲末蜜丸，米飲下。○腎、肝之脉並浮，爲風水，身重汗出，惡風，宜防己黄芪湯，防己一兩，黄芪一兩三錢，白术七錢，甘草炙一錢，薑、棗煎服。○自汗出，無大熱，惡風，一身悉腫，越婢湯。麻黄六兩，石膏八兩，甘草一兩，生薑三兩，大棗十五枚，擘，水六升，煎服。

水腫陰陽之辨。陽水者，遍身腫，煩渴，小便赤濇，大便多閉。輕則用四磨、五苓，重則用疏鑿飲子。陰水者，遍身腫，不煩渴，大便自調或溏瀉，小便雖少而不赤濇，用實脾飲。或小便如常，有時赤、有時不赤，晚則微赤，即無赤濇者，亦屬陰也，未可遽用補劑。先用木香、香附、烏藥、茯苓、猪苓，次用復元丹，附子、木香、茴香、川椒、厚朴、獨活、檳榔、白术、陳皮、茱萸、桂心、澤瀉、肉果。有一身，惟面及足俱腫，早則面甚，晚則足甚，面腫爲風，足腫爲水，須察其大小便通閉，别其陰陽而治之。○有耳内疳瘡，以致耳腫，及面與上半身甚者，羌活、白芷、升麻、防風、蘇葉。下半身甚者，五苓散加木通、二术。○大病後腫，明係脾虚，不能通調水道，補中益氣湯送六味丸。○腎水不足，虚火爍金，不生小便者，六味丸，兼與補中益氣湯互用，久服自效。誤與疏氣行水，將有性命之憂，亟與金匱腎氣丸，尚有可救者。

行水法：赤豆同大蒜煮粥，以豆豉啖之。冬瓜，日日可吃。用鯉魚重斤許以上者，和冬瓜、葱白，作羹食。青頭鴨、白鴨，俱可作羹，同赤豆粥，空腹時食。○目窠微腫，如卧蠶者，水也；足腫甚者，水也；頸脉動者，及痰咳喘者，亦水也。

脉沉主水，水病脉浮者死，洪大者生，細微者死。○五傷者死。唇黑肝傷，缺盆平心傷，臍突脾傷，背心平肺傷，足心平腎傷。七忌：魚肉、雞、麵、羊、酒、鹽，不忌必甚。

九種水病根源症治。一、青水。先從兩脇腫起，根在肝，大戟主之。二、赤水。先從舌根起，根在心，葶藶主之。三、黄水，從腰腹起，根在脾，甘遂主之。四、白水。從足腫起，根在肺，桑皮主之。五、黑水。從外腎起，根在腎，連翹主之。六、緑水。從面頰起，根在外腎，芫花主之。七、風水。從四肢起，根在膀胱，藁本主之。八、高水。從少腹腫起，根在小腸，巴霜主之。九、氣水。或盛或衰，根在三焦，赤豆主之。右九種藥等分，主某經者倍之，爲末蜜丸。赤茯苓湯送下錢許，日三服，忌鹽、醬一月，又忌魚肉、蝦、蟹、羊、雞、鵝、麵，及一應毒物、生冷、房室、憂勞、醉飽。

開鬼門麻黄、羌活、防風、柴胡、牛蒡、忍冬、葱白、柳枝、蒼朮、荆芥、蘇葉梗，并可煎湯浴洗。

潔浄府木通、澤瀉、香茹、甘草、燈心、冬葵子、蜀葵子、海金沙、葶藶、防已、海藻、昆布、茯苓、赤豆、猪苓、青蛙、海蛤、绿頭鴨、白螺、鯉魚、白魚、鱸魚、鯽魚，已上俱用秋石代鹹煮食。或加田螺二個，滚酒内煮食。

去菀陳莝商陸同赤粳米煮飯，日常食之，甚效。又用甘遂、芫花、續隨子、牽牛，同大麥麵，作麵吃。

老絲瓜、巴豆，拌炒。又同冬米炒。去豆米，爲末丸服。

大戟煎湯服。巴豆同杏仁炒，去豆食。郁李仁，酒食四十九粒；或爲末，和麵作餅吃。

宣佈五陽附子、肉桂、乾薑、吴萸、黄白雄雞，並同赤豆煮食。其外戌肉，亦可食。

血腫成水紅花、劉寄奴、澤蘭、益母、紫草。

水脹方羯雞矢八合，炒微黑，好酒三碗，煎取汁，五更熱服，於辰、巳二時，行二三次，二日有皺紋起於足，再服妙。此素問方也。

禹餘糧丸治水腫聖劑。蛇含石三兩，鐵銚盛，燒紅醋淬，研極細。禹餘糧三兩，針砂五兩，淘浄炒。醋二碗，同禹糧入銚煮乾，連銚燒紅，傾地上，出火氣，研細聽用。以羌活、木香、茯苓、川芎、牛膝、桂心、白蔻、大茴、蓬术、青皮、附子、乾薑、三稜、白蒺藜、當歸，各五錢，爲末。入前三味拌匀，蒸餅丸梧子大。空心滚水下三十丸。虚人亦可用，不傷元氣；所大忌者，獨鹹味耳，一毫入口，病發更甚。只去小便，不去大便。每日三服，更以温補煎方助之，真神方也。

外治方大戟、芫花、甘遂、海藻，等分爲末，醋調，和麵少許，攤於綿帛上，貼腫處。口咬甘草，不過兩三時，水即下矣。

鋪臍方好輕粉二錢，巴豆四兩，生硫黄一錢，研匀成餅，先以新綿鋪臍上，次鋪藥餅，外以帛緊束之。如人行十里許，即下水，待行三、五度，即去藥，以温粥補之，一餅可治十人。

灸法　中脘二七壯，在臍上四寸，上下一寸，居歧骨與臍之分中。又灸水分穴，如年壯。在臍上一寸，禁刺，刺之則水盡即死。又法：用神闕，以鹹填滿臍中，着艾灸。如年壯，或二七壯。

瘧

夫風寒暑濕四氣，皆能客而爲瘧，或客於腸胃之外，或客於營氣之舍，或客於脊骨之間，或客於五臟之募原，淺深不同，故先寒後熱，或先熱後寒，或寒多熱少，或熱多寒少，或但寒不熱，或但熱不寒。往往夏傷風暑，秋凉束之，寒熱爲瘧。淺者，病在三陽，一日一發；深者，病在三陰，間日一發，或三日一發。病愈深則發愈遲。陳無擇曰：内傷七情，外感六氣，皆能欝而成痰，著而成瘧。內外所傷之邪，皆客於營氣之舍，故發有常期。夫營衛之舍，猶人之傳舍也。營衛日行一週，歷十二經之界分，內薄之邪，與日行之衛氣相會則瘧發，離則瘧止。其發也，不惟脉外之衛虛，是陽明與營俱行者亦虛。陽明虛，則天真因水穀而充者亦虛，故瘧發之際，且勿服藥，恐反傷胃氣與天真之氣也。必俟陰陽併極，而退其營衛，天真營衛離而復集，過此邪客之，然後治之。或當其未發，迎而奪之。有外邪者，必須汗解。若是虛人，先以人參、白朮，實其胃氣，然後取汗，須至足乃佳。取汗而不必汗藥，但開通經鬱，則邪自散，汗自透矣。

發於子後午前，是陽分受病，其病易愈；發于午後寅前，陰分受病，其病難愈。別陰陽氣血、察形色衰旺，以治之。形壯色澤者，病在氣分，則通經開鬱，以取其汗；色稍夭者，必先補而取之；挾痰者，必先實其胃，方與劫劑；形弱色枯者，不可取汗，亦不可劫，但養正氣，微與和解；形壯色黑者，病在血分，須行其阻滯；色枯者，補血調氣。至于取汗不得汗，理血而瘧不痊，則當更與精思詳切，深中病情，方收十全之效。○寒瘧先寒後熱，用紫蘇、羌活、細辛、白芷、生薑，以散太陽之邪。○温瘧先熱後寒，體重痛，嘔逆脹滿，胃苓湯，二朮、厚朴、茯苓、猪苓、澤瀉、陳皮、甘草，加羌活、紫蘇，煎服。○癉瘧但熱不寒者，肺素有熱，發於盛暑。用知母、石膏煨，人參、麥冬、甘草。發於秋凉之候，柴胡、陳皮、黄芩、半夏、甘草、薑、棗。○牝瘧但寒無熱者，陽虛陰盛也。桂枝、羌活、柴胡、紫蘇、木香、生薑。○食瘧飢不能食，食即脹滿，嘔吐腹痛。二朮、檳榔、草果、豆蔻、山楂、青皮、香附、砂仁、神麯、麥芽之類。○瘴瘧嶺南嵐嶂之毒，發時迷悶，涎聚於脾，血瘀於心，檳榔、草果、柴胡、半夏、黄芩、大黄、木香、薑、棗。○痨瘧素虚不足，久瘧成痨，參、芪、苓、朮、歸、芍、地、草、首烏、鱉甲、葛根、烏梅。○瘧母邪伏少陽，結塊於肋，用參、朮、苓、草、蓬、半、青、陳、肉桂、鱉甲。○時行鬼瘧蒼、朴、甘、陳、桃仁、木香、升麻、雄黄。○三日瘧本於三陰不足，參、朮、芎、歸、柴、芍、首烏、烏梅、陳皮、薑汁。發於子、午、卯、酉，爲少陰瘧，加丹參、圓肉；寅、申、巳、亥日爲厥陰瘧，加丹皮、木香；辰、戌、丑、未日爲太陰瘧，加白豆蔻、茯苓。然三陰受病，皆謂之温瘧，發於處暑後冬至前，此傷之重，遠而深者也。三陽受病，皆謂之暴瘧，發在夏至後、處暑前，此傷之淺者，近而暴也。

瘧分南北東南瀕海，海風無常，多食魚鹽，人多停飲，故多風瘧及食瘧。烏頭、草果、陳皮、半夏爲宜。西北高曠，寒則水冰地裂，熱則煉石流金。人多中寒伏暑，故多暑瘧與寒瘧。香薷、柴胡、常山、草果、檳榔等爲宜。審知胸中有飲，陳皮鹽湯吐之；若不吐，便可抑之，檳榔、青皮、枳實。瘧家多宿痰，惟常山吐之、利之，大有奇功。次以大黄佐之，大瀉數行，其病若失。大凡寒熱乍已之時，胸中滿悶不退，皆痰涎之故也。若衄血或便血，婦人或月候適來，皆是血症，劑中加玄胡索、桃仁、蓬朮。挾水者逐水，挾血者攻血，隨症施治，未有不效者也。若病不甚而用常山，不取其吐利，當以醋久炒之，雖用一二錢，毫不吐也。世有畏之如螫，蓋未明其性耳。瘧發已多，遍治無功，意非外邪，亦無内滯，惟用人參、生薑各一兩煎湯，發時五更服必止，甚者連進三服，無不愈者。如在貧者，白术可代；夜發加當歸，無不奏功。

瘧母者，頑痰挾血挾食，結爲癥瘕。用小柴胡湯，加鱉甲五錢，莪术二錢五分，俱以醋製，服之必驗。

瘧久不痊必有留滯，須加鱉甲消之。

截瘧之法種種不同，内經論刺最詳。乃至用藥，攻邪存正，調營衛之偏和、陰陽之逆是矣。今以檳榔去痰，穿山甲透經絡，常山破痰癖，用此截瘧，如精兵據其險要，萬無不截之理。如本無痰涎，止於暑，結營分，貴在鱉甲、香薷、生薑，而前藥爲無益有損也。若元氣虚極，止宜補正，如常山、山甲，皆爲戈矛矣。〇傷寒有往來寒熱如瘧，並虚損有往來寒熱如瘧。謂之如瘧，非真瘧也。傷寒之寒熱也，始則必惡風惡寒，發熱頭疼體痛，自太陽傳至少陽半表半裏，故往來寒熱也。〇虚損勞病之寒熱也，其初必五心煩熱，咳嗽倦怠微微，日久陽虚生外寒，陰虚生内熱，故寒熱時作也。即痰飲癲疝，積聚停食，暑濕燥火，癰疽瘡毒，亦皆有寒熱之候，豈得盡謂之瘧乎？須細問其病原，有何病因，投治無誤。大凡寒熱有常期者，瘧也；無常期者，雜症也。在太陽經者，謂之風瘧，治多汗之；在陽明經者，謂之熱瘧，治多下之；在少陽經者，謂之風熱瘧，治多和之。

常山截瘧丸常山，酒浸一宿，炒透爲末。烏梅肉爲丸。每服二錢，發日五更用。一加檳榔、山甲、鱉甲，醋炙爲末。烏梅肉爲丸，每服三錢，薑湯下。

外治方蛇蜕塞耳，或生半夏塞鼻，男左女右，立止。

針法間使穴，在手掌下臂上三寸，兩筋間是。

瘧疾久不止，百勞、間使、後谿、足三里，針之。

痢

痢症，起於夏秋。濕熱欝蒸，因乎天也；生冷停滯，由乎人也。當炎暑之令，不能保攝脾胃，多食瓜果、肥甘，土氣受傷，無以制濕，濕蒸熱壅，以致怫逆；氣不宣通，因而腸胃反窒。裏急後重，小便赤濇，宜以苦寒之藥，燥濕滌熱；佐之以辛温，便能開欝運氣。故行血則便膿自愈，調氣則後重自除。然虛實寒熱、淺深新久之不同，未可以一例治也。

心者，血之主也；肺者，氣之主也。凝滯則傷氣，欝熱則傷血。氣血既病，則心肺亦病矣。而小腸，心之合也；大腸，肺之合也。二經皆出納水穀、轉輸糟粕之官也，而胃又爲大小腸之總司也。肺移病于大腸，則氣凝泣，而成白痢；心移病于小腸，則血凝泣，而成赤痢；大小腸俱病，則赤白互下。胃土傳濕熱於大小腸，痢色兼黄。至於色之黑者，分爲二經：如焦熱之黑者，此熱僅反兼勝己之化也；如黑漆之黑者，此瘀血凝久而然也。

治痢從腸胃，此籠統之説也。不知在腸胃者，乃屬標病，其所感之邪與所受之經，乃本病也。若腸胃自感而病，亦當分邪正：或正氣先虚而受邪；或邪氣于犯而致虚。則以先者爲本，後者爲標。

積有新舊。舊積者，氣血食痰所化也；新積者，舊積已去未幾復生者也。然舊積宜下，新積禁下，其故何也？蓋腸胃之熟腐水穀，轉輸糟粕，皆是營衛灑陳於六腑之功。今腸胃有邪，則營衛運行之常度，因之阻滯，不能施化，故衛氣鬱而不舒，營血注而不行，於是飲食結痰停于胃，糟粕留于腸，與所鬱之氣血相雜，而成滯下之症矣。必當下之，以通其壅塞。既下之後，升降仍不行，清濁仍不分，則衛氣復鬱，營血復注，又成新積，烏可復下乎？但理衛氣以開通腠理，和營血以調順陰陽，則升降合節，積雖不治而自化矣。然舊積亦有不可下者，或先因腸胃之虚，不能轉輸其食積，必當先補正氣，然後下之，庶無失耳。世俗惟守數方，初則行之，久則濇之，豈知攻邪却病之品，但能耗氣損血，用之不已，氣散血亡，五臟損而死期至矣。其固濇之方，又足以增其氣血之壅滯，變爲腫脹，變爲喘嗽，如此死者，醫殺之耳。丹溪云：滯下逼迫，正合承氣症，但氣口脉虚，平昔胃傷，寧忍兩三日辛苦，遂與參、术、歸、芍、陳、甘補劑。兩日後，胃氣稍復，方與承氣，苟不先補而遽攻之，難免後患乎？戴復菴云：氣滯成積，故治痢以順氣爲先，又須當養胃，故曰「無飽死痢疾」也。

痢初發時，裏急後重，頻欲登圊。及去，而所下無多，纔起則腹急，皆濕熱凝滯之故也，宜霍香正氣散，加木香、枳殼、黄連、砂仁，或加檀香、乳香、射香、冰片。血色紫黯，屢服凉藥，所下愈多，當作冷痢，宜理中湯，加木香、肉蔻。如純下血而色鮮紅者，此心家伏熱也，犀角屑二錢、朱砂二錢、牛黄三錢、人參三錢，丸如麻子大，麵糊拌。每用一錢，燈心圓眼湯下。仲景云：小腸有寒，其人下重便血，以乾薑燒黑存性，磁碗合放地上，出火氣，取爲末。每服一錢，米飲調下。

裏急而至圊，反不能即出者，氣滯也，疏通爲主。裏急而頻見污衣者，氣脱也，補濇爲主。

後重而至圊稍減者，火迫也，黄連爲主。後重至圊而轉增者，下陷也，升麻爲主。○積如膠凍，或如鼻涕，此爲冷痢，先用木香、沉香、豆蔻、砂仁、厚朴，次用理中湯，加木香。○冒暑而成自汗發熱，面垢、嘔渴、腹痛，小便不通，香薷飲加黄連。或五苓散、霍香正氣散，加香薷、香連。○老人深秋患痢呃逆者，黄柏末、陳米飲爲丸，人參、白术、茯苓、甘草湯送下。

冷痢不能食，肉蔻、陳米爲末，米飲調服。入秋而痢，白豆蔻、厚朴自不可缺。肺經之氣鬱於大腸，桔梗、蘇子爲君，以痢藥佐之。○脹滿惡食腹痛者，實也，木香、黄連、芍藥、枳殼、檳榔、枳實、厚朴。煩渴喜冷飲，脉堅大滑數，熱也。芩、連爲君。○濕熱，二术、二苓、芩、連。氣滯，木香、霍香、枳殼、厚朴、枳實、蘇子、陳皮、砂仁、豆蔻、檳榔。和血，則便膿自愈，四物可用。久而虚滑者，補中益氣，加肉蔻、訶子、北五味。新起而實且濇滯者，檳黄丸。色焦黑者，檳、黄加香、連、芩、芍。如漆之黑者，歸尾、赤芍、桃仁、大黄、枳實、芒硝、厚朴。裏急不快者，香、連、檳、實、芎、歸。裏急污衣，參、术、訶、蔻、烏、味、甘、桔。後重，得解轉甚，參、芪、术、草、升、柴。後重，得解即減，芩、連、香、砂、檳、黄。虚坐努責，久圊不解，血虚也，歸、地、芍、紅。口腹怕冷，脉沉細，寒也，理中加香、蔻。〇肝氣逆上，吴萸、黄連、木香、青皮、白芍。噤口痢，食到便吐，上焦火逆也，黄連、木香、茯苓、桔梗、枳殼、陳皮、半夏、菖蒲、生薑。噤口虚者，陳米三錢，蓮肉五錢，人參一錢，煎好，入薑汁少許，細細呷之，如吐出，再呷。但得一呷下咽，便開。

久瀉無度腹痛者，禹餘糧五錢，赤石脂、白术各三錢，訶子、肉蔻各一錢五分。腹痛，芍藥甘草湯，甲巳化土，此仲景方也。挾虚者，建中湯。然古人以建中治痢，不問赤白、新久，用之皆效。

一方治腹痛神妙：黄連、枳殼等分，槐花一兩，浸水，拌上二味，炒乾，去槐花，只用二味。煎好，入乳香、没藥各八分，服。

久虚大滑，服藥不效者，大斷下丸，龍骨、枯礬、赤石脂、薑、附、訶、蔻，爲末，醋糊丸，米飲下。即因用濇味，亦須倍以砂、陳以利其氣，恐太濇則腸胃不利，反作痛也。灸天樞、氣海，大能止瀉。〇病在中州脾土，只須薑、蔻理之。若病在腎家，以赤石脂、禹餘糧、補骨脂、北五味，方有功也。大孔作痛亦有寒、熱之分，挾熱者，檳榔、茯苓、香連。挾寒者，以炒鹹熨之，或枳實爲末，炒熱熨之。內服人參、乾薑、甘草、陳皮、當歸，作湯用。

脱肛一症，最難用藥。熱則肛門閉，寒則肛門脱。磁石爲末，食前米飲下二錢，外用鐵銹湯洗之。

屢止屢發，名曰休息痢。多因用澀止太早，或不能節飲食、戒嗜好，所以時作時止。宜四君子，或補中益氣，加香、連，或肉蔻。審無積滯，惟見虛滑，椿根皮三錢，粟殼二錢，參、术各一兩，木香、粳米各二錢，煎服。有五更及午前甚者，屬腎，補骨脂、山藥、北五味、龍骨，丸服。午後甚者，屬脾，吴茱萸、肉蔻、白术、甘草，丸服。○燒蟲痢，其形極細，腸虛則生，從穀道出，或作癢者。內服桃仁、蕪荑、槐子、雄黄丸，外用苦參、黄連、桃仁、青葙子、雄黄，爲末，艾汁丸如小指大，棉裹，納肛門中。

先瀉後痢者，脾傳腎，爲賊邪，難愈；先痢而後瀉者，腎傳脾，爲微邪，易治。虛則補脾土，虛甚則當補土母，是也。

久痢已成壞症。○變態百出，勿論其脉，勿論其症，只宜以參、附、芪、术、香、砂。補脾健胃，常有得生者。

痢後變成痛風。○遍身流注，皆屬虛，致調攝失宜也。補中益氣，加羌、獨、寄生、虎骨、松節，或加乳、没、蒼、柏、桃仁、紫葳，煎服。○死症，下純血者死，如屋漏水者死，大孔如竹筒者死，唇若塗朱者死，發熱不休者死，如魚腦、如猪肝半死半生。脉法沉小微細者吉，洪大滑數者凶。脉大爲未止，微弱爲欲止。身雖發熱不死。

針灸法：久痢不止，中脘、脾俞、天樞、足三里、三陰交。

裏急後重，下脘、天樞、照海。

虚寒久瀉，關元、中極、天樞、三陰交。

附，氣痢方：牛乳半斤，蓽撥三錢，同煎減半，空心頓服，良。

水瀉

經曰：春傷於風，夏爲飧泄。又曰：春傷於風，邪氣留連，乃爲洞泄。難經云：濕多成五泄：一曰胃泄。色黄，食不化，輕者香、砂、枳、朴，重者枳、朴、硝、黄。二曰脾泄。腹脹注泄，食即嘔吐，理中湯，加肉蔻、訶子、升麻。三曰大腸泄。食已窘迫，大便色白，腸鳴切痛，附、薑、术、草。四曰小腸泄。溲濇而便膿血，小腹作痛，朴、殼、檳、芍、苓、通、大黄。五曰大瘕泄。裏急後重，數至圊而不能便，莖中痛，芍、歸、朴、殼、苓、檳、木香、大黄。東垣云：胃氣和平，飲食入胃，精氣輸於脾土，上歸於肺，而後行營衛也。飲食一傷，起居不時，損其胃氣，則上升清華之氣，反下降而爲飧泄矣。久則太陰傳少陰而爲瘕。寒冷之物，傷中，腫滿而脹，傳爲飧泄，宜濕熱以消導之。濕熱之物，傷中，下膿者，宜苦寒以内疏之。風邪下陷，升舉之。濕氣内盛者，分利之。裏急者，下之；後重者，調之；腹痛者，和之；洞泄腸鳴，脉細微者，温之、收之；膿血稠粘，每至圊而不能便，脉奇大有力者，下之、凉之。大抵治病，宜求其所因，察何氣之勝，取相制之藥治之，因其所利而利之。以平爲期，此治法也。

瀉利久不止，及暴下者，皆太陰受病，不可少白术、甘草、芍藥，是以聖人之法。若四時下利者，前方中，春加防風，夏加黄芩，秋加厚朴，冬加桂、附。然須更詳外症，或虚實寒熱之殊爲主。倘自汗，手足厥冷，氣微，雖盛夏必投薑、桂；或煩熱躁渴，脈實，即隆冬亦用硝、黄。是在智者之通變耳。

戴復菴云：水瀉而腹不痛者，濕也，六君子湯，加平胃散。飲食入胃，輒下完穀者，氣虚也，補中益氣湯。亦有風邪入胃，清陽在下，升陽除濕湯。腹痛瀉水，腸鳴，痛一陣、瀉一陣者，火也，香、連、甘、芍、通、滑。洞泄，多下清水，胃苓湯，或多或少者，痰也，平胃散加半夏。腹痛而瀉，瀉後痛减者，食積也，平胃加楂、芽、卜、麯。溏泄者，污積粘垢，濕兼熱也，柴苓湯、胃苓湯。鶩泄者，所下皆澄澈清冷，小便清白，濕兼寒也，理中湯加肉蔻。濡泄者，體重軟弱，瀉下多水，濕自甚也，補中合除濕。滑泄者，久下不能禁，濕甚氣脱也，補中加訶、蔻、赤石脂，止濇之。飧泄，即洞泄也。水穀不化，濕兼風也，升陽除濕湯，或平胃散加羌、防，治之。經云：諸泄小便不利，先分利之。又云：治濕不利小便，非其治也。必用淡滲以利之，是其法也。噫！聖人之法，佈在方策，其不盡者，可以意求乎？若年已五十上者，降氣多而升氣少，得淡滲之品，是降而又降，更益其陰而重竭其陽，必用升陽補氣之劑，同升、柴、羌、獨、甘、防用之。所謂濕寒之勝，以風平之。又曰：下者舉之，是因曲而爲直也。若不達升降之道，一概施治，安得取效乎？

東垣云：夏間，淫雨陰寒，時行瀉利。予一日體重，肢冷瀉利，小便秘塞，思其治法。

瀉有寒熱。寒，則脉遲身冷，不獨溲清白，或綿綿腹痛，附子理中湯加肉蔻。仲景云：下利不止，與理中而利益甚。夫理中惟理中焦，此利下焦，故加附子及赤石脂、禹餘糧治之。藥與食入口即瀉者，直腸瀉也，不治。熱，則脉大，口渴便少，六一散，或胃苓湯，加黄連。瀉而脉滑堅者，大承氣湯。凡泄瀉，津液既去，口中必渴，小便自少，不可便作熱論，須以脉參之。〇伏暑瀉，玉龍丸，硝、硫、礬、滑，四味爲末，水丸服。盛暑通於外，陰冷傷其中，連理湯治之。氣虚瀉者，四君子加升、柴、訶、蔻。傷食瀉，必噯氣如敗卵，治中湯加香、砂、枳、术、楂、芽，再煨所傷之物，存性爲末，調服。傷酒瀉，葛知解酲湯。傷麵食瀉，必用卜子、麯、芽、蒼、朴。痰瀉，二陳湯加海石、神麯、青黛、竹瀝、薑汁，丸服。

五更時瀉，屬腎虚，必用補骨脂、茱萸肉、五味、山藥、茴香、茯苓、肉桂治之。其瀉已愈，至明年屆期復發者，有積也。又脾主信故耳。香砂枳术丸，加蓬、稜。虛者，倍白术，加人參。灸法：大瀉氣脱，不知人事，口眼俱閉，呼吸欲絶。急灸氣海，如年壯。大進人參、附子，稍緩，則不及救矣。又法：加灸天樞。泄瀉水穀不分，灸水分七壯，此穴能分水穀、利小便也。久痢，體重，滑泄不止，用止濇諸藥不效，宜灸天樞、氣海二穴，即止。

水漬入胃，名曰溢飲，滑泄不止，渴而飲水，水下又泄，泄又大渴，此無藥症，宜急灸大椎。

腸鳴不已，時上衝心，灸神闕。

裏急後重，灸下脘、天樞、照海。

下利手足厥冷，無脉者，急灸，天樞、氣海。灸之不温，脉亦不至及微喘者，死。

厥有八症

陽氣衰乏之者，陰必湊之，令人五指至膝上皆寒，名曰寒厥，是寒氣逆于上也。宜六物附子湯主之，附子、肉桂、防己，炙甘草、白术、茯苓。陰退則陽進，故陰氣衰于下，則陽往湊之，故令人足下熱也。熱甚，則循三陰經而上逆，謂之熱厥，宜大補丸主之。黄柏一味，炒褐色，爲末作丸。肝藏血而主怒，怒則火起于肝，載血上行，故令血菀于上，是血氣亂于胸中，相薄而厥逆也，謂之薄厥，宜蒲黄湯主之。蒲黄一兩，炒褐色，清酒十大杯，熱沃之，温服。諸動屬陽，故煩勞則擾乎陽，而陽氣張大，陽氣張大則勞火亢矣。火炎則水乾，故令精絶，是以遷延辟積。至于夏月，内外皆熱，水益虧而火益亢，孤陽厥逆，如煎如熬，故曰煎厥，宜人參固本丸主之。人參二兩，天、麥二冬、生、熟二地各四兩，爲末，蜜丸桐子大。五屍之氣，暴注于人，亂人陰陽血氣，上有絶陽之絡，下有破陰之紐。形氣相離，不相順接，故令暴厥如死，名曰屍厥，宜二十四味流氣飲及蘇合香丸主之。流氣飲，丁香、肉桂、草果、麥冬、赤茯、木通、檳榔、枳殼、厚朴、木瓜、青皮、陳皮、大腹皮、木香、蓬莪术、人參、白术、甘草、白芷、紫蘇、香附、菖蒲、半夏製，霍香。蘇合丸，沉香、青木香、烏犀角、香附子、丁香、朱砂、白术、訶黎勒、白檀香、射香、蓽撥、龍腦、安息香、蘇合香，各二兩，薰陸香一兩，爲末蜜丸，聽用。寒痰迷悶，四肢逆冷，名曰痰厥，宜薑附湯主之。胃寒，即吐蚘蟲，名曰蚘厥，宜理中湯加炒川椒五粒，檳榔五分，吞烏梅丸。薑附湯，乾薑、生附子，煎服。烏梅丸、烏梅三十個，去核。人參、細辛、黄柏、附子、炮。桂枝，各六錢。乾薑、炮，二兩。當歸、蜀椒、净，各四兩。爲末，蜜丸。理中湯，人參、甘草、白术、乾薑，水煎，送烏梅丸。氣爲人身之陽，一有怫鬱，則陽氣不能四達，故令手足厥冷，與中風相似，但風中身温，氣中身冷耳，名曰氣厥，宜八味順氣散主之。白芷、臺烏藥、青皮、陳皮、人參、白术、茯苓、甘草，水煎服。

針法：四肢厥逆，脉伏，宜用圓利針，針復溜穴。針至骨處，候回陽脉出針。

灸法：氣海、腎俞、肝俞。

增補病機沙篆卷下

頭痛

頭者，天之象也，陽之分也。六腑清陽之氣，五臟精華之血，皆朝會於高巔。天氣所發，六淫之邪，人氣所變，五賊之逆，皆能犯上而爲酷害，或蒙蔽其清明，或壅遏其經隧，與正氣相薄，欝而成熱，脉滿而痛，是皆爲實也。若寒濕所侵，雖正氣衰微，不與相搏而成熱，然邪襲於外，則血凝濇而脉攣縮，收引小絡而痛，得温則痛減，是爲虚也。因風而痛，抽掣惡風，或自汗出，川芎、細辛、羌活、防風、升麻、柴胡、荆芥穗、乾葛、薄荷、甘菊、藁本、天麻、蔓荆子、白芷。因暑而痛，或有汗、無汗，惡熱，香薷、扁豆、霍香、黄連、厚朴、甘菊。因痰飲而痛，昏重憒憒欲吐，眼黑頭旋，天麻、半夏、白术、陳皮、甘草、芩、連。因濕熱頭痛，頭必重，遇天陰尤甚，令人煩心，川芎、細辛、蒼术、芩、連、羌、防、甘草。冬月厥逆而痛，大寒犯腦，深入骨髓，故頭痛、齒亦痛，麻黄、羌、防、升、芷、蒼、柏、黄芪、附子、殭蠶。氣虚痛，耳鳴，九竅不利，遇勞則甚，參、芪、歸、术、升、柴、芎、芍、細辛、蔓荆子、陳皮、甘草。血虚痛，自魚尾、眉尖，後近髮際上，川芎、生地黄、薄荷、當歸，用沸湯泡，乘熱吸之，候温服。氣血俱虚，參、芪、苓、术、芎、歸、升、柴、蔓荆、細辛。凡治頭痛，皆取風藥者，乃東垣所云高巔之上，惟風可到。味之薄者，陰中之陽，自地升天者也。然有三陰、三陽之别。〇太陽惡風寒，脉浮緊，頭頂痛。用麻黄、川芎、獨活、藁本、杏仁、甘草。少陽頭角痛，脉弦，寒熱。柴胡、黄芩、半夏、甘草。陽明頭額痛，自汗發熱，不惡寒，脉浮長緩實。升、葛、芷、甘、石膏。〇太陰頭痛，體重有痰，脉沉緩，蒼术、半夏、南星、茯苓、陳皮、甘草。少陰頭痛，足冷脉沉，氣逆爲厥，麻黄附子細辛湯。厥陰頭、項痛，吐涎沫，冷厥，脉浮緩，人參、吴茱萸、大棗、生薑。

陰經頭痛，可用温藥，附、桂、薑、萸。風濕生熱頭痛上壅損目，及偏正頭風，年深不愈，並宜空清膏，芩、連、羌、防、芎、柴、甘、荆。如陽明發熱，惡熱而渴，白虎湯加白芷。頭旋眼黑者，必用安神散，羌、防、升、柴、知、柏、芩、連、生地、甘草。或川芎散，芎、羌、柴、細、荆、薄、菊、草、茵陳，香附、槐子、石膏。熱厥頭痛，時當嚴冬，猶喜風寒，略見温暖，其痛便甚，清上瀉火湯，荆、防、羌、本、細、蔓、參、歸、芪、术、紅、生甘、芩、知、柏、芩、連、升等，共十九味。次服補氣湯，參、芪、辛、歸、甘、丁、麻、升，煎服。風熱頭痛，石膏散，麻黄、石膏、乾葛、首烏。頭痛及胸痛，食少寒冷，咽嗌不利，左寸弦急。宜麻黄吴萸湯，麻、吴、蒼、羌、升、藁、柴、芩、連、柏、芎、細、半、蔓、紅、甘、陳。新沐中風爲首風，頭面多汗，惡風，當先一日則病，甚至其風日則少愈。大川芎湯，川芎、天麻，二味爲末，蜜丸，茶送下。風氣循風府而上，則爲腦風，項背惡寒，腦户極冷，神金散，麻黄、細辛、乾葛、霍香等分爲末，酒下。因發散太過，宜酸收而斂之，乳香落盞散，甘、桔、陳、柴、乳香、粟殼，末服。

腎厥頭痛，玉真丸，硫黄二兩，石膏、半夏、硝石各一兩，爲末，薑汁丸，薑湯送。再灸關元百壯。寒甚者，去石膏，用鍾乳，或黑錫丹。痰厥頭痛，眼黑頭旋，惡心煩悶，半术天麻湯。

佝蒙招尤，目眩耳聾，肝風虚動也，鈎藤散，鈎藤、陳皮、半夏、麥冬、人參、茯苓、甘草、甘菊、石膏、防風。傷食頭痛，胸滿惡食，吞酸噯腐，香、砂、枳、术、楂、麯、麥、卜。或紅丸子，三稜、莪术、青、陳、薑、椒，醋糊丸，礬紅爲衣。傷酒頭痛，葛花解酲湯，葛根、知母、參、苓、砂、蔻、青、陳、香、麯、猪苓、生薑，煎服。怒氣傷肝頭痛，宜以沉香降氣散，沉、木、青、陳、柴、蘇、細、芎。臭毒頭痛，香附炒，煎服。偏頭風，總屬於痰，又左屬風，荆芥、薄荷；右屬血虚，芎、歸、地、芍。雷頭風之痛，而成核塊者，是也。或如雷鳴，清震湯，荷葉、升麻、蒼术。腫核，宜刺出血。亦有屬痰熱者，痰熱生風也。用半夏一兩，皂角，薑汁煮。大黄二兩，酒浸，紙包煨三次。殭蠶、連翹、橘紅、桔梗、天麻各五錢。黄芩七錢，薄荷三錢，白芷、粉草、礞石、硝煅，各一錢。共爲末，蒸餠丸。臨卧，茶吞二錢。

真頭痛，天門真痛，上引泥丸，夕發日死，日發夕死。腦爲髓海，真氣所聚，本不受邪，一受不治。古方用參附湯，可救十中之一。然天柱折及手、足青至節者，則難爲力矣。又法：參附湯送黑錫丹，灸百會穴，或有得生者。黑錫丹，沉香、附子、胡盧巴、茴香、肉桂，各五錢。補骨脂、肉豆蔻、木香各一兩。硫黑鉛，各二兩。熔砂子二兩。酒煮，麵糊丸梧子大。陰乾，布袋擦令光瑩。每服四十丸，空心薑鹹湯下。

傷寒頭腫如斗，多屬天行疫病。東垣云：身半已上，天氣主之；身半已下，地氣主之。此雖邪熱客於心肺，若以承氣下之，是誅伐無過矣。宜消毒普濟飲，芩、連瀉心肺之火，橘紅、苦參、生甘草瀉火而兼補氣，牛蒡、連翹、薄荷、葛根、僵蠶、馬屁勃解毒，升麻引經，桔梗爲舟楫。白湯調末，時時服少許。海藏論大頭痛者，感四時不正之氣，大抵足陽明邪熱實，資小腸相火而益熾，視其腫在何部，隨其經而治之。濕熱爲腫，風木爲痛，以先見者爲主，治之宜早不宜遲，恐過其病所也。頭分受邪，見於至高之分，當先緩而後急。先緩者，不用重劑也，更須緩服；若急服，則不能去病。凡藥性味形體，皆宜緩施，及寒藥，須酒浸炒之，其意皆是也。後急者，謂已經高分之邪，得瀉入於中焦，染於有形質之地。若不速去，反損陰也。此謂客邪，當急去之，是治客以急也。甘桔湯，加石膏、白芷、牛蒡、連翹、大黄、延胡、僵蠶、荊芥。眉稜骨痛，眉骨者，目係所過，上抵於腦。諸陽經挾外邪，欝成風熱，毒上攻腦，下注目睛，遂從目係過，眉骨相併而痛。若心肝壅熱，上攻目睛而痛，亦目係與眉骨牽引而痛。風痰上攻者，亦然。若脾家濕氣内欝，寒迫下焦，痛留于項，互引眉骨，有痰者，有抽掣者，有重者，有悶者，各審明而治之。選奇湯最妙，羌活、防風各三錢，酒芩一錢，甘草三錢。水煎，分三服。如因風熱者，祛風清上散，酒芩二錢，白芷一錢五分，茱萸、防風、柴胡各一錢，川烏一錢二分，荆芥八分，甘草五分，水煎服。因痰者，二陳湯，加芩、芷。因風寒者，羌烏散，羌、細各一錢，川烏、草烏，俱用童便浸一宿，各一錢。酒芩、炙草，各五分，共爲末服。○戴復菴分爲二症，皆屬於肝，一作肝氣傷，發則頭引眉骨俱痛，眼不能開，晝静夜劇。導痰湯，加川烏、細辛。又作肝虚痛，若一見光明即發，生熟地黄丸主之。

偏正頭痛，搐鼻瓜蒂散，藜蘆、川芎、蒼耳、薄荷、焰硝、雄黄，各一錢，天竺黄一錢五分。右爲末，含水口中，搐鼻一匕，立效。治卒頭痛方。皂莢末搐鼻取嚏。又鵝兒不食草，陰乾爲末，取嚏亦妙。○秘方。貼兩太陽穴，治火熱痛，大黄爲末，加焰硝等分，以井泥和，捏作餅，貼之。

頭風塞鼻方，蓽撥、細辛爲末，以猪膽汁拌，紙條醮，於鼻内塞之。又方：胡椒爲末，吹之。又法：蓖麻肉五錢，大棗十五枚，共打和，塗紙上，用竹筯捲上，去筯。將此入鼻孔，良久取下，清涕即止。又法：生萊菔汁，仰卧注鼻中。左注右，右注左。

針灸經云：頭痛、頭風、頭暈，皆有風、有火、有痰，亦多屬虚。如本事方曰：腎虚，則頭痛下虚也；肝虚，則頭暈上虚也。均宜補之。若灸百會、顖會，而丹田、氣海必不可缺，而痛腦頂陷至泥丸者，此真頭痛，旦發夕死，夕發旦死。

頭痛筋攣，驚不嗜卧，謂之腎厥頭痛，宜灸關元百壯。服用玉真丸。〇偏正頭痛，刺絲竹空二穴、風池二穴、合谷二穴。内撚針，吸氣三口，又内撚針，吸氣五口，患人自覺針下有痛，一道如綫，上至頭爲度。長呼氣一口，出針立愈。

東垣云：高巔之上，惟風可到。故味之薄者，陰中之陽，自地升天者也。所以頭痛，皆用風藥治之，總其大體而言也。然患痛者，血必不足，而風藥最能燥血，故有愈治而愈甚者。此其要尤在養血，不可不審也。一人往返燕京，感受風寒，遂得頭疼，數月不休。凡頭風之藥，無所不服，其痛更甚。肢肉瘦削，扶策踵門，求予療治，予思此症明係外邪，如何解散不效。語有之曰：治風先治血，血行風自滅。本因血虚，而風寒入之；今又疏泄不已，烏能愈乎？又聞之：痛則不通，通則不痛。故以當歸生血、活血，木通利脉道，而行當歸之力。問患者能酒乎？曰：「能，而且可多。近爲醫戒，不敢飲。」因令用斗酒，入二味於中，浸三日夜。重湯煮滚，乘熱飲之，至醉，醉則去枕而卧，卧覺疼若失。所以取酒者，欲引二藥之性，上升于頭。至醉乃卧者，醉則挾肌膚，淪骨脉，藥力方到，卧則血有所歸，其神安也。有志活人者，推此用之，思過半矣。然又有火鬱于上而痛者。經云：火淫所勝，民病頭痛。治以冷劑，宜酒、芩、石膏之類治之，不可泥於此法也。又有一方：用芎、歸、熟地、連翹各二錢，水煎去渣，以龍腦、薄荷葉二錢，放碗底，將藥乘沸衝下，鼻吸其氣，俟温即服，服即安卧。其效甚速。然亦爲血虚者所設耳。

腦者，髓之海。髓不足，則腦爲之痛，宜茸珠丹之類治之。如用風藥，久之必死。

目病另有專科方藥。今附針灸法于後。

眼暴赤紅腫痛，合谷、攢竹、睛明、臨泣。迎風流淚，上星、風池、肝俞、大、小骨空、攢竹、臨泣、合谷、針灸，二間灸。

目生翳障，上星、合谷、風池、睛明、瞳子髎。

目昏，肝俞，灸七壯。一法：灸足三里，引火下降，目自明也。

雀目，神庭、上星、百會、前頂、顖會五穴，宜出血，以鹽塗之。

小兒肝積眼，灸合谷五壯，第一。

偷針眼，視其背上有紅點如瘡，以鋒針刺破，即瘥。

眩暈

眩在眼黑而花，暈如轉運之運，俗名頭眩、頭旋。内經論暈屬肝木，爲上虛。仲景主痰，丹溪主火與虛。風則脉浮有汗，川芎散，川芎、白芷、防風、甘菊、人參、茯神、山茱萸、山藥、陳皮。寒則脉緊無汗，抽掣而痛，不換金正氣散。蒼朮、厚朴、甘草、陳皮、乾薑、丁香、棗、薑。○肝木上虛而眩，四物湯加天麻、甘菊、枸杞。腎虛上則頭眩，六味丸加牛膝、沉香、肉桂，納火歸元之法也。伏痰嘔逆，旋覆花湯，參、苓、术、草、橘、半、乾薑、旋覆。因火者，茶調散，或酒炒大黄末，茶調服。〇七情所傷，半夏，茯苓、陳皮、棗仁、遠志肉、藿香、木香、肉桂、青皮。〇有虚在氣分，或汗多亡陽而眩者，宜補中益氣，加芎、地、天麻。或腦虚而眩，用鹿茸爲末，同六味湯服。

針法：用上星、風池、合谷、神庭、肝俞、腎俞、足三里、解谿等穴，斟酌選用。

防眩湯人參三錢，白术、熟地、當歸各一兩，川芎、山萸五錢，白芍一兩，半夏三錢，天麻一錢，陳皮五分，水煎服。蓋眩暈似乎小症，卒然眼花，倒僕而不可救者，治之不可不早，故曰防眩。多服受益，不可一二劑不見明而止也。

心痛

心爲君主之官，丙丁之元，神靈之舍，邪氣不得而犯之。其受傷者，乃包絡也。包絡引邪，直犯心臟，謂之真心痛，必死不治。怵惕思慮則傷神，神傷則虚，而邪干之，故包絡受邪而痛也。心主諸陽，又主陰血，故因邪而陽氣鬱抑者痛，陽虚而邪勝者亦痛。因邪而陰虚凝泣者亦痛，陰虚而邪勝者亦痛。方論分爲九種：曰飲、風、冷、熱、血、食、悸、蟲、疰，俱未述內經之旨。如內經論六淫爲邪，乘心而痛，各有病形。故靈樞曰：與背相控，善瘈。如從後觸其心。傴僂者，腎心痛也。茴香、胡盧巴、肉桂、地黄、附子、川楝、沉香、茯苓。腹脹胸滿，心尤痛甚，胃心痛也。香附、茯苓、枳、朴、蒼、陳。痛如錐針，脾心痛也。白术、菖蒲、乾薑、歸、芎、枳、朴、香、砂、甘、陳。色蒼蒼，終日不得太息，肝心痛也。青、沉、木香、芍、桂、連、甘、吴萸。能俯，不能仰，動作痛益甚，肺心痛也。白蔻、紫苑、天冬、桔梗、枳殼、乾薑。痛引小腹，上下無定，溲便難，則病心疝，取足厥陰。藥用茴香、川楝、青木香、木香、肉桂、歸、地。心痛腹脹，大便閉，枳、朴、香、菖、大黄。心痛引腰脊，欲嘔，取足少陰。○心痛引背，不得息，刺足少陰；不已，取手少陽。○心痛腹脹嗇嗇然，大便不利，取足太陰。○心痛引背，不得息，刺手太陰。○如五運六氣，上下勝復，相乘於心而痛，亦必有諸痛狀，苟未能悉，何以施治哉！五臟失調，皆爲心痛，刺治分經，理甚明悉，至如舍針用藥，尤宜詳察其義。○腎心痛者，多由陰邪上衝，故善瘈，如從後觸其心。○胃心痛者，多由停滯中焦，故胸腹脹滿。脾心痛者，多由寒犯中焦，故其痛尤甚。○肝心痛者，多由木火之鬱，病在血分，故色蒼蒼，如死狀。○肺心痛者，多由上焦不清，病在氣分，故動作則痛益甚。知其在氣則順之，在血則行之。鬱則開之，滯則逐之。火多實，則或散或清；寒多虚，則或温或補。若犯真心痛，乃不可治。其餘能得其情，應手而愈，易如探囊也。

胃脘痛，今呼心痛也，其在蔽骨之下，所謂胃脘當心而痛。胃爲濕土，位列中焦，多氣多血，是水穀之海，五臟六腑皆於此受氣。而天人所感之邪，壯者氣行自愈，怯者着而成病。衝和之氣，變爲偏寒偏熱，因而水穀不消，停留，與中氣相薄爲痛。惟肝木之相乘者爲甚，木性暴疾，兼之正克也。其痛必上支兩脇，飲食不下，咽膈不通，則爲食痺，謂食入即痛，吐出乃止也。腎氣之厥心痛，厥氣上逆，則寒邪犯胃而痛也。或滿或脹，或不能食，或嘔吐，或吞酸，或大便難，或泄瀉，及面色浮黄，四肢倦怠，皆本病在胃也。其天人相襲之邪，大抵與厥心痛者相倣，但與胃病兼見也。

難經曰：陰維爲病，苦心痛。陰維行諸陰而主營，營爲血，血屬心，故苦心痛也。潔古云：其治在足少陽三陰交。仲景太陰症，則理中湯；少陰症，則四逆湯；厥陰症，則當歸四逆、吴茱萸湯。又云：按之心下滿痛者，爲實，大柴胡湯下之。脉堅實不大便，腹滿不可按，承氣湯下之。丹溪云：外受寒者當温散，内受寒者當温利。病久屬鬱，鬱則熱，用山梔爲温藥之嚮導，則邪氣易伏。寒客於胃，則卒然而痛，外吸凉風，内食冷物，二陳湯，加草果、豆蔻、吴萸、乾薑之類。

卒心痛，脉洪數，黄連一味煎，頓服。大熱作痛，清中湯，黄連、山梔、半夏、陳皮、茯苓、甘草、草豆蔻、生薑。有按之痛減者，是屬虚，宜酸斂而養之，不宜辛散。○死血作痛，脉濇壯盛者，抵當丸。虚弱人，四物湯加桃仁、桂心、蓬术、山甲、降香。又有痰積作痛，南星安中湯。痰甚者，加白螺螄殼，或海蛤殼，煅，存性，一錢調服。○心膈大痛，發厥嘔逆，藥不納者，趁勢以鵝毛探吐，痰盡而痛止。○食積作痛，山楂、草果、麯、芽、青、陳。酒積作痛，白蔻、砂仁、乾薑。○痰火痛，白礬、朱砂等分爲末，醋和丸，薑湯下。○寒氣痛，菖蒲、良薑、草蔻、砂仁、厚朴等分，煎服。○腎氣逆上衝心而痛，韭汁和五苓散爲末，作丸，茴香湯下。○蟲痛，則面有白斑，唇紅能食，或口吐沫，先以肉汁及糖引蟲向上，然後用妙功丸，空心服。方見「癇門」。○因蛔作痛，痛有作止，令人吐蛔，或渴與飲，轉入轉吐，蛔動故也。川椒、烏梅、檳榔、黄連，煎服。○氣刺痛，沉香降氣散，沉香、香附、砂仁、甘草、薑汁和丸，湯下二錢。或四磨湯，木香、烏藥、沉香、鬱金等分，各水磨，和酒服。

脉法：浮大結宜降氣，沉濇宜和血，沉細遲易治。堅大實長滑數者難治。

針灸法：心脾疼痛，灸上、中脘、脾俞、胃俞、腎俞、足三里，刺内關、三里、三陰交、内庭、公孫。

心痛欲絶，一時無藥。急灸大拇足指甲，男左女右，三壯，立效。

腹痛

經脉者，天真流行之道路也。水穀之精，散爲營衛，行於脉之内外，調和五臟，灑陳六腑，法四時升降浮沉之氣，以成生長化收藏，皆天真之妙用也。故曰：氣血者，人之神，不可不謹養。養之，則邪不能傷；失之，則營氣解散，諸邪乘虚客入矣。於是氣停積聚，爲積爲痰，血瘀、血蓄，當邪正相搏，故作痛也。

脾胃内舍心腹，心肺内舍胸膺，兩脇胠内舍肝膽，小腹腰内舍小腸與腎，大、小腸、衝、任皆在小腹，此臟腑所舍之部位也。

靈樞曰：風雨傷於上，清濕傷於下。傷於上者，病從外入内，從上而下也，次傳經傳輸。六經不通四肢，則肢節痛、腰脊强，或着孫脉，或着絡脉，或着經脉，或着輸脉，或着伏衝之脉，或着於腸胃之募原，皆能成積而痛。傳於下者，病起於足，故積之始生，得寒乃生，厥乃成積。厥氣生足之下脛，寒之則血脉凝，注寒氣，上入腸胃而䐜脹。腸外汁沫之道，聚不得散，日以成積。○又曰：傷於臟者，病起於陰，多飲則腸滿。起居不節，用力過度，則絡脉傷。陽絡傷，則血外溢而衄血；陰絡傷，則血内溢而尿血。腸胃之絡傷，則血溢於腸外，有寒汁沫與血相搏，則積成矣。卒然外中於寒，内傷憂怒，則氣逆，上下凝結不通，而積成矣。未至於結塊，乃汁沫聚也。至於七情氣逆，營衛不行，則液聚血凝；及飲食用力過度亦然，不必陰與冷始作痛也。又，素問有云：胃實血虚，其脉軟散，當病食痺。

素問云：歲土太過，濕淫所勝而痛。有言：衝脉之病，氣溢於大腸，繞臍而痛。有脾傷傳腎，少腹冤然而痛。有肝熱腹痛，有腎虚腹痛，有太陰厥心痛引背。則諸邪竟入作痛，何必與寒氣相關？明矣。

難經曰：臍上痛，心症也；臍下痛，腎症也；臍右痛，肺症也；臍左痛，肝症也。若厥心痛，與五邪相乘而痛。更有五臟之疝，不干睾丸，止在腹作痛者。種種察之，庶爲醫之能事，則病無遁情矣。臍下忽大痛，人中黑者，多死。

素問舉痛論叙腹痛十四條，屬熱者僅一條，須審正氣之虚實，别邪之盛衰，最爲切要。

中脘痛，太陰脾也。實者，香、砂、枳、朮、連、朴、蒼、蓬、附、蔻；虚者，參、朮、歸、芍、芪、茯、甘、陳、益智、乾薑、飴糖。臍腹脊痛者，少陰腎也，薑、桂、茴、附。少腹痛者，厥陰肝也，歸、芍、桂、辛、甘、通、薑、棗。痛甚者，正陽散，附、薑、皂角、甘、射；或仲景芍藥甘草湯，甲己化土，真神方也。如綿綿而痛，喜熱喜按，香砂理中湯。寒痛，得温藥不效，用神保丸，木香、胡椒各二錢五分，巴豆十粒，去皮、心，研，去油，蝎七個，蒸餅丸椒目大，朱砂三錢爲衣。每服七丸，空腹津唾下。時痛時止，脉洪數，用芩、連、梔、芍、香、殼、朴、陳、甘、蒼。如冒暑，宜香薷飲加參、苓、术、草。如感濕而痛，小便癃，大便溏，脉細，胃苓散。如蟲痛，烏梅丸、感應丸治之。小腹痛，因蓄血，桃仁承氣湯，加山甲、桂。因寒者，木香、茴、桂、吴萸、青。死血痛，脉沉濇，降、核桃、歸、山甲、大黄、胡索。因疝痛者，茴、桂、川楝、青皮、木香、青木香。若甲錯腹皮急，或遶臍痛，及生瘡，乃小腸癰也，脉數爲膿，用大黄、葵根下之，更以太乙膏丸服。脉細小遲者生，堅大疾數浮長者死。大痛而喘、人中黑者死。針法：凡刺腹痛，須針足三里，下氣爲良。

脾虚腹滿，腸鳴切痛，内關、中脘、三里、三陰交。

遶臍痛，大腸病也，天樞、三里。胃脘痛，内關、脾俞、胃俞。臍下冷疼，灸氣海。脾虚腹脹，公孫、三里、内庭。霍亂，吐瀉欲死，及小腹滿痛，委中，刺出血。

腰痛

《經》曰：腰者，腎之府。轉摇不能，腎將憊矣。又云：巨陽虚，則頭項腰背痛。此二條，言正氣之虚也。又云：膀胱之脉，挾脊抵腰，故挾脊痛，腰似折。此一條，言邪之實也。膏粱之人，久服熱劑，醉心入房，損其真氣，則腎熱、腰脊病。久則髓減骨枯，發爲骨痿。夫足之三陽，從頭走足；足之三陰，從足走腹。經筋所過，皆能爲痛。治之者須審係何經，方得應手取效，若專主腎虚，或有寒濕風爲病者，毋乃固乎？然虚爲本，而風寒濕熱爲標，亦有瘀血、滯氣、痰飲爲病者。○風痛者，脉浮，或左或右，痛無定處，牽引兩足，宜防風、蒼术、白芷、桔梗、陳皮、桃仁、芎、歸、朴、殼；甚者，加全蝎。○濕痛者，久坐水濕，或着雨露，脉必帶緩，天陰尤甚，體亦沉重。宜用腎着湯，茯苓、白术、乾薑、甘草。或滲濕湯，二术、二苓、丁香、乾薑、甘草。如挾風，加獨活、寄生。如挾寒，加桂枝，并用摩腰膏，附子、烏頭尖、南星各三錢五分，丁香、章腦、朱砂、雄黄各三錢五分，乾薑一錢，射香五分，蜜丸如圓眼大，薑汁化如厚粥，塗掌上烘熱，摩腰中，即以熱綿衣裹之。

挾濕熱者，羌活勝濕湯；感寒者，腰間如水溶溶，脉必浮緊，得熱則減，見寒則增，宜用麻黄、白芷、桂、附、芎、歸、朴、蒼、陳、薑，並用摩腰膏。傷熱痛者，脉必洪數，口渴便秘，甘豆湯，甘草二錢，馬料黑豆二合，加天麻、續斷。因閃蹼傷痛，乳香散，虎脛骨、敗龜板各二兩，血竭、赤芍、乳、没、歸、防、白附、蒼耳、自然銅、骨碎補、肉桂、乾薑各三兩，牛膝、天麻、檳榔、五加皮、羌活各二兩，爲末，酒下一錢。甚者，加桃仁、全蝎，或用黑豆神散，黑豆半升，炒去皮，芎、歸、芍、地、薑、桂、甘草、蒲黄爲末，童便和酒下二錢。如不效，瘀血甚也，宜五積散加桃仁、紅花、大黄、葱白，煎服。痰注痛者，用二陳湯加南星、烏藥、香附、枳殼。氣滯痛者，脉沉，宜沉香、砂仁、香附、烏藥、枳殼、桂。怒氣傷肝及腎痛者，芎、歸、牛膝、杜仲、木瓜、細辛、半夏、菖蒲、甘草、棗仁，煎服。思憂傷脾及腎痛者，歸脾湯加香附、烏藥、沉香、砂仁。抑欝失志，七氣湯，人參、半夏、肉桂、胡索、乳香、甘草、薑、棗，煎服。腰痛連引足膝者，杜仲、續斷、牛膝、骨碎補、補骨脂、胡索、靈仙、桃仁等分爲末，酒糊，加核桃仁打勾，丸，酒下五錢。

凡諸腰痛，俱係腎虚而挾邪者，須去其邪，無邪則從補可也。肉桂爲嚮導之藥，鹿茸、羊腎亦可。腎藏志，盛怒傷志而致腎敗者，則腰脊强，不能轉摇而死。

針法腰痛脊强，宜人中、委中。

腰疼及頭項强，回顧不便，委中、承漿、腰俞、腎俞。

腰痛不可俯仰，如坐水中，穴取如上。

腰脊内引痛，不得屈伸，近上合谷，近下昆崙。

挫閃腰并脇痛，尺澤、曲池、陽陵泉、委中、人中、昆崙。

腰、背俱疼，合谷、昆崙、風池。

腰及足疼，委中出血。腎虚腰痛久不已，肩井、腎俞。

素問腰痛論曰：腰痛不可舉者，申脉、僕參主之。此太陽之穴，陽蹻之本也。又曰：會陰之脉，令人腰痛，痛上漯漯然汗出，汗乾令人欲飲，飲已欲走，刺直陽之脉。上三痏，在蹻上、郄下五寸横居，視其上者出血。何謂直陽？足太陽之脉，循腰下會於後陰，故曰會陰，直陽之脉，即陽蹻所生之申脉穴也，蹻上郄下。承筋穴也，即腨中央如外陷者中也。太陽脉氣所發，禁刺，但視其兩腨中央血絡，乃刺之出血。

又曰：昌陽之脉，令人腰痛，痛引膺，目䀮䀮然，甚則反折，舌卷不能言。刺内筋爲二痏，在内踝上大筋前、太陰後，上踝二寸所。此内筋即陰蹻之郄，交信穴也。痏音委。

顛狂顛

屬腑，痰在包絡，故時發時止。狂屬臟，痰入于心，故發而不止。

顛之爲症，多因抑鬱不遂，侘傺無聊，精神恍惚，語言錯亂，或歌或笑，或悲或泣，如醉如癡，語言有頭無尾，穢污不知，經年不愈，俗呼心風。有狂之意，不至狂之甚也。暴病曰狂，久病曰顛。故越人云：重陽者狂，重陰者顛也。侘傺，音嗏掣，失意之狀。內經云：顛疾始生，先不樂，頭重痛，目赤身熱，上實下虛，已而煩心。○骨顛疾者，顑齒，諸俞分肉皆滿，而骨居汗出煩悗，嘔多沃沫，氣下泄，死不治。○筋顛疾者，身踡攣急，嘔多沃沫，氣下泄，不治。○脉顛疾者，暴僕，四肢之脉皆脹而縱，嘔多沃沫，氣下泄，不治。○顛發如狂，死不治；下泄，不治。○顛發如狂不治者，由心之陽不勝其陰氣之逆，神明散亂，陽氣暴絶，故發如狂，猶燈將滅而復明也。○下泄不治者，因其邪入於陰，陰氣滿閉塞於下，則逆而上，今氣下泄，腎氣虛脱故也。○難經云：脉有陰陽，更有相乘相伏也。脉居陰部，反見陽脉，爲陽乘陰，雖沉濇而短，爲陰中伏陽；脉居陽部，反見陰脉，爲陰乘陽，雖浮滑而長，爲陽中伏陰也。○王叔和脉經云：陰附陽則狂，陽附陰則顛。陽附陰者，腰以下至足熱，腰以上寒也；而陰附陽者，腰以上至頭熱，腰以下寒也。蓋陰氣虛，不能治於內，則附陽而上升，陽無承而不下降，故上熱而下寒；陽氣虛，不能衛於外，則附陰而下陷，故下熱而上寒。○脉法：堅實者生，沉細者死。

治法：先宜以吐劑，湧吐其痰涎，用控涎丹，甘遂、大戟、白芥子等分糊丸，淡薑湯下七丸，壯者倍之，下其痰涎。然後用安神之劑，人參、茯神、琥珀、菖蒲、遠志、棗仁、乳香、朱砂等。

因驚而得者，宜抱龍丸，水銀二兩，乳香一兩，黑鉛一兩五錢，將鉛入銚內，下水銀結成珠子，次下朱砂、乳香，乘熱研勻，如芡實大。每用一丸，空心井華水下。

因思慮而得者，歸脾湯主之，兼用天地膏，酒服之。○有因心經蓄熱煩躁，眼鼻如放火，宜芩、連、花粉、竹葉、丹參、麥冬、茯神、遠志、菖蒲、牛黄之類。或因七情所致、鬱痰爲熱者，宜鬱金七兩，明礬三兩，細末，薄荷湯泛爲丸，每服二錢，菖蒲薑湯下。或因氣滯痰迷，用四七湯，半夏一錢五分，茯苓一錢，蘇葉六分，厚朴九分，薑、棗煎服。

如初起，宜吐其痰，苦瓜蒂爲末，一錢，井水調一盞服，得大吐後熟睡，切勿呼醒。吐時，或令人目翻，須以手掩之；吐不止，用麝香少許，温湯調下，即止。吐後，須人參、茯神、棗仁、遠志、琥珀、南星、半夏、木香，煎服。

附孫兆治一僧患顛，半年不愈，但儘以鹹物食之。待其發渴，可來取藥。今夜得睡，明日便愈。如法治之，僧睡兩晝夜而愈。倘一驚覺，不可復治。用酒調靈苑辰砂散，辰砂一兩，棗仁、乳香各五錢，加人參爲末，調酒。恣飲取醉，令卧净室，病淺半日或一日，病深日者三兩日醒。惜人不能用此，人但知安神，而不知昏其神則神始安。得睡者，酒力也，醉則神昏而反安矣。

一婦人發顛，用心藥不效，投養正丹，二服，乳香湯送下。更以三生飲佐之，生川烏、生南星、生附子加木香，治愈。一人病顛，脉喘且搏，以承氣湯數下之而安。

針法：神門、内關、人中、足三里、陰蹻、陽蹻、鳩尾、心俞、膽俞、勞宫、間使，選用。

灸法：小兒驚癇如狂，金門、僕參、灸三壯，炷如麥大，用針入一分，又灸昆崙三壯，炷同，用針入三分。

狂症

狂之爲症，皆因陽邪過極，故猖狂剛暴。若有邪附，殺人不避水火，駡詈不辨親疏，登高而歌，棄衣而走，踰墻上屋，非力所能。或言未嘗見之事，少卧而不飢，自高貴也，自辨智也，自負倨也。故越人云：重陽者，狂也。素問帝曰：有怒狂者，此病安生？岐伯曰：生於陽也。陽氣者，暴折而難决，故善怒，名曰陽厥。陽明者常動，巨陽、少陽不動，而動大疾，此其候也。奪其食即已。夫食入於陰，長氣於陽，故奪其食即已。使之服生鐵落爲飲，以其下氣疾也。○陽氣抑鬱而不能疏越，少陽膽木挾三焦相火與太陽陰火而上，故使人發怒如狂。奪其食者，不使火助邪也；飲以生鐵落者，金以制木也。木平則火降，故曰下氣疾也。

帝曰：陽明甚病，棄衣而走，登高而歌。或至不食數日，踰墻上屋，非其所能也。病反能者，何也？岐伯曰：四肢者，諸陽之本也。陽盛則四肢實，實則能登高也；熱甚於身，故棄衣而走也。○上焦實者，從高抑下，生鐵落飲，生鐵四十斤，入火燒赤，砧上捶之，有花墜地，是名鐵落，用水二斗，煮取一斗，入後藥。石膏三兩，龍齒、茯苓、防風各一兩五錢，玄參、秦艽各一兩，入鐵汁中煮取五升，加竹瀝二合，飲之自愈。

在上者越之，瓜蒂散，見前。〇陽明實，則脉伏，大承氣下之。虚者補之，寧志膏，人參、棗仁、辰砂、乳香，白蜜丸，薄荷湯下。或一醉散，朱砂五錢，蔓陀羅花二錢五分，末服二錢。酒送下。若醉便卧，勿驚之。

經云：悲哀動中則傷魂，魂傷則狂妄不精，不精則不正。當以喜勝之，以温藥補魂之陽，驚氣丸主之。附子、木香、殭蠶、花蛇、天麻、麻黄、橘紅、乾葛各五錢，蘇葉一兩，南星五錢，朱砂爲衣，入冰麝少許，蜜丸圓眼大，一丸金箔薄荷湯下。又防己地黄湯，防己一錢，桂枝、防風各三錢，甘草二錢，酒浸一宿，絞取汁。生地二斤，酒浸，亦取汁。和匀服，以補魂之三陽。〇喜樂無極則傷魄，魄傷則狂，當以恐勝之，以凉藥補魄之陰。辰砂丸主之，辰砂、白礬、鬱金爲末，蜜丸，或以苦參一味爲末，蜜丸，薄荷湯下十丸，補魄之三陰。

婦人熱入血室，發狂不認人者，牛黄丸，牛黄二錢五分，朱砂、丹參、丹皮、鬱金各三錢，冰片、甘草各一錢，爲末蜜丸，新汲水化服。又方，一味大黄爲末，童便調服。

凡症類顛狂，脉候乍大乍小，乍有乍無，忽如常脉，忽如鵲啄、屋漏、魚戲，皆祟脉也。秦承祖先以蘇合香丸湯調灌之，稍甦；用木香、烏藥、白蔻、檀香、砂仁、藿香、蒼术、厚朴、陳皮、甘草、生薑煎服。〇又取東向桃、柳枝各七寸，煎湯灌之，可甦。虚人甦後，以歸脾湯調理之。

凡中鬼祟，卒然僕地，切勿移動其屍，宜令人圍繞打鼓，焚燒諸品名香，香氣不斷。候甦，方可移動。

顛狂哭笑，悲歌妄言，登高棄衣，多稱鬼神邪言，灸百會三壯，針人中三分，心俞、間使、神門。

灸屍厥秘法：用繩圍患人，男左女右，臂腕截斷，將繩從大椎上度下，脊上繩頭盡處，七七壯，立甦。

扁鵲取三陽五會，更熨兩脇下，號太子即甦。

尸厥暴死，不省人事。百會、人中、啞門、合谷。

癎症

癎病發時，昏不知人，卒然倒僕，甚而瘈瘲抽掣，目上視，或口眼喎斜，或作六畜聲。將醒時，口吐涎沫。有連日發者，有日三五次發者。中風、中寒、中暑、中熱，則僕時無聲，醒時無涎，不復發也。

痓病，亦屢發熱，身體强直，角弓反張，不知癎之身軟，或爲六畜之鳴也。痓，舊作「痙」，傳寫之誤也。此症面赤目赤，頭摇口噤，背反弓張，或頸項强急者，世多認作驚癎治之，夭枉者比比耳。痙亦有二症：熱爲寒抑，無汗之痙也；濕蒸爲熱，有汗之痙也。明者別之。

癇症之發，厥由腎中龍火之上升，而肝家雷火相從而助也。惟有肝風，故作搐搦，搐搦則通身之脂液，逼迫而上，隨逆氣而吐出於口也。陰氣虛，不能寧謐於内，則附陽而上升，故上寒而下熱；陽氣虛，不能週衛於外，則附陰而下陷，故下熱而上寒。脉經曰：寸口脉前部左右彈者，陽蹻也。動苦腰背痛，又爲顛癇，僵僕羊鳴，惡風偏枯，麻痺，身體强。又曰：微濇爲風癇，並取陽蹻。在外踝上三寸，值絶骨，是穴即輔陽穴也。又曰：寸口脉後部左右彈者，陰蹻也。動苦顛癇、寒熱，皮膚淫痺，又爲少腹痛，裏急，腰及髖窌下相連陰中痛，男子陰疝，女子漏下不止。髖，髀骨也。窌，腰下穴也。

張潔古曰：二脉起於足，使人蹻捷也。陽蹻之絡爲病，陽急則狂走，目不寐，表病裏和，陽病則寒，可針風池、風府。風府在項後入髮際一寸，大筋内宛宛中。〇陰蹻爲病，陰急則陰厥，脛直，五絡不通，表和裏病，陰病則熱，可灸照海穴及陽陵泉，在膝下一寸，䯒外廉陷中。〇又曰：顛癇晝發，灸陽蹻；夜發，灸陰蹻。

王叔和脉經曰：寸口脉從少陰斜至太陽，是陽維脉也。動苦肌肉痺癢，皮膚痛，下部不仁，汗出而寒。又苦癲僕羊鳴，手足相引。甚者，失音不能言。宜取客主人，在耳前起骨上廉，開口有空，乃手足少陽、陽明之會。〇又曰：寸口脉從少陽斜至厥陰，是陰維脉也。動苦癲癇，僵僕羊鳴，又苦僵僕失音，肌肉痺癢，應時自發，汗出惡風，身洗洗然也。取陽白、金門、僕參。又曰：尺寸俱浮，直上直下。此爲督脉。腰背强痛，不得俯仰，大人癲病，小兒風癎。又脉來中央浮，直上直下動者，督脉也。動苦腰背膝寒，大人癲，小兒癎，宜灸頂上三壯。即腦户之類。張仲景金匱云：脊强者，五痓之總名。其症卒口噤，背反張，諸藥不已，可灸身柱、大椎、陶道穴。〇又云：痓家脉築築而弦，直上下行。〇難經曰：督脉爲病，脊强而厥。王海藏云：此病宜用羌活、獨活、防風、荆芥、細辛、藁本、黄連、大黄、附子、烏頭、蒼耳之類。

巢氏不達内經、叔和之旨，妄立五癎之説。一曰陽癎，二曰陰癎，三曰風癎，四曰馬癎，五曰濕癎。不知癎症之發，由腎肝龍雷上衝，如從標而得者，止在經脉不通；從本而得者，邪入腎間動氣。夫兩腎間動氣，是生氣之本、臟腑之根、呼吸之門也。所謂生氣者，陽從陰極而生，即蒼天之氣，所自起之分也。故經曰：蒼天之清浄，則志意治。順之則陽氣固，雖有賊邪，不能害也。或經脉引入外感，内傷於本，即傷其生化之原，而命門相火，自下逆上，塞其音聲，迫出遍身之鳴，與脾之涎沫湧出於口，潮入於心，故卒倒無知，而古今論治，皆不審内經之旨，深可慨也！

劉河間以爲熱甚而風燥，其兼化也，專清凉爲主。三因分：六氣爲外因，七情爲内因，飲食爲不内不外因。

丹溪主痰與熱，用星、半、芩、連爲主，熱多者清心，痰多者行吐。然後用安神平肝之劑調之，歸、地、芎、柴、朱砂、青黛、牛黄、金箔之類。張子和法汗、吐、下並行，虚而不勝三法者，宜星、香、苓、參、菖蒲、門冬、全蝎、竹瀝。或龍腦安神丸，犀角、茯神、人參、麥冬各二兩，冰麝、牛黄各三錢，馬牙硝二錢，甘草、骨皮、桑皮各一兩，金箔三十五片，蜜丸彈子大，薑湯下，日三服。○因火熱者，黄連、麥冬、茯神、竹葉、半夏、南星、柏子仁、菖蒲。元氣實者，滚痰丸，大黄二兩，黄芩三兩，沉香一兩，礞石、硝石同煅一兩，水澄，竹瀝、薑汁、神麯糊丸。或參朱丸，虚實可用，最妙。以人參、蛤粉、朱砂等分爲末，猪心血爲丸，金銀湯送下。

晝發治陽蹻，宜升陽湯，麻黄連節八錢，蒼术一兩五錢，炒，防風八錢，炙甘草五錢，空心煎服。

夜發治陰蹻，宜四物湯加柴胡、栝蔞、半夏、南星、菖蒲、遠志、棗仁、知母、黄柏，空心煎服。晨朝發者，病在足厥陰肝。○平旦發者，病在足少陽膽。○日午發者，病在足太陽膀胱。○黄昏發者，病在足太陰脾。人定時發者，病在足陽明胃。○半夜發者，病在足少陰腎。○前方中，依發時加引經藥治之。

千金方云：先身熱瘈瘲、驚啼而後發，脉浮大者，爲陽癇，在腑，易治。○先身冷不驚掣、不啼叫而病發，脉沉細者，名曰陰癇，在臟，難治。劉宗厚云：陰陽癇，即急慢驚也。

陽癇者，痰熱客於心、胃，聞驚而作，若痰熱甚者，雖不驚觸，亦作也。宜用涼劑。陰癇者，亦本於痰熱，而用寒涼太過，損傷脾胃，變而成陰，法宜温補，以燥濕之品治之。

病久而痰成窠囊，須與厚朴丸。厚朴、川椒、川烏各一兩半，紫苑、吴萸、柴胡、菖蒲、桔梗、茯苓、官桂、皂角、乾薑、人參各二兩，黄連二兩半，巴霜五錢，蜜丸桐子大。每服五、七十丸，薑湯下。春夏加黄連二兩，秋冬加厚朴二兩，外加人參、菖蒲、茯苓各一兩五錢。窠囊日久，必至生蟲，宜妙功丸服之。木香、丁香、沉香各五錢，乳香、麝香、熊膽各二錢五分，白丁香三百粒，輕粉四錢五分，雄黄、青皮、芩、連、胡連各五錢，黑丑、三稜、蓬术、雷丸、鶴虱、甘草、陳皮各一兩，大黄一兩半，赤豆三百粒，巴豆七粒，蕎麥麵兩半，作糊，每丸重一錢，朱砂爲衣，陰乾，温水化開服。輕者即愈，重者不三服，用治諸癇俱效。然須防其再發，宜十全大補湯加棗仁、遠志、麥冬、朱砂、金、銀箔，補其心氣，經年不輟，可保不發。而六味丸，亦不可少，如脉沉小急實，虚而弦急者，皆不治。

灸法：狂言，不避水火，間使三七壯，百會九壯。

癲癇瘈瘲，不知所苦，二蹻主之，男陽蹻、女陰蹻。

晝發，取陽蹻、申脉。夜發，取陰蹻、照海。

失志癡呆，取神門、鬼眼、百會。

凡灸兩蹻，各二七壯，必先用藥下之乃灸，否則痰氣壅塞，必殺人。

小兒急慢驚癇，切不可執持，其發搐，又不可混灸。愚謂風癇可灸，驚熱不可灸。風癇之痰，若灸着穴，痰去心清，可漸安矣。每見人無术，輒投艾火，不惟失穴，兒反增悸，且小兒經絡脉道未全，戒之。

小兒驚癇，先怖恐啼叫，乃發也，用炷如麥大，灸頂上旋毛中三壯，及耳後青絡脉。

風癇，先出手指，如數物狀，乃發也。灸髮際宛宛中三壯。

猪癇，病如屍厥，口吐清沫，灸巨闕三壯。

羊癇，目瞪吐舌，羊鳴，灸第九椎下間三五壯。

馬癇，張口摇頭，身反折，馬鳴，灸僕參左右各三壯。

牛癇，善驚，反折，手掣手摇，灸手少陰掌後去腕五分陷中。

怔忡驚悸

人之所主者，心也；心之所主者，血也。心血消亡，神氣失守，則宅舍空虚，痰因以客，此怔忡之所由作也。心中惕惕然跳，築築然動，怔怔忡忡，不能自安，即所謂悸也。一屬虚，一屬飲。虚由陽氣內虚，心神不足，內動爲悸，宜人參、白术、黄芪、甘草、茯神，以養心氣；虚由陰氣內虚，火即妄動而悸，宜參、麥、生地、歸身、龍眼，以養心血。飲由水停心下，侮其所勝，心君畏水，不能自安，故惕惕而悸，宜茯苓、白术、半夏、橘紅、茯神，以清其痰飲。或有汗吐下後，正氣内虚，以致怔忡者，宜參、芪、术、草、歸、芍、之類，以補其耗散之氣血。亦有邪氣攻擊而悸者，宜審其爲何邪，而攻去之。又有脉來結代，是營衛不行，非補氣血、生津液者，不能治也。

心爲君火，包絡爲相火，火爲陽，陽主動，若火之下，陰精承之，相火之下，水氣承之，如是則動得其正。而清净光明，爲生之氣也。若反所承，則煩熱而爲怔忡，當補其不足，以安其神氣。未瘥，則求其屬以衰之，壯水之主，以制陽光也。

各臟有疾，皆能與包絡之火合動，而爲怔忡。隨其所犯而補瀉之，更須從包絡而調之、平之。如各臟移熱於心，以致包絡火動者，治亦如之。

有所憂慮便怔忡者，屬虚，歸脾湯主之。○有時作、時止者，痰因火動也，温膽湯加黄連，或二陳加枳實、香薷。○瘦人多血虚，肥人多氣虚及痰飲。

陰火上衝，怔忡不已者，甚則頭暈眼花，齒髮脱落，或見異物鬼神之類，或腹中作響，皆宜滋陰降火，宜六味加知、柏、茯神、棗仁養心之品。日服降火藥不愈者，是無根失守之火，宜八味丸。

亦有所求不遂，或過從自悔，噓嗟夜語，若有所失者，宜以温膽湯加人參、柏子仁爲丸，辰砂爲衣。日三服。

胸中否塞，不能飲食，心中如有所怯者，喜居暗室，或倚門後，見人即畏避無地，此名卑惵之病，專由於血不足也。宜人參養營湯，加藿香、穀芽。

驚、悸、恐，各有不同。驚者，卒然驚觸，不自知也。悸者，本無所驚，心自動而不寧，即怔忡也。恐者，自疑若人將捕，不能獨坐卧也。治之之法，悸則祛其痰，驚則安其神，恐則定其志。心爲離火，内陰而外陽；腎爲坎水，内陽而外陰。心以神爲主，腎以志爲主。陽火陰水，心腎既濟，神志自寧，全在陰精上奉，以安其神；陽氣下藏，以定其志。

驚氣入肝，黄帝問曰：足陽明之脉病，惡人與火，聞木音則惕然而驚。岐伯對曰：陽明者，胃脉也。胃者，土也，聞木音而驚者，土惡木也。因大驚而成者，脉必動如豆粒而無頭尾，以黄連安神丸鎮之，朱砂、黄連、生地、歸頭、甘草爲末，蜜丸。腎虚而恐，人參、黄芪、白术、玄參、黄柏、鹽水炒、當歸、熟地等。膽虚而恐，人參、枸杞、棗仁、柏子仁、熟地、五味、桂、半夏、茯苓、陳皮。肝膽俱虚，百藥不效，鹿角膠酒化，空腹下五錢，極妙。古人所謂肝無虚，不可補，補腎即所以補肝也。肝藏血，血不足則恐，四物湯加山萸、棗仁、丹參、圓肉。胃虚則恐，必宜六君子湯主之。怵惕思慮則傷神，神傷則恐懼自失，歸脾湯主之。經云：精氣併於腎則恐。地黄、天冬、枸杞、遠志、茯苓。健忘者，腸胃實而心虚，心虚則營衛留於下，久之不以時上，故善忘，歸脾湯加升、柴、大棗。腎盛怒而不止，則傷志，志傷，則喜忘其前言，地黄、歸、芎、丹皮、遠志、茯、杞、天冬。思慮過度，痰迷心竅而善忘者，歸脾湯，加橘、半、枳、朮、茯神、朱砂。心腎不交，宜朱雀丸，沉香五錢，茯神二兩，蜜丸，參湯送下。或交泰丸，黄連一兩，肉桂一錢，爲末蜜丸，淡鹽湯送下。

針法：心中虚惕，神思不安。膽俞、心俞、内關、通里。怔忡健忘，不寐，手少陰心虚。内關。針五分，灸三壯。神門，針三分，灸二七壯。少海，針一分。

健忘

《經》云：上氣不足，下氣有餘，腸胃實而心氣虚，虚則營衛留於下，久之不以時上，故善忘也。又曰：腎盛怒而不止則傷志，志傷則喜忘其前言。血併於下，氣併於上，亂而喜忘，宜代抵當丸去其瘀血。大黄四兩，生地、歸尾、桃仁、山甲、玄明粉各一兩，桂三錢，爲末蜜丸。

思慮傷脾，歸脾湯。挾痰，加薑汁、竹瀝。精神短少，人參養營湯，參、芪、朮、草、熟、芍、歸、苓、桂心、遠志、五味、陳皮、薑、棗。

痰迷心竅，導痰湯，二陳加膽星、枳實。或二陳送壽星丸，琥珀、膽星、朱砂、猪心血、薑汁丸，參湯送下。上盛下虚，以丹參、麥冬、茯神、遠志、人參、黄芪、甘草、升、柴。水火不交，宜朱雀丸，見前。禀賦不足，以致健忘，孔聖枕中丹，遠志肉、石菖蒲、龍骨、龜甲，等分爲末，酒服三錢。又方：石菖蒲、遠志肉，等分爲末，戊子日服二錢，令人不忘。丁酉日密自往市，買遠志，戴帽中歸，然後爲末，酒調服。勿令人知，治忘如神。

不能寐

經曰：衛氣留於陽，則陽氣滿；不得入於陰，則陰氣虚，故目不瞑也。衛氣留於陰，則陰氣盛；不得入於陽，則陽氣虚，故目閉也。○難經云：老人寤而不寐，少壯寐而不寤。少壯者，血氣盛，肌肉滑，氣道通，營衛之行不失其常，故日清而夜不寤；老人血氣衰，肌肉不滑，營衛之道濇，故晝反不能清、夜不寐也。○經曰：諸水病者，不得卧，卧則驚，驚則咳甚。○陰虚目不瞑，内經飲以半夏湯一劑，陰陽已通，其卧即安。以流水千里以外者八升，揚之萬遍，取五升，炊以葦薪，沸則秫米一升，半夏五合，徐炊，令竭去一升半。去渣，飲汁一小杯，日三服，以知爲度。病新發者，覆杯則卧，汗出則已矣。久者三飲而已矣。○又云：胃者，六腑之海，其氣下行，陽明逆，不得從其道，故不得卧也。故曰胃不和則卧不安，此之謂也。白朮、陳皮、茯苓、砂仁、生薑。仲景治虚煩不眠，酸棗湯主之，棗仁、甘草、知母、茯苓、川芎、生薑。振悸不得眠，半夏、製茯苓，陳皮，甘草，芡實，竹茹。虚勞煩熱不得眠，棗仁二兩，研，水二盞，絞汁，同半夏二合，煮糜，入地黄汁一合，再煮。時時與服。○煩躁不得眠，六一散加牛黄。脾虚不眠，寒也，棗仁炒末，竹葉湯調服。膽實多睡，熱也，棗仁生末，薑茶湯調下。卧而多驚，邪在肝膽，羌活勝濕湯，參、芪、甘、苓、羌、獨、芎、藁、防、蔓、辛、薄、柴等治之。大凡怔忡失志，驚悸健忘，心風不寐，皆係膽涎沃心，或因心氣不足，反以涼心太過，心火益微，痰涎愈盛，惟以理痰順氣爲第一義。導痰、二陳加枳殼、南星、菖蒲。喘不得卧，蘇子、橘紅、桔梗、甘草、竹茹。厥陰不得卧，宜牛膝、丹皮、苡仁、沉香、官桂、木通之類。總之，補肝和胃，二法盡之矣。

針法、灸法，見前「怔忡門」。

不能食

胃氣盛，則能食而不傷，過時而不饑；脾胃俱虚，不能食而瘦；脾胃俱旺，則能食而肥。凡不能食，必作虚論，一作火衰。脉緩怠惰，肢重泄瀉，濕也。二术、茯苓、陳皮、甘草、厚朴、薑、棗。脉弦，氣弱自汗，肢熱泄瀉，毛枯髮脱，虚而熱也，虚火可補，參、芪、术、草、苓、芍、山藥、陳皮之品。脉虚氣弱，四君子加半夏、炮薑。虚而有痰，六君子加薑汁。痰積痞膈而不能食，皂角燒存性，研末酒下。脾虚不運而不能食，切不可消克，宜以巽攻散調之。或嗜食太過，脾胃痞滿不食，枳术丸，亦不可多服。或服補藥未效，加香附。老年食滯，宜用木香乾薑丸，白术二兩，枳實一兩，乾薑七錢，木香五錢，荷葉煎湯，調打神麯糊爲丸。或以補骨脂、肉豆蔻各二兩，木香一兩，神麯糊丸服。又方：菟絲子淘净酒浸，曬乾爲末，酒服三錢，十日外，飲啖如湯沃雪。或用八味丸，補命門之火，以壯脾土，爲進食妙劑，中焦是治，自無前症矣。亦有心腎不交，以致脾失健運，宜鹿茸、橘皮煎丸。橘皮十兩，去白爲末，又用五斤不去白，于磁鍋煮汁，去渣，如飴聽用。鹿茸、菟絲、吴萸、乾薑、厚朴、蓯蓉、巴戟、附子、萆薢、石斛、牛膝、杜仲、陽起石，各三兩，炙草一兩，已上各如法製，共爲末，入前飴並皮末，搗和丸桐子大，空心鹹湯下三十丸。

惡聞食臭，大劑參、术，須各用薑汁拌炒，煎服，丸宜資生丸，人參、白术、苡米仁各三兩，橘紅、山楂、神麯各二兩，白茯苓、芡實各兩五錢，山藥、麥芽、白扁豆、蓮肉各一兩，黄連、肉蔻各三錢半，桔梗、藿香、甘草各五錢，蜜丸重二錢。每一丸，空心細嚼，薑湯下。

針法：内關、中脘、足三里、内庭、公孫。

又法：灸間使三十壯。若四肢厥冷，脉沉不至，乾嘔不食，粥、藥皆吐，灸之使通，此起死回生之法也。

自汗盜汗

内經云：陽氣有餘，身熱無汗；陰氣有餘，多汗身寒，陰陽有餘，則無汗而寒。此平人也。

又云：飲食飽甚，汗出於胃。驚而奪精，汗出於心；持重遠行，汗出於腎；疾走恐懼，汗出於肝；摇體營苦，汗出於脉。○卧而出汗，醒則倏收，名曰盗汗。不因發表，不因動作，自然汗出，名曰自汗。

夫心之所藏，在内者爲血，發於外者爲汗。自汗之症，未有不因心、腎俱虚而致。若陰陽虚，則腠理發熱自汗，此陰陽偏勝而致。又有傷風中暑，驚恐房勞，歷節風濕，腸癰痰飲，産蓐諸症，亦能自汗。

仲景云：肉極則津脱腠開，汗大出。巢氏曰：勞症陽虚，津泄多汗。又云：心熱則腠理開，而汗出。

蓋心之陽，不能衛外而爲固，則自汗出；腎之陰，不能退藏而爲密，則盗汗出。肺主氣，又主皮毛，司腠理。肺虚則表不能衛，而自汗出。邪在於内，則玄府不閉，則汗從腎腑出；邪在於表，則腠理不肥，而汗從經絡出。

臟腑之陰，拒格衛氣，浮散於外，無所依從，則汗出。胃虚，水穀之氣脱散者，汗自出。陰虚陽必腠，故發熱自汗，當歸六黄湯主之。陽虚陰必乘，故發厥自汗，黄芪建中湯主之。身冷自汗，陰躁欲坐卧於泥水中，脉浮而數，按之如無。經曰：脉至而從，按之不鼓，諸陽皆然。此陰盛格陽也，真武湯冰冷與服。

尺膚濇而尺脉滑，營血自涸者，多汗；又津脱者，汗大泄，宜調衛湯。痰多，汗自出；痰消，汗自止，理中降痰湯。火氣上蒸，冒濕作汗，凉膈散。氣不順則汗，小建中湯加木香、芍藥、官桂、炙草、薑、棗。

飲酒中風則爲漏風，而多汗，白术散，牡蠣、白术、防風、黄芪。病後氣血俱虚，或産後氣血俱虚，自汗者，十全大補湯。别處無汗，惟心孔一片有汗，此必思慮傷心也。獖猪心一具，破開帶血，入人參、歸身各一兩，用綫縫煮熟，去藥食心。仍以艾湯調茯苓末服。如是三服，取效。倘諸藥止汗不效，但理心血液汗乃止，十全大補湯加棗仁、遠志肉、五味、朱砂，鎮攝心神爲主。若汗出如珠、如膠而淋灕，揩拭不逮者，皆不可治。

頭汗出，劑頸而還，血症也。額上偏多者，首爲六陽之會，蒸熱而汗也。左頰屬肝，右頰屬肺，鼻屬脾土，頦屬腎，額屬心。三焦之火，涸其腎水，其外溝渠之水迫而上行於心，故額偏多，而心血不足也。丹參、當歸、生地、茯神、棗仁、白芍、黄芪、枸杞、圓肉。手足汗多，氣熱也，白芍、黄連、牡蠣。亦有氣弱者。汗多冷，十全大補湯。或挾風痰者，加白附子、川烏。

盗汗，陽衰則衛虚，所虚之衛行於陰，當目瞑之時，無氣以固其表，則腠理疏而汗；醒則行陰之氣而復於表，汗自止，故名盗汗。又名寢汗。

傷寒陽明病，脉沉實有力，潮熱自汗，脉略浮者，必盗汗。又三陽合病，因合則汗。傷寒盗汗，非雜症之責，其陰虚也，邪在半表半裏，小柴胡。火氣上蒸，冒濕自汗，亦非陽虚，宜以凉膈散。自汗，陰蒸於陽，玉屏風散。盗汗，陽蒸於陰，當歸六黄湯。虚人加黄芪，減芩、連。身熱，加骨皮、秦艽。肝虚，加棗仁。肝實，加膽草。煩心，加連、辰砂、麥冬、竹葉。脾虚，加术、芍、山藥，去芩、連。灸法：諸汗，灸膏肓、大椎、復溜。針列缺、雲門。

傷寒自汗及當汗不汗，補合谷。

傷寒汗多不止，瀉内庭、合谷，補復溜、百勞。

傷寒無汁及自汗發黄，瀉復溜、内庭，補合谷。

虚弱人，盗汗不止，瀉合谷，補復溜。

痿

諸痿之症，未有不因陽明虚而致者。靈樞云：真氣所受於天，與穀氣併而充身者也。素問云：陽明者，五臟六腑之海也。四肢不能禀水穀氣，陰道不行，筋骨、肌肉無氣以生，故不用焉。蓋真氣者，天之道也；穀氣者，地之道也。地非天不生，天非地不成，故真氣與穀氣併而後生身也。陽明虚，五臟無所禀受，則不能行氣血、濡筋骨、利關節，故肢體中，隨其不得受水穀氣處則病痿。故古人治痿獨取陽明也。丹溪云：肺屬金，性燥，居上而主氣，畏火者也；脾屬土，性濕，居中，而主四肢畏水者也。若嗜欲無節，則水失其養，火寡於畏而侮其所勝，肺得火邪而熱矣；木性剛急，肺受熱邪則金失所養，木寡於畏而侮其所勝，脾得木邪而傷矣。肺熱則不能管攝一身，脾傷則不能運行四肢，而病痿矣。瀉南方則肺金清，而東方不實，何脾傷之有？補北方則心火降，而西方不虛，何肺熱之有？故陽明不虛，則潤宗筋、束筋骨、利機關矣。駱龍吉云：風火相熾，當滋腎水。東垣以黄柏爲君，黄芪爲佐，而無一定之方。有兼痰積者，有濕多者，有熱多者，有濕熱相半者，有挾寒者，活潑制方，其善於治痿者乎？然藥雖中竅，而將息失宜，終不愈也。故休息精神，淡泊滋味，爲頂門金針。五痿論云：有所失亡，所求不得，則肺熱葉焦，皮毛虛弱而生痿躄。宜參、芪、二冬、石斛、百合、山藥、犀角、通草、桔梗、梔子、黄芩、杏仁、秦艽。悲哀太甚，則包絡絶。心氣熱，則下脉厥而上，上則下脉虛，虛則脉痿，樞折挈，脛縱而不任地。宜鐵粉、銀屑、黄連、苦參、龍膽、石蜜、牛黄、龍齒、秦艽、鮮皮、丹皮、骨皮、雷丸、犀角。思慮無窮，入房過度，熱入於肝，則膽泄口苦；筋膜乾，則筋急而攣，發爲筋痿。宜生地、天冬、百合、紫葳、白蒺藜、杜仲、牛膝、萆薢、菟絲、防風、芩、連、木瓜。感於卑濕，則脾氣熱，胃乾而渴，血液不生，致肌肉不仁，發爲肉痿。宜二陳、二术、參、芪、芩、草。勞倦熱渴，陰氣内乏，熱舍於腎，則腰脊不舉，骨枯而髓減，發爲骨痿。宜金剛丸，萆薢、杜仲、蓯蓉、菟絲等分，用猪腎酒煨，搗糊丸服。

夫皮、毛、筋、脉三痿爲内因，而骨、肉二痿爲外感。又，通天論云：因於濕，首如裹，濕熱不攘，大筋軟短，小筋弛長，軟短爲拘，弛長爲痿。亦有外感者矣。丹溪以痺爲外感風寒邪實，痿爲内因濕熱本虚。愚謂：痺乃正氣本和，因外感風寒冷濕，爲剛烈之邪，當以有餘名之。痿乃正氣自虚，致成濕熱，怫鬱懈隨，爲柔緩之邪，當以不足名之。或者初傷七情，及飲食厚味，中焦鬱積，淫氣不清，濕熱乘虚爲痿者有之。或者初感濕痺，鬱久成熱，氣血漸虚爲痿者有之。不可執也。至如治法，濕勝者，亦必有脾胃虚濕之症，脉微而緩弱，宜用人參養胃湯及藿香散主之。熱勝者，亦必有内傷之症，脉虚而浮大，宜四君子、補中益氣等，加二妙散，以滲濕清熱。此祖内經治痿獨取陽明之法也。若肝、腎精血虚而濕多者，謂之正虚，宜濕補，茸、膠、桂、附，金匱丸、八味丸，俱可用。内雖有熱，乃爲虚熱，補之自除，所謂甘温能除大熱也。若真火熱勝者，謂之偏虚，脉必沉數，及兼遺精、白濁、陰汗等症，宜四物湯、坎離丸之類滋陰降火。熱甚者，宜服瀉火表劑，芩連解毒湯之類，時時呷之，以救肺熱。此丹溪治痿瀉南補北之法也。有用愈風湯吞健步丸，以治濕熱相半之痿，然止可施之挾風之症，若風邪甚者，又爲痺矣。

屬濕痰者，二陳加黄柏、白术、竹瀝、薑汁。屬死血者，紅花、赤芍、桃仁、歸。稍有屬脾土太過，令人四肢不舉，承氣湯下之。有屬脾土不及，亦四肢不舉，四君子湯加芎、歸，倍白术。

痿發於夏，俗呼疰夏，宜清暑益氣湯。一屬腎與膀胱。經云：三陽爲病發寒熱，下爲癰腫，及爲痿厥。前方主之。又一屬脾濕傷腎。經曰：秋傷於濕，上逆而咳，發爲痿厥。致有目昏花、耳聾鳴，腰膝無力，當歸、生地、桂、附、防己、柴、羌、苦參。或用虎潛丸，熟地、歸、芍、知、柏、乾薑、陳皮、鎖陽、牛膝、龜板、虎骨，加附子，治痿厥如神。亦有濕痰瘀血，阻滯經絡，天麻、白附子、烏頭、羌活、牛膝、芎、歸、乳、没、木鱉、山甲，爲末服。又方：人參一斤，浸酒服之。治脚膝痿弱，可逐奔馬。

灸法：兩手太熱爲骨厥，灸湧泉三壯，立安。

針法：隨前症所屬何經，取各經穴刺之。

痺

經曰：風、寒、濕三氣雜至，合而成痺。風勝爲行痺，痛無定處，俗名流火，又名走注痛，今呼爲鬼箭風是也。古云歷節風，又曰白虎歷節風，皆此類也。宜防風、羌活、葛根、秦艽、桂枝、杏仁、赤茯、當歸、黄芩、甘草、生薑，煎，和酒服。寒勝爲痛痺，痛有定處，或四肢攣、關節腫，名曰痛風。加減五積散，白芷、茯苓、半夏、芎、歸、甘、桔、麻、枝、芍、蒼、薑、朴，煎服。或四物湯加桂枝、乾薑、麻、蒼、芷、殼、薑、黄、陳、秦。濕氣勝者，爲着痺，麻木不仁，宜蒼、芷、麻、防、芎、歸、芍、草、桑皮、官桂、赤苓。以冬遇爲骨痺，春遇爲筋痺，夏遇爲脉痺，以至陰遇此爲肌痺，秋遇爲皮痺，此又所遇之時而名，非行痺、痛痺、着痺之外，又有皮脉筋骨之痺也。風、寒、濕三氣襲人，入於骨則重而不舉，入於脉則血凝而不流，入於筋則屈而不伸，入於皮則寒，入於肉則不仁。久而不已，則入五臟，煩滿喘嘔者，肺也；上氣咽乾厥脹者，心也；多飲數溲，夜卧則驚者，肝也；尻以代踵，脊以代頭者，腎也；四肢惰倦，發咳嘔沫者，脾也。大抵臟症見，則難治矣。

瘋痺者，遊行上下，隨其虚邪與血氣相搏，聚於關節，筋脈弛縱，宜防風湯，防、葛、羌、秦、歸、苓、甘、桂、赤茯、杏仁、薑，煎入酒服。濕痺者，流而不移，汗多，四肢緩弱，皮膚不仁，精神昏塞，茯苓川芎湯，赤苓、桑皮、川芎、官桂、麻黄、蒼术、歸、芍、甘草、黑棗，煎服。寒痺者，四肢攣痛，關節浮腫，加減五積散，即前方。熱痺者，臟腑移熱，復遇外邪，故肢體痿痺發熱，唇口反裂，皮膚色變，宜升麻湯，升、防、羌、麻、參、犀、羚、桂、甘、苓，煎入竹瀝服。腸痺者，數飲而小便不通，氣滯喘泄，五苓散加麥冬、桑皮、木通。胞痺者，少腹膀胱，按之内痛，若沃以湯，澀於小便，上爲清涕，宜腎瀝湯，杜仲、五加皮、犀角、桔梗、赤芍、木通、桑皮、螵蛸，入羊腎一個，煎服。血痺者，邪入於陰，若被風吹，骨弱勞疲，汗出卧則摇動，宜當歸湯，赤芍、羌、獨、赤茯、防、秦、芩、草、桂心、生薑。週痺者，週身俱痛，蠲痺湯，歸、芪、羌、防、薑、黄、甘草，加薑、棗。麻痺者，手足麻痺，臂痛不能舉，此支飲也，多睡眩冒，忍尿不便，膝冷成痺，茯苓湯，用赤苓、半夏、陳皮、枳殼、甘、桔，加薑，煎服。

五臟痺，宜五痺湯，人參、白术、茯苓、甘草、白芍、當歸、細辛、五味、黄芩。如肝痺，加柴胡、棗仁。心痺，加茯神、犀角。脾痺，加枳殼、麯、陳、砂仁。肺痺，加杏仁、麻黄、紫苑。腎痺，加獨活、川萆薢、杜仲、牛膝、官桂。行痺者，走注無定，羌、防、葛、艽、蒼、桂、芎、歸、威靈、赤茯。濕氣傷腎，腎不生肝，肝風挾濕，流走四肢肩髃，苡仁散，苡仁、芎、歸、薑、桂、羌、獨、麻、防、川烏、术、草。肢節腫痛，日夜並重，和血散痛湯，及没藥散，專理走注。没藥二兩，虎骨醋炙，等分爲末，酒下五錢。又痛痺因於風者，即痛風也，加減烏藥順氣散，烏藥、麻黄、陳皮各二錢，川芎、白芷、僵蠶、枳殼、桔梗、甘草各五錢，薑棗煎服。因於濕者，天陰尤甚，身體沉重，除濕蠲痺湯。蒼、术二錢，羌、茯、澤、术各錢半，甘草五分，陳皮一錢，竹瀝、薑汁和服。在上，加桂枝、桔梗、靈仙；在下，加防己、牛膝、木通。因痰者，豁痰湯，半夏、南星、陳皮、厚朴、柴胡、黄芩、羌活、薄荷、枳殼、人參、紫蘇、竹瀝、薑汁，爲丸亦可。甚者，控涎丹。因火者，三黄湯加生薑。虚者，四物湯中多加酒炒黄柏、薑汁、竹瀝。因濕熱者，二妙散。蒼术、黄柏等分爲末，薑汁湯，調服。血虚者，四物蒼术各半湯，四物五錢，蒼术五錢，煎湯，加酒服。血瘀者，芎、歸、桃仁、紅花、靈仙，煎入麝少許。晝静夜發，痛如虎咬，名曰白虎風。亦有掣者多寒，腫者多濕，汗者多風。虎骨、犀角、骨碎補、羌活、秦艽、青木香、沉香、歸、芍、桃、膝等煎，臨服，入麝少許。寒多，加桂、薑；濕多，加蒼、茯；風多，加防、芪。如下肢腫痛，一味木通二兩，煎服立效。必遍身發出紅丹，或汗出至足，而愈。

熨法：用好陳醋五大碗，煎沸，入葱白一斤，再煮沸，去醋。將爛葱白裹患處熨之。着痺，即麻木不仁，氣血俱虚所致也。靈樞云：衛氣不行，則爲麻木。宜十全大補湯，加升、柴。針法：手指拘攣，麻痺掣痛，肩膊痠疼，合谷、中渚、陽池、腕骨、外關、肩髃、肩井、手上廉、曲池、尺澤，已上隨症選用。

灸法：膏肓、肩井、肩髃，灸之無有不效。

肩背痛，不能回顧，此手太陽氣鬱不行，肩貞、肩外俞、肩中俞、肩髃；藥用風劑散之。下部足腿膝處冷痺，即俗呼筋寒鶴膝風。陰陵泉宜刺，不宜灸。陽陵泉，針、灸皆宜。環跳、風市選用。

肩背痛

經曰：西風生於秋，痛在肺，腧在肩背。其分野所屬故也。又云：肺氣有餘，則肩背痛。風寒汗出，虚則肩背痛而寒，少氣不足以息。又云：少陰司天，熱淫所勝，痛在肩背、缺盆。又云：邪在腎，則肩背痛。是腎氣逆上也。

歲火太過，肩背熱痛，即少陰司天，金爲火賊故也，宜二冬、知、地、甘、桔、歸、芩。如風寒汗出，肩背痛，小便數，宜防風湯，升、柴、羌、藁、參、芪、青、陳、白蔻、黄柏。虚者，去柏，加桂枝。

肩背痛，不可回顧，此小腸氣鬱也，宜用風藥散之。有因看書對弈所致者，宜十全大補湯加枳殼、桔梗，理其滯氣。風熱乘肺而痛，宜荆防、牛蒡、粉、芩、枳殼。如短氣，小便自遺者，虚也，補中益氣湯。濕熱、項强連背者，宜拈痛當歸湯，羌、防、升、葛、二术、歸、甘、參、桂、知、芩、澤、茵、苦、陳。當肩背冷痛一片，痰飲凝積也，宜消之，導痰湯加木香、香附、桔、枳，開散，倍以白芥子。腎氣逆上，痛引肩背，沉香、肉桂、青鹽、牛膝、川椒、小茴、茯苓。膀胱夾脊脉道，六味湯加肉桂、苡仁、芡實。

臂痛

六經分治：兩手伸直，貼身垂下，大指居前，小指居後。屬前廉，係陽明經，升麻、乾葛、白芷；後廉，係太陽經，羌活、藁本；外廉，係少陽，柴胡；内廉，係厥陰，柴、青；内前廉，係太陰，升麻、葱白、白芷；内後廉，係少陰，細辛、獨活。

痛有風濕所搏、寒邪所襲者，宜白芷、荆芥、芎、歸、甘、桔、枳、朴、芍藥、乾薑、蒼术、桂枝。痛有挈重傷筋，宜八珍湯，加官桂、丹皮、胡索、寄奴、木瓜、片薑黄。痛有痰飲流注，患處冷而不熱，輕者導痰湯加木香、片薑黄；重者，控涎丹。

針法：肩膊背及兩胛，紅腫痠疼，俯仰不便，牽引作楚，用肩外俞、肩井、肩髃、胛縫、曲池。

灸法：凡背痛，多作勞所致，技藝辛苦之人，與士子攻苦，及閨閣針指女工者，有之。亦有色勞者，如晋之景公是也。風濕流注於太陽，未必非勞苦時所感也。大凡背及肩臂痠疼，當灸膏肓、肩井、肩髃，無不效驗。

背脊心紅腫痛，肩井、肺俞、風門、五樞。宜與「痛痺門」參看。

脇痛

肝合於胠脇，故脇屬肝，然筋經所過則挾邪而痛，亦有多端，不可執也。且左右爲陰陽之道路，故肝主陰血，而屬左脇；肺主陽氣，而隸於右脇。左脇多怒傷，或瘀血作痛；右脇多痰氣，或欝結作痛。其間七情六淫之犯，飲食勞動之傷，皆足以致痰凝氣結血留，不可以痰氣專主於右，左脇專主於血，要知痰氣與血相搏而爲痛也。

肝氣宜順而不宜逆，逆則痛，痛不止而死矣。故治脇痛，必須平肝，平肝必須補腎。腎水足，而後肝木有養，其氣自平，而脇痛止矣。宜肝腎兼資湯，熟地一兩，白芍二兩，當歸一兩，白芥子三錢，梔子炒一錢，山茰肉五錢，甘草三錢，水煎服。此方補腎爲主，滋肝佐之，兼理痰火，一劑而脇痛止。傷寒少陽脇痛，小柴胡湯。不大便，加枳殼。不因傷寒脇痛，身體發熱，枳殼、桔梗、細辛、川芎、防風、乾葛、甘草。蓋枳殼爲脇痛的劑，所以諸方皆用之。脇痛而氣喘，分氣紫蘇飲，柴蘇、桑白皮、五味、桔梗、腹皮、草果、茯苓、陳皮、甘草、薑，煎服。怒氣傷肝，柴胡疏肝散，川芎、柴胡、香附、芍藥、枳殼、陳皮、甘草，煎服。悲傷，肺氣而脇痛，推氣飲，薑黄、枳殼、桂心、甘草爲末，薑棗湯送下。瘀血痛者，日輕夜重，午後發熱，脉濇而短，桃仁承氣湯加鱉甲、青皮、白芥子。蹼跌傷方，同上。痰飲，脉沉滑弦，導痰湯加白芥子；甚者，控涎丹下之。

食積脇痛，必有一條杠起，香砂枳术加楂、朴、麯、芽，末，丸服。痃癖脇痛，煮黄丸，巴豆炮，去皮、心，五錢，略去油。雄黄一兩，同研如泥。入白麪二兩，水丸麻子大。每用十二丸，湯煮，入冷漿，湯沉冷一晝夜，盡十二丸，冷漿下，微利爲度，不必盡劑。附治驗：一人受暑脇痛，皮黄發泡，清肝理氣俱不效。用大瓜蔞搗爛，加粉草、紅花少許，入口而痛即止。又讀王宇泰筆塵所載：秦文山掌教平湖，與家兄同官，因勞而兩脇痛，清晨並飢時尤甚。以書介家兄求余方，余意其肝虚，當補其子母。用芪、术、芎、歸、萸、熟、棗、藥、柏仁之類，仍以細辛、防風各少許，薑、棗煎服。叮嚀此方勿示他醫，恐令其笑不合口也。無何，而秦君貽書來謝云：服不數劑而痛止。余家長安時，聞魏崑溟吏部之變，亦因投謁，忍飢歸，而脇痛，他無所苦，而粗工以青皮、枳殼之類雜投，遂至不起。吁！可不鑒哉！司命者，貴識圓通也，執成説之害大矣。

針法：怒傷肝氣，血不歸原，脇痛不止，取行間、期門。肝積氣塊脇痛，及臟腑虚冷，兩脇刺痛，取支溝、章門、陽陵泉、臨泣。

胸脇痛不可忍，取章門、期門、行間、坵墟。

兩脇下痛，奄奄欲絶，此爲奔豚。急以熱湯浸兩手足，頻頻易之。次灸氣海、關元、期門各百壯。

脚氣

脚氣之病，前古未聞，起於後世。其頑麻腫痛者，經所謂之「痺厥」也。其衝心者，經所謂「厥逆」也。其痿軟不收者，經所謂之「痿厥」也。東垣云：脚氣實由水濕，然亦有二焉：一則南方卑濕。經曰：清濕襲虛，則病起於下。此自外而感者也。北方常食牛乳，或飲酒過度，脾胃有傷，不能運化，水濕下流，此自内而致者也。楊大受云：脚氣爲壅疾，治宜宣通，不使壅也。壅既成者，砭去惡血，然後服藥。南方脚氣，外感寒濕；北方脚氣，内傷濕熱。此前人所未發者。

千金方云：脚氣之病，初起甚微，人多不覺，而飲食如故，獨卒然脚弱，或腫痛。脚氣之病，初發頗似傷寒，有壯熱頭疼，惡食嘔吐，或腹不快，或二便秘，或腹痛下利，或昏憒錯亂，或轉筋攣急，或頑麻緩縱，或上腫，或下反不腫，或少腹不仁，皆其候也。並作脚氣治。腫者爲濕脚氣，不腫者爲乾脚氣，總以除濕湯爲主，半夏、蒼朮、厚朴、霍香、茯苓、陳皮、白术、甘草、木瓜、檳榔、薑、棗，前服。乾者，加卜子；濕者，加青皮。前廉，陽明經，白芷、升麻、葛根。後廉，太陽經，羌活、防風。外廉，少陽經，柴胡。内廉，爲厥陰經，青皮、吴萸、川芎。内前廉，太陰經。蒼术、白芍。内後廉，少陰經。細辛、獨活。風勝者，自汗走注，脉浮弦，越婢加术湯、麻黄湯合芍藥、甘草、薑、棗。如惡風，加附子。脉微弱，風引湯，參、苓、术、附、薑、桂，同麻黄、石膏、甘草、川芎、吴萸、獨活、秦艽、細辛、杏仁、防己、防風。寒勝者，無汗，攣急掣痛，脉沉濇，小續命湯，麻黄、防己、防風、桂、附、參、芎、芍、苓、杏，加薑、棗。或牛膝丸，牛膝二兩，川椒五錢，附子一錢，虎脛骨五錢，末，丸酒服。濕勝者，腫疼重着，脉濡細，除濕湯。見前。暑勝者，煩渴身熱，脉洪數，用清暑益氣湯，加參、麥各三分，五味五粒。脚氣雖宜宣通，太過反能下注損脾。如初發，一身盡痛，便溺阻隔，先用導氣羌活湯，羌、獨、己、實、歸、黄，加芪、蒼、升、柴，後用當歸拈痛湯羌、防、升、葛、二术、茵陳、甘、苦、知、猪、澤、歸，加參。如食飲不消，心下痞悶，開結導飲丸，术、半、苓、陳、麯、芽、青、實、乾薑，末，丸服。脚氣衝心，火氣逆上也。丹溪用四物加炒柏，又用附子末，津調，敷湧泉穴。虚熱者，金匱腎氣丸。實症，檳榔爲末，童便調服。或檳榔、木通、牛膝、沉香爲末，薑湯送下。

養正丹，下氣甚捷，宜酌用。

針法：一切寒濕脚氣，三里、陽陵泉、風市、三陰交、丘墟、絶骨、昆崙。

兩膝紅腫，膝關、膝眼、三里、委中、陰陵泉。

脚背紅腫，昆崙、丘墟、臨泣、太衝、行間。

脚氣，風冷搏於經絡也，風毒之中人，因汗出，腠理空疏，邪得乘之而入。或先中手足十指，或先中足心足趺，或中膝脛。初覺，即宜急灸所覺處二三十壯，或三里、絶骨爲要穴也。

灸法：脚氣，灸風市五百壯，不復發。一日灸之，忽覺有蟲自足心行至腰間，即暈絶，久方甦醒，此真脚氣也。兩足轉筋，灸陽陵泉、承山、三陰交。一法：灸脚踝上一壯。内筋急，灸内踝四十壯；外筋急，灸外踝四十壯。

又法，用照海。

遺精

内經曰：腎者主水，受五臟六腑之精而藏之。又曰：腎乃閉蟄，封藏之本，精之處也。又曰：厥氣客於陰器，則夢接内。蓋陰器者，宗筋之所繫也，而脾、胃、肝、腎之筋，皆結聚於陰器。然厥陰主筋，故諸筋統屬於肝也。○腎爲陰，主藏精；肝爲陽，主疏泄。故腎之陰虚，則精不藏；肝之陽强，則氣不固。若遇陰邪安於其竅，與所强之陽相感，則精脱失而成夢泄矣。病之初起，亦有不在腎、肝而在心、肺，及在心、肺、脾、胃之不足者，然必傳於腎、肝，而後精遺也。陽虚者補其氣，陰虚者益其精，陽强者泄其火，隨其因而裨其偏。○夢失之因於真陽不固，故精脱之後，其氣未能卒復；不比人之接内，而氣易可復也。

思慮傷神，則流淫不止；又思想無窮，所欲不得，而爲白淫。治法有五：神氣浮遊，用辰砂、龍骨、磁石之類，以鎮墜之。○思久，氣結成痰，心竅閉塞；宜猪苓丸，半夏一兩，破如豆大。猪苓二兩，同拌炒，勿焦，爲末，糊丸桐子大，空心鹹湯下。思想傷陰，大鳳髓丹，黄柏二兩，砂仁一兩，甘草五錢，猪苓、半夏、茯苓、連鬚、益智各二錢半，芡實糊爲丸。○思想傷陽，宜鹿茸、蓯蓉、瑣陽、菟絲之類。○陰陽俱虚者，人參、茯神、遠志、棗仁、蓮子、芡實、菖蒲、當歸、生地、麥冬、菟絲、知母、黄柏。○又思欲不遂，宜妙香散，黄芪、遠志、山藥、茯神各二兩，人參、甘草、桔梗各五錢，木香二錢五分，辰砂三錢，麝一錢，爲末，熔黄蠟四兩，加茯苓末四兩，作塊，同煎服。色慾過度，腎虚不禁，四君子湯加山藥、黄芪、五味、遠志、枸杞、巴戟、鹿茸、龜甲。或六味丸加五味、牡蠣、龍骨、人參、蓯蓉、菟絲。○又有壯年盛滿，寡慾而溢泄者，黄柏、知母、生地、茯苓、黄連、蓮子、菖蒲、遠志、澤瀉。大凡身熱而脉洪或滑，皆因於熱，知、柏、猪、澤、二冬、茯神、生地、蓮子、竹葉、木通之類。凡屬積滯、瘀熱等疾，貴在疏泄；不知其理，但用固濇，反增其病矣。惟滚痰丸下之最宜，更與滋腎丸及木通、猪苓之類，無不立愈。或用猪苓丸亦可。○脾胃濕熱之人，及飲酒厚味太過，痰火爲患，多致遺泄，宜蒼、白、二陳加知、柏、升、柴，俾清升濁降，脾胃健而遺泄止矣。○又有鬼魅相感之症，由正氣本虚，慾心妄動，邪因乘之，其狀不欲見人，如有晤對，或言笑歌哭，脉息乍大乍小，乍有乍無，或兩手如出兩人，或尺寸各爲一等，或脉來綿綿，不知度數，而顔色不變，皆鬼邪之候也。人參、茯神、遠志，養其正；生地、當歸、棗仁，安其神；朱砂、雄黄、沉香、安息香、麝香、鬼箭羽、虎頭骨，辟其邪。移寢室於向陽，用多人作伴，焚奇香不絶，乃其治也。○仲景治手足煩熱，咽乾口燥，或爲悸衄，此陽上升而不降，陰獨居而在内，則爲夢失，小建中湯和之。此世俗所昧也。凡脱精不止，固濇無功，當瀉心火，清理不愈，則用升舉，升、柴、二活；甘以緩之，甘草、大棗；酸以收之，茱萸、五味、棗仁、烏梅之類；蓮鬚、金櫻子、桑螵、海螵、龍骨、牡蠣固濇之品；知、柏、二冬、芩、連、竹葉、山梔清降之屬。虚而不禁，氣衰火微，益智、茱萸、人參、黄芪、枸杞、骨脂、蓯蓉、胡桃、韭子、鹿茸、桂、附之屬，擇而用之可也。

夢失久而玉關不閉，精竭而命亡矣。俗惟以濇爲事，如濇而不止，奈何？始於未甚之時，大用補氣補精之藥，不至於久而不禁。此方保精，用芡實、山藥各一兩，蓮肉五錢，茯神二錢，棗仁炒，三錢，人參一錢，水煎服。先將湯飲之，後加白砂糖五錢，拌入渣内同食。日日連服，不半月而止矣。品味平和，淡而不厭，收功獨神也。

針灸法：遺精白濁，心俞、腎俞、膏肓、三里、關元、中極、氣海、三陰交、精宫。即關元俞之對，皆脊處是穴。

赤白濁

内經無赤、白二濁之名，但云思想無窮，所願不得，意淫於外，入房太甚，發爲白淫。又曰：脾遺熱於腎，則赤白從溲而下。此濁之源流也。靈樞云：中氣不足，溲便爲之變。考内經之論，雖屬腎家精氣下流，因於脾病者亦復不少。夫腎主閉藏，以慳用事，志意内治，則精藏而固；著勞逐於外，思竭於内，及脾熱移殃，氣濕下陷，則精氣離宫，淫泆不守，輒隨溲溺而下，爲濁病也。濁之爲症，莖中熱痛，渾如火灼刀刺，而溲溺仍清。惟竅端時流穢濁如膿，淋瀝不斷，由敗精瘀腐者十之七八，由濕熱流注，與脾虚下陷者十之二三。不知其故，以五苓、八正雜投，因而增劇者，而卒不改，殊可歎也。○赤者，屬小腸火，本於心虚有熱，由思慮而得之，生地、麥冬、骨皮、竹葉、黄芪、山藥、五味。夫精亦血所化，有濁去太多，精化不及，赤未變白，故成赤濁，此虚之甚也。曾見天癸未至，强力好淫，而所泄之精，則繼之以血有之。若溺不赤，無他熱症，不以赤濁爲熱也，參、芪、术、草、歸、地、杞、味、萸、芡、菟、鬚、遠、神、山、棗。或有心經伏暑而赤濁者，四苓散加香薷、麥冬、人參、蓮肉。○白者，屬大腸金，本於氣分，係腎虚有寒，由嗜慾過度而得，濇而痛者疏之，茯、猪、芪、术、山、甘、芡、蓮、牛膝；不痛者濇之，菟絲、萸肉、五味、覆盆、金櫻、芡鬚、骨脂、甘草。有濕痰流注者，蒼术二陳湯加升、柴。胃虚氣陷者，補中益氣。有小便如常，少頃即泛濁者，或溺如米泔，萆薢分清飲，益智、萆薢、菖蒲、茯苓、山藥、菟絲、烏藥，加鹽煎服。有稠粘如膠，莖中痛甚，此非熱淋，乃敗精瘀塞，加味清心飲，苓、車、澤、牛、麥冬、菖蒲、益智、遠志、蓮心、人參、骨皮、黄芩。曾見白濁人服清利之藥不效，以八味丸温之而愈。或發口渴，腎水枯也，六味湯合生脉散治之。○便溺泛濁如泔水，此三消症也，宜玄菟丹，乃遺精白濁之聖藥，亦治三消。菟絲十兩，酒浸搗焙爲末，玄參四兩，五味七兩，酒浸，另爲末。白茯、蓮心、肉各二兩，山藥六兩，共末。將前所浸酒，打糊拌爲丸，米飲下四錢。○消渴有三，總係腎水虚以致渴也，不必分上、中、下而合治之，熟地三兩，茱萸二兩，麥冬二兩，玄參一兩，車前子五錢，水煎，日日服之，三消自愈。○尺脉滑數宜清利，浮虚急疾者難治，遲者補之。

小便黄赤，有寒熱虚實之别。素問曰：諸病水液渾濁，皆屬於熱。宜知、柏之類治之，此熱症也。脉經云：尺法，足脛逆冷，小便赤，宜服附子四逆湯。此寒症也。素問曰：胃足陽明之脉盛，則身已前皆熱，其有餘於胃，則消穀善飢，溺色黄，宜降胃火。又云：肝熱者，小便先黄，宜降肝火，此實症也。又曰：手太陰之肺脉，氣虚則肩寒痛，少氣不足以息，溺色變。宜補中益氣湯之類，以補肺氣。又曰：冬脉者，腎脉也。冬脉不及，則令人眇清脊痛，小便變。宜地黄丸之類，以助腎脉。此虚症也。

小便遺失，責在肺，而不在腎。蓋肺者，腎之上源，又其母也。上源治，則下流約矣。甲乙經曰：肺脉不及，則少氣不足以息，卒遺失無度。故東垣謂宜安卧養氣，禁勞役，以黄芪、人參之類補之。不愈，當責有熱，加黄柏、生地。

遺精淋濁灸法：關元、膏肓、腎俞、精宫、三里、三陰交、丹田、氣海。

大茴香丸，治白濁出髓條：大茴、人參、白茯、益智、白术、骨脂、棗仁各炒，左顧牡蠣，煅，等分，爲細末。用青鹽、酒糊丸梧子大，每服二十丸，食前米飲下。治虚憊便濁，滴地成霜丸，遠志肉、蓮肉、乾藕節、龍骨各一兩，白礬、煅。朱砂，各二錢五分，爲末，糯糊爲丸如桐子大。每服十五丸，空心白湯下。

赤白帶

明堂曰：女人少腹痛，裏急瘈瘲，月事不調，赤白帶下。越人曰：帶脉爲病，腹滿，腰溶溶，如坐水中。按帶脉起於季脇，圍身一週，如束帶然。楊氏曰：帶脉總束諸脉，使不妄行，如人束帶而前垂。此脉若固，即無帶下漏經之症矣。

女人帶下與男子精滑大同小異，有胃中濕痰，滲入膀胱，宜健脾土，燥濕化痰，二陳、二术、升、柴之類。如久而氣虚，加參、芪。肥人多濕，前方加炒黄柏。瘦人多火，夜熱脉數，四物加炒黄柏、青黛、滑石、蛤粉、樗皮、黄芪。氣滯者，加葵花，赤用赤花，白用白花。滑脱不禁，加牡蠣、龍骨、赤石脂。有寒自覺，加炮薑、桂、附。○若帶下小腹作痛者，是鬱結痰氣下注也，須兼辛收，茴香、炮薑之類。○赤者，四物加椿根皮、赤葵花、炮薑、升、柴，爲丸，椒目湯送下。熱用燈心湯送下。○白者，用二术、白葵花、白芍，爲丸，空心二陳湯下。

凡帶下多起於氣鬱，辛能開之，鬱久必熱，故佐以黄柏清之，皆有微意。輕者，正治升舉之；重者，或通之劫之，不可執一。甚者，宜吐以提其氣，有下注頻頻，腰腹以下，如在冰雪中，厚覆火烘，猶冷，肌如骨立，面如枯魚；小便與帶下不分，眼目䀮䀮，步履欹側，食少痞悶，是上、中、下三焦俱病，宜大補之。○又云：女人帶下，其色有五，皆因風邪入於胞門，而傳傷臟腑所致也。若傳於足厥陰肝經，帶色如青泥；傳手少陰心經，帶色如紅津；傳手太陰肺經，帶色如白涕；傳足太陰脾經，帶色黄如爛瓜；傳足少陰腎經，帶色黑如衃血。人有帶脉，圍於腰間，如束帶之狀，此病由此經而來，故名「帶下」。○白者屬氣，赤者屬血，各經見症。有五色相雜者，如陽氣下陷，補中益氣湯。濕痰下注，加茯苓、蒼术、半夏、黄柏。濕熱宜凉燥，白芍椿皮丸，白芍五錢，椿根皮兩五錢，炒黄，黄柏二錢，炒焦，乾薑三錢，炮黑。共爲末，粥丸。每服三五十丸，空心米飲下。○又方：蒼术，鹹水炒；乾薑，煨；滑石，炒；枳殼、地榆，炒；神麯、酒麯，炒。各等分爲末，丸服，米湯下。○或因七情所傷，脉來急數者，加黄連、香附、木香。

寒濕，宜温燥，用草果去殼，入麝少許，以麵包火，炮焦存性，同麵爲末。每用二錢，陳皮湯調下，重者三錢。○又方：椒目、白芷爲末，米飲下。○又伏龍肝、梁上塵，各炒，令煙盡，出火毒。棕櫚燒存性，研勻，入冰、麝各少許，每服三錢，温酒或淡醋湯下。患十年者，半月可愈。

疝

内經曰：任脉爲病，男子内結七疝，女子帶下瘕瘕。又曰：三陽爲病發寒熱，其傳爲頹疝。○足陽明經爲病，爲㿉疝。○面黄脉大，有虚有積，名厥疝。○脾傳邪之腎，名疝瘕。○上衝心痛，不得前後，爲衝疝。○邪客厥陰二絡，爲卒疝。○厥陰之陰盛，脉脹不通，爲㿉癃疝。○肝所生病，爲狐疝。○心脉搏滑急，爲心疝。○肺脉沉搏，爲肺疝。○肝脉滑甚，爲㿉疝。○脾脉微大，爲疝氣。○腎脉滑甚，爲癃㿉。○又云：少陽肺滑，病肺風疝。○太陰脉滑，病脾風疝。○太陽脉滑，病腎風疝。○少陽脉滑，病肝風疝。歷觀内經，總是任脉爲病，而肝則佐任脉之生化者也。任之陰氣爲疝，肝之陽氣爲風，是以風、疝並稱也。凡内邪、外邪之感，皆能使陰陽不和。陰勝則寒氣衝激，陽勝則熱氣内盛，悉致任脉爲疝。如其邪不從任脉起，而諸經所受之邪，亦必犯任脉也。攻於臟腑，則爲腹中之疝；會於陰器，則爲睾丸之疝。

張仲景治寒疝腹中痛及脇痛裏急者，當歸生薑羊肉湯主之。本草衍義稱其無不應驗，豈非補肝之力與？余每治病甚，氣上衝心危急者，八味丸投之，立應。又補腎之一驗也。又大便不通，當利大便，如許叔微、羅謙甫，皆用芫花是已。小便不通者，當利小便，如許叔微治宋荀甫，以五苓散是已。今如纂要言：不干腎經，則五苓不當用。又言：疝不當下，則芫花不可用。其所列者，惟數味破氣之藥，苦辛雜收，寒熱無别。既不能補肝腎之真陰，又不能通行二竅，使邪有所泄，而徒耗其氣於冥冥之中，且日趨於危而不覺也。豈不悖哉！深可痛也。

朱丹溪發明醫理頗多，而臨症處方又多以扶植元氣爲主，孰意人遭厄運，其手書皆不傳，而傳於世者，皆爲盲夫俗子裁剪增續，疵繆實多。纂要一書，其行尤甚。凡丹溪長處，皆爲删去，大可恨也。即如「疝症」一門，首載云：專主肝經，與腎經絶無相干。而不知世所患者，皆由腎虚而致，肝乃腎之子，而前陰則腎之竅也。欲補其肝，能無顧其母乎？又世俗執肝無補法之説，逢一疝症，過用攻伐，死者多矣。今纂要中全不載一補法，時師既無自悟之明，又無他書足考，焉得而不誤也？按，丹溪云：疝有挾虚者，脉不沉緊而豁大，當以參、术爲主，疏導佐之，非補决乎？巢氏所叙七疝者：厥逆心痛，飲食不下，曰厥疝。腹中滿痛，氣積如臂，曰癥疝。得寒飲食，脇腹皆痛，曰寒疝。腹中乍滿乍減而痛，曰氣疝。痛在臍旁，曰盤疝。臍下有積，曰附疝。小腹引陰而痛，大便難，曰狐疝。皆由陰氣積於内，爲寒氣所加，營衛不和，故成疝也。〇又小兒啼哭不止，動於陰氣，結聚不散，則陰核腫大而病㿗疝。〇又有飲食不節，喜怒不時，津液内結，而爲頹疝。張子和云：巢氏所立之疝，與經旨不合。及其立論，但辨陰器，與小腸、膀胱、腎了不相干。

專屬肝經受病，亦分七疝之名：一曰寒疝。陰囊冰冷，結硬如石。陰莖不舉，控睾而痛。得于坐卧寒濕之處，或冬月涉水，或遇風雨，畏熱貪凉，使内過勞，無子多欲，宜温劑下之。二曰水疝。腎囊腫痛，陰汗如流，囊如水晶，或出黄水，或小腹之内按之如水，得之醉而使内，汗出當風，濕邪注于囊中，宜逐水之劑下之。三曰筋疝。陰莖腫脹，或潰或痛，裹急筋攣，或莖中作痛，或癢，或挺縱不收，或精隨溲下，得於房勞太過，及邪術所使，宜清心之藥下之。四曰血疝。小腹兩旁，狀如土瓜，得于春夏之月，燠濕之氣，并勞于使内，氣血流溢入胞囊中，積成癰膿，宜和血之劑下之。五曰氣疝。上連腎區，下及陰囊，得于忿怒啼哭，則氣鬱而脹，怒號即罷，氣亦隨消，宜散氣之劑下之。小兒亦有此疾，得於父衰陽痿，强力入房，因而有子。胎裏病也。法無治，治亦不效。六曰狐疝。卧則入於小腹，行立則出腹入囊，與狐之日出夜入相類，故名狐疝。宜逐氣流經之藥下之。七曰癩疝。陰囊腫大如斗，不痛不癢，得於地氣卑濕，宜去濕之藥下之。凡諸疝下後，或調或補，更有陰盛腹脹，内有血膿，小便不通，癀癃疝也。

按，子和之意，亦忘内經脉爲疝之本，此其失一也。靈樞云：小腸病者，少腹痛，腰脊控睾丸而痛。然則果有膀胱之症，又安得不從此二經而成乎？其失二也。因熱病在下者，引而竭之。必主下之，不問虚人，亦必與之攻下，禍不旋踵，此其失三也。

丹溪云：睾丸連小腹急痛，或有形、無形，或有聲、無聲，皆以爲經絡得寒，收引而痛，不知其始於濕熱壅遏，又外感濕熱被鬱，故作痛也。宜枳實、桃仁、山梔、吴萸、山楂、生薑。濕勝成㿗疝，加荔枝；痛甚，加鹽，炒大茴；痛處可按者，加桂枝。此亦前人所未備者也。○大凡疝症，受熱則挺縱不收，受寒則牽引作痛，受濕則腫脹下墜，三者之間，審其熱之多少而治之，亦一法也。

腎有二睾，丸亦有二，又名外腎，左屬水，水生肝木，木生心火，三者皆司血分，而統納左之血者，肝之職也；右屬火，火生脾土，土生肺金，三者皆司氣分，而統主右之氣者，肺之職也。故諸寒收引，則血液迎泣，下注於左丸；諸憤鬱氣，則濕歸肺，下注於右丸。此睾丸所絡之經，非盡厥陰一經，而太陰、陽明之筋亦入絡也。往往見偏患左者，則痛多腫少；偏患右者，則痛少腫多，此亦氣血之明驗也。○痛多腫少，當歸、白芍、木香、茴香、青皮、肉桂、木通之類治之；痛少腫多，二术、半夏、茯苓、木香、烏藥、枳殼、猪苓、荔核、木通之類治之。發明云：男子疝氣，女人瘕帶，皆任脉所生也。肝腎受病，治法相同，宜丁香楝實丸。川楝子、附子、茴香、歸尾各一兩，酒二鍾，同煮乾，再焙爲末。每末一兩，入丁香、木香各二錢，爲末，延胡索五錢，全蝎十三枚，去足、翅，炙，又爲末。入前項末拌勻，酒打糊爲丸。每服一錢，酒送下。凡疝氣、帶下，皆屬於風，全蝎乃治風之藥，川楝、茴香能入小腸，當歸、延胡活血止痛，疝氣、帶下皆寒邪積聚，入於大腸，故用附子佐之，丁香、木香爲嚮導也。若臍下撮急及週身皆痛，小便數而清，諸脉急而虚，獨腎脉不急而無力，名曰腎疝，丁香疝氣丸，烏藥與丁、茴，延胡、防、桂、歸。羌、麻同蝎、草，酒糊送春回。

疝因虚得，不宜驟補，先去其邪，然後補之，天臺烏藥散，烏藥及良薑，青、檳、茴、木香。川楝同巴炒，初起效如響。川楝散，川楝三十個，巴豆半同炒。菖蒲、青木香，一兩共相搗。荔核廿枚，萆薢五錢，加好麝少許，和鹽湯二錢調。此治因感寒，故借巴豆炒，此惟初起者，二方所宜，不可施於虚人。疝因欝熱，痛而便濇脉數者，山梔二錢，吴萸，炒，桃仁、三七、楂實少，生薑三片水同煎，内欝之熱多散了。

小腸氣，小腹引睾丸，必連腰脊而痛。小腸虚，則風冷乘間而入，邪氣入則厥而上衝肝肺，控引睾丸，上而不下，茴香、川楝、吴萸、陳皮、馬藺花，醋炒，各一兩，芫花，醋炒，五錢，共末，醋糊丸。每服一錢，加至二錢，酒送。又方：益智、蓬术，各五錢，大茴、山萸、牛膝、續斷、川芎、葫蘆巴、防風、牽牛，炒，甘草，各二錢五分，爲末。每服三錢，水煎空心連滓服。湯調不煎，亦得。膀胱氣，小腹腫痛，不得小便是也。五苓散一兩，分三服。葱白一莖，小茴一錢，鹽八分，水一鍾，煎七分，服三服後，當下小便如墨汁。續用硇砂丸，木香、沉香、巴豆肉各一兩，青皮二兩，同慢火炒紫色，去巴豆，爲末，入硇砂一錢、銅青三錢，同研勻，蒸餅丸梧子大。每服七丸，至十丸，鹽湯空心下。

大凡各方，多用燥濕之劑，丹溪以爲濕熱。蓋大勞則火起於筋，醉飽則火起於胃，房勞則火起於腎，大怒則火起於肝。火鬱之久，濕氣便盛，濁液凝聚，併入血隧，流於厥經，肝性急速，爲寒所束，宜其痛甚，此亦補前人之未備。要知痛處喜按而減者爲虚，用桂枝、山梔與川烏頭等分爲末，薑汁糊丸，以川烏治外束之寒，梔子治内鬱之熱，然不可守爲揆度也。

針灸法：大敦通主七疝，兼以三陰交及灸水道，尤妙。

○女人瘕聚，即男子疝氣同原，胃俞、氣海、行間。

腹中氣脹，引脊作痛，食飲反多，身體消瘦，灸脾俞、章門各七壯。○女人淋帶，腎俞、中封各五十壯，或三陰交及中極、氣海、腎俞。已上女人赤白帶下，俱治。

癥瘕積聚痞癖痃痲

或問：癥瘕與痞癖痃痲積聚，有何分别？其病相似，請得其詳，并論其治。曰：癥者，徵也，又精也，以其有所徵驗及久而成精萃也。王叔和脉經云：左手脉横，癥在左；右手脉横，癥在右。昔人患癥癖死，遺言令剖腹視之，得腹中病塊如石，文理具五色，後將削成刀柄，因以刀刈三稜，柄消爲水，乃知三稜可療癥也。一方：蓬莪、术、京三稜，酒煨，煎服效。又人疾體瘦，喜飲鮮血，謂之蝨癥，無藥可療，須千年木梳燒灰服，或飲黄龍浴水，乃瘥。瘕者，假也，又遐也。以其假借氣血而成形，又歷年遐遠之謂也。癥瘕，腹中積塊，堅者曰癥，有物形曰瘕。史倉公傳，蟯瘕爲病，得之酒且内，飲以芫花一撮，出蟯可數升，病已。正義曰：犬狗魚鳥，不熟食之，成瘕病。方書云：腹中雖硬，忽聚忽散，無有常準，謂之瘕。言病瘕而未及癥也。經曰：小腸移熱於大腸，爲伏瘕。痞者，否也。如天地不交之否，内柔外剛，萬物不通之義也。物不可以終否，故否久而成脹滿，而莫能療焉。積者，跡也。挾痰血而成形跡，亦鬱積至久之謂耳。聚者，緒也。依元氣以爲端緒，亦聚散不常之意也。痃癖者，懸絶隱僻，又玄妙莫測之名。六書故云：癖積，弦急也。本草陳藏器曰：昔有患痃癖者，取大蒜合皮，截去兩頭吞之，名曰内灸，果獲效。疝者，詵也，氣詵詵然上入而痛也。素問黄帝曰：診得心脉而急，爲何？岐伯曰：病名心疝，少腹當有形也。又脉急者，曰疝瘕，少腹痛。史倉公傳：臣意診之曰湧疝也。令人不得前後，溲中熱，故溺赤。又牡疝在膈下，上連肺，病得之内，切其脉，得番陽，番陽入虚裏處，旦日死一番一絡者，牡疝也。方書曰：三陽急爲瘕，三陰急爲疝。難經曰：任脉之爲病，其内苦結，男子爲七疝。七疝者，寒、水、筋、血、氣、狐、癩七者是也。凡治七疝，先灸大敦穴，一名大順，在足大拇指，離爪甲如韭葉大，乃足厥陰井也。灸三壯，愈。大抵痞與痃癖，乃胸膈間之候；積與聚，爲肚腹内之疾。因屬上、中二焦之病，故多見於男子。其癥與瘕者，獨見於臍下，是爲下焦之疾，故常得於婦人。凡腹中積聚如塊，俱爲惡候，切勿視爲尋常，而不求蚤治。若待脹滿已成，胸腹鼓擊，雖倉、扁復生，亦莫能救。遘斯疾者，可不懼乎？蚤治之法，不可損傷胃氣，當用和解軟堅，積消痞開。白术五兩，茯苓三兩，神麯二兩，地栗粉八兩，人參五錢，甘草一兩，白芍三兩，半夏一兩，白芥子一兩，卜子五錢，厚朴五錢，肉桂三錢，附子一錢，當歸二兩，鱉甲一斤，另爲細末。已上俱共爲末，煉蜜丸，每服五錢，臨卧，鹽湯下。即以美食壓之使下，一料盡，未有不療者。

一方：枳殻去穰，入巴豆一粒，以麻皮紥之，煮爛，去巴豆，焙爲末。治一切痞，良。

針灸法：食積血瘕痛，胃俞、氣海、行間。

小兒痞氣，久不愈，灸中脘、章門各七壯，臍後脊中七壯。痞塊悶痛，大陵、中脘、三陰交。

脾積氣塊痛，脾俞、天樞、中脘、氣海、三里。

腹中有積作痛大便閉，灸神闕。用巴豆肉爲餅，填入臍中，灸三壯、五壯。

淋閉癃

淋之爲病，腎虚而膀胱熱也。腎氣虚則便數，膀胱熱則溺竅塞窒，淋瀝不快，小腹弦急，痛引於臍。分有石淋、勞淋、血淋、氣淋、膏淋、冷淋之别。沙石淋，如湯瓶結鹹，尿難卒出，宜清熱，用如聖散，馬藺花、麥冬、茅根、冬葵子、葶藶、枳實、連喬，或石葦、瞿麥、滑石之類。勞淋者，遇勞即發，痛引氣衝，純宜補之，參、芪、歸、芍、茯苓、遠志、鹿茸、牛膝、條芩、生地、車前之類。血淋者，心遺熱於小腸，甚則血與溺俱下，候其鼻色黄者，小便難也，牛膝、側柏、藕節、生地、赤芎、小薊、歸尾、車前之類。氣淋者，胞内氣脹，小腹堅滿，溺有餘瀝，石葦、去毛，赤芍藥、茅根、冬葵、木香、木通、瞿麥、滑石、枳殼、芒硝之類。膏淋者，液如脂膏，精溺俱出，菟絲、桑螵蛸、茯苓、澤瀉、鹿角霜之類。冷淋者，冷客下焦，先寒戰而後便數成淋，蓯容、地黄、山藥、石斛、牛膝、檳榔、官桂、附子、細辛、黄芪、黄連、甘草。至於小便艱難，不痛而癢，虚也，八味丸加鹿茸、人參。小腹、膀胱按之内痛，若沃以湯，濇于小便，上爲清涕，此名胞痺，赤苓、細辛、防風、白术、桂、附、芪、芎、紫菀、生地、花粉、甘草、山茱、山藥、牛膝、半夏、獨活，共爲末，蜜丸。或腎着湯，見「腰痛門」。腎瀝湯，見「痺門」。胞痺灸法：三陰交三壯，宜脉大而實，忌虚小而濇。虚人宜補氣，血勿利小便，恐竭其水也。

小便不禁，係肺氣虚，不能統攝而致下陷，則遺失也，宜用補中益氣湯。腎虚失閉藏之令，則水泉不藏，桑螵蛸、鹿茸、雞肶胵、龍骨、遠志、菟絲、人參、牡蠣、五味、海螵蛸。睡而遺尿，爲下元冷，桑螵蛸、韭子、菟絲、鹿茸、人參之屬。

小便閉癃，暴爲閉，則點滴不通；久爲癃，則淋瀝頻數。點滴不通，爲病最急。内經曰：肝之脉，過陰器，所生病者閉癃。又云：督脉，主宗筋。女人入繫廷孔，男子循莖至篡。所生病不得前後。又言：三焦下輸，入絡膀胱，約則癃，虚則遺溺。又云：膀胱不利爲癃，不約爲遺溺。此四經而主出者，肝與督脉及三焦耳。然膀胱爲州都之官，津液藏焉，氣化則能出矣，其形有上口而無下口。夫主氣化者，太陰肺也，若使肺燥，不能生水，則氣化不及州都，法當清金潤肺，紫菀、麥冬、桑皮、茯苓、車前之類。如脾濕不運，而精不上升，故肺不能下輸，法當健胃燥脾，二朮、茯苓、半夏之類。如腎水涸熱，膀胱不利，法當滋腎滌熱，知、柏、玄參、地黄、澤、茯之類。夫滋腎瀉膀胱，名爲正治；清金潤燥，名爲隔二之治；健胃燥脾，名爲隔三之治。又或有水液只滲大腸，小腑因而涸竭，宜以淡滲之品分利之，茯苓、猪苓、通、澤之類。或有氣滯，不能通調水道，下輸膀胱，宜順氣爲主，枳殼、橘紅、木通之類。有人實熱者，非與純陰之品，則陽無以化。上熱，梔子、黄芩；中熱，黄連、芍藥；下熱，黄柏、知母。有大虛者，非與温補之劑，則水不能行，如金匱丸、八味丸及補中益氣湯是也。

東垣治一人小便不通，目突腹脹，皮膚欲裂，用淡滲藥不效。東垣曰：疾急矣，膀胱之腑必氣化乃出，服淡滲而病甚，是氣不化也。無陽則陰無以生，無陰則陽無以化，淡滲氣薄，皆陽藥也，孤陽無陰，欲化得乎？以滋腎陰之品，投之立愈。丹溪曰：吾以吐法通小便，譬如滴水之器，上竅閉，則下竅無以自通，必上竅開，而下竅之水出焉。氣虛者，補中益氣湯，先服後吐；血虛者，芎歸湯，先服後吐；痰多者，二陳湯先服後吐；氣閉者，香附、木香探吐；更有瘀血而小便閉者，牛膝桃仁爲要藥。別録云：小便不利，審是氣虛，獨參湯如神。由是觀之，則受病之源，自非一途，若不從望、聞、問、切察之，明審之當，而浪投藥劑，幾何不以人命爲戲耶？

附：氣閉不通方。陳皮，去白，末，服三錢，酒調下。外用鹽入臍孔，葱白頭十餘根，紮，切指厚，火艾炙之。

前陰諸疾

督脉、肝脉、任脉，皆前陰所過之脉；又太陰、陽明之所合，俱聚於陰器。男子爲玉莖，女人爲玉門，所關甚大也。寒則筋縮，收入腹内，此危候也，桂、附、柴、芎、歸、苓之屬。熱則挺縱不收，小柴胡湯、龍膽瀉肝湯，甚者小承氣湯下之。陰痿者，腎虚肝傷，八味丸主之，或保真丸，熟地、杜仲、薑，蜜炒。山藥、茯苓，乳拌，曬七次，各二兩。鹿膠八兩，切豆大，同鹿角霜炒成珠。菟絲酒煮，曬。山萸肉，各一兩半。牛膝，酒蒸。五味，炒。益智、小茴，鹹水炒。川楝，酥炙。遠志，甘草湯泡，去心。巴戟，酒浸去心。各一兩。補骨脂、胡盧巴、柏子肉、山甲，酥炙。沉香，各三錢。全蝎，去足尾錢，五分。嫩蓯蓉四兩，酒洗去甲及膜，净二兩。酒煮成膏，煉蜜，和前藥末，搗爲丸如桐子大。每服三錢，酒送下。○前陰冰冷有汗，宜補肝湯，參、芪、苓、草、羌、防、柴、葛、升、知、柏、澤、蒼、歸、翹、麯、猪、陳，煎服。陰汗不止，青蛾丸，杜仲四兩，補骨脂四兩，胡桃肉三十枚，研膏，入煉蜜，和前末丸桐子大。每服五錢，砂仁湯送下。外用蛇床子末，同密陀僧末，撲之良。前陰濕癢，椒粉散，麻黄、蛇床、狗脊、猪苓、川椒、紅花、當歸、肉桂、輕粉，共爲末，乾摻之。内服方：大蒜，煨去皮，研，入江西淡豆豉和丸，朱砂末爲衣，燈心湯下錢許。

陰囊濕癢，先用吴茱萸煎湯洗之，後用吴茱萸五錢，黄柏末、硫黄末各二錢，寒水石三錢，蛇床、澤瀉各五錢，檳榔、枯礬、白芷三錢，輕粉一錢，爲末，撲之良。

陰腫痛，風熱也，沉香、檳榔、丹參、白蒺藜、只殼、茯苓、赤芍、苦參。今腫而有氣攻衝上下，木香、赤茯、丹皮、澤瀉、防風、檳榔、郁李仁，末服。

女人陰腫痛，枳實切片炒熱，絹包熨，冷即易，熨數次效。

陰吹者，婦人胃氣不泄，陰吹甚喧。猪油八兩，亂髮如拳大，入油，煎化爲度。分二服，病從小便出。

陰寒，吴茱萸、丁香，爲末塞之。硫黄煎洗。

陰腫痛，肉蓯蓉、牛膝，煮酒服。蛇床煎洗。

女人疝瘕痛，白芷、藁本、蓽茇、白鮮皮、羌活、陽起石，可服。

陰脱，蓖麻子研膏，貼頂心及臍。半夏爲末，搐鼻則上。

産門不合，石灰炒熱，淬水洗。

後陰

脱肛，有瀉痢而脱者，有痔漏而脱者，屬虚也。宜補而濇之，五倍子末，敷之，托入。如此五七次，不復脱。煎湯洗，亦上。有大腸受熱、受寒，皆能脱肛。熱者，五倍朴硝湯洗。寒者，香附荆芥湯洗。木賊燒灰存性，麝少許，大便後，同倍末敷之。氣虚下陷，用補中益氣湯。大腸熱者，四物湯加荆、防、芩、連。瀉久脱出，補中益氣湯加五味、訶子、蓮肉，煎服。

腫痛屬熱者，生地、芩、連、梔、柏、升、柴。挾寒者，香、附、砂仁、肉桂、荆芥、防風。日久不愈，訶子、龍骨各二錢五分，没石子二個，粟殻、赤石脂各二錢，爲末，米飲下一錢。外用鱉頭灰敷。痔漏作痛，蜈蚣焙研，入片腦敷之。或香油煎過，入五倍末調塗。又田螺，入片腦，取水搽。又孩兒茶，同麝少許，唾調敷。痔腫，燈火焠之，腫消，枳殻水煎熏洗。旱蓮汁塗之，良。

反花痔，木瓜末、鱓涎調敷。桃葉杵坐，蜜陀僧同銅青塗。

漏孔，無名異火煅，醋淬，研塞。水銀同棗研塞。

腸鳴，有虚、有水飲，有蟲積。脾虚，四君子湯加薑、連。

肺移寒於腎爲湧水。水者，按之腹不堅，水氣客於大腸，疾行則鳴如囊裹水之聲，葶藶、澤瀉、椒目、桑皮、杏仁、猪苓，各五錢，爲末。蔥白湯送五分，以利爲度。

胃寒作瀉腸鳴，升陽除濕湯加益智、半夏。相火激動真水，二陳湯加配三黄、梔子。痰飲，腹内雷鳴，大戟主之。

心腹邪氣，上下雷鳴，幽幽如走水，海藻、昆布、女萎並主之。

交腸

大小便易位而出，或因醉飽，或因大怒，臟腑垂張，不循常道，當吐以提其氣，使闌門清利，得泌別之職司，服五苓散加木香、枳殼，即愈。

李中梓

本草通玄

序

治醫猶治國也，視其不足者補之而已。宣尼之言政曰足食足兵，使軒岐而録其要，言則必曰足榮足衛耳。夫天之予人，無弗足者，自私智以勞其心，長飲以損其脾，於是氣乏精揺，而筋力减溢；自智計生，而人日趨于不足也。良工察于五味，摻盈把之，藥甫投匕，而病者霍然起，蓋補其不足者爾。有操守中之説者曰：得吾之术，俄頃而三闢理，黄庭固，惡用是根荄者爲哉？然而導引按摩，疾不可去，而其人者日以倦。琴川喟然歎曰：是未讀李氏本草也。治疾不可廢藥，猶治國不可廢道也。今有管夷吾者，出則軍令必寄也；有魏庶子者，用則農戰宜講也。中國相司馬，則舊章宜守也。漆園氏牧馬之喻曰去其害馬者，損有餘之謂也；牧羊之喻曰視其後者而鞭之，補不足之謂也。苟毋諱其不足，則參、苓以下，溲、勃以上，皆有所補，皆得效，其所補而無不足矣。琴川之論如此，行將持以佐聖主致雍熙，俾天下無不足焉，豈曰小補之哉！

重刻本草通玄序

醫學本利濟之書，往往起死肉骨，易疾痛而予以生全，厥功不細。以故孝子仁人，靡不究心，因歎神農氏嘗百草，一日而遇七十二毒，可謂勞心天下，恫瘝乃身矣。誰謂上古神聖，因任自然，端拱清宫，坐享無爲之化哉！內經、素問而後，岐黄宗旨，代有聞人，人有秘説。然欲按脉主方，對症發藥，端自究心本草，始顧其爲書，發明既多，指歸亦異。主乎約者，或失則漏；主乎博者，或失則支。求其約而能該，博而有要，未有若李氏之本草通玄者也。李君中梓，字士材，雲間高士。其他著述如林，世争寶之，兹不復贅。獨是通玄之爲本草諸書冠也，其燦然臚列，猶是藥品也。而簡切著明，咫尺片言，而具尋丈之勢，是他書之藥品猶蹊徑，而通玄則跨海登山矣。其去非存是，猶是輯論也。而精當渾確，開卷數語，而破千古之疑，是他書之輯論猶門户，而通玄則升堂入室矣。若乃人詳我略，我略人詳，言人之所難言，發人之所未發，則信乎通之無不通，斯玄之無不玄矣。其爲本草諸書冠也，不亦宜乎？予珍藏是書久矣，自念家世從□□□□□□□□□□□□□□□□□而予方且優游昆海，則所以起斯世瘡痍，而躋吾民於壽域者，固其素志乃利濟，有如是書，而不刊布，是豈予之志哉！况金碧近稱首善，天府圖書，徵求宜廣，而中原方事戎馬，書坊舊板，安知不即付之荒烟蔓草中也？是尤不可以不刻也。殆將使按脉主方，對症發藥者，永有指歸，不致惑於旁門别徑，是則李氏先得我心之所同然耳。如謂李氏之書必待予而傳也，則吾豈敢！

本草通玄序

蓋聞紛於學者靡窮，原於道者不匱，近從吾師士翁遊，信斯言之不誣也。吾師以名臣子爲天下才，幼中奇疴，法無生理，遇至人，授以谷神秘旨，乃霍然回春。長嗜典章，若親飴蔗。凡内典、玄經、墳索、子史、天官、地輿、孫吴、醫卜等書，盡探微渺。秋闈之翮再振，而大風下之，遂遍參尊宿，親見滹沱，曩受三峰之印，邇傳雙徑之衣，行且譜傳燈矣。有著述數十種行世，强半爲岐黄家言，噲炙人口，匪朝伊夕。以故四方乞刀圭者，往往向深煙遠霞之間，屨嘗滿户外，而就正靈蘭者，更僕難數，各請指玄，迄無虚晷。吾師酬給罔暇，因論本草一書，上自炎皇，下迄漢、唐、宋、明，無慮剞劂充棟，第引而未發之旨，舛而承訛之弊，不可枚舉。業已有舊刻二種，未遑罄闡其幽，悉簡其誤用，是復奮編摩，重嚴考訂，扼要删繁，洞筋擢髓，成本草二卷，命曰通玄。夫玄者，衆妙之門，常情所未能通者也。一經拈出，久昧忽彰，素所荆榛，闢爲坦道。擷千賢之髓，釀就醍醐；煉九還之丹，沛爲甘澍。匪直學綜百代，而且識曠千秋；匪直指南一世，而且司鐸萬禩。來也不敏，莊讀一過，而形越神超，敢不捐金以付殺青，公之同人，俾司命者目有光明，即乞命者筭無夭折，何莫非吾師之湛恩穢澤也哉！方今之頌我師者，都比之南陽、易水間，以爲神異，詎知吾師出維摩之眼，續濟下之燈。誠是無漏國中，留伊不住，却來烟塢，且卧寒沙，倘所稱原於道者，非耶？彼炎皇奧旨，特紛學中一微塵耳，若從是以知師，僅窺一斑，全豹隱矣。此尼山所以泣麟、卞和所以泣玉也。

新安門人戴子來百拜謹識。戊午春，昆明子厚黄中立書於種杏齋。

本草通玄凡例

一，本草之刻，自炎黄以暨今日，無慮充棟。太繁者流覽無垠，太簡者義理未備。兹刻徵考恒用者凡若干種，俾讀者便於誦習耳。

一，從來論藥者，祇論所當然，不及所以然。如秦艽之活絡和經，本于疏滌肝風，昧者收爲滋陰上劑，竟忘其所自矣。舉世承訛，莫可枚舉。兹則一一窮源，使投劑者有印泥畫沙之確也。

一，古法製藥，如雷斆，失之太過。而四大家已抵和平，然更多可商者，兹刻靡不詳載，而變古法者，蓋已十之三四矣。

一，藥性有正用，有旁用，第詳其正用之故，則旁用者自可類推，不敢繁述者，懼多歧之莫適也。

一，前賢論議，每多異同，即相反者亦復不少，必縷析而詳辨之，令前賢心法，並行不悖也。

一，藥具奇功，而古人所未及發者，是刻乃詳紀之，則藥無遺用，而效有捷收矣。

一，是編之刻，凡及門之親與較閲者，以中先之，鼎公繼之，各有苦心，以故語語推敲，字字精核，與他刻之漫筆者，實相徑庭矣。

本草通玄目録卷上

草部

人參　甘草　沙參　黄芪
白术　蒼术　桔梗　葳蕤
知母　肉蓯蓉　鎖陽　天麻
巴戟天　遠志　仙茅　玄參
地榆　丹參　紫草　白及
黄連　胡黄連　黄芩　秦艽
柴胡　前胡　防風　獨活羌活
升麻　苦參　白鮮皮　玄胡索
貝母　茅根　龍膽草　細辛
當歸　川芎　蛇床子　藁本

白芷　白芍藥　牡丹皮　木香
高良薑　草豆蔻　白豆蔻　縮砂仁
益智　肉果　補骨脂　薑黄
欝金　蓬莪术　京三稜　香附
藿香　澤蘭　香薷　荆芥
薄荷　紫蘇　甘菊花　艾葉
茵陳蒿　青蒿　茺蔚　夏枯草
旋覆花　紅花　大薊小薊　續斷
胡蘆巴　牛蒡子　豨薟　蘆根
麻黄　木賊　燈心　生地熟地
牛膝　紫苑　麥門冬　冬葵子
款冬花　决明子　瞿麥穗　葶藶子
車前子　連翹　青黛　萹蓄
沙苑蒺藜　穀精草　海金沙　大黄
商陸　大戟　甘遂　續隨子

蓖麻子　常山　附子　烏頭
天南星　半夏　芫花　菟絲子
五味子　覆盆子　使君子　馬兜鈴
牽牛子　天花粉　葛根　天門冬
百部　何首烏　萆薢　土茯苓
威靈仙　茜草　防己　木通
通草　鈎藤　金銀花　澤瀉
菖蒲　海藻　昆布　石斛骨髓補

穀部

胡麻　浮麥　麥芽　穀芽
神麯　薏苡仁　粟穀　赤小豆
緑豆　白藊豆　豆豉　蒸餅　飴糖

本草通玄目録卷下

木部

黄柏　厚朴　杜仲　樗白皮
乾漆　金鈴子　槐子　皂莢
訶子　水楊　蕪荑　蘇木
棕櫚皮　巴豆　桑白皮　楮實
枳殼　梔子　酸棗仁　山茱萸
金櫻子　郁李仁　女貞實　五加皮
枸杞子　地骨皮　蔓荆子　山茶花
蜜蒙花　側柏　柏子仁　松香
松節　松子　肉桂　辛夷

沉香　丁香　檀香　降真香

烏藥　乳香　没藥　血竭

安息香　蘇合香　冰片　樟腦

阿魏　蘆薈　胡桐淚

菜部

韭　葱白　大蒜　白芥子

蘿蔔　生薑　乾薑　胡荽

茴香　山藥　百合

果部

杏仁　烏梅　桃仁　大棗

梨　木瓜　山楂　石榴皮

陳皮　青皮　枇杷葉　白果

胡桃　龍眼　橄欖　榧子

檳榔　大腹皮　川椒　吴茱萸
茗　甜瓜蒂　西瓜　藕
蓮子　蓮鬚　芡實

寓木部

茯苓　茯神　赤茯苓　琥珀
猪苓　雷丸　桑寄生

苞木部

竹葉　竹茹　竹瀝　天竺黄

蟲部

蜂蜜　五倍子　桑螵蛸　白薑蠶
蠶蛾　蠶沙　班蝥　蝎
水蛭　蟬蜕　螻蛄　䗪蟲

蝱蟲

鱗部

龍骨　龍齒　川山甲　蘄蛇

介部

龜甲　鱉甲　蟹　牡蠣

珍珠　海蛤

禽部

鴨　烏骨鷄　鷄内金　鷄屎白

鷄卵　五靈脂

獸部

阿膠　牛黄　虎骨　犀角

羚羊角　鹿茸　麝香　獺肝
膃肭臍

人部

髮　牙齒　人中黄　小便
人乳　紅鉛　津唾　人氣
天靈蓋　紫河車　臍帶

金石部

金箔　銀箔　自然銅　銅青
鉛　黄丹　鐵落　紫石英
朱砂　水銀　輕粉　銀朱
雄黄　石膏　滑石　赤石脂
爐甘石　海石　陽起石　磁石
代赭石　砒石　青礞石　花蕊石

石燕　朴硝　硫黄　白礬

用藥機要

引經報使

本草通玄卷上

草部

人參

職專補氣，而肺爲主氣之臟，故獨入肺經也。肺家氣旺，則心、脾、肝、腎四臟之氣皆旺，故補益之功，獨魅羣草。凡人元氣虚衰，譬如令際嚴冬，黯然肅殺，必陽春佈德，而後萬物發生。人參氣味温和，合天地春生之德，故能回元氣於無何有之鄉。王海藏云：肺寒可服，肺熱傷肺。猶爲近理。至王節齋謂參能助火，虚勞禁服。自斯言一出，印定醫家眼目，遂使畏參如螫，而病家亦泥是説，甘受苦寒，至死不悟，良可嘆也。獨不聞東垣云：人參補元氣，生陰血，而瀉陰火。仲景於亡血、虚家並以人參爲主，丹溪於陰虚之症必加人參。彼三公者，誠有見於無陽則陰無以生，氣旺則陰血自長也。愚謂，肺家本經有火，右手獨見實脉者，不宜驟用。即不得已而用之，必須鹽水焙過，秋石更良。蓋鹹能潤下，且參畏鹵鹹故也。若夫腎水不足，虚火上炎乃刑金之火，非肺經之火，正當以人參救肺，何忌之有？元素云：人參得升麻，補上焦之氣，瀉肺中之火；得茯苓，補下焦之氣，瀉腎中之火。凡用，必去蘆净，蘆能耗氣，又能發吐耳。李言聞曰：東垣交泰丸，用人參、皂莢。是惡而不惡也。古方療月閉，四物湯加人參、五靈脂。是畏而不畏也。痰在胸隔，以人參、藜蘆同用，而取湧越，是激其怒性也。是皆精微妙奥，非達權者不能知。少用則壅滯，多用則宣通。

甘草

甘平之品，合土之德，故獨入脾、胃。蓋土味居中，而能兼乎五行，是以可上、可下，可内、可外，有和、有緩，有補、有泄，而李時珍以爲通入十二經者，非也。

稼穡作甘土之正味，故甘草爲中宫補劑。别録云：下氣治滿。甄權云：除腹脹滿。蓋脾得補，則善于健運也。若脾土太過者，誤服即轉加脹滿，故曰脾病。人毋多食甘，甘能滿中，此爲土實者言也。世俗不辨虚實，每見脹滿，便禁甘草，何不思之甚耶？甘草爲九土之精，故能化百毒，和諸藥，熱藥用之緩其熱，寒藥用之緩其寒。理中湯用之，恐其僭上；承氣湯用之，恐其速下耳。凡下焦藥中勿用，嘔吐家及酒家勿用。生用，有清火之功；炙熱，有健脾之力。節能理腫毒諸瘡，梢可止莖中作痛。甘草與甘遂、芫花、大戟、海藻四味相反，而胡洽治痰澼，十棗湯加甘草，乃痰在膈上，欲令攻擊，以拔病根也。東垣治結核，甘草與海藻同用。丹溪治癆瘵，芫花與甘草同行。故陶弘景謂：古方多有相惡相反，並不爲害。非妙達精微者，不能也。

沙參

微苦，微寒。以補陰清肺爲用，故久咳肺痿，右寸數實者頗爲相宜，但體質輕虛，性用寬緩，非肩弘任重之品也。

黄芪

甘而微温，氣厚味薄。入肺，而固表虚之汗，充膚實腠；入脾，而托已潰之瘡，收口生肌；逐五臟惡血，去皮膚虛熱。原其功能，惟主益氣。甄權謂其補腎者，氣爲水母也。日華謂其止崩帶者，氣旺則無下陷之憂也。東垣曰：靈樞云：衛氣者，所以温分肉而充皮膚，肥腠理而司開闔。黄芪補衛氣，與人參、甘草三味，爲除熱之聖藥。脾胃一虛，肺氣先絶，必用黄芪益衛氣而補三焦。丹溪云：肥白而多汗者，宜與黄芪。若黑瘦而形實者服之，則必胸滿，宜以三拗湯瀉之。黄芪同陳皮、白蜜，能通虛人腸閉，補脾肺之功也。防風能制黄芪，黄芪得防風，其功愈大，乃相畏而相使也。古人制黄芪，多用蜜炙，愚易以酒炙，既助其達表，又行其泥滯也。若補腎及崩帶、淋濁藥中，須鹽水炒之。

白术

味甘性温，得中宫衝和之氣，故補脾胃之藥，更無出其右者。土旺則能健運，故不能食者、食停滯者、有痞積者，皆用之也。土旺則能勝濕，故患痰飲者、腫滿者、濕痺者，皆賴之也。土旺，則清氣善升而精微上奉；濁氣善降，而糟粕下輸，故吐瀉者不可缺也。别録以爲利腰臍間血者，因脾胃統攝一身之血，而腰臍乃其分野，藉其養正之力，而瘀血不敢稽留矣。張元素謂其生津止渴者，濕去則氣得週流，而津液生矣。謂其消痰者，脾無濕，則痰自不生也。安胎者，除胃中熱也。米泔浸之，借穀氣以和脾也；壁土蒸之，竊土氣以助脾也。懼其燥者，以蜜水炒之；懼其滯者，以薑汁炒之。

蒼术

甘而辛烈，性温而燥，入脾、胃二經。發汗而去風寒濕，下氣而消痰食水，開鬱有神功，腫脹爲要藥。化一切積塊，除諸病吐瀉。善逐鬼邪，能攝災沴。

寬中發汗，其功勝于白术；補中除濕，其力不及白术。大抵卑監之土，宜與白术以培之；敦阜之土，宜與蒼朮以平之。楊士瀛曰：脾精不禁，淋濁不止，腰背痠疼，宜用蒼朮以斂脾精，精生于穀故也。米泔水浸二日，去粗皮研，芝麻拌蒸三次，以制其燥。

桔梗

苦辛，氣輕，性平，入肺經。載引諸藥入至高之分，爲舟楫之劑。肺經稱職，則清肅下行，故能利膈下氣，散痞滿，治胸脇痛，破血結，消痰涎，理喘咳，療肺癰，排濃血。清上焦熱，凡頭目、咽喉、口鼻諸症，一切主之。丹溪云：痢疾腹病，乃肺經之氣，鬱在大腸，宜桔梗開之。按，桔梗之用，惟其上入於肺，肺爲主氣之臟，故能使諸氣下降。世俗泥爲上升之劑，不能下行，失其用矣。凡用桔梗，去蘆及浮皮及尖，以百合搗爛，同浸一日，剉碎微焙。

葳甤

甘平，入脾。柔潤入腎，故能補中益氣，逐熱除蒸，治一切不足之症。用代人參，不寒不燥，大有殊功。朱肱用治風温，亦爲其能，去風熱與濕也。但性味平和，力量寬緩，譬諸盛德之人而短於才者也。水浸半日，飯上蒸透。

知母

苦寒，氣味俱厚，沉而下降，爲腎經本藥，兼能清肺者。爲其肅清龍雷，勿使僭上，則手太陰無銷爍之虞也。瀉有餘之相火，理消渴之煩蒸。凡止咳安胎，莫非清火之用。多服，令人泄瀉，亦令人減食。此惟實火燔灼者，方可暫用。若施之於虚損之人，如水益深矣。蓋苦寒之味，行天地肅殺之氣，非長養萬物者也。近世未明斯義，誤以爲滋陰上劑，勞瘵神丹，因而夭枉者，不可勝數。余故特表而出之，永爲鑒戒。凡用須去毛剉碎，以鹽酒久炒如褐色。

肉蓯蓉

味甘鹹，微温。補腎而不峻，故有從容之號也。主男子絶陽不興，女人絶陰不育。益精氣，暖腰膝，止泄精、遺瀝，帶下崩中。多服，令人大便滑潤。堅而不腐者佳。酒洗，去甲。

鎖陽

甘温，入腎。補陰益精，潤燥養筋。凡大便燥結，腰膝軟弱者，珍爲要藥。酒潤，焙。

天麻

甘平，爲肝家氣分之藥。主風濕成痺，四肢拘攣，通血脉，强筋力，利舌本，疏痰氣，爲中風家必需之要劑。元素云：止頭痛，理風虚眩暈。酒浸一日夜，濕紙裹煨。

巴戟天

辛甘，微温，腎家血分藥也。强筋骨，起陰痿，益精氣，止遺泄。治小腹痛引陰中，療水脹，理脚氣。酒浸一宿，去心，焙。

遠志

味苦，微温，腎經氣分藥也。强志益精，治善忘。蓋精與志，皆腎所藏者，精不足則志衰，不能上交於心，故善忘。精足志强，而善忘逾矣。壯陽固精，明目聰耳，長肌肉，助筋骨，理一切癰疽，破腎積奔豚。主治雖多，總不出補腎之功。或以爲心經藥者，誤矣。甘草湯，浸一宿，焙乾。

仙茅

辛、温，有毒，腎經藥也。益陽道，暖腰膝，强筋骨，美顔色。腹冷不能食，攣痺不能行，皆爲要藥。按，仙茅，宣而能補，頗稱良劑；但有小毒，服以縱慾者，自速其生，於仙茅何咎？忌鐵，以糯米泔浸一宿，去赤汁，陰乾，用便不損人。

玄參

色黑，苦、寒，腎經藥也。清腎家之火，解瘢疹之毒。利咽喉，通小便，明眼目，散瘤瘰。理傷寒、狂邪、發渴，心内驚煩。按，玄參，主用繁多，咸因腎水受傷，真陰失守，孤陽無根，亢而僭逆，法當壯水，以鎮陽光。常體此意，便得玄參之用矣。忌犯銅器。

地榆

苦、寒，微酸，肝家藥也。善入下焦理血，凡腸風下血，尿血、痢血，月經不止，帶下崩淋、久瀉者，皆宜用之。寇宗奭云：其性寒，專主熱痢。若虚寒及水瀉者，不可輕用。地榆雖能止血，多用能傷中氣。稍能行血，必當去之。多以生用，見火無功。

丹參

苦、平，色赤，心與包絡二經血分藥也。補心血，養神志，止驚煩，祛積聚，破宿血，生新血，安生胎，落死胎。丹參一味，抵四物湯，四味之功，故胎前産後，珍爲要劑。酒潤，微焙。

紫草

味甘氣寒，入心、包絡及肝經血分。治癍疹痘毒，凉血活血，通大小腸。按，紫草之用，專以凉血爲功。痘疹毒盛則血熱，血熱則乾枯，而毒不得越，得紫草凉之，則血行而毒出。世俗未明此旨，誤認爲宣發之劑，非也。其性凉潤，便閉者乃爲相宜。若大便利者，不敢多用。嫩而紫色染手者佳。

白及

苦、寒，入肺。止肺家之吐血，療諸瘡以生肌。蘇恭云：手足折裂者，嚼塗有效。味濇善收，頗合秋金之德，故入肺止血，治瘡生肌。凡吐血者，以水盆盛之。浮者，肺血也，羊肺蘸白及末食之。沉者，肝血也，羊肝蘸食。半浮半沉者，心脾之血也，羊心、羊脾蘸食。微火略焙。

黄連

苦、寒，入心，爲治火之主藥。瀉心火而除痞滿，療痢疾而止腹痛，清肝膽而明眼目，祛濕熱而理瘡瘍，利水道而厚腸胃，去心竅之惡血，消心積之伏梁。大明曰：治小兒疳氣，殺蟲。成無己曰：蚘蟲得苦則不動，黄連之苦，以安蚘也。韓懋云：黄連與官桂同行，能使心、腎交於頃刻。李時珍曰：黄連，大苦大寒，用以降火，中病即止。安可久服使肅殺之令常行，而伐其生發之氣乎？内經曰：五味入胃，各歸所喜，攻久而增氣，物化之常也。氣增而久，天之由也。王冰注云：增味益氣，如久服黄連，反從火化也。近代庸流，喜用黄連，以爲清火神劑，殊不知黄連瀉實火，若虚火而誤投之，何異於操刃耶？愚謂，黄連，大苦大寒，行隆冬肅殺之令，譬如聖世不廢刑威，惟不得已而後敢用。若概施之，則暴虐甚而德意，窮民不堪命矣。喜用寒凉者，尚其戒諸。黄連止入心家，言清肝膽者，實則瀉子之法也。李時珍云：古方香連丸，用黄連、木香。薑連散，用乾薑、黄連。左金丸，用黄連、吴茱萸。口瘡方，用黄連、細辛。皆是一冷一熱，寒因熱用，熱因寒用，陰陽相濟，最得制方之妙。所以有成功，而無偏勝也。清心火者，生用。清肝膽火者，吴茱萸拌炒。上焦之火宜酒炒，中焦之火宜薑汁炒，下焦之火宜鹹水炒。蓋辛熱能制其苦寒，鹹潤能制其燥耳。

胡黄連

苦、寒，入心，旁通肝膽。産於胡地，而性味功用與黄連相類，故有是名。主□心煩熱，勞瘵骨蒸，小兒驚癎疳積，女人胎蒸，傷寒温瘧，消果子積。折之塵出如煙者真。

黄芩

苦、寒，輕飄者入肺，堅實者入大腸。主風熱、濕熱，痰熱，骨蒸，火咳，下痢，喉間腥氣，上部積血，寒熱往來，失血癰疽，安胎療淋，養陰退陽。李時珍云：潔古言：黄芩瀉肺火，治脾濕。東垣言：片芩治肺火，條芩治大腸火。丹溪言：黄芩治三焦火。仲景治少陽症，小柴胡湯。太陽、少陽合病下利，黄芩湯。少陽症下後心下滿，瀉心湯，並用之。蓋黄芩苦寒，入心勝熱，去脾濕熱，一則金不受刑，一則胃火不流入肺，即所以救肺也。肺虚不宜者，苦寒傷土，損其母也。少陽症雖在半表半裏，而胸脇痞滿，實兼心肺上焦之邪。心煩喜嘔，默默不欲飲食，又兼脾胃中焦之症，故用黄芩以治手、足少陽相火，黄芩亦少陽本經藥也。成無己但云柴胡、黄芩之苦，以發傳經之熱；芍藥、黄芩之苦，以堅斂腸胃之氣。殊昧其治火之妙。直指云：柴胡退熱，不及黄芩。蓋亦不知柴胡之退熱，乃苦以發之，散火之標也。黄芩之退熱，乃寒能勝熱，折火之本也。

仲景又云：少陽症腹中痛者，去黄芩，加芍藥。心下悸，小便不利者，去黄芩，加茯苓。似與别録治少腹絞痛、利小腸之文不合。成氏言黄芩寒中，苦能堅腎，故去之，是亦不然。至此，當以意逆之，辨以脉症可也。若因飲寒受寒，腹痛，及飲水心下悸，小便不利，而肺不數者，是裏無熱症，則黄芩不可用也。若熱厥腹痛，肺熱而小便不利者，黄芩可不用乎？余因感冒犯戒，蒸熱如火，吐痰廢食，遍服諸藥，益劇。偶思東垣治肺熱，煩渴晝盛，氣分熱也，宜一味黄芩湯。遂用一兩煎服，次日盡愈。藥中肯綮，效至此哉！得酒，上行。得猪膽，除肝膽火。得柴胡，退寒熱。得芍藥，治下痢。得桑皮，瀉肺火。得白术，安胎。稍挾虚者，切勿輕用。

秦艽

味苦，性平，本入陽明，兼通肝、膽。主陽明風濕，搜肝膽伏風，所以能養血榮筋，除蒸退熱，理肢節痛，及攣急不遂，黄疸酒毒。世俗不知其功能本於祛風，凡遇痛症，動輒用之，失其旨矣。能利大小便，滑泄者勿用。

柴胡

苦而微寒，入膽經。主傷寒瘧疾，寒熱往來，嘔吐脇痛，口苦耳聾，頭角疼痛，心下煩熱，宣暢氣血，除飲食、痰水結聚，理肩背痛，目赤眩暈，婦人熱入血室，小兒五疳羸熱。東垣云：引清氣升騰而行春令者，宜之。銀柴胡，主用相倣，勞羸者尤爲要藥。欲上升者，用其根；欲下降者，用其梢。勿令見火。

前胡

味苦，微寒，肺肝藥也。散風袪熱，消痰下氣，開胃化食，止嘔定喘，除嗽安胎，止小兒夜啼。柴胡、前胡，均爲風藥。但柴胡主升，前胡主降，爲不同耳。種種功力，皆是搜風下氣之效，肝、膽經風痰爲患者，舍此莫能療。忌火。

防風

辛、甘，微温，入肺與膀胱。主上焦風邪，瀉肺實，大風頭眩，週身痹痛，四肢攣急，風眼冷淚，兼能去濕。東垣云：防風治一身痛，乃卑賤之職，隨所引而至，風藥中潤劑也。防風能制黄芪，黄芪得防風，其功愈大，乃相畏而相使者也。治上焦風，用其身；治下焦風，用其梢。本主治風，又能治濕者，風能勝濕也。

獨活　羌活

乃一類二種，中國生者名獨活，羌胡來者爲羌活。氣味辛温，爲手足太陽引經之藥，又入足少陰、厥陰。小無不入，大無不通，故能散肌表八風之邪，利週身百節之痛，頭旋掉眩，失音不語，手足不隨，口眼歪斜，目赤膚癢，理女子疝瘕，散癰疽散血。好古曰：羌活，色紫氣雄，可理遊風；獨活，色黄氣細，可理伏風。氣血虚而遍身痛者，禁之。

升麻

辛、平，入脾、胃二經。主頭額間痛，牙根痛爛，肌肉間風熱，解百毒，殺鬼邪，辟瘟疫，消癍疹，行瘀血。治陽陷眩暈，胸脇虚痛，久瀉脱肛，遺濁崩帶。東垣云：發陽明風邪，升胃中清氣，引甘温之藥，以補衛實表，故元氣不足者，用此於陰中升陽，又緩帶脉之急。大抵人年五十以上，降氣常多，升氣常少。内經云：陰精所奉其人壽，陽精所降其人夭。千古之下，窺其微者，東垣而已。凡上盛下虚者，勿與。

苦參

苦、寒，入腎。主風熱蟲症，腸風下血，積熱下痢，擦牙止痛。丹溪云：服苦參者，多致腰重，因其性降而不升也，非傷腎也。治大風有功，况細疹乎？火旺者宜之，火衰虚弱者，大忌。

白鮮皮

氣寒，善行，味苦，性燥，入肺、脾二經。主惡毒諸瘡，風癩疹癬，濕痺死肌，不可屈伸，通關節，利九竅及血脉，肺熱咳嗽，天行狂走，頭、目痛。氣息似羊羶，多服損中氣。

玄胡索

辛、温，入手、足太陰、厥陰四經。行血利氣，止痛落胎，通經絡，利小便。玄胡索兼理氣血，故能行血中氣滯，氣中血滯，理一身上下諸痛，確有神靈。時珍頌爲活血化氣第一品藥，非虚語也。往往獨行多功，雜以他藥便緩。上部酒炒用，中部醋炒用，下部鹽水炒。

貝母

味苦，微寒，主煩熱，心下滿，潤肺，消燥痰，散項下瘿瘰，傅惡瘡，收口。俗以半夏有毒，用貝母代之。殊不知貝母寒潤，治肺家燥痰之藥；半夏温燥，治脾胃濕痰之藥。兩者天淵，何可代乎？去心，同糯米炒，米熟爲度，去米用。

茅根

甘，寒，入胃。主内熱煩渴，吐衄，黄疸水腫，消瘀血，通血閉，止喘嘔，利小便，亦良物也。世皆以其微而忽之，惟事苦寒，致傷衝和之氣，烏足知此！

龍膽草

苦澀，大寒，肝、膽經藥也。主肝經邪熱，下焦濕熱，目病赤腫，瘀肉，小兒客忤疳氣，去腸中小蟲。時珍曰：相火寄在肝膽，有瀉無補，故瀉肝膽之熱，正益肝膽之氣也。但大苦大寒，過服，恐傷胃中生發之氣，及助火邪，亦久服黄連，反從火化之義也。甘草湯，浸一宿，曬乾用。

細辛

辛，温，入足厥陰、少陰血分，爲手少陰引經之藥。主風寒濕，頭痛，痰結氣壅，利九竅，明目聰耳，通鼻，除齒痛膚癢，風眼淚出，口瘡喉痺，驚癇咳嗽。時珍曰：氣之厚者能發熱，陽中之陽也。辛温能散，故風寒、濕火、痰氣者用之。用治口瘡齒疾者，取其散浮熱火鬱，則發之之義也。

辛能瀉肺，故咳嗽上氣者，宜之；辛能補肝，故肝膽不足，驚癇目疾者，宜之；辛能潤燥，故通少陰，耳聾便澁者，宜之。辛散太過，凡涉虛者，酌而投之。

當歸

甘、辛，微温，入心、肝、脾三經。主一切風、一切氣、一切血。温中，止頭目、心腹諸痛，破惡血，養新血，潤腸胃，養筋骨，澤皮膚，理癰疽，排濃，止痛生肌。好古云：心主血，脾裹血，肝藏血，故入此三經。頭止血而上行，稍破血而下行，身養血而中守，全活血而不走。氣血昏亂，服之而定。能領諸血各歸其所當之經，故名當歸。脾胃瀉者，忌之。去蘆，酒洗，微焙。

川芎

味辛，性温，肝家藥也。主一切風、一切氣、一切血。血虚及腦風頭痛，面上遊風，目淚多涕，昏昏如醉。除濕止瀉，行氣開鬱，去閼生新，調經種子，排濃長肉。蘇頌云：蜜丸，夜服，治風痰殊效。弘景云：止齒中出血。東垣曰：頭痛，必用川芎。加引經藥：太陽羌活，陽明白芷，少陽柴胡，太陰蒼术，厥陰吴茱萸，少陰細辛，是也。寇氏云：川芎不可久服，令人暴亡。單服既久，則辛喜歸肺，肺氣偏勝，金來賊木，肝必受邪，久則偏絶，是以夭亡。若藥具五味，備四氣，君臣佐使，配合得宜，寧有此患哉！小者名撫芎，專主開鬱。

蛇床子

辛甘，入腎。温腎助陽，袪風濕瘡痺，消惡瘡。暖婦人子宫，起男子陰痿。利關節，止腰痛。蛇床入腎而補元陽，大有奇功。誰知至賤之中，乃伏殊常之品，舍此而别求補益，豈非貴耳賤目耶？去殻，取仁，微炒。

藁本

苦辛，微温，足太陽本經藥也。主太陽巔頂痛，大寒犯腦，痛連齒頰，頭面、身體皮膚風濕。元素云：藁本，乃太陽風藥。其氣雄壯，寒氣鬱於本經，頭痛必用之藥。巔頂痛非此不除。與木香同用，治霧露之清邪中於上焦。與白芷同作面脂，既能治風，又能治濕，亦各從其類也。

白芷

辛、温，手陽明引經本藥也，兼入肺經。解利手陽明頭痛，中風寒熱及肺經風熱，頭面皮膚風痺爆癢，眉稜骨痛，鼻淵衄齒痛，崩帶能蝕膿。東垣云：白芷，療風通用，其氣芳香，能通九竅，表汗不可缺也。時珍曰：白芷能辟蛇，故蛇傷者用之，亦制以所畏也。微焙。

白芍

藥味酸，微寒，爲脾、肺行經藥，入肝、脾血分。瀉肝安脾，收胃止瀉，實腠和血，痢疾腹痛，脾虛中滿，胎産諸疾，退熱除煩，明目，斂瘡口。赤者破血下氣，利小便。東垣曰：芍藥酸濇，何以言利小便，蓋能益陰滋濕而停津液，故小便自行，非通利也。按，芍藥微寒，未若芩、連、梔、柏之甚也。而寇氏云：減芍藥以避中寒。丹溪云：新産後，勿用芍藥，恐酸寒伐生生之氣。嗟乎！藥之寒者，行殺伐之氣，違生長之機，雖微寒如芍藥，猶且諄諄告戒，況大苦大寒之劑，其可肆行而莫知忌耶？避其寒，用酒炒。入血藥，用醋炒。

牡丹皮

苦辛，微寒，肝經藥也。清腎肝之虛熱，理無汗之骨蒸。凉血行血，通關腠，排膿消瘀，定吐衄血。時珍云：牡丹皮，治腎肝血分伏火。伏火，即陰火也，即相火也。古方惟以此治相火，故仲景腎氣丸用之。後人惟知黄柏治相火，不知丹皮更勝也。此千古秘奥，人所不知。赤者利血，白者補人，宜分別用之。肉厚者佳，酒洗，微焙。

木香

性温味辛，氣味俱厚，沉而下降，統理三焦氣分。主心腹痛，健脾胃，消食積，止吐利，安胎氣，理疝氣，療腫毒，辟鬼邪。李時珍云：諸氣膹鬱，皆屬于肺。故上焦氣漏用之者，乃金鬱則泄之也。中氣不運，皆屬於脾，故中焦氣滯宜之者，脾胃喜芳香也。大腸氣滯則後重，膀胱氣不化則癃淋，肝氣逆上則爲痛，故下焦氣滯宜之，乃塞者通之也。形如枯骨，味苦粘牙者良。凡入理氣藥，只生用之。若欲實大腸，須以麵裹，煨熟用。

高良薑

辛温，獨入脾、胃。主寒邪腹痛。止嘔吐，寬噎膈，破冷癖，除瘴瘧，消宿食。東壁土炒用。

草豆蔻

辛、温，入脾、胃二經。温中下氣，止心腹痛，嘔吐，噎膈，瀉利。李時珍云：脾胃多寒、濕鬱滯者，與之相宜。然多用能助脾熱，傷肺損目。麵裹煨，去皮。

白豆蔻

辛、温，入肺、脾二經。散肺中滯氣，祛胃中停積，退目中雲翳，通噎膈，除瘧疾，解酒毒，止吐逆。楊士瀛云：主脾虚瘧疾，能消能磨，流行三焦，營衛一轉，諸症自平。肘後方云：患惡心者，惟嚼白豆蔻最佳。其功全在芳香之氣，一經火炒，便減功力。即入湯液，但當研細，待諸藥煎好，乘沸點服，尤妙。

縮砂仁

辛、温，入肺、脾、胃、腎四經。和中行氣，消食醒酒，止痛安胎，除上焦浮熱，化銅鐵骨哽。同熟地、茯苓，能納氣歸腎；同檀香、白蔻，能下氣安肺；得白术、陳皮，能和氣益脾。炒香，去衣。

益智仁

辛、温，能達心與脾、胃。進飲食，攝涎唾，止遺泄及小便多，止女人崩漏，亦能安養心神。

直指云：心者，脾之母，進食不止於和脾。蓋火能生土，故古人進食，必先益智，土中益火也。去殼，鹽水炒。

肉果

辛、温，善入手、足陽明。暖脾胃，固大腸，消宿食，寬膨脹，止吐逆。按，土性喜暖愛香，故肉果與脾胃最爲相宜。其能下氣者，脾得補則健運，非若厚朴、枳實之偏於峻削也。以糯米粉裹，於煻火中煨熟，去粉用。勿犯鐵器。

補骨脂

辛、温，宜腎，興陽事，止腎泄，暖丹田，斂精神。腰膝痠痛，腎冷精流者，不可缺也。白飛霞云：補骨脂屬火，收斂神明，能使心胞之火與命門之火相通，故元陽堅固，骨髓充實。本事方云：腎氣虚弱，則陽氣衰劣，不能薰蒸脾胃，令人痞滿少食。譬如釜中無火，雖終日不熟，何能消化？補骨補火，固能生土。更加朮、香以順氣，使之斡旋倉廩，倉廩空虚，則受物矣。揉去衣，以胡桃肉拌擦炒之。

薑黄

苦、温，善達肝脾，下氣破血，化癥瘕血塊，消癰腫。大者爲片子。薑黄能入臂理痛。

欝金

辛、苦，入心。下氣破血，止心腹痛，産後敗血，冲心，失心癲狂，衄血吐血，痘毒入心。經驗方云：一婦人患癲十年，用欝金七兩，明礬三兩，爲末，薄荷丸。纔服五十丸，心胸間覺有物脱去，再服而甦。此因驚憂，而痰與血凝於心竅也。

蓬莪术

苦辛而温，專走肝家。破積聚惡血，疏痰食作痛。李時珍云：欝金入心，專司血病；薑黄入脾，治血中之氣；蓬术入肝，治氣中之血。稍爲不同。多用醋炒，引入血分。

京三稜

苦、温，肝家血分藥也。破堅積結聚，行瘀血宿食，治瘡腫堅硬，通經下乳，墮胎。昔有患癥癖死，遺言必開腹取之。得病塊硬如石，文理有五色，削爲刀柄，後因刈三稜，柄消成水，故知能療癥癖。元素云：能瀉真氣，虚者勿用。醋煮炒乾。

香附

辛甘，微苦，足厥陰、手少陽藥也。利三焦，開六鬱，消痰食，散風寒，行血氣，止諸痛，月候不調，崩漏胎産。多怒多憂者，需爲要藥。丹溪云：香附，行中有補，如天之所以爲天者，健運不息，故生生無窮。即此理也。李時珍云：生則上行胸膈，外達皮毛；熟則下走肝腎，外徹腰足。炒黑則止血，便製則入血補虚，鹽炒則入血潤燥，酒炒則行經絡，醋炒則消積聚，薑汁炒則化痰。得參、术則補氣，得歸、地則補血，得蒼术、撫芎則解鬱，得黄連、梔子則降火，得紫蘇則發散，得艾葉則暖子宫。韓飛霞云：香附能推陳致新，故諸書皆云「益氣」。而俗有耗氣之説，宜于女人、不宜于男子者，非矣。

藿香

辛、温，脾肺之藥也。開胃進食，温中快氣，止心腹痛。爲吐逆要藥。東垣謂其芳香助胃，故能止嘔進食。今市中售者，殊欠芳香，定非真種？安望其有功耶？凡使，須水洗净。

澤蘭

苦而微温，肝脾藥也。破瘀血，消癥癖，宣九竅，利關節，通小腸，治水腫，塗廱毒。按，澤蘭，芳香悦脾，可以快氣疏利，悦肝可以行血，流行營衛，暢達膚竅，遂爲女科上劑。

香薷

辛、温，入肺。發散暑邪，通利小便，定霍亂，散水腫。世醫治暑，概用香薷，殊不知香薷爲辛温發散之劑，如納凉飲冷，陽氣爲陰邪所遏，以致惡寒發熱，頭痛煩渴，或霍亂吐瀉者，與之相宜。若勞役傷暑，汗多煩喘，必用清暑益氣湯。如大熱大渴，人參白虎湯，以瀉火益元。若用香薷，是重虚其表，反助其熱矣。今人不知暑傷元氣，概用香薷代茶，不亦誤乎？外臺秘要用香薷一斤，熬膏，加白术末七兩，丸如桐子，米飲送下。治通身水腫，頗著神功。忌火，亦忌日。

荊芥

辛、温，入肺、肝二經。散風熱，清頭目，利咽喉，消瘡毒，祛瘰癧，破結聚，下瘀血。按，荊芥，本功治風，又兼治血者，爲其人風木之臟，即是藏血之地。故並主之。與河豚、黄顙魚、驢肉相反，若同日食之，多致喪命，不可不痛戒也。荆芥穗炒黑，治下焦血，有功。

薄荷

辛、凉，肺肝藥也。除風熱，清頭目，利咽喉，止痰嗽，去舌苔，洗癮疹、疥瘰，塗蜂螫蛇傷，塞鼻，止衄血，擦舌療蹇濇。按，薄荷氣味俱薄，浮而上升，故能清理高巔，解散風熱。然芳香尖利，多服久服，令人虚汗不止。瘦弱人久用，動消渴病。

紫蘇

辛、温，肺家藥也。葉可發散風寒，梗能行氣安胎，子可消痰定喘，解魚蟹毒，治蛇犬傷。按，紫蘇以辛散爲功，久服泄人真氣。世俗喜其芳香，愛其達氣，或爲小蔬，或作蜜餞，朝暮用之，甚無益也。古人謂芳草致豪貴之疾，蓋指此耳。

甘菊花

味甘性平，入肺、腎兩經。清頭目風熱，定風虚眩暈，利血脉，安陽胃，悦皮膚，止腰痛，翳膜遮睛，冷淚流溢，珍爲要品。菊花屬金與水，惟其益金，故肝木得平，而風自息；惟其補水，故心火有制，而熱自除。甘美和平，得天地清純衝和之氣，是以服食家重之如寶玉也。鍾會贊菊有五美云：「圓花高懸，準天極也。純黄不雜，合土色也。早植晚發，君子德也。冒霜吐英，象貞質也。味和體輕，神仙食也。」甘者功用弘多，苦者但可理癰。白者入氣，赤者行血，神而明之，存乎其人耳。忌火，去蒂漿過，曬乾，乘燥入磨。

艾葉

辛苦而温，通行十二經。温中氣，祛寒濕，定吐衄，理下痢，安胎氣，除腹痛，止崩帶，辟鬼邪，殺諸蟲。灼灸百病，大著奇功。艾性温暖，有徹上徹下之功。服之以祛寒濕，可轉肅殺爲陽和。灸之以通經絡，可起沉痾爲康泰，其用最普，其功最巨。蘇頌訛云：不可妄服。此必燥熱者，久服故耳。今人謬執斯言，没其神用，何以異於因噎而廢食耶？老弱虚人，下元畏冷，以熟艾兜其臍腹，妙不可言。生用則涼，熟用則熱。

茵陳蒿

足太陽藥也。治發黄，祛濕熱，利小便，通關節。按，發黄有陰陽二種：茵陳同梔子、黄柏，以治陽黄；同附子、乾薑，以治陰黄。總之，茵陳爲君，隨佐使之寒熱，而理黄症之陰陽也。古法用茵陳同生薑搗爛，於胸前、四肢日日擦之。

青蒿

苦、寒，入肝經血分。主真陰不足，伏熱骨蒸。生搗，敷金瘡，止血止痛。殺鬼氣屍疰，理久瘧久痢。按，青蒿，得春獨早，其發生在羣草之先，故治少陽、厥陰諸症，獨著奇功。然性頗陰寒，胃虚者不敢投也。童便浸一日夜，曬乾。

茺蔚

即益母草，心、肝二經血分藥也。活血破血，調經止痛，下水消腫。胎前産後，一切諸症，皆不可缺。可浴癮疹，擣傅蛇毒。茺蔚子功用略同，但葉則專主行血，子則行中有補，故廣嗣及明目藥中多收之。然畢竟職專行血，故瞳神散大者又在禁例。微炒，春去殼用。

夏枯草

苦、辛，微寒，獨入厥陰。消瘰癧，散結氣，止目珠痛。此草補養厥陰血脉，又能疏通結氣。

目痛瘰癧，皆係肝症，故獨建神功。然久用，亦防傷胃。與參、术同行，方可久服無弊。

旋覆花

鹹、甘微温，入肺與大腸二經。通血脉，消結痰，祛痞堅，除水腫，散風濕，開胃氣，止嘔逆。旋覆之功甚多，然不越乎通血、下氣、行水而已。但是走散之品，非虛哀者所宜也。去皮及蒂，洗净，微焙。

紅花

辛、温，入心與肝血分藥也。活血通經，去瘀散腫，産後血暈，胎死腹中，並宜用之。多用破血，少用養血。酒噴，微焙。

大薊　小薊

根甘、温，入脾，肝二經。破宿血，生新血，安胎氣，止崩漏，定吐衄。大、小薊皆破血，但大薊力雄，健養消癰；小薊力微，只可退熱，不能消癰也。酒洗，童便拌，微炒。

續斷

苦而微温，獨入肝家。助血氣，續筋骨，破瘀結，消腫毒，縮小便，止遺泄，理胎産崩帶，及跌撲損傷。□痢，用平胃散五錢，入續斷一錢二分，煎服必效。以其既能行血，又能止血，宣中有補也。酒浸，炒。

胡蘆巴

苦、温，純陽之品，補火之藥也。主元臟虛寒，疝瘕，寒濕，腹脇脹滿，脚氣。胡蘆巴，乃海南番中所産蘿蔔子也。温補下元，導火歸經，與肉桂同功。至宋時，始出，故圖經本草未之及耳。酒浸，炒。

牛蒡子

即鼠粘子，辛、温，入肺。達肺氣，利咽喉，去皮膚風，消癍疹毒，出癰疽頭。牛蒡本入肺理風之劑，兼利腰膝凝滯者，一則金爲水母，一則清肅下輸，或謂兼入腎者，非其升浮之用也。

豨薟

苦、寒，入肝。主風氣麻痺，骨痛膝弱，風濕諸瘡。按，豨薟，苦寒之品，且有毒，令人吐，以爲生寒熟温，理或有之。以爲生瀉熟補，未敢盡信，豈有苦寒搜風之劑，一經蒸煮，便有補益之功耶？世俗見慎微本草，譽之太過，遂誤認爲風家至寶。余少時亦信之，及恪誠修事，久用無功，始知方書未可盡憑也。古人所謂補者，亦以邪風去則正氣昌，非謂其本性能補耳。酒蜜潤蒸。

蘆根

甘、寒，入胃。主胃熱火逆，嘔吐噎噦，消渴瀉痢。取肥者，去鬚節，並赤黄皮。

麻黄

辛、甘而温，氣味俱薄，輕清上浮，入手太陰、足太陽二經。去營中寒邪，泄衛中風熱，通利九竅，宣達皮毛，消癍毒，破癥結，止咳逆，散腫脹。按，麻黄，輕可去實，爲發表第一藥。惟當冬令在表，真有寒邪者，始爲相宜。雖發熱惡寒，苟不頭痛身痛拘急、脉不浮緊者，不可用也。雖可汗之症，亦當察病之重輕，人之虚實，不得多服。蓋汗乃心之液，若不可汗而誤汗，雖可汗而過汗，則心血爲之動摇，或亡陽，或血溢而成壞症，可不兢兢至謹哉！服麻黄而汗不止者，以水浸髮，仍用撲法即止。凡服麻黄，須謹避風寒，不爾復發難療。去根、節，煮數沸，掠去上沫，沫令人煩，根、節能止汗故也。

木賊

甘、苦，入肝。退目翳，止淚出。木賊與麻黄同形同性，亦能發汗。散火治木器者用之，磋擦則光净，故有木賊之名，取以治肝木有靈也。

燈心

平、淡，入太陽經。利小便，除水腫。燒灰吹，急喉痺，傳陰疳。

生地黄

甘、寒，入心、腎兩經。滋腎水，養真陰，填骨髓，長肌肉，利耳目，破惡血，理折傷，解煩熱，除脾傷痿倦，去胃中宿食，清掌中熱痛，潤皮膚索澤，療吐血衄血，尿血便血，胎前産後，崩中帶下。熟地，甘、温，功用尤弘，勞傷胎産家尊爲第一上劑。脉洪實者，宜於生地；脉虚軟者，宜於熟地。六味丸以之爲首，天一所生之源也；四物湯以之爲君，乙癸同歸之治也。生地性寒，胃虚者恐其妨食，宜醇酒炒之，以制其寒。熟地性滯，痰多者恐其泥膈，宜薑汁炒之，以制其滯。更須佐以砂仁、沉香二味，皆納氣歸腎，又能疏地黄之滯，此用藥之權衡也。揀肥大沉水者，好酒同砂仁末拌匀，入柳木甑于瓦鍋内，蒸極透，曬乾，九次爲度。地黄禀北方純陰之性，非太陽與烈火，交相爲制，則不熟也。市中惟用酒煮，不知其不熟也。向使一煮便熟，何固本膏用生、熟地各半耶？忌銅鐵器，令人腎消髮白。

牛膝

苦、酸，腎肝藥也。補腎强陰，理腰脊膝脛之傷；補肝强筋，理血結拘攣之症。療淋家莖痛欲死，止久瘧寒熱不休，能落死胎，出竹木刺。按，五淋諸症，極難見效，惟牛膝一兩，入乳香少許，煎服，連進數劑即安。性主下行，且能滑竅。夢失遺精者，在所當禁，此千古秘奥也。欲下行則生用，滋補則酒炒。

紫菀

辛、甘，微温，肺家藥也。益肺調中，消痰定喘，止血療咳，解渴潤肌，補虚辟鬼。紫菀，辛而不燥，潤而不寒，補而不滯，誠哉金玉君子！然非獨用、多用，不能速效。小便不通及溺血者，服一兩立效。去鬚，洗净，微火焙之。

麥門冬

甘而微寒，肺經藥也。清肺中伏火，定心臟驚煩，理癆瘵骨蒸，止血熱妄行。理經枯乳閉，療肺痿吐膿，潤燥乾煩渴。麥門冬，主用殊多，要不越清肺之功。夏令濕熱，人病困倦無力，身重氣短，孫真人立生脉散，補天元真氣。人參甘温，瀉熱火而益元氣；麥冬甘寒，滋燥金而清水源；五味子之酸温，瀉丙丁而補庚金，殊有妙用，然胃寒者不敢餌也。去心用。若入丸劑，湯潤搗膏。畏其寒者，好酒浸，搗。

冬葵子

甘、寒，太陽藥也。達諸竅，疏大腸，利小便，催難産，通乳閉，出癰疽頭，下丹石毒。葵根功用與子相倣。小兒誤吞銅錢，煮汁飲之，神妙。葵性淡滑，爲陽，故能利竅通閉，關格者恒用之。别有一種蜀葵根，腸胃生癰者，同白芷服，善能排膿散毒。

款冬花

辛而微温，肺經藥也。潤肺消痰，止咳定喘，清喉痺理，肺痿肺癰。古人治久咳，款冬花一兩，蜂蜜拌潤，入茶壺中，以麵固其蓋，勿令漏氣。壺下着炭火，待烟從壺口出，口含吸咽，煙盡乃止，數日必效。按，傅咸款冬花賦云：「冰凌盈谷，雪積披崖。顧見款冬，煒然華艷。」則其純陽之性可知。雖具辛温，却不燥熱，故能輕揚，上達至高之府，贊相傳而奏功勳也。蜜水拌，微火炒。

决明子

苦、寒，東方藥也。清肝家風熱，去目中翳膜，理赤眼淚出。炒熟，研細。

瞿麥

穗，苦寒，入太陽經。逐膀胱邪熱，治小便不通，明目墮胎。按，瞿麥之用，惟「破血利竅」四字，可以罄其功能，非久任之品也。炒用。

葶藶子

辛、寒，入肺。瀉氣，主肺壅上氣，咳嗽喘促，痰氣結聚，通身水氣。按，本草十劑云：泄可去閉，葶藶、大黄之屬。此二味，皆大苦大寒。大黄泄血閉，葶藶泄氣閉。夫葶藶之峻利，不減大黄。性急逐水，殊動真氣，稍涉虚者，宜痛戒之。有甜、苦二種：苦者專泄，甜者少緩。然肺家水氣急滿，非此莫能療，但不敢多用耳。酒炒或糯米拌炒，待米熟，去米用。

車前子

甘、寒，入腎、膀胱二經。利小便，除濕痺，益精氣，療目赤，催難産。車前子利小便而不走氣，與茯苓同功。以紗囊揉去泥土，炒熟。

連翹

苦、寒，入心。瀉心火，破血結，散氣聚，消腫毒，利小便。諸瘡痛癢，皆屬心火，連翹瀉心，遂爲瘡家要藥。治瘻癧、瘡瘍，有神。然久服，有寒中之患。

青黛

甘、寒，東方藥也。瀉肝氣，散鬱火，殺疳蟲，塗熱瘡。古稱青黛從波斯國來，今惟以靛花充用，然乾靛多夾石灰，須淘之數次，取浮標用。

扁蓄

苦、寒。利小便，祛濕熱，殺諸蟲。

沙苑　蒺藜

甘、温，善走腎、肝二經。主補腎益精，止腰痛遺泄。種玉方中，尊爲奇品。白蒺藜别爲一種，破血消痰，治風明目，亦能補腎。

穀精草

甘、平，陽明藥也。主頭風翳膜，痘後目翳。此草，收穀後荒田中生之，得穀之餘氣，獨行陽明分野，明目退翳之功，似在菊花之上。

海金沙

甘、寒，小腸、膀胱藥也。主濕熱腫滿，通小便淋閉，此太陽經血分之藥。惟熱在二經血分者，始爲相宜。勿令見火。

大黄

苦、寒，足太陰、手、足陽明、手、足厥陰五經血分之藥也。行瘀血，導血閉，通痢積，破結聚，消飲食，清實熱，瀉痞滿，潤燥結，敷腫毒，蕩滌腸胃，推陳致新。大黄性極猛烈，故有「將軍」之號。本血分之藥，若在氣分用之，未免誅伐太過矣。瀉心湯，治心氣不足，衄血吐血，乃心氣不足而邪火有餘也。雖曰瀉心，實瀉血中伏火也。又仲景治心下痞滿，用大黄黄連瀉心湯，此亦瀉脾胃之濕熱，非瀉心也。病發于陰而反下之，則爲痞滿，乃寒傷營血，邪氣乘虚，結于上焦，故曰「瀉心實瀉脾」也。病發於陽而反下之，則爲結胸，乃熱邪陷入血分，亦在上焦。大陷胸湯丸，皆用大黄，亦瀉脾胃血分之邪也。若結胸在氣分，只用小陷胸湯。痞滿在氣分，只用半夏瀉心湯。成無已不知分别此義，凡病在氣分，胃虚血虚，胎前産後，並勿輕用。其性苦寒，能傷氣耗血也。欲行下者，必生用之。若邪在上者，必須酒服，引上至高，驅熱而下也。欲取通利者，須與穀氣相遠，下後亦不得驟進穀氣。大黄得穀氣，便不能通利耳。

商陸根

酸、辛，有毒。通大、小腸，疏泄水腫，攻消痃癖。搗爛，敷腫毒喉痺。小兒痘毒，同葱白填臍。白者可入湯散，赤者但堪外貼。古贊云：其味酸辛，其形類人。共用療水，其效如神。與大戟、甘遂異性而同功。虚者不可用，止用貼臍，小便利即腫消也。

大戟

苦、寒，有毒，入肝與膀胱。利大小便，泄十種水病，破惡血癖塊。李時珍云：痰涎無處不到。入心，則迷竅而癲狂；入肺，則塞竅而咳喘；入肝，則脇痛乾嘔；入經絡，則痺痛；入筋骨，則引痛。並用控涎丹，殊有奇功。此治痰之本。本者，水濕也。得氣與火，變爲痰涎。大戟泄臟腑之水濕，甘遂行經隧之水濕，白芥子散皮裏膜外之痰，善用者收奇功也。錢仲陽謂：腎爲真水，有補無瀉。又云：痘瘡變黑歸腎，用白祥丸以瀉腎，非瀉腎也，瀉其腑，則臟自不實。百祥丸惟大戟一味，大戟能行水，瀉膀胱之腑，則腎臟自不實。竊謂百祥非獨瀉腑，乃實，則瀉其子也；腎邪實，而瀉肝也。大戟浸水色青，肝膽之色也。仲景治痞滿脇痛，乾嘔短氣，十棗湯主之，亦有太戟。夫乾嘔脇痛，非肝膽症乎？則百祥之瀉肝膽，明矣，何獨瀉腑乎？用棗同煮軟，曬乾。

甘遂

苦、寒，有毒。瀉決十二經，疏通水道，攻堅破結。張元素云：味苦氣寒，直達水氣所結之處。水結胸中，非此不除。故大陷胸湯用之。但有毒，不可輕用。河間云：水腫未消，以甘遂末塗腹遶臍，内服甘草水，其腫便去。又塗腫毒，濃煎甘草湯服，其毒即散。赤皮者佳，白皮者性劣也。麵裹煨熟，用以去其毒。

續隨子

辛、温，有毒。破瘀血癥癖，蠱毒鬼疰，水腫，利大、小腸。下水甚捷。有毒傷人，不得過用。服後瀉，多以醋同粥吃，即止。去殼，取色白者，研爛，紙包壓去油，取霜用。

蓖麻子

辛、熱，有毒。服者一生勿食炒豆，犯即脹死。且有毒損人，故不可輕服。但取外治，其用甚多。研敷瘡癰瘰癧。塗足心，催生。口眼歪斜，右歪貼左，左歪貼右。塞鼻治瘫，塞耳治聾。小便不通，三粒研細，入紙撚，插莖即通。子宫脱下，塗頂即收。丹溪曰：追膿拔毒，爲外科要藥。鵜鶘油能引藥氣入内，蓖麻油能拔病氣出外。偏風，手足不舉，同羊脂、麝香、穿山甲，煎作膏，日摩數次。手臂腫痛，蓖麻搗膏貼之，一日即愈。偏頭痛，同乳香搗塗即止。外用必奏奇功，内服多致損人。取蓖麻油法：研爛，入水煮之，有沫撇起，沫盡乃止。取沫，煎至滴水不散爲度。

常山

苦、寒，有小毒。消痰至捷，截瘧如神。常山劫痰療瘧，無他藥可比。須在發散表邪之後，用之得宜，立見神功。世俗聞雷斅有老人久病之戒，遂視常山爲峻劑。殊不知常山發吐，惟生用與多用爲然。與甘草同行，則亦必吐。若酒浸炒透，但用錢許，余每用，必見奇功，未有見其或吐者也。不一表明，將使良藥見疑，沉疴難起，抑何其愚耶？酒浸一宿，切薄片，慢火久炒，形如鷄骨者良。

附子

辛、熱，有毒，通行十二經，無所不至。暖脾胃而祛寒濕，補命門而救陽虛。除心腹、腰膝冷疼，破癥堅、積聚、血瘕，治傷寒陰症厥逆，理虛人格噎、脹滿，主督脉脊强而厥，救疝家引痛欲絶，斂癰疽久潰不收，拯小兒脾弱慢驚。附子禀雄壯之性，有斬關之能。引補氣藥，以追散失之元陽；引補血藥，以滋不足之真陰；引發散藥，以逐在表風寒；引温暖藥，以祛在裏寒濕。其用弘矣哉！張元素云：附子以白术爲佐，乃除寒濕之聖藥。又益火之源，以消陰翳，則便溺有節。丹溪云：氣虛熱甚者，少加附子，以行參、芪之功。肥人多濕者亦宜之。戴元禮云：附子無乾薑不熱，得甘草則性緩。李時珍云：陰寒在下，虛陽上浮，治之以寒，則陰氣益甚；治之以熱，則拒而不納。熱藥冷飲，下咽之後，冷體既消，熱性便發，病氣隨愈。此熱因寒用之法也。余每遇大虛之症，參、术無功，必加附子，便得神充食進。若陰虛陽旺、形瘦脉數者，不可輕投。附子以蹲坐正節角少，重一兩者佳。形不正而傷缺風皺者，不堪用也。沸湯泡，少頃，去皮臍，切作四掗，用甘草濃汁二鍾，慢火煮之，汁乾爲度。隔紙烘乾。或用童便製者，止可速用，不堪藏也。

母爲烏頭。附烏頭而生者爲附子，身長者爲天雄。大抵風症用烏頭，寒症用附子。而天雄之用，與附子相彷，但功力略遜耳。按，烏、附、天雄，皆是補下之藥。若係上焦陽虛，當用參、芪，不當用天雄也。且烏、附、天雄之尖，皆是嚮下生者，其氣下行，其臍乃向上，生苗之處。寇氏謂：天雄之性，不肯就下。元素謂：天雄補上焦陽虛。皆爲誤筆。

天南星

苦、辛，有毒，肺、脾、肝之藥也。主風痰麻痺，眩暈，口噤身强，筋脉拘緩，口眼歪斜，堅積癰腫，利水去濕，散血墮胎。味辛而散，故能治風散血，氣温而燥，故能勝濕除涎，性緊而毒，故能攻堅拔腫。凡諸風口噤，需爲要藥。重一兩者佳。生用者，温湯洗過，礬湯浸三日夜，日日换水，曝乾。熟用者，酒浸一宿，入甑蒸一日，以不麻舌爲度。造膽星法：南星，生研細末，臘月取黄牛膽汁，和劑納膽中，懸風處。年久彌佳。

半夏

辛、温，有毒，脾胃藥也。燥濕和中，消痰止嗽，開胃健脾，止嘔定吐，消癰墮胎。好古曰：經云：腎主五液，化爲五濕，自入爲唾，入肝爲泣，入心爲汗，入脾爲痰，入肺爲涕。有痰曰嗽，無痰曰咳。痰因咳動，脾之濕也。半夏能泄痰之標，不能泄痰之本。泄本者，泄腎也。咳無形而痰有形，無形則潤，有形則燥，所以爲流濕潤燥耳。以半夏爲肺藥，非矣。止吐，爲足陽明；除痰，爲足太陰也。汪機曰：脾胃濕熱，涎化爲痰，自非半夏，曷可治乎？若以貝母代之，則翹首待斃。時珍曰：脾無濕不生痰，故脾爲生痰之源，肺爲貯痰之器。半夏治痰，爲其體滑辛温也。涎滑能潤，辛温能散，亦能潤，故行濕而通大便，利竅而泄小便。所謂辛走氣，能化液，辛以潤之是矣。丹溪謂：半夏能使大便潤而小便長成。無已謂半夏行水氣而潤腎燥，局方半硫丸治老人虚秘，皆取其滑潤也。俗以半夏爲燥，誤矣。濕去則土燥，痰涎不生，非其性燥也。惟陰虚勞損，非濕熱之邪而用之，是重竭其津液。醫之咎也，豈藥之罪哉！

愚謂：同蒼术、茯苓，則治濕痰；同栝蔞、黄芩，則治熱痰；同南星、前胡，則治風痰；同芥子、薑汁，則治寒痰。惟治燥痰，但宜貝母、栝蔞，非半夏所司也。半夏主治頗多，總是去濕健脾之效。苟無濕症，與半夏不相蒙也。古人謂半夏有三禁：謂汗家、渴家、血家，爲其行濕利竅也。揀大而白者，水浸七日，每日换水，去衣净，更以薑汁、明礬、皂角同煮透，曬乾。造麯法：以半夏洗净，去衣研細，以薑汁、礬湯，搜和作餅，楮葉包裹，待生黄衣，去葉，曬乾。

芫花

辛、温，有毒。消痰飲、水腫、濕痺，咳逆上氣，喉鳴咽腫，疝瘕癰毒。李時珍云：仲景治太陽表不解，心下有水氣，乾嘔發熱而咳，或喘或利者，小青龍湯。表已解，頭痛出汗，惡寒，心下有水氣，痛引兩脇，或喘或咳者，十棗湯。小青龍，發散表邪，使水氣自毛竅出，開鬼門也。十棗湯，驅逐裏邪，使水氣自二便出，潔净府也。飲症有五，皆因内啜水漿，外感濕氣，鬱而爲飲。流於肺，則爲支飲，令人喘咳寒熱，吐沫背寒；流於脾，則爲懸飲，令人咳唾，痛引缺盆、兩脇；流於心下則爲伏飲，令人胸滿嘔吐，寒熱眩暈；流於腸胃，則爲痰飲，令人腹鳴吐水，胸脇支滿，或泄瀉，忽肥忽瘦；流於經絡，則爲溢飲，令人沉重注痛，或作水腫。芫花、大戟、甘遂之性，逐水去濕，直達水飲窠囊之處，徐徐用之，取效甚捷，多即損人。陳久者良，醋煮數沸，去醋，更以水浸一宿，曬乾，則毒去也。

菟絲子

甘、平，腎家藥也。益精髓，堅筋骨，止遺泄，主溺有餘瀝，去腰膝痠軟。菟絲子，禀中和之性，凝正陽之氣，不燥不寒，故多功於北方，爲固精首劑。水淘去泥，酒浸一宿，焙乾，研細。

五味子

肉中酸、甘，核中苦、辛、鹹，故名五味，入肺、腎二經。滋腎家不足之水，收肺氣耗散之金，强陰固精，止渴止瀉，定喘除嗽，斂汗明目。東垣曰：五味子，收肺氣，乃火熱必用之藥，故治嗽以之爲君。但有外邪者，不可驟用。丹溪曰：五味子，收肺，非除熱乎？補腎，非暖水臟乎？乃熱嗽必用之藥。食之多虚熱者，收補之驟也。黄昏嗽，乃火浮入肺，不宜凉藥，宜五味子斂而降之。元素云：夏月困乏，無氣以動，與黄芪、人參、麥門冬、五味子，少加黄柏，煎服，使人精神頓加，兩足筋力湧出。補藥熟用，嗽藥生用。

覆盆子

甘、平，入腎。起陽治痿，固精攝溺。强腎，而無燥熱之偏；固精，而無凝濇之害。金玉之品也。酒浸一宿，焙用。

使君子

甘、温，入脾。殺蟲退熱，健脾止瀉。殺蟲之藥多是苦辛，此獨味甘，亦可異矣。且能扶助脾胃，收斂虚熱，爲小兒要藥。

馬兜鈴

苦、寒，入肺。清肺氣，止咳嗽，定喘促。體輕而虚，與肺同象，故專司喘嗽，以清熱降氣爲功，不能補益也。

牽牛子

辛、温，入肺及大小腸。利小便，通大腸，消水腫，逐痰飲，除氣分濕熱，疏三焦壅結。牽牛主脾家水氣，喘滿腫脹，下焦鬱遏，腰背脹重，及大腸風秘、氣秘，卓有殊功。但病在血分，及脾虚痞滿者，不可服也。

時珍治一人腸結，服養血潤燥藥，則泥膈不快，服硝黄利藥，則若罔知。其人形肥，膏粱多鬱，日吐酸痰，乃寬，此三焦氣滯，有升無降，津液皆化爲痰，不能下滋腸胃，非血燥也。潤劑多滯，硝黄入血，不能入氣，故無效也。牽牛爲末，皂角膏丸，纔服便通。一人素多酒色，二便不通，下極脹痛，用利藥不效。是濕熱之氣，壅塞精道，病在二陰之間，故前阻小便，後阻大便，病不在大腸、膀胱也。用楝子、茴香、穿山甲，倍用牽牛，煎服而愈。碾取頭末，去皮麩用，亦有半生半熟用者，皮能滯氣，勿得誤用。

天花粉

甘、苦，微寒。主内熱乾渴，痰凝咳嗽，煩滿身黄，消毒通經。苦能降火，甘不傷胃，故本經有安中補虚之稱。虚熱燥渴者，與之相宜，且清和疏利，又能消毒通經。然畢竟行秋冬之令，非所以生萬物者也。

去皮切片，水浸三日，逐日换水，搗如泥，絹濾澄粉，薄荷襯蒸，曝乾。實名栝蔞，主胸痺腫毒，潤肺止咳，滌痰解渴。丹溪贊其洗滌胸垢，爲治渴神藥。其子功用約略相同，研爛去油。

葛根

辛、甘，陽明經藥也。主頭額痛，解肌止渴，宣瘢發痘，消毒解酲。元素曰：升陽生津。脾虚作渴者，非此不除。不可多用，恐傷胃氣。仲景治太陽、陽明合病，桂枝湯内加麻黄、葛根。又有葛根黄連解肌湯，用以斷太陽入陽明之路，非太陽藥也。葛根葱白湯，爲陽明頭痛仙藥。若太陽初病，未入陽明而頭痛者，不可便服升麻、葛根，反引邪入陽明矣。丹溪曰：瘢疹已見紅點，不可用葛根升麻湯，恐表虚，反增瘢爛也。東垣云：乾葛輕浮。鼓舞胃氣上行，生津，解肌熱，治脾胃虚瀉聖藥也。本草十劑云：輕可去實，麻黄、葛根之屬。蓋麻黄乃太陽經藥，兼入肺經，肺主皮毛；葛根乃陽明經藥，兼入脾經，脾主肌肉。二藥俱是輕揚發散，而所入迥然不同也。

天門冬

甘、苦而寒，肺與腎之藥也。主肺熱咳逆，喘促，肺痿肺癰，吐血衄血，乾渴痰結，通腎益精。

天門冬冷而能補，肺家虛熱者宜之。然虛甚者，須與參、芪同進，不致傷胃。時珍云：天門冬清金降火，益水之上源，故能下通腎氣。若服之日久，必病滑腸，反成痼疾矣。去心用。

百部

苦、甘，微溫。主咳嗽喘逆，殺傳尸、寸白、蚘蟯、疥癬、蠅、蠓、蝨，一切諸蟲。時珍云：亦麥門冬之類，皆主肺疾。但百部氣溫，寒者宜之；門冬性冷，熱者宜之。此爲異耳。

何首烏

苦、濇，微温，腎、肝藥也。補血氣，强筋骨，益精髓，黑鬚髮，歛虛汗，固遺濁，止崩帶，理瘰癧，療腸風，美顔色，久服令人有子。肝主疏泄，腎主閉藏，何首烏苦以堅養腎陰，濇以收攝肝氣，不燥不寒，功在地黄、門冬之上，爲滋補良藥。白者入氣，赤者入血。赤白合用，氣血交培。一老人，見有藤二株相交，掘其根歸爲末，空心酒服，髮烏顔少，連生數男，此老姓何，故名「何首烏」，真神物也。忌鐵，竹刀刮去黑皮，米泔浸半日，切片。每赤白各一斤，用黑豆三斗，每次用三升三合，以水浸過。甑内鋪豆一層，藥一層，重重鋪盡，沙鍋上蒸之，豆熟爲度。去豆，曬乾，九次乃佳。

萆薢

苦、平，胃與肝藥也。搜風去濕，補腎强筋，主白濁、莖中痛，陰痿，失溺，惡瘡。入肝搜風，故能理風與筋之病；入胃祛濕，故能理濁與瘡之病。古人稱其攝溺之功，或稱其逐水之效，何兩説相懸耶？不知腎爲閉蟄封藏之本，腎氣强旺則自能收攝，而妄水亦無容藏之地。且善清胃家濕熱，故能去濁分清也，楊氏萆薢分清飲，正得此意。楊子建云：小便頻數無度，莖中痛者，必大腑不通，水液只就小腸，大腑愈加燥竭，甚則躁熱。或因酒色，或因過食辛熱葷膩，則腐物瘀血之類，隨虚入於小腸故也。此乃小便頻數而痛，與淋症濇痛者不同。用萆薢一兩，鹽水炒，爲末，煎服。使水道轉入大腸，仍以葱湯頻洗穀道，令氣得通，則小便數及痛自減也。萆薢與土茯苓形雖不同，主用相彷，豈一類數種乎？鹽水拌炒。

土茯苓

甘、平，入胃、肝二經。健脾胃，清濕熱，利關節，治拘攣止泄，瀉除骨痛，主楊梅瘡，解汞粉毒。時珍云：楊梅瘡，古無病者。近起于嶺表，風土卑炎，嵐瘴薰蒸，挾淫穢濕熱之邪，發爲此瘡，互相傳染，遍及海宇。類有數種，治之則一也。症屬厥陰、陽明二經，如兼少陰、太陰則發於咽喉，兼太陽、少陽，則發於頭耳。蓋相火寄於厥陰，肌肉屬於陽明故也。用輕粉、銀朱劫劑，七日即愈。水銀性走而不守，加以鹽、礬升爲輕粉、銀朱，其性燥烈，善攻痰涎。涎乃脾液，此物入胃，歸陽明，故涎被劫，隨火上升，從喉頰齒縫而出，瘡即乾愈。但毒氣竄入經絡、筋骨，莫之能出，變爲筋骨攣痛，發爲癰毒，遂成廢痼。近有秘方：土茯苓一兩，苡仁、金銀花、防風、木瓜、木通、白鮮皮各五分，皂莢子四分，人參、當歸各七分，日飲三服。惟忌飲茶，及牛、羊、鷄、鵝魚肉、燒酒、發麵、房勞。色白者佳。土茯苓能健脾，去風濕。脾健而風濕去，故毒得以愈。

威靈仙

辛、鹹，入太陽經。搜逐諸風，宣通五臟，消痰水，破癖積。丹溪曰：威靈仙，痛風之要藥也。其性好走，通十二經，朝服暮效。辛能散邪，故主諸風；鹹能泄水，故主諸濕。壯實者誠有殊功，氣弱者反成痼疾。

茜草

苦、温，厥陰藥也。行血滯，通經脉，理痛風，除寒濕，活血與紅花相同，而性更通利。忌鐵。

防己

辛、寒，太陽藥也。主下焦風濕腫痛，膀胱蓄熱，通腠理，利九竅，散癰毒，利二便。東垣云：防己，苦、寒，瀉血中濕熱，通其滯塞。此瞑眩之藥，下咽令人身心煩亂，飲食減少。至於濕熱壅塞，及下注脚氣，無他藥可代。若勞倦虚熱，以防己泄大便，則重亡其血，不可用一也。渴在上焦氣分，而防己乃下焦血藥，不可用二也。外感邪傳肺經，氣分濕熱，而小便黄赤，此上焦氣分，禁與血藥，不可用三也。大抵上焦濕熱，皆不可用，下焦濕熱，審而用之。防己爲療風水要藥，治風用木防己，治水用漢防己。去皮，酒洗，曬乾。

木通

甘、淡，微寒，心包絡、小腸、膀胱藥也。利小便，消水腫，宣血脉，通關節，明耳目，治鼻塞，破積聚，除煩渴，安心神，散癰腫，清伏熱，醒多睡，去三蟲，墮胎下乳。東垣曰：木通，甘、淡，助西方秋氣下降，以利小便，專瀉氣滯也。肺受熱邪，氣化之源絶，則寒水斷流，膀胱癃閉，宜此治之。時珍曰：木通，上能通心清肺，理頭痛，達九竅；下能泄濕祛熱，利小便，通大腸。蓋其能泄丙丁，則肺不受邪，能通水道，水源既清，則津液自化，而諸經之濕熱，皆從小便泄去。《本草云：通可去滯，木通、防己之屬。夫防己苦寒，瀉血分濕熱；木通甘淡，瀉氣分濕熱。細而白者佳。

通草

淡、平，肺與膀胱藥也。利水通淋，明目退熱，下乳催生。色白氣寒，味淡體輕，故入肺經。導熱使降，由膀胱下泄也。

鈎藤

甘、苦，微寒，手、足厥陰藥也。主小兒寒熱驚癇，夜啼，瘛瘲，客忤胎風，内鈎腹痛，大人肝風，目眩。

金銀花

甘而微寒。主脹滿下痢，消癰散毒，補虚療風。近世但知其消毒之功，昧其脹痢風虚之用，余于諸症中用之，屢屢見效，奈何忽之耶？

澤瀉

甘、鹹，微寒，腎與膀胱藥也。利水道，通小便，補虚積，理脚氣。按，本經云：久服明目。而扁鵲云：多服病眼。何相反耶？蓋水道利，則邪火不干空竅，故云「明目」；水道過於利，則腎氣虚，故云「病眼」。又，别録稱其止遺泄，而寇氏謂泄精者不敢用，亦何相刺謬也？蓋相火妄動而遺泄者，得澤瀉清之，而精自藏矣。氣虚下陷而精滑者，得澤瀉降之，而精愈滑矣。况滑竅之劑，腎虚失閉藏之職者，亦宜禁也。夫一藥也，一症也，而或禁或取，變化殊途，自非博洽而神明者，未免對卷而疑，臨症而眩。若格於理者，變變化化，而不離乎宗，故曰：醫不執方，合宜而用。斯言至矣！

菖蒲

辛、温，心、肝藥也。開心竅，消伏梁，除痰嗽，通九竅，明耳目，出音聲，散風濕，止心痛，殺諸蟲，辟鬼邪，理惡瘡。按，仙經歷稱菖蒲爲水草之精英，神仙之靈藥。然惟石磧水生，莖細節密，不沾土者，方爲上種。銅刀刮去粗皮，米泔浸之，飯上蒸之，藉穀氣而臻於中和，真有殊常之效。

海藻

鹹、寒。主癭癧癰腫，癥瘕水腫，疝氣痰壅，食凝。經云：鹹能軟堅。海藻鹹能潤下，寒能泄熱，故無堅不潰，無腫不消。洗净鹹味，焙乾。

昆布

鹹，寒。主水腫噎膈，瘰癧惡瘡。昆布功同海藻，凡海中菜皆損人，勿多食。洗去鹹，焙乾。

石斛

甘而微鹹，脾、腎藥也。益中氣，厚腸胃，長肌肉，逐邪熱，壯筋骨，强腰膝。石斛，甘可悦脾，鹹能益腎，故多功於水、土二臟。但氣性寬緩，無捷奏之功。古人以此代茶，甚清上膈。凡使，勿用木斛。石斛短而中實，木斛長而中虚，不難分辨。

骨碎補

苦、温，腎經藥也。主骨中毒氣，風血痛，破血止血，補折傷，理耳鳴牙痛。筋骨傷碎者，能療之，故名骨碎補。走入少陰，理耳牙諸疾。凡損筋傷骨之處，同黄米粥裹傷處，有效。焙過用。

穀部

胡麻

甘，平。補中益氣，養肺潤腸，堅骨明耳目，逐風濕，填腦髓，久服延年。胡麻子，填精益氣，仙家所珍。取栗色者，名鼈蝨胡麻，比色黑者更佳。

浮麥

即小麥中水淘浮起者，止自汗、盜汗、虚熱。

麥芽

即大麥水浸生芽者，開胃下氣，消食和中。

穀芽

即大米穀水浸生芽者，啓脾進食，寬中消穀。

神麯

乃伏天，用白麵百斤，青蒿汁三碗，赤小豆末、杏仁泥各三升，蒼耳汁、野蓼汁各三碗，以配白虎、青龍、朱雀、玄武、勾陳、螣蛇六神。揉和作餅，楮葉包罯，如造醬黄法。待生黄，曬乾。臨用炒之。消食下氣，健脾暖胃，除吐止瀉，破癥結，理痢疾。按，神麯與穀、麥二芽，脾胃虚人，常宜服之，以助戊巳；熟腐五穀，須與參、术、香、砂同用爲佳。

薏苡仁

甘，平。保肺益脾，舒筋去濕，消水腫，理脚氣。色白入肺，味甘入脾，治筋者必取陽明，治濕必扶土氣，故有舒筋消水之用。然性主秋降之令，每多下行。虚而下陷者，非其宜也。淘曬炒。

粟殼

酸澀，微寒。止瀉痢，固脱肛，治遺精，除久咳。粟殼，酸澀收斂，其性緊急，非久瀉久嗽者，不敢輕投也。世俗聞而畏之，概不肯用，不知久利滑脱者，非此不效，因噎而廢食，良醫弗爲也。水洗潤，去蒂及筋膜，取薄皮，醋炒。

赤小豆

甘，酸，性平。消熱毒，下水腫，散惡血，利小便，止泄痢。世俗惟知治水，不知扶土，所以制水，赤小豆健脾胃而消水濕，直窮其本也。其性善下，久服則降令太過，津血滲泄，令人肌瘦。一切毒腫，爲末塗之，無不愈者。但性極粘，乾即難揭，入苧根末，即不粘，此良法也。此即五穀中常食之品。以緊小而赤黯色者入藥；其稍大而鮮紅、淡紅色者，並不可用。

緑豆

甘，寒，利水消腫，解毒止吐，瀉解消渴。

白扁豆

甘，平，脾之穀也。暖脾胃，止吐瀉，解諸毒，清暑氣，除濕熱。扁豆，氣味中和，土家契合，倉廩受培，自能通利三焦，升降清濁，土强濕去，正氣日隆。炒熟，去皮。

豆豉

苦、寒。主傷寒頭痛，煩悶，温毒發斑，嘔逆血痢，解肌發表，調中下氣，卓有神功。炒熟，則能止汗。

蒸餅

甘，平。温中健脾，消食化滯，和血止汗，利三焦，通水道。單麵所造，酵水發成，惟臈月及寒食日蒸之，至皮裂，去皮，懸之風乾。以水浸脹，擂爛用。

飴糖

甘，温。補中健胃，潤肺止嗽，消痰止血，解渴解毒。熬焦，酒服，能下惡血。邢曹進飛矢中目，拔矢，而鏃留於中，痛困俟死，一僧教以寒食飴點之。至夜痯癢，一鉗而出，旬日而瘥。

本草通玄卷下

木部

黄柏

苦、寒，沉而下降，爲足少陰、足太陽引經之劑。肅清龍雷之火，滋濡腎水之枯，疏小便癃結，祛下焦濕腫。凡目赤耳鳴，口瘡消渴，血痢吐衄，腸風，腰膝痿軟者，咸資其用。東垣云：小便不通而濕者，熱在上焦氣分，肺熱則不能生水，法當淡滲，猪苓、澤瀉之類。小便不通而不渴者，熱在下焦血分。無陰則陽無以化，法當滋陰，黄柏、知母是也。愚謂：黄柏制下焦命門陰中之火，知母滋上焦肺金生水之源。蓋邪火焰明，則真陰消涸；真陰消涸，則邪火益烈。取知、柏之苦寒，以抑南扶北，誠如久旱甘霖，然惟火旺胃强者當之，乃稱合劑。倘引氣已殘，則邪火雖亢，命曰虚炎。從事弗衰，將有寒中之變，非與甘温，則大熱不除。近世殊昧斯旨，而夭枉者不可勝數矣。

厚朴

苦，温，體重而降，脾胃藥也。温中下氣，是其本功。凡健脾寬脹，消痰止吐，消食止痛，厚腸利水，皆温中之力也。能瀉胃實，故平胃散收之，寒脹必需，乃結者散之之義。然行氣峻猛，虚者勿多與也。東垣云：苦能下氣，故泄實滿；温能益氣，故散濕滿。質厚色紫者佳。去粗皮，薑汁浸炒。

杜仲

辛、温，入腎、肝氣分之劑。補腎，則精充而骨髓堅强；益肝，則筋壯而屈伸利用。故腰膝痠疼，脊中攣痛者需之。又主陰下濕癢，小便餘瀝，皆補力之馴致者也。酥炙，或鹽酒炒，去粗皮。

樗白皮

苦而微温。專以固攝爲用，故瀉痢腸風，遺濁崩帶者，並主之。然必病久而滑，始爲相宜；若新病蚤服，强勉固濇，必變他症而成痼疾矣。時珍曰：血分受病不足者，宜用椿皮；氣分受病有鬱者，宜用樗皮。凡用，刮去粗皮。生用，則能通利；醋炙，即能固濇。

乾漆

辛、温。降而行血，毒而殺蟲。二者已罄其力能。若祛風止痛，除嗽，理傳屍，正行血殺蟲之效也。性急多毒，弗得過用。凡畏漆者，嚼椒塗口鼻，免生漆瘡。如杉木、如紫蘇、如蟹，患漆瘡者，皆可煎湯浴之。煎乾炒，令煙盡存性。

金鈴子

即楝實。味苦性寒。導小腸、膀胱之氣，因引心胞絡相火下行，故療心及下部疝氣腹痛，殺蟲利水也。川産者佳。酒潤，去核，焙。楝根白皮，有殺蟲治瘡之功。

槐子

苦，寒，純陰，肝經氣分藥也。主清熱去濕，故可療痔殺蟲，明目固齒，腸風陰瘡，吐衄崩帶。

皂莢

辛，温，肺、胃與厥陰氣分之劑。通關節，利九竅，破堅積，搜風逐痰，辟邪殺蟲，墮胎。其味辛散，其性燥烈。吹喉鼻，則通上竅；導二陰，則通下竅；入腸胃，則理風濕痰喘、腫滿、殺蟲；塗肌膚，則清風去癢，散腫消毒。治急喉痺、纏喉風，用大皂莢四十，挺切，水三斗，浸一夜，煎至斗半。入人參末五錢，甘草末一兩，煎至五升。去渣，入無灰酒一升，釜煤二七，煎如餳。入瓶，封埋地中一夜。每温酒下一匙，或掃入喉内，取惡涎盡爲度，後含甘草片。中風、涎潮、昏悶，宜稀涎散。大皂莢末一兩，明礬五錢，每服五分，水調灌，不大吐，只微微涎出。核治大腸燥結，瘰癧腫毒。刺能治癰，未成即消；已成即潰，直達瘡所，甚驗。又治癘風殺蟲，頗著神功。

訶子

酸、苦、濇，温，肺與大腸之藥也。酸濇能固腸止瀉，苦温可下氣寬中。止嗽化痰，亦下氣之功，腸風止血亦固腸之力。生用則能清金行氣，煨熱則能温胃固腸。波斯國大魚放涎，水中凝滑，船不能通，投訶子湯，尋化爲水，則其化痰可知。麵裹煨透，去核。

水楊

苦，平。主久痢赤白，癰腫痘毒。魏直云：痘瘡頂陷，漿滯不行。或風寒所阻。用水楊枝葉五斤，流水一大釜，煎湯温浴之。如冷，添湯，良久纍起有暈絲者，漿行也。未滿，再浴。虚者止洗頭面手足，初出及癢塌者勿浴。如黄鐘一鼓，而蟄蟲啓户；東風一吹，而堅冰解腹。誠有燮理之妙也。

蕪荑

辛，温。殺蟲消積，主痔瘻、惡瘡、疥癬。

蘇木

甘、辛，微酸，三陰經血分藥也。發散表裏風邪，疏通稽留惡血。風與血，皆肝所主，大都入肝居多。少用則和血，多用則破血。

棕櫚皮

性濇。止吐血衄血，腸風下痢，崩中帶下。蓋濇可去脱，宜于久病，不宜于新病。炒極黑，存性。

巴豆

辛，熱。祛臟腑停寒，破堅積痰癖，開通閉塞，疏利水穀，破血排膿，殺蟲辟鬼。巴豆禀陽剛雄猛之性，有斬關奪門之功，氣血未衰，積邪堅固者，誠有神功。老羸衰弱之人，輕妄投之，禍不旋踵。巴豆、大黄同爲攻下之劑，但大黄性冷，腑病多熱者宜之；巴豆性熱，臟病多寒者宜之。故仲景治傷寒傳裏，惡熱者多用大黄；東垣治五積屬臟者，多用巴豆。世俗未明此義，往往以大黄爲王道之藥，以巴豆爲劫霸之劑，不亦謬乎？若急治，爲水穀道路之劑，去皮心膜油，生用。緩治，爲消堅磨積之劑，炒令紫黑用。炒至煙將盡，可以止瀉，可以通腸。用之合宜，效如桴鼓，此千古之秘，人所不知。紙包壓去油者，謂之巴霜。巴豆殼燒灰存性，能止瀉痢。

桑白皮

甘，辛，西方之藥也。瀉肺氣，而痰水喘嗽皆除，長于利水者，乃肺金實則瀉其子也。古稱補氣者，非若參、芪之正補，乃瀉邪所以補正也。愚者信爲補劑，而肺虚者亦用之，大失桑皮之面目矣。刮去皮，蜜水炒。子名桑椹，安神止渴，利水消腫。

楮實

甘，平。益腎助陽，療腫去水，能軟骨，治鯁。

枳殼

苦，辛，微寒。疏泄肺與大腸之氣，故能逐水消痰，化食寬脹，定嘔止瀉，散痞止痛。小者名枳實，功力稍緊。夫枳殼、枳實，氣味不異，功用相同。古稱枳殼主高主氣，枳實主下主血，然仲景治上焦胸痺痞滿，多用枳實。古方治下焦痢痔、腸結，多用枳殼。由是則枳實不獨治下，而枳殼不獨治高也。蓋自飛門以至魄門，皆肺主之，三焦相通，一氣而已，則二物皆主利氣，久何必分耶？去穰，麸炒。

梔子

苦，寒，肺經藥也。輕飄上浮，所以瀉肺中之火。金宫不被火擾，則治節之令，自能通調水道，下輸膀胱，故丹溪云：能屈曲下行，降火，從小便泄去。寇氏曰：仲景治汗吐下後，虚煩不眠，用梔子豉湯。亡血亡津，臟腑失養，内生虚熱，非此不可去也。仲景多用梔子、茵陳，取其利小便而蠲濕熱也。古方治心痛，怕用梔子，此爲火氣上逆，氣不得下者設也。今人泥丹溪之説，不分寒熱，通用梔子，虚寒者何以堪之？炒透用。

酸棗仁

味酸，性收，故其主療多在肝、膽二經。肝虚則陰傷，而煩心不卧，肝藏魂，卧則魂歸於肝，肝不能藏魂，故目不得瞑。棗仁酸味歸肝，肝受養，故熟寐也。其寒熱結氣，痠痛濕痺，臍下痛，煩渴虚汗，何一非東方之症而有不療者乎？世俗不知其用，誤以爲心家之藥，非其性矣。

山茱萸

味酸，微温，肝、腎之藥也。暖腰膝，興陽道，固精髓，縮便溺，益耳目，壯筋骨，止月水。蓋腎氣受益，則封藏有度；肝陰得養，則疏泄無虞。味酸本屬東方，而功力多在北方者，乙癸同源也。湯潤去核，核能滑精，切勿誤用。

金櫻子

酸濇而平，是以固精止瀉，職有專司。當其半黄之時，正屬採收之候；若至紅熟，則味已純甘，全無濇味，安在其收攝之功哉？丹溪云：經絡隧道，以宣暢爲和平。而味者資其濇性，以取快慾，必致他疾。自不作靖，咎將誰執？去核并白毛净。

郁李仁

甘苦而潤。其性主降，故能下氣利水，破血潤腸。拌麵作餅，微炙，使黄，勿令太熟，空腹食之，當得快利。未利再進，以利爲度；如利不止，以醋飯止之。忌食酪及牛、馬肉，神驗。但須斟酌虚實，勿得浪施也。湯浸，去皮、尖及雙仁者，研如膏。

女貞實

苦，平。補腎養神，變白明目。冬青乃少陰之精，遇冬月寒水之令，而青翠不改，則其補腎之功，從可推矣。酒浸，蒸曬。

五加皮

辛，温，入肝、腎兩經。腎得其養，則妄水去而骨壯，故能主陰痿脊疼、腰痛脚軟諸症。肝得其養，則邪風去而筋强，故能理血瘀拘攣、疝氣痛痺等症。仙經贊其返老還童，雖譽詞多溢，然五加造酒，久久服之，添精溢血，搜風化痰，强筋壯骨，卓有奇功。且其氣與酒相宜，酒得之，其味轉佳也。

枸杞子

味甘氣平，腎經藥也。補腎益精，水旺則骨强，而消渴目昏，腰疼膝痛，無不愈矣。弘景云：離家千里，勿食枸杞。甚言其補精强陰之功也。按，枸杞平而不熱，有補水制火之妙，與地黄同功，而除蒸者未嘗用之，惜哉！

地骨皮

即枸杞根也。苦而微寒，主治皆在腎、肝。夫腎水不足則火旺，而爲骨蒸煩渴，吐血虚汗。肝木不寧，則風淫而爲肌痺頭風及骨槽風。惟地骨皮滋水養木，故兩經之症，悉賴以治。洗净沙土。

蔓荆子

辛而微温，足太陽經藥也。主太陽頭風、頂痛、目痛、翳淚，亦能固齒。去白膜，酒炒，打碎。

山茶花

止吐衄腸風。取紅者爲末，童溺調服。

蜜蒙花

甘，寒。主目痛，赤膜多淚，羞明障翳。酒蜜拌，微炒。

側柏

苦，辛，微温。主吐血、衄血、痢血，腸風崩帶，濕痺冷風歷節痛。炙，罯凍瘡，汁塗黑髮。丹溪：柏屬陰，善守。故採其葉者，隨月建方，取之，得月令之旺氣，爲補陰之要藥。其性温燥，大益脾土，以滋其肺。時珍曰：柏性後凋，禀堅凝貞静之質，乃多壽之木。故道家以之點湯代茶，元旦以之浸酒辟邪。麝食之而體香，毛女食之而身輕，亦其證驗矣。

柏子仁

甘，平，心、腎藥也。益氣養血，清心安神，補腎助陽，去濕潤燥，辟邪益智。久服顔色美澤，耳目聰明。時珍曰：柏子甘，平，不寒不燥。甘而能補，辛而能潤。其氣清香，能透心腎，益脾胃，仙家上品藥也。列仙傳云：赤松子久食柏實，齒落更生，行及奔馬。非虚語也。炒去衣，研細。

松香

苦，甘，平。主一切瘡痍，除熱祛風，排膿化毒，生肌止痛，殺蟲療癧。弘景云：松柏皆有脂，凌冬不凋，理爲佳物。時珍曰：脂乃英華，在上不朽，流膏日久，變爲琥珀，宜其可以辟穀延齡。大釜加水，白茅襯甑，又加黄沙寸許，佈松脂于上，炊以桑薪。湯減，頻添熱水。候松脂盡入釜中，取出，投于冷水，既凝。又蒸如此三過，乃佳。服之通神明，去百病。

松節

搜風舒筋，燥血中之濕。

松子

益肺止嗽，補氣養血，潤腸止渴，温中搜風，潤皮膚，肥五臟。陰虚多燥者，珍爲神丹。

肉桂

甘、辛，性熱，入脾、腎二經。益火消陰，温中健胃，定吐止瀉，破關墮胎，堅骨强筋。桂心，主風寒痛痺，心腹冷疼，破血結，痃癖癥瘕，膈噎脹滿，内托癰疽，引血化膿。桂枝，主傷風頭痛，調營散邪，去皮膚風濕、手臂痛。在下近根者爲厚桂，亦名肉桂；在中者爲桂心，在上枝條爲桂枝，亦名薄桂，亦名柳桂。好古云：或問仲景治傷寒當汗者，皆用桂枝湯。又云：無汗，不得用桂枝；汗多者，用桂枝甘草湯。一藥二用，其義何也？曰：仲景云：太陽中風，陰弱者汗自出，衛實營虚，故發熱汗出。又云：太陽病發，熱汗出者，此爲營弱衛强，陰虚陽必湊之，故皆用桂枝發汗。此調其營氣，則衛氣自和，風邪無所容，遂從汗解，非桂枝能開腠發汗也。汗多用桂枝者，以之調和營衛，則邪從汗去，而汗自止，非桂枝能止汗也。昧者不知其意，遇傷寒無汗者，亦用桂枝，誤之甚矣。「桂枝湯」下「發汗」「發」字，當作「出」字，汗自然出。非若麻黄能開腠，出其汗也。醫餘録云：有人患赤眼腫痛，脾虚不能食。用凉藥治肝則脾愈虚，用暖藥治脾則目愈痛。但於温平藥中，倍加肉桂，制目而益脾，一治兩得之，故曰「木得桂而枯」是也。用三種桂，並忌見火，刮去粗皮。

辛荑

辛，温。温中解肌，通關利竅。凡鼻淵鼻衄，鼻塞鼻瘡，並研末，入麝，葱白蘸入，甚良。時珍曰：鼻通于天。天者，頭也，肺也。肺開竅於鼻，而胃脉環鼻而上行。腦爲元神之府，而鼻爲命門之竅。中氣不足，清陽不升，則頭爲之傾，九竅爲之不利。辛荑辛、温，走氣而入肺，其體輕浮，能助胃中清陽，上通於天，故能温中，治頭、面、目、鼻之病。軒岐之後，達此理者，東垣一人而已。刷去毛，微焙。

沉香

辛而微温，脾、腎之劑也。調和中氣，温暖命門。凡脹悶霍亂，癥癖積聚，中惡鬼邪，大腸虚閉，小便氣淋，男子精冷，女人陰寒，及痰涎血出於脾者，並爲要藥。按，沉香，温而不燥，行而不泄，扶脾而運行不倦，達腎而導火歸元，有降氣之功，無破氣之害，洵爲良品。磨細，澄粉，忌見火。

丁香

辛，温。温胃進食，止嘔定瀉，理腎氣奔豚，救痘瘡灰白。按，丁香，温中健補，大有神功。

須於丸劑中，同潤藥用，乃佳。獨用、多用，易於僭上，損肺傷目。去丁蓋乳子，勿令見火。

檀香

辛，温，脾、肺藥也。温中下氣，理噎膈吐食，消風熱腫毒，引胃氣上升，以進飲食。東垣云：白檀調氣，引芳香之物，上至極高之分。最宜橙、橘之屬，佐以薑、棗、葛根、縮砂、豆蔻，通行陽明經，在胸膈之上、咽嗌之間，爲理氣要藥。

降真香

内服，能行血破滯；外塗，可止血定痛。焚之袪邪，佩之辟鬼。按，沉香色黑，故走北方而理腎；檀香色黄，故走中央而扶脾；降香色赤，故走南方而理血。此物理之確然昭著者。

烏藥

辛，温。理七情鬱結，氣血凝停，霍亂吐瀉，痰食稽留，腫脹喘急，脚氣疝氣。止小便頻，去腹中蟲。大抵辛温香竄，爲散氣神藥，故百病咸宜。雖猫犬之疴，無不治療，但專泄之品，與藜藿者相宜，錦衣玉食之人，鮮不蒙其害者。惟與參、朮同行，庶幾無弊。酒浸一宿，炒。

乳香

辛而微温。以活血和氣爲功，故能定諸經之痛。内消腫毒，托裏護心，生肌止痛，去風舒筋，止痢催生。一名薰陸香。以酒研如泥，水飛曬乾。或同燈心研，則易細。

没藥

苦，平。破血攻瘀，止痛消腫，生肌明目。乳香活血，没藥散血，故止痛生肌，約略相同。外科往往相兼而用。修治與乳香同。

血竭

甘，鹹，厥陰藥也。行血止痛，能收合瘡口。性急，不可多使，却引膿。味鹹走血，色赤象血，厥陰爲藏血之臟，故獨入焉。乳香、没藥，雖主血分，而兼入氣分，此則專於血分者也。研細，待衆藥磨完，然後入之；若同衆藥擣，則化作塵飛也。

安息香

辛、苦，性平。主心腹惡氣結聚，蠱毒霍亂，鬼邪傳尸。從安息國來，不宜於焚而能發衆香，故人取以和香，乃辟邪去惡之聖藥。酒煮研。

蘇合香

甘，温。芳香氣竄，通達諸竅，流行百骸，故其主治辟邪殺鬼，止魘截瘧。

冰片

辛、苦，微温。通諸竅，散欝火，利耳目，主喉痺、腦痛，鼻瘜齒痛，傷寒舌出，小兒痘陷。東垣曰：龍腦入骨，凡風病在骨髓者宜之。若風在血脉肌肉，輒用腦、麝，反引風入骨，如油入麵，莫之能出。時珍曰：古方皆言龍腦辛凉，入心，故目疾、驚風及痘瘡、心熱、血瘀、倒靨者，引猪血入心，使毒散於外，則痘發。此似是而非也。目與驚與痘，皆火病也。火欝則發之，從治之法，辛主發散故也。使壅塞通利，經絡條達，而驚熱自平，瘡毒能出。用猪心血引龍腦入心，非龍腦能入心也。廖瑩中熱酒服龍腦，九竅流血而死。非龍腦有毒，乃熱酒引其辛香，氣血沸亂而然也。

樟腦

辛、熱。純陽，故長于去濕，殺蟲，宣通關竅。

阿魏

辛、温。破結塊，殺細蟲，消肉積，辟鬼截瘧，止痢解毒，止臭。譚遠久瘧，用阿魏、朱砂各一兩，研勻，米糊丸，皂子大，空心人參湯，化服一丸，即愈。如痢疾，以黄連、木香湯下。蓋瘧痢多起於積滯故耳。

蘆薈

苦，寒，厥陰藥也。其用專主瀉肝滌熱，故能殺蟲明目，療癬敷齒，小兒驚癇，疳疰。

胡桐淚

鹹、苦而寒。車師國胡桐樹脂也。除瘰癧，清咽喉，固齒牙。味鹹入骨，性寒滌熱，故主治如前。

菜部

韭

味辛、温。温中下氣，補虚益陽，固精止痢，除噎散結。主吐血、唾血、衄血、尿血，女人經脉逆行，打撲損傷。生擣汁服，散胃脘瘀血，理胸痺刺痛。素問言心病宜食韭。本草言其歸腎。文雖異，而理則相貫。蓋心乃肝之子，腎乃肝之母，母能令子實，虚則補其母也。韭子，補腎肝，暖腰膝，主男子精滑溺頻，女人白淫白帶。曝乾，去黑皮，炒黄。

葱白

辛，温。入手太陰、足陽明經。專主發散，以通上下陽氣，故傷寒、頭痛用之。少陰下利清穀，裏寒外熱，厥逆脉微，白通湯主之，亦有葱白。面赤者，四逆湯加葱白。成注云：腎惡燥急，食辛以潤之。葱白辛温，以通陽氣也。陰症厥逆唇青，用葱一束，去根及青，留白二寸，烘熱安臍上，以熨斗熨之，葱壞則易，熱氣透入。服四逆湯，即瘥。葱同蜜食，能殺人。

大蒜

辛、温。健脾下氣，消穀化肉，破結殺鬼。擣爛，同道上熱土，新汲水服，能救中暑。擣汁飲，主吐血心痛。同黄丹，治瘧痢。擣塗臍，能下焦消水，利二便。貼足心，引熱下行，止吐衄。納肛，通幽門，治關格。隔蒜片，灸一切毒腫。辛能散氣，熱能助火。久食多食，傷肺損目，昏神伐性。患痃癖者，每日取三顆，截却兩頭，吞之，名曰内灸，必效。

白芥子

辛，熱，入手太陰與足陽明。温中散寒，豁痰利竅，止心腹痛，散癰腫瘀血。多食，則昏目動火，泄氣傷精。丹溪曰：痰在脇下及皮裏膜外，非白芥子莫能達。虚人痰嗽，白芥子同蘇子、蔔子煎好，入蜜與薑汁各一匙，殊妙。

蘿蔔

辛，甘。下氣消食，和中化痰，解酲散血，大治吞酸。擣汁服，治吐、衄血，消渴。塗跌打湯、火傷，解麵毒。

楊億云：種芋三十畝，省米三十斛；種蔔三十畝，益米三十斛。則蘿蔔果能消食也。服地黄、何首烏，忌食蘿蔔，令人髭髮白。有人被賊火薫垂死，以蘿蔔菜生嚼汁，咽即甦。子能定喘消痰，消食除脹，利大小便，消癰腫毒。生用能升，熟用能降。

生薑

辛、温，肺、脾藥也。益脾肺，散風寒，通神明，去穢惡，止嘔吐，化痰涎，除煩悶，去水氣，消脹滿，定腹痛，殺長蟲，消宿食，理冷痢，通血閉。生用發散，熟用和中。要熱則去皮，要冷則留皮。秋多食薑，至春患眼。癰疽食薑，則生惡肉；孕婦食薑，令兒多指。孫真人云：薑爲嘔家聖藥，嘔乃氣逆不散，薑則辛以散之也。夜勿食薑者，夜令主闔，而薑性主開也；秋勿食薑者，秋令主收，而薑性主散也。早行含一塊，不犯霧露清濕之氣，山嵐不正之邪。凡中風、中暑、中氣、中毒、中惡、霍亂、一切卒暴之病，薑汁與童便同服，立效。薑能開痰下氣，童便降火也。薑皮性凉，和脾胃，消水腫，除脹滿，去目翳。

乾薑

乃江西所造。水浸三日，去皮，浸六日，更刮去皮，曬乾，置瓷缸中，釀三日始成。辛熱之性，肺、脾藥也。温中下氣，止嘔消痰，破瘀生新，搜寒攻濕，盡有生薑之功而力量更雄也。生則逐寒邪而發表，炮則除胃冷而守中。多用則耗散元氣，蓋辛以散之，壯火食氣也，須生甘草緩之。服乾薑者，多僭上，不可不知。引血藥入血分，氣藥入氣分，去瘀養新，有陽生陰長之意，故吐衄、腸風、血虚者，多宜黑薑。乃熱因熱用，從治之法也。

胡荽

辛、平。消穀進食，通心發痘，利大小腸，通小腹氣，拔四肢熱，解魚肉毒，辟鬼邪氣。

茴香

辛、温。暖下焦，逐膀胱、胃間冷氣，調中進食，療諸疝、腹痛、吐瀉。形如麥粒，爲小茴香。性温，宜入食料。形如枳實、裂成八瓣者，爲大茴香。性熱損目，不宜入食料。微炒。

山藥

甘、平，脾、肺藥也。補脾肺，益腎陰，養心神，除煩熱，止遺泄，固腸胃。生擣，貼腫毒，能消散。山藥色白歸肺，味甘歸脾。其言益腎者，金爲水母，金旺則生水也。土爲水仇，土安則水不受侮也。炒黄用。

百合

甘、平。温肺止嗽，補中益氣，利大小便，安和心膽，止涕淚，主百合病，辟邪鬼魅。

果部

杏仁

辛，苦，微温，手太陰藥也。潤肺燥，除風熱，定咳嗽。散滯氣，消食積，潤大腸，殺狗毒，爛索粉積。辛能横行而散，苦能直行而降，遂爲要劑。湯浸，去皮、尖，炒黄研細。風寒肺病藥中，連皮、尖用，取其發散。雙仁者有毒。巴旦杏，味甘美。止咳下氣，潤腸化痰，功力稍薄。

烏梅

酸，濇。主歛肺濇腸，生津化痰。安蚘清熱，截瘧止痢，消酒定嗽。白梅即霜梅。主中風，牙關緊閉，擦牙齦，涎出即開。止瀉治渴，止下血崩帶，功彷烏梅。

桃仁

甘、辛，微温。主血結瘀閉，癥瘕，潤腸殺蟲。苦重於甘，氣薄味厚，厥陰血分藥也。凡行血，連皮、尖。生用，活血潤燥。去皮、尖，炒用。

大棗

甘、平，脾之果也。補脾益氣，潤肺止嗽，殺附子毒。東垣曰：和陰陽，調榮衛，生津液。仲景治奔豚用大棗者，滋脾土，以平腎氣也。治水飲脇痛，有十棗湯，益脾土而勝妄水也。棗能調臟腑，和百藥，爲切要佳品。若食之太多，則損齒生蟲。好古云：中滿者勿食甘，甘令人滿，故仲景建中湯，心下痞者，减餳、棗，與甘草同例。食蛀棗，止秋痢。紅棗，主治相同，功力稍遜。止瀉藥，用以作丸。

梨

味甘，寒。潤肺凉心，消痰降火，止嗽除渴。生者清六腑之熱，熟者滋五臟之陰。梨者，利也，流利下行之謂也。多食，令人寒中發瀉，脾虚者猶禁。

木瓜

酸，温，脾、肝藥也。强筋舒筋，主脚氣，霍亂轉筋。收攝脾土，去濕熱，止吐瀉，化痰食，理水脹。木瓜專主筋病，然皆脾病，非肝病也。肝雖主筋，而轉筋則由濕熱、或寒濕之邪襲傷脾，故轉筋必起於足腓，腓及宗筋，皆屬陽明。木瓜治轉筋，非益筋也，理脾以伐肝也。孟詵云：多食木瓜，損齒及骨。皆伐肝之明驗。陶弘景云：轉筋時，但呼木瓜名，及書土作木瓜字，皆愈。此理亦不可解。

山楂

酸，温。消油膩肉食之積，化血瘀瘕癖之痾，袪小兒乳食停留，療女人兒枕作痛，理偏墜疝氣，發痘疹不快。按，山樝，味中和，消油垢之積，故幼科用之最多。若傷寒爲重症，仲景於宿滯不化者，但用大、小承氣，一百一十三方中，並不用山楂，爲其性緩，不可以肩弘任巨耳。煮老雞硬肉，入山楂數枚，即易爛，則消肉積之功可推矣。核有功力，不可去。

石榴皮

止下痢泄精，腸風崩帶。性極酸濇，善于收攝。新病者勿早服也。不拘乾濕，勿犯鐵器。

漿水浸一夜，取出用。其水如墨汁。

陳皮

苦、辛而温，入太陰經。健脾開胃，下氣消痰，消穀進食，定嘔止瀉。能補能消，能散能降，調中理氣，功在諸藥之上。辛宜于肺，香利于脾，肺爲攝氣之籥，脾爲元氣之母，陳皮理氣，故爲二經要藥。同補藥即補，同瀉藥則瀉，同升藥則升，同降藥則降，故利用最弘。去白者，理肺氣；留白者，和胃氣。筋膜及蒂並去之，芳香之品。不見火，則方全也。小者爲青皮，功用悉同，但性較猛耳。青皮，如人當年少英烈之氣方剛；陳皮，如年至老成則燥急之性已化。青皮入肝者，以其色也，究竟主肺脾之症居多。瘧脉自弦，肝風之祟。青皮入肝散邪，入脾滌痰，故瘧家爲必需之品。橘肉，甘者潤肺，酸者聚痰。核，疏疝氣。葉，散乳癰。

枇杷

葉，苦辛、平，肺、胃藥也。清肺則降火而除痰嗽，和胃則寬中而止嘔噦。胃病以薑汁塗炙，肺病以蜜水塗炙。肥厚而大者良，刷去毛净；不爾，令人咳。

白果

甘、平。熟食，温肺益氣，定喘嗽，縮小便，止白濁，除白帶。生食，降痰，消毒，殺蟲。嚼漿塗面，去皺皰及疥癬、疳䘌、陰虱。

胡桃

甘，温。温肺止嗽，養血潤腸，利三焦氣，益命門火。時珍曰：夫三焦者，元氣之别使。命門者，三焦之本原。蓋一原一委也。命門，指所居之府而名，爲藏精繫胞之物；三焦，指分治之部而名，爲出納熟腐之司。命門在七節之旁、兩腎之間，下通二腎，上通心肺，貫屬于腦，爲生命之原，相火之主，精氣之府。靈樞已著其厚薄緩急之狀，而難經不知原委之分，以右腎爲命門，謂三焦有名無狀。高陽僞訣，承其謬説，以誤後人。至朱肱、陳言、戴起宗始闢之，而知者尚少。胡桃仁頗類其狀，故入北方，通命門，利三焦，爲腎命之藥。夫命門與腎相通，藏精血而惡燥。若腎命不燥，精氣内充，則飲食自健，腸腑潤而血脉通。命門既通，三焦自利，故上通于肺，而止虚寒喘嗽；下通於腎，而止腰脚虚痛。内而腹痛可已，外而瘡毒可散。其利溥哉！

龍眼

甘、温。養心益智，開胃益脾，潤肺止咳。

橄欖

澀而甘、平。生精止渴，清咽止咳，開胃下氣，止瀉固精。解一切魚毒及酒毒。

榧子

消穀進食，殺蟲化積，止嗽助陽，療痔止濁。

檳榔

苦、辛，微温。下氣消脹，逐水除痰，殺蟲治痢，消食破積止瘧，療疝、脚氣、瘴癘。按，檳榔，泄至高之氣，能墜諸藥達于下極，故治痢家後重如神。閩廣多瘴癘，嗜之以爲上珍。苟無瘴而食之，寧無損正之憂乎？去空心者，刮去臍、皮，見火無功。

大腹皮

辛、温。主水氣、浮腫、脚氣、壅逆、胎氣惡阻。大腹子與檳榔同功。大腹樹多集鴆鳥，用其皮者，豆汁洗净。

川椒

辛、熱。通三焦，補命門，散寒除濕，解鬱消食，理痺止瀉，壯腰膝，縮溺頻，除寒嗽，消水腫，祛痰飲，破癥結，伏蚘蟲。按，椒性下達命門，益下不上衝，蓋導火歸元也。味辛，應西方之氣，故入肺而奏，止嗽下氣之功；性温，稟南方之氣，故入腎而奏扶陽益火之效。乃玉衡星之精，善辟疫伏邪，此歲旦有椒柏酒也。凡空心朝起，以沸湯送生椒二十顆，有治熱治冷之妙，有消食散寒之奇。久服，則永不受風寒濕，大能温補下焦，亦神異之品也。邵武府張伯安，腰痛痰喘，足冷如氷，面赤如緋，六脉洪大，按之則軟。服八味無功，用椒紅、茯苓蜜丸，鹽湯下，甫二十日而安。去核及閉口者，微炒，使出汗，擣去黄殼，取紅用。椒核，利小便，治水腫痰飲，耳聾盜汗。

吴茱萸

辛、熱，脾、肝、腎三陰經藥也。温中下氣，開欝止痛，逐風除濕，定吐止瀉，理關格中滿，脚氣疝瘕，制肝燥脾。按，川椒善下，茱萸善上，故食茱萸者，有衝膈、衝眼、脱髮、咽痛、動火、發瘡之害。鹽湯浸，去烈汁，焙乾用。陳久者良，閉口者多毒。

茗

苦、甘，微寒。下氣消食，清頭目，醒睡眠，解炙煿毒、酒毒，消暑。同薑治痢。按，茗得天地清陽之氣，故善理頭風，肅清上膈，使中氣寬舒，神情爽快，此惟洞山上品，方獲斯功。至如俗用雜茶，性味惡劣，久飲不休，必使中土蒙寒，元精暗爍。輕則黄瘦減食，甚則嘔泄痞腫，無病不集，害可勝數哉！茶序云：消停釋滯，一日之利暫加；瘠氣侵精，終身之累斯大。東坡云：除煩去膩，不可無茶。然空心飲茶，直入腎經，且寒脾胃，乃引賊入室也。

甜瓜

蒂苦、寒。傷寒病在上焦，懊憹，逆氣衝喉不得息，膈上有痰食水氣，同香豉煮糜，去滓，服之取吐。瓜蒂吐法，素問所謂在上者，因而越之也。若尺脉虚者，不敢用此法。凡虚弱人，均宜戒之。

西瓜

甘、寒。解暑消煩，止渴利水。西瓜性冷，世俗取一時之快，忘傷胃之憂，古人有「天生白虎湯」之號，稔其寒也。愚者妄云不傷脾胃，誤矣。

藕

味甘、平。生者散血，清熱解渴，除煩；熟者，補中開胃，消食和中。擣絞澄粉，乃其精華也。安神開胃，喜悦忘憂。

蓮子

甘、平。補中，養神清心，固精止瀉，除崩帶、赤白濁，安靖上下君相火邪，使心腎交，而成既濟之妙。

蓮鬚

甘、濇。清心止血，通腎固精，男子腎泄，女子崩帶。荷葉，開胃消食，止血固精。葉蒂，安胎。東垣云：潔古先生口授枳實丸方，用荷葉燒飯爲丸。夫震者，動也。人感之，生足少陽甲膽，爲生化萬物之根。蒂，飲食入胃，營氣上行，即甲膽之氣與三焦之氣，同爲生發之氣。素問云：履端于始，序則不愆。荷葉生于水土之下，其色青，其形仰，其中空，象震卦之體。食藥，感此氣之化，胃氣何由不升乎？更以燒飯和藥，與朮協力補脾，不致内傷，其利廣美。

芡實

甘而微濇。補中助氣，益腎固精。古方芡實與蓮子對配，金櫻膏和丸，固精神劑。芡本無大益，而比之水硫黄，何也？食芡者，必枚囓而咀嚼之，使華液流通，轉相灌溉，其功勝于乳石也。

寓木部

茯苓

甘、淡而平，入手足太陰、足太陽，補中開胃，利水化痰，安神定悸，生津止瀉，止嘔逆，除虚熱。赤者，專主利小便，祛濕熱。茯苓藉松之餘氣而成，得土氣最全，故作中宫上藥。本草言其利小便，伐腎邪。東垣乃言小便多者能止，濇者能通。丹溪又言：陰虚者不宜用。義似相反，何哉？茯苓淡滲上行，生津液，開腠理，滋水之源而下降，利小便。潔古謂其屬陽浮而升。言其性也；東垣謂其陽中之陰，降而下，言其功也。經云：飲食入胃，遊溢精氣，上輸于肺，通調水道，下輸膀胱。則知淡滲之藥，俱先上升而後下降也。小便多，其源亦異。經云：肺氣盛則小便數，虚則小便遺。心虚則少氣遺溺，下焦虚則遺溺。胞移熱於膀胱則遺溺。膀胱不利爲癃，不約爲遺溺。厥陰病則遺溺。所謂肺盛者，實熱也，必氣壯脉强。宜茯苓以滲其熱，故曰小便多者能止也。若肺虚心虚，胞熱厥陰病者，皆虚熱也，必上熱下寒，脉虚而弱。法當用升陽之藥，升水降火。膀胱不約，下焦虚者，乃火投于水，水泉不藏，脱陽之症，必肢冷脉遲。法當用温熱之藥，峻補其下。二症皆非茯苓輩淡滲之藥所能治，故曰「陰虚者不宜用」也。

茯神

主用與茯苓無别，但抱根而生，有依附之義，故魂魄不安，不能附體者，乃其專掌也。

赤茯苓

但能瀉熱行水，並不及白茯苓之多功也。

琥珀

甘、平。消瘀血，利小腸，通五淋，安魂魄，辟鬼邪，去目翳。丹溪曰：琥珀能燥脾土，脾能運化，則肺氣下降，故小便可通。若因血少而小便不利者，反致燥急之苦。

猪苓

甘、淡而平，入足太陽。開腠理，利小便，療痎瘧。利小便之劑，無如此快，故不入補劑也。

雷丸

苦、寒。清胃熱，殺三蟲。本經稱其利丈夫。别録云：久服陰痿。似乎相反，不知利者，疏利也；疏利太過，則閉藏失職，故陰痿也。

桑寄生

甘、平。和血脉，助筋骨，充肌膚，堅髮齒，安胎止崩。丹溪曰：海外地暖，不蠶桑，無採捋之苦，則生意濃，自然生出，何嘗節間可容他子耶？連桑枝採者，乃可用之。僞者損人。忌鐵，忌火。

苞木部

竹葉

甘、寒。清心熱，降肺氣，止咳逆，解狂煩。

竹茹

降火止嘔，清肌膚熱，理吐、衄血，療傷寒勞復，小兒熱癇，婦人胎動。

竹瀝

主中風痰湧不語，癲狂胸痺。凡痰在經絡、四肢及皮裏膜外，非此不能達。丹溪曰：世俗食筍，自幼至老，未有因其寒而病者。瀝，即筍之液也，又假火而成，何寒之有？時珍曰：竹瀝，宜風火燥熱之痰。胃虛腸滑者，何可餌也？

天竺黄

甘、寒。清心化痰，主中風痰湧、失音，小兒驚癇天吊。氣性中和，故小兒宜之。

蟲部

蜂蜜

甘、平。和營衛，潤臓腑，通三焦，理脾胃，解諸毒，和百藥，導便結。生能清熱，熟則補中。凡煉蜜一斤，入水四兩，銀石器内慢火煉，掠去浮沫，至滴水不散爲度。蠟，主下痢，貼瘡生肌，止痛。

五倍子

酸、平。斂肺降火，化痰止嗽，斂汗止痢，解熱毒，生津液，斂潰瘡，收脱肛，摻口瘡，止諸血。凡口齒咽喉，眼鼻皮膚，風濕瘡癬，皆不可缺。

桑螵蛸

興陽益精，固遺泄，攝小便。漿浸一日，焙。

白殭蠶

蠶之病風者也。治風化痰，散結行經，所謂因其氣相感，而以意使之者也。蓋厥陰、陽明之藥，故又治諸血病、瘧與疳也。咽喉腫痛及喉痺，下咽立效，大能救人。去綿并黑口，炒之。

蠶蛾

益精固精，强陽不倦。雄者入藥。炒，去足、翅。

蠶沙

熨風痺，及治一切關節、皮膚。其性温燥，能勝風去濕。麻油浸，研，主爛弦風眼，塗之二三次，頓痊。

斑蝥

攻血積，利水道，治疝瘕，解疔毒，制犬毒、蠱毒、輕粉毒，治瘰墮胎。按，斑蝥，專主走下竅，直至精溺之處，蝕下敗物，但痛不可當，虚者大禁。麩炒醋煮。

蠍

主中風，半身不遂，口眼喎斜，語濇，手足抽掣，小兒驚風，尤爲要藥。專入厥陰，理肝、膽家症。去足，炒。

水蛭

鹹、苦而寒。攻一切惡血堅積。腹中有子者，去之。性最難死，雖火炙爲末，得水即活。若水蛭入腹，生子爲害腸痛黄瘦，惟用田泥和水數碗飲之，必盡下。蓋蛭在人腹，忽得土氣而下耳。或牛羊熱血，同猪脂飲之，亦下也。

蟬蜕

鹹、甘而寒。開腠理，宣風熱，發痘疹，除目翳，出音聲，止瘡癢。小兒噤風天吊，夜啼驚癇。蟬乃土木餘氣所化，餐風吸露，其氣清虚，故主療一切風熱。止夜啼者，取其晝鳴而夜息也。去泥、足翅，洗曬。

螻蛄

去水甚捷，但虚人難用。兼主瘰癧，骨硬，出肉中刺、箭鏃。杵汁，滴三五次，自出。去足、翅，炒。

䗪蟲

破一切血積，跌打重傷。焙，服一二錢。接骨神效。去足，炒。

䖟蟲

凡血在臟腑、經絡者，祛逐攻下。蓋食血而能治血，因其性而爲用也。去足、翅，焙。

鱗部

龍骨

甘、平，性濇。濇可去脱，故能收歛浮越之氣，固大腸，止遺泄，下血定驚，止汗，除崩帶。煅赤，研細，水飛。稍不細，則沾腸胃以作熱。

龍齒

鎮心神，安魂魄。龍者東方之神，故其骨與齒，皆主肝病。許叔微云：肝藏魂，能變化，故魂遊不定者，治之以龍齒。煅過研細，水飛。

穿山甲

鹹，微寒。主痎瘧，通經脉，下乳汁，消癰腫，排膿血，通竅，發痘，殺蟲。好食蟻，故治蟻瘻。其性走竄，不可過服。炒黄，打碎。

蘄蛇

鹹，温，有毒。主一切風症，中風，大風，驚風，白癜風。蛇性竄利，内走臟腑，外徹皮膚，無處不到。然有毒，不敢輕用。其蛇，龍頭虎口，黑質白花，脇有二十四個方勝文，腹有念珠斑，口有四長牙，尾上有一指甲，長一二分，腸形如連珠。酒浸一宿，炭火焙乾，埋地中出火毒，去皮、骨，取肉用。

介部

龜甲

鹹，平，腎經藥也。禀北方純陰之氣而生，大有補水制火之功，故能强筋骨，益心智，止咳嗽，截久瘧，去瘀血，止新血。大凡滋陰降火之藥，多是寒凉損胃，惟龜甲益大腸，止泄瀉，使人進食，真神良之品也。龜、鹿皆靈而壽。龜首藏向腹，能通任脉，故取其甲以養陰；鹿鼻反向尾，能通督脉，故取其角，以養陽。去脇用底，去黑皮，酥炙。

鼈甲

鹹、平，肝經藥也。截久瘧，消瘧母，破癥瘕，行瘀血，退煩熱，補新血。按，龜、鼈皆主養陰滌熱。鼈色青，故入東方，而理肝家諸症；龜色黑，故走北方，而理腎部諸症。七肋者佳。不經湯煮者，醋炙黄，研細。

蟹

味鹹，性寒。散結血，通經脉，退諸熱，療漆瘡，續筋骨。爪破血墮胎。最能動風，亦能寒胃。

牡蠣

鹹、寒。化痰軟堅，清熱除濕，止泄精、腸滑、小便多，盜汗，心痺病，赤白濁，崩帶，疝瘕積塊，瘻癧。好古曰：牡蠣，入足少陰，爲軟堅之劑。以柴胡引之，去脇下硬；以茶引之，消項上核；以大黄引之，消股間腫；以地黄爲使，能益精收濇，止小便。黄泥固濟，煅之。

珍珠

鎮安心神，點除目翳。絹包入腐中，煮研。

海蛤

鹹，平。主水腫，利大小腸，止喘嘔咳逆，清熱去濕，化痰消積及癭瘤。

禽部

鴨

味甘，性平。主虚癆骨蒸。惟白毛黑嘴者方有奇功，取金肅水寒之象也。嫩者毒，老者良。

烏骨鷄

北方之色，故補陰退熱。若他色者，最能動風助火，蓋巽爲雞，感風木之化也。

鷄内金

乃肫内黄皮。男用雌，女用雄，即鷄膍胵也。主反胃吐食，大腸泄痢，小便頻數，精滑崩帶。

鷄屎白

乃雄鷄屎也。主脹滿水腫，能下氣，利大小便。此岐伯神方，大虚者亦勿用。

鷄卵

性平。精不足者，補之以氣，故卵白能清氣，治伏熱，目赤咽痛諸疾。形不足者，補之以味，故卵黄能補血，治下痢，胎産諸疾。

五靈脂

甘，温，肝經血分藥也。主行血、散血、和血，而止胸膈腹脇、肢節肌膚一切痛症，亦可下氣殺蟲。凡血崩及女人血病，百藥不效者，立可奏功，亦神藥也。多夾沙石，極難修治。研細酒飛，去沙石，曬乾。

獸部

阿膠

甘、平，肺、肝藥也。主吐血、衄血、淋血、尿血，腸風下痢，女人血枯、崩帶、胎産諸病，男女一切風病，水氣浮腫，勞症，咳嗽喘急，肺痿肺癰。潤燥化痰，利小便，調大腸之聖藥也。蛤粉或糯米粉炒成珠。

牛黄

苦、平。清心化熱，利痰凉驚，安神辟邪。體輕氣香，置舌上，先苦後甘，清凉透心者真。

虎骨

辛、温。追風定痛，健骨辟邪。風從虎者，風木也，虎金也，木承金制，安得不從？故虎嘯而風生，所以治風痾攣急、骨節風毒等症。

犀角

苦、酸，寒，入陽明經。清胃凉心，辟邪解毒，理吐衄腸風，及蓄血發狂，譫語發班，痘疹血熱。

羚羊角

鹹、寒。專主肝症，平肝舒筋，明目定驚，清熱解毒，散血下氣。羚羊屬木，故入厥陰，同氣相求也。

鹿茸

鹹、温，腎經藥也。補火助陽，生精益髓，强筋健骨，暖腰壯膝，固精攝便，安胎殺鬼。鹿，禀天地純陽之氣，氣化濃密，其角自生至堅，無兩月之久，大者至二十餘斤。凡物之生，無速於此，故能强陽補骨，非他藥可比也。長大爲角，與茸同功，力少遜耳。

麝香

辛、温。通諸竅，開經絡，透肌骨，辟鬼邪，去三蟲，攻風痰，辟惡夢，墮胎孕，止驚癇。時珍曰：嚴氏言風病必先用麝香，丹溪謂風病血病必不可用。皆非通論。蓋麝香走竄，通諸竅之閉塞，開經絡之壅滯，若諸風、諸氣、諸血、諸痛、癇瘕等病，經絡壅滯，孔竅閉塞者，安得不用以開之通之耶？非不可用也，但不可過耳。

獺肝

甘、温。主傳尸勞極，鬼疰蟲毒，上氣咳嗽，殺蟲止汗。

膃肭臍

鹹、熱。益腎臟，壯陽事，補勞傷，破積聚。入藥，用外腎而曰臍者，連臍取之也。毛色似狐，足形似狗，尾形似魚，腎上兩重薄皮，裹其丸核，皮上有黄毛，一穴三莖。近來多僞者，不可不辨。酒浸，炙擣。

人部

髮

味甘，性平。補真陰，通小便，消瘀血，止新血，理咳嗽，固崩帶。

牙齒

鹹、熱。除勞止瘧，治乳癰未潰，痘瘡倒靨。時珍曰：人牙，治痘陷，近稱神品。然一概用之，貽害不淺。齒者，腎之標、骨之餘也。痘瘡毒自腎出，外爲風寒穢氣所觸，腠理閉塞，血濇不行，毒不能出，變黑倒靨，宜用人牙，以酒、麝達之，竄入腎經，發出毒氣，瘡自紅活。若伏毒在心而昏冒者，及氣虚色白、癢塌不能作膿、熱疿紫泡之症，宜解毒補虚。誤用人牙，反成不救。

人中黄

即金汁也。主熱病發狂，痘瘡血熱，勞極骨蒸，解一切毒。用棕皮綿紙，鋪黄土，燒糞淋土上，濾取清汁，入新甕内，椀覆埋土中，經年取出。清如泉水，全無穢氣，年久者彌佳。

小便

鹹、寒。滋陰降火，止血和經，去瘀養新，定嗽消痰，童男者尤良。時珍曰：小便入胃，隨脾之氣，上歸於肺，通調水道，下輸膀胱，乃其舊路也。故能清肺，導火下行。褚澄云：喉不停物，毫髮必咳。血既滲入，愈滲愈咳，愈咳愈滲，惟飲溲溺，則百不一死。若服寒凉，則百不一生。

人中白，乃溺器澄澱白垽也。煅過，水飛用。主降火，消血，止咳化痰，理咽喉口齒。秋石，滋腎水，理虛癆，安五臟，潤三焦，消痰嗽，退骨蒸。秋月，取童便十桶，每桶入皂莢汁一碗，竹杖攪千下，候澄去清，留垽濾净，入鍋熬乾，刮下擣細，以秋露水煮化，筲箕内鋪紙淋過。再熬。如此七次，其色如雪，方入礶内，鐵盞蓋定，鹽泥固濟，升打三炷香。取出再研，再如前升打。鐵盞上用水徐徐擦之，水不可多，多則不結；又不可少，少則不升。從辰至未，退火冷定，盞上升起者爲秋冰。味淡而香，乃秋石之精英也。有滋腎固元、清痰退熱之妙。其不升者，即秋石也，但能降火化痰而已。近時不擇秋令，雜收人溺，盡失其道，奚取其名乎？謀利欺世，豈能應病！

人乳

甘、凉。補真陰，潤枯燥，悦皮膚，充毛髮，點目疾。按，婦人之血，下爲月經，上爲乳汁，以人補人，功非渺小。世俗服者多瀉，遂歸咎于人乳，不知人乳若能發瀉，則嬰兒盡當脾泄矣。惟乳與食混進，便爾溏泄。大人飲食既多，又服人乳，何怪其瀉？當夜半服之，昨日之食既消，明日之食未進，且陰分服陰藥，正相宜也。服乳者，須隔湯熱飲。若曬曝爲粉，入藥尤佳。

紅鉛

味鹹，性温。救虚損，理沉疴，回生起死，返老還童，理女勞，復解箭瘡毒。按，仙經云：男子初生，純乾體也。十六歲精通，則乾變而爲離中虚；女子初生，純坤體也，十四歲經生，則坤變而爲坎中滿。所以男子一身屬陽，惟精屬陰；女子一身屬陰，惟經屬陽。故曰：取將坎位中心實，補却離宫腹裏虚。正謂是也。誠延齡至寶，却病神丹。然惟首經乃獲靈奇，若是常經，僅堪補益。蓋嘗論之，水穀入胃，泌别薰蒸，化煉精微，上奉於肺，流溢於中，佈散於外。中焦受汁，變化成赤，行於隧道，以奉生身，是之謂血，命曰營氣。婦人之經，上應太陰，下應潮汐，故有「月事」之稱，又稱「經水」。經者，常也。又稱天癸者，「天一生水」也。又稱紅鉛者，鉛於五金之中，獨應北方之水也。凡患虚勞風蠱，神氣敗壞，命如懸絲，百藥無功，獨有斯方，真堪奪命。但修煉有法，服食有度，非宿有因緣者，未易遇也。

津唾

主瘡腫疥癬，皺疱。五更未語者，頻塗擦之。又明目退翳，解毒辟邪。人舌下有四竅，兩竅通心氣，兩竅通腎液。心氣流入舌下爲神水，腎液流入舌下爲靈液。溢爲醴泉，聚爲華池，散爲津液，降爲甘露，所以灌溉臟腑，潤澤肢骸，故養生家咽津納氣，謂之清水灌靈根。能終日不唾，則精氣常留，容顔不老。若多唾，則損精氣，成肺疾，皮膚枯涸。故曰遠唾，不如近唾，近唾不如不唾。人有病，則心腎不交，腎水不上，故津液乾枯。難經云：腎主五液，入肝爲淚，入肺爲涕，入脾爲涎，入心爲汗，自入爲唾也。范東陽云：凡人魘死，不得叫呼，但痛咬脚跟及拇指甲際，多唾其面，徐徐唤之，自省。黄震云：宗定伯夜遇鬼，問其所畏，曰：惟畏唾耳。急持之，化爲羊。恐其變化，因大唾之，賣獲千錢。故知鬼真畏唾也。

人氣

主下元虚冷，胸腹不快，骨節痺痛，令人更互呵熨，甚良。按，火即是氣，氣即是火，兩者同出而異名，故元氣爲真火。天非此火，不能生物；人非此火，不能有生。故老人、虚人與少陰同寢，藉其薰蒸之益。杜詩云：暖老須燕玉。正此意也。但勿縱慾，以喪寶耳。术家用童鼎數人，從鼻竅、臍中、精門三處，按法進氣，謂之：龍來帳裏奪明珠，吐氣冲開九竅虎。到坐前施勇猛，巽風鼓動三關。起必死之沉疴，握長生之要道。續漢書云：史循宿禁中，寒病發，求火不得。衆口更嘘其背，尋愈。抱朴子云：人在氣中，氣在人中。天地萬物，無不需氣以生。善行氣者，内以養生，外以却惡。從子至巳，爲生氣之時；從午至亥，爲死氣之時。常于生氣時，鼻引清氣，入多出少，氣極乃微吐，勿令耳聞。習之無間，漸至口鼻無氣，僅微微從臍中出入，此爲胎息。善行氣者，可避饑渴，可永年命，可行水面，可入水中，可却百病。以氣噓水則水逆流，噓火則火遥滅，噓沸湯則手可探，噓金鎗則血自止，噓刃則鋒不能入，噓矢則簇不能傷，噓犬則不吠，噓虎則退伏。氣本無形，神奇若此。道家取先天祖氣，孟氏取善養浩然。氣之于人，大矣哉！

天靈蓋

治傳屍鬼疰、邪瘧。古人以掩暴骨爲仁厚；方士取人骨爲藥餌，有仁心者，固如是乎？犬且不食犬骨，而人食人骨，可乎？且以他藥代之，何所不可，乃必欲用之，傷德甚矣。

紫河車

味鹹性温。主男女虚損勞極，不能生育，下元衰憊。丹書云：天地之先，陰陽之祖，乾坤之橐籥，鉛汞之胚胎，九九數足，我則載而乘之，故名「河車」。崔行功云：胞衣宜藏天德、月德吉方，深埋緊築，令兒長壽。若爲鳥獸所食，多病難育。此亦銅山西崩，洛鍾東應，自然之理也。今蒸煮而食，獨不思崔氏之禁乎？男病用女胎，女病用男胎。米泔洗浄，銀針編刺透，童便、好酒各半，浸半日，揉洗極潔，收乾水氣，入鉛盒中，加煉蜜半斤，仍將銼藥銼固，入釜中，煮三炷香，待别藥俱完，取出搜和爲丸，既不出氣，又賴鉛以制其毒，乃爲神良。

臍帶

性温。補命門，充養氣血，豫解胎毒。

按，嬰兒在母腹中，爲胎所裹，口鼻不能通氣，但有臍帶，通于母之肺係，母呼亦呼，母吸亦吸，直待出離母腹。因地一聲，臍帶既剪，一點真元，屬之命門。臍乾自落，如瓜脱蒂，故丹經以臍爲命蒂。

金石部

金箔

辛、平。鎮邪祟，安魂魄，治癲癇。生金有毒，能殺人。用箔不得過二分，仲景紫雪方用赤金煎液，取其制肝風，降炎逆也。輕粉，水銀所傷，非金莫療。

銀箔

性味、主治皆同金箔，但金有毒，而銀無毒耳。

自然銅

辛、平。消瘀血，續筋骨，止痛排膿，不可多服。

銅青

酸。走厥陰，故吐利風痰，明目袪疳，殺蟲。

鉛丹

寒，屬水，入腎，秉北方癸水之氣，陰極之精，其體重實，其性濡滑。故黑錫丹得汞交感，治上盛下虛，氣升不降，發爲眩暈，噎膈反胃，鎮墜之性，有反正之功。但偏於陰降，不可多服。燒酒、醋釀成鉛水，爲降火神方，然亦禁久服。

黄丹

體重，性沉，味兼鹽。礬能墜痰去怯，治驚癇、癲狂、吐逆；能消積殺蟲，治疳疾、瘧痢；能解熱拔毒，長肉去腐，治惡瘡腫毒。

鐵落

制肝下降。主善怒發狂，癲癇驚邪，客忤。

紫石英

甘，温，手少陰、足厥陰血分藥也。上能鎮心，重可去怯也；下能益肝，濕可去枯也。心主血，肝藏血，性暖而補，故神不安，血不足，虚寒不孕者宜之。

朱砂

甘，微寒，心經藥也。養精神，安魂魄，辟邪魅，治癲癇，解諸毒，驅邪瘧。朱砂，禀離火之氣，性反凉者，離中有陰也。納浮溜之火，安君主之官，秉陽明之德，辟幽昧之邪，藥中神聖也。

形如箭鏃，透明者佳。研細，水飛三次爲度。

水銀

辛、寒，有毒。鎮墜痰氣上逆，嘔吐反胃；殺蟲墮胎，下死胎。水銀，乃至陰之精，禀沉着之性。得凡火煆煉，則飛騰靈變；得人氣薰蒸，則入骨鑽筋。近巔頂，則蝕腦而百節攣廢；近陰莖，則陰消而痿敗不興。同黑鉛結砂，則鎮墜痰涎；同硫黄結砂，則拯救危病。在用之者合其宜爾。

輕粉

辛，温，有毒。治痰涎、積滯，鼓脹、毒瘡，殺蟲搜風。

按，輕粉，乃鹽礬煉水銀而成，其氣燥烈，其性走竄，善劫痰涎，消積滯。故水腫、風痰、濕熱、楊梅毒瘡服之，則涎從齒齦而出，邪鬱暫開而愈。若服之過劑及用之失宜，則毒氣被逼，竄入經絡筋骨，莫之能出，變爲筋攣骨痛，發爲癰腫疳漏，經年累月，遂成廢痼，因而夭枉者，不可枚舉。

銀朱

辛、温，有毒。劫痰破積，殺蟲，其功與輕粉同，其害亦同也。厨人染食供饌，未知其害耳。

雄黄

辛、温，有毒，肝家藥也。搜肝氣，瀉肝風，消涎積，解百毒，辟百邪，殺百蟲，截邪瘧，理蛇傷，能化血爲水。

石膏

甘，寒，足陽明藥也。除胃熱，止陽明頭額痛，日晡寒熱，大渴引飲，中暑，潮熱冒火，牙疼，皮熱如火。素曰：能寒胃，令人不食，非腹有極熱者，不宜輕用。東垣曰：邪在陽明，肺受火邪，故用以清肺，所以有「白虎」之名。孫兆曰：四月以後，天氣熱時，宜用白虎。壯盛人生用，虚人糖拌炒，恐妨脾胃。

滑石

甘，寒。利竅除熱，清三焦，凉六腑，化暑氣，通水腫，理黄疸，止諸血，解煩渴，厚腸胃。時珍曰：滑石利竅，不獨小便也。上能利毛腠之竅，下利精溺之竅。通上下，徹表裏，故主治甚多。

小便利及精滑者，禁之。

赤石脂

甘、酸、辛，温。補心血，生肌肉，厚腸胃，除水濕，收脱肛。好古曰：濇可去脱，石脂爲收斂之劑，赤者入丙，白者入庚。瀉與痢新起者，勿驟用。火煅。

爐甘石

陽明藥也。受金銀之氣，故能平肝。治目清腫，退赤、去爛、除翳。煅紅，童便淬七次，研粉，水飛。入朱砂，則不粘膩。

海石

乃水沫結成，色白體輕，肺之象也。氣味鹹寒，潤下之用也。故入肺，除痰嗽而軟堅，上源既清，故又治諸淋。肝屬木，當浮而反沉；肺屬金，當沉而反浮。何也？肝實而肺虚也。故石入水則沉，而南海有浮水之石；木入水則浮，而南海有沉水之香。

陽起石

鹹、温。主下部虚寒，助陽種子。火煅，水飛。

磁石

色黑，入腎。養腎益精，明目聰耳。

代赭石

止反胃，吐血衄血，經不止，腸風瀉痢，脱精遺溺，小兒驚疳，女人崩漏。按，代赭，入肝與心胞，專主二經血分之病。仲景治汗吐下後心下硬，噫氣，用旋覆代赭湯，取其重以鎮虚逆，赤以養陰血也。煅紅，醋淬，水飛。

砒石

辛、酸，大熱，大毒。主老痰諸瘧，齁喘癖積，蝕瘀腐，瘰癧。砒已大熱大毒，煉成霜，其毒尤烈。人服至七八分，即死。得酒，頃刻殺人，雖緑豆、冷水，亦難解矣。入丸藥中，劫已喘痰瘧，誠有立地奇功。須冷水吞之，不可飲食，静卧一日，即不作吐；少物引發，即作吐也。惟宜用生者，不可經火。

青礞石

鹹，平。破老痰堅積，止咳嗽喘急。色青，乃厥陰之藥，肝木乘脾，土氣不運，痰滯胸膈，宜其重墜，令木平氣下，則痰症自愈。脾虚家不宜久服。入礶打碎，礞石四兩，硝石四兩，拌匀火煅，至消盡，石色如金爲度。研細，水飛。

花乳石

主金瘡出血，一切失血，婦人血暈，且化血爲水，故雖有殊功，不敢多用。煅研，水飛。

石燕

利竅，行濕通淋，目障腸風，痔瘻帶下，磨汁飲之。難産，兩手各握一枚，立出。

朴硝

苦、辛、寒。一經煮煉，即爲芒硝；鼎礶升煅，即爲玄明粉。主五臟積聚，久熱胃閉，痰實血結，明目墮胎。内經云：熱淫於内，治以鹹寒。故承氣湯，用以軟堅去實。朴硝重濁，止堪塗敷；芒硝輕爽，可供走血蕩腸之需；玄明更佳，然止于治病，服食則不可耳。

硫黄

鹹、熱，有毒。主命門火衰，陽氣暴絶，陰症傷寒，陽道痿弱，老人虚秘，婦人血結，虚寒久痢，心腹積聚。秉純陽之精，益命門之火，熱而不燥，能潤腸結，亦救危神劑。故養正丹用之，常收起死之功。能化鉛爲水，修煉家尊爲金液丹。寇宗奭云：下元虚冷，真氣將絶，久患泄瀉，垂命欲盡，服無不效，但中病當便已，不可盡劑。壬子之秋，余應試北雍。值孝廉張抱赤久荒於色，腹滿如斗，參湯送金匱腎氣丸，小便稍利，滿亦差減。越旬日，而腹滿猶是，肢體厥逆，雖投前丸，竟無裨也。舉家哀亂，惟治終事。抱赤泣而告曰：「若可救我，當終其身父事之。」余曰：「即不敢保萬全，然餌金液丹至數十粒，尚有生理。」抱赤連服一百粒，小便遄行，滿消食進，更以補中、八味並進，遂獲全安。故尖藥中肯綮，如鼓應桴。世之抱是症，而不得援者衆矣。亦有如抱赤之傾信者，幾何人哉！況硫非治滿之劑，祇因元陽將絶，而參、附無功，藉其純陽之精，令陰寒之滯，見晛冰消爾。

白礬

酸、澀，性凉。主消痰燥濕，解毒止血，定痛止痢，除咽喉、口齒諸病，虎、犬、蛇、蝎百蟲傷。能吐風熱之痰涎，以其酸苦湧泄也。治諸血痛，脱肛，陰挺，瘡瘍，以其酸澀而收也。治痰飲瀉痢，崩帶風眼，以其收而燥濕也。治喉痺、癰蠱、蛇傷，取其解毒也。性能却水，多服損肺。

用藥機要

醫之神良，識病而已；病之機要，虛實而已。虛甚者必寒，實甚者必熱。然常病易曉，變病難知。形衰神憊色夭，脉空而知其虛，形盛神鼓色澤，脉强而知其實，不待智者决也。至實有羸狀，誤補益疾；大虛有盛候，反瀉含冤。陽狂與陰燥不同，蚊跡與發癍有別。自非洞燭玄微者，未易辨也。

居養有貴賤，年齒有老少，禀賦有厚薄。受病有久新，臟腑有陰陽，情性有通滯。運氣有盛衰，時令有寒暄，風氣有南北。六氣之外客不齊，七情之内傷匪一。不能隨百病而爲變通，乃欲執一藥而理衆病，何可得也？故曰：用古方治今病，譬猶拆舊料改新房，不再經匠氏之手，其可用乎？明于此者，始可與言醫也矣。藥有君臣佐使，陶弘景以上品之藥爲君，及考内經曰：主病之謂君，佐君之謂臣，應臣之謂使，非上、中、下三品之謂也。張元素曰：爲君者最多，爲臣者次之，佐使又次之。由是而知，陶爲邊見。

藥有七情：獨行者，單方不用輔也。相須者，同類不可離也。相使者，我之佐使也。相惡者，奪我之能也。相畏者，受彼之制也。相反者，兩不相合也。相殺者，制彼之毒也。相畏、相反同用者，霸道也。相須、相使同用者，王道也。有經有權，因時勢而斟酌也。

藥有五味：苦者入心，直行而泄。辛者入肺，横行而散。酸者入肝，束而收斂。鹹者入腎，止而軟堅。甘者入脾，有和有緩，有補有泄，可上可下，可内可外，土味居中，而能兼五行也。淡之一味，五臟無歸，專入太陽而利小便。

藥有四氣：温者，應春生之氣，而主發育。熱者，應夏長之氣，而主暢遂。凉者，應秋收之氣，而主清肅。寒者，應冬藏之氣，而主殺伐。故虚弱之人，不足之症，當以生長爲先。壯實之人，有餘之邪，當以肅殺爲要。兩者易而爲治，是謂實實虚虚，損不足而益有餘。如此死者，醫殺之耳。

叔季之世，人民虚薄，受補者常多，受尅者常少。故補中還少，日就增多；承氣抵當，日漸減少。奈何？夫人之病，十有九虚；醫師之藥，百無一補。猶且矜獨得之妙，天狂者比比，終不悔悟，良可悲夫。

温暖之藥，象類陽明，君子苟有過，則人皆見之；寒凉之藥，象類陰柔小人，國祚已移，人猶莫覺其非。

凡用滋補藥，病不增即是减，内已受補故也；用尅伐藥，病不减即是增，内已受伐故也。

七方者：大、小、緩、急、奇、偶、複。大方之説有三：有藥力雄猛之大，有品味數多之大，有分兩數多之大。此治下焦，療大病之法也。小方之説有三：有病勢輕淺，不必雄猛之小；有病在上焦，宜分兩輕微之小；有病無兼症，宜君一臣二之小。緩方之説有六：有甘以緩之之緩，有緩則治本之緩，有丸以緩之之緩，有品味衆多之緩，有無毒治病之緩，有氣味俱薄之緩。急方之説有五：有急症須急治之急，有湯液蕩滌之急，有毒藥之急，有氣味厚之急，有急則治標之急。

奇方之説有二：有獨用一物之奇，有一、三、五、七、九之奇。奇方宜下，不宜汗。偶方之説有三：有兩味配合之偶，有二方合用之偶，有二、四、六、八、十之偶。偶方宜汗，不宜下。桂枝汗藥，反以五味成奇。承氣下藥，反以四味成偶。豈臨時制宜，當別有法乎？

複方之説有三：有二三方及數方相合之複，有本方之外復加他藥之複，有分兩均齊之複。王太僕以偶爲複，今七方有偶，又有複。豈非偶乃二方相合，複乃數方相合乎？

十劑者：宣、通、補、泄、輕、重、滑、澀、燥、濕。宣劑，宣可去壅，生薑、橘皮之屬。壅者，塞也。宣者，佈也，散也。鬱塞之病，不升不降，必宣佈敷散之。如氣鬱有餘，則香附、撫芎以開之；不足，則補中益氣以運之。火鬱微，則山梔、青黛以散之，甚則升陽解肌以發之。濕鬱微，則蒼朮、白芷以燥之，甚則風藥以勝之。痰鬱微，則南星、橘皮以化之，甚則瓜蒂、藜蘆以湧之。血鬱微，則桃仁、紅花以行之，甚則或吐或下，以逐之。食鬱微，則山查、神麯以消之，甚則上湧下泄以去之。皆宣劑也。通劑，通可去滯，通草、防己之屬。滯者，留滯也。濕熱留於氣分，而痛痺癃閉，宜淡味下降，通利小便，而泄氣中之滯，通草是也。濕熱留於血分，而痛痺癃閉，宜苦寒下引，通其前後，而泄丘中之滯，防己是也。補劑，補可去弱，人參、羊肉之屬。形不足者，補之以氣，人參是也；精不足者，補之以味，羊肉是也。泄劑，泄可去閉，葶藶、大黄之屬。閉字作實字看，泄字作瀉字看。實者瀉之，葶藶瀉氣實而利小便，大黄瀉其實而通大便。輕劑，輕可去實，麻黄、葛根之屬。表閉者，風寒傷營，腠理閉密，而爲發熱頭痛，宜麻黄輕揚之劑發其汗，而表自解。裏閉者，火熱抑鬱，皮膚乾閉，而爲煩熱昏瞀，宜葛根輕揚之劑，解其肌而火自散。上閉有二：一則外寒内熱，上焦氣閉，發爲咽痛，宜辛凉以揚散之。一則飲食寒冷，抑遏陽氣在下，發爲痞滿，宜揚其清而抑其濁。下實亦有二：陽氣陷下，裏急後重，至圊不能便，但升其陽而大便自順，所謂下者舉之也。燥熱傷肺金，金氣膹郁，竅閉於上，而膀胱閉於下，爲小便不利，以升麻之類探而吐之，上竅通則小便自利，所謂病在下取之上也。重劑，重可去怯，磁石、鐵粉之屬。重劑凡四：有驚則氣亂魂飛者，有怒則氣上發狂者，並鐵粉、雄黄以平其肝。有神不守舍而健忘不寧者，宜朱砂、紫石英以鎮其心。有恐則氣下而如人將捕者，宜磁石、沉香，以安其腎。滑劑，滑可去着，冬葵子、榆白皮之屬。着者，有形之邪，留着於經絡臟腑，如屎溺濁帶、痰涎、胞胎、癰腫之類，宜滑藥，以去其留滯之物。此與通以去滯略相類，而實不同。通草、防已淡滲，去濕熱無形之邪；葵子、榆皮甘滑，去濕熱有形之邪。故彼曰滯，此曰着也。濇劑，濇可去脱，牡蠣、龍骨之屬。脱者，氣脱、血脱、精脱、神脱也。脱則散而不收，用酸濇温平，以斂其耗散。夫汗出、便瀉、遺溺，皆氣脱也；腸風、崩下、血厥，皆血脱也；流精、骨痿，精脱也。牡蠣、龍骨、五味子、五倍子、柯子、粟殼、棕灰、石脂，皆濇藥也。如氣脱，兼參、芪；血脱，兼歸、地；精脱，兼龜、鹿。至夫脱陽者見鬼，脱陰者目盲，此神脱也，去死不遠，無藥可治。燥劑，燥可去濕，桑皮、赤小豆之屬。外感之濕，由於水嵐雨露；内傷之濕，由於酒茶蔬果。夫風藥可以勝濕，淡藥可以滲濕，不獨桑皮、赤豆也。濕劑，濕可去枯，白石英、紫石英之屬。濕字作潤字看。枯者，燥也，血液枯而成燥。上燥則渴，下燥則結，筋燥則攣，皮燥則揭，肉燥則裂，骨燥則枯。養血則當歸、地黄，生津則門冬、五味，益精則蓯蓉、枸杞，不獨石英爲潤劑也。

治熱以寒，温而行之；治寒以熱，凉而行之。治温以清，冷而行之；治清以温，熱而行之。木鬱達之，火鬱發之，土鬱奪之，金鬱泄之，木鬱折之。氣之勝也，微者隨之，甚者制之。氣之復也，和者平之，暴者奪之，高者抑之，下者舉之，有餘折之，不足補之，堅者削之，客者除之，勞者温之，結者散之，留者行之，燥者濡之，急者緩之，散者收之，損者益之，逸者行之，驚者平之。又曰：逆者正治，從者反治。反治者，熱因寒用，寒因熱用，塞因塞用，通因通用，必伏其所主，而先其所用。其始則同，其終則異。可使破積，可使潰堅，可使氣和，可使必已。又曰：諸寒之而熱者，取之陰；熱之而寒者，取之陽。所謂求其屬以衰之也。

王太僕曰：粗工褊淺，學未精深，以熱攻寒，以寒療熱。治熱未已，而冷疾已生；攻寒日深，而熱病更起。熱起而中寒尚在，寒生而外熱不除。欲攻寒則懼熱不前，欲療熱則思寒又止。豈知臟腑之源，有寒熱温凉之主哉！

内經曰：陰味出下竅，陽氣出上竅。清陽發腠理，濁陰走五臟；清陽實四肢，濁陰歸六腑。味厚爲陰，薄者爲陰中之陽；氣厚爲陽，薄者爲陽中之陰。味厚則泄，薄則通。氣薄則發泄，厚則發熱。辛甘發散爲陽，酸苦湧泄爲陰。鹹味湧泄爲陰，淡味滲泄爲陽。

元素曰：附子氣厚，爲陽中之陽；大黄味厚，爲陰中之陰；茯苓氣薄，爲陽中之陰。所以利小便，入太陽，不離陽之體也。麻黄味薄，爲陰中之陽，所以發汗，入手太陰，不離陰之體也。

肝苦急，急食甘以緩之，甘草。以酸瀉之，芍藥。實則瀉子。甘草。肝欲散，急食辛以散之，川芎。以辛補之，細辛。虚則補母。地黄。心苦緩，急食酸以收之，五味。以甘瀉之，參芪。實則瀉子。甘草。心欲軟，急食鹹以軟之，芒硝。以鹹補之，澤瀉。虚則補母。生薑。脾苦濕，急食苦以燥之，白术。以苦瀉之，黄連。實則瀉子。桑皮。脾欲緩，急入甘以緩之，甘草。以甘補之，人參。虚則補母。炒鹽。肺苦氣，急入苦以瀉之，柯子。以辛瀉之，桑皮。實則瀉子。澤瀉。肺欲取，急食酸以取之，芍藥。以酸補之，五味。虚則補母。五味。腎苦燥，急食辛以潤之，知、柏。以鹹瀉之，澤瀉。實則瀉子。芍藥。腎欲堅，急食苦以堅之，知母。以苦補之，黄柏。虚則補母。五味。夫甘緩、酸收、苦燥、辛散、鹹軟、淡滲，五味之本性，一定而不變者也。或補或瀉，則因五臟四時，而迭相施用者也。温、凉、寒、熱，四氣之本性也。其餘五臟補瀉，亦迭相施用也。此特潔古因素問「飲食補瀉」之義，舉數藥以爲例耳。學者宜因其意，而充廣變通之。

元素曰：五臟更相平也。一臟不平，所勝平之。

春宜辛温，薄荷、荆芥之類，以順春升之氣；夏宜辛熱，生薑、香薷之類，以順夏浮之氣；長夏宜甘苦辛温，人參、白术、蒼术、黄柏之類，以順化成之義；秋宜酸凉，芍藥、烏梅之類，以順秋降之氣；冬宜苦寒，黄芩、知母之類，以順冬沉之氣。所謂順時氣而養天和也。春省酸增甘，以養脾氣；夏省苦增辛，以養肺氣；長夏省甘增鹹，以養腎氣：此防其太過也。

王好古曰：四時總以芍藥爲脾劑，蒼术爲胃劑，柴胡爲肝劑，十一經皆取决于少陽，爲發生之始故也。補氣用參、芪，氣主煦之也；補血須歸、地，血主濡之也。然久病積虚，雖陰血衰涸，但以參、芪、术、草爲主者，經所謂無陽則陰無以生也。是以氣藥有生血之功，血藥無益氣之理。夫氣藥甘温，法天地春生之令，而發育萬物，况陽氣充則脾土受培，轉輸健運，由是食入於胃，變化精微，不特灑陳於六腑而氣至，抑且和調于五臟而血生，故曰氣藥有生血之功也。血藥凉潤，法天地秋肅之令，而凋落萬物，且粘滯滋潤之性，在上則泥膈而減食，在下則滑腸而易泄，故曰血藥無益氣之理也。每見俗醫療虚熱之症，往往以四物湯，或同知、柏、芩、連而投之，脾土受傷，上嘔下泄，至死不悟，幽潛沉冤。嗟何及矣！

藥有宜陳者，枳實、橘皮、半夏、麻黄、吴茱萸、狼毒之類。藥有宜新者，人參、白术、當歸、澤瀉之類。苟不揀選，何效之？有詩云：老醫迷舊病，朽藥誤新方。其謂是乎？

丸、散、湯、液，當顧名思義。湯者，蕩也，蕩滌其邪鋒。丸者，緩也，緩養其正氣。散者，散也，解散其結塞。

下焦丸藥，宜大而堅；中焦次之，上焦宜小而鬆。如蒸飯麵糊爲丸，取其遲化。蒸餅稀糊，取其易化；滴水則尤爲易化。煉蜜取其遲化，蠟丸取其難化。

製藥貴得中，不及則無功，太過則損性。煅則通紅，炮則煙起，炒則黄而不焦，烘則燥而不黄。酒製升提，鹽製潤下，薑取温散，醋取收斂。便製減其温，蜜製潤其燥，壁上取其歸中，麥麩咨其穀氣，酥炙者易脆。去穰者寬中，抽心者除煩。

病在上焦者，先食而後藥；病在下焦者，先藥而後食。病在上者，不厭頻而少；病在下者，不嫌頓而多。少服則滋榮於上，多服則峻補於下。

煎藥用水，各有其宜。中虛者，當用春雨水，取其發生；火旺者，宜用冰雪水，取其陰寒。氣凝血滯、痰阻便閉者，宜急流水，取其行而不滯；失血遺精溺多腸泄者，宜非華水，取其止而不流；吐逆、喘嗽、脹滿，宜東流水，取其順下；陰不升、陽不降者，宜甘瀾水，取其調和。煎藥，忌銅鐵器，宜用銀、瓦器，令小心者看守，器須潔净，水須新汲。補藥須封固，慢火久煎。利藥須露頂，急火速就。熱藥宜冷服，冷藥宜熱服。上焦藥，徐徐服；下焦藥，急急服。凡服膏子藥，噙在口中，細細咽下。所謂病在上者，服藥不厭頻而少之意也。若湯調頓服，即非古人設膏子之意矣，何不隨煎隨服，乃用陳久之膏耶？

凡煉蜜，每斤加水四兩，待熟，掠去沫盡，煉至滴水不散爲度，則經久不壞。

藥滓再煎，殊非古法，味有厚薄，氣有重輕。若取二煎，其厚且重者，尚有功力，其輕且薄者，已無餘味，安在其君臣佐使之宜哉！

引經報使

手少陰心：黄連、細辛。

足少陰腎：獨活、肉桂、知母、細辛。

手太陰肺：桔梗、升麻、葱白、白芷。

足太陰脾：升麻、蒼术、葛根、白芍藥。

手厥陰心胞絡：柴胡、牡丹皮。

足厥陰肝：青皮、柴胡、川芎、吴茱萸。

手太陽小腸：藁本、黄柏。

足太陽膀胱：羌活。

手陽明大腸：白芷、升麻、石膏。

足陽明胃：白芷、升麻、石膏、葛根。

手少陽膽：柴胡、青皮。

足少陽三焦：連翹、柴胡。上焦地骨皮；中焦青皮；下焦附子。

鐫補雷公炮製藥性解

李中梓

藥性解序

余讀仲景之叙醫，輒爲之掩卷，蓋其感生死之芒忽，篤君父之危殆，賤名利之浮榮，冀年壽以没世。傷哉其言！焉得不原本藥性，加意候診者乎？三皇御宇，太皡首畫八卦，開萬世道术之祖。而神農遍嘗百味，黄帝著爲素問，跡其鼎足，揚化醫之用居多。今考本經所載，草木鳥獸等類，則乾木果、震萑葦、坤子母牛、兑羊、辰狗之説。酸鹹有五味之别，青黄有五色之分，則坎水、離火、震木、兑金、坤土之説。定浮沉，明燥濕，則本天本地親上親下之説。立君臣，分佐使，則君一民二之説。有畏有喜，有惡有反，則吉凶利害之説。有補有瀉，有正治，右從治，則變通趨時之説。無非大易之源流，八卦之分佈，聖人所以順風氣而防夭札者，端不越此。自太史公著扁倉論，以爲美好者不祥之器，而儒者又好自張大，置醫於九流之中，欲如皇子之論當心，東里之辯六氣，文摯止疾於齊王，枚乘霍然於太子，豈可得哉！余以少孤，不及摻藥以進慈父，間爲母氏嘗之，退而考諸方書，多所不合，斯用痛心。乃於讀書之暇，發本經、仙經暨十四家本草、四子等書，靡不悉究，然後辯陰陽之所屬，五行之所宜，著藥性解二卷。敢謂拯危濟殆，於是焉賴，特以志予之悲，爲人子事親之一助爾。且夫甘旨以養之，温凊以奉之，而懼夫不可療之灾，欲代則不能，欲遍訪而證諸人則不及，此人子終天之恨，仲景氏傷之，余所不辭而爲之縷析者也。若夫素問一書，軒岐之精藴在焉，亦欲訂其同異，而折衷之，期於剖微而止，敬以異日，公之同好。

雲間李中梓撰。

鐫補雷公炮製藥性解凡例

一，藥性之刻，無慮充棟，然有性味者無經絡之歸，有炮製者無選辨之法，有毒之有無、大小者，無使、反、畏、惡之品，有此刻未備，彼刻悉之，及此刻所載，彼刻又缺，窮搜極構，迄無全書。今先味、次性，次有毒、無毒，次入某經絡，次主用，次辨真僞美惡，次製法，次佐使，次畏惡，因而援諸家之説，參管窺之見，解其一二。凡藥之性，靡不精詳悉備，使學者一覽無餘矣。

一，舊本諸刻，往往言藥之能，不言其所以能。如性熱者有此效，而寒者亦有此效；味辛甘者有此效，而酸苦者亦有此效。遂使庸醫不察，或兼而用之，或反而用之，漫無主張，誤世不淺。今推五行所屬之理，爲之解注。且明言有某症者不宜用之，或不宜多用、久用，雖令初學處劑，亦無妄投之失矣。

一，舊本向著其功，而方書不傳其用者，不敢混録，以滋好奇之弊。或方書屢稱其驗，而舊本未贊其功者，再三考校，增而彙之。又不敢闕略，以招遺用之嗟。

一，藥有切要之品，世所恒用者，録之；有險僻之品，不恒用者，兹不贅入。

一，藥品有不必修製者，自無可議。其或宜於㕮咀煅煉者，或利於蒸曬炮爁者，備採雷公炮製之法，以附於後，詳載無遺，庶一展卷而悉其概云。

鐫補雷公炮製藥性解總目

卷一……一四三九
金石部　果部
穀部
卷二……一四七一
草部上
卷三……一四九六
草部中
卷四……一五二四
草部下
卷五……一五四九
木部
卷六……一五八三
菜部　人部
禽獸部　蟲魚部

藥性解所引書傳

黃帝素問　神農本經　蜀本草
吳氏本草　食療本草　四聲本草
刪繁本草　食性本草　唐本草餘
藥對　本草性事類　日華子本草
證類本草　陳藏器本草　藥性論
南海藥譜　太上玄應經　三洞要録
八帝聖化經　修真秘旨　廣五行記
神仙芝草經　神仙服餌法　太清草木記
博物志　廣異記　稽神録
陳承別説　本草衍義　丹溪藥性
東垣藥性　仲景全書　原病式

開寶新詳定本草　雷公炮製論

開寶重定本草

鐫補雷公炮製藥性解

卷之一目録

金石部三十三種

金、銀箔一　黄丹二　胡粉三
銅青四　鐵漿鐵銹附　水銀六
輕粉七　銀朱八　密陀僧九
丹砂十　鍾乳十　礬石十二
禹餘糧十三　硝石七種十四
滑石十五　石膏十六　青鹽十七
食鹽六　雄黄十九　紫石英廿
赤石脂廿一　寒水石廿二　花蕊石廿三
陽起石廿四　硼砂廿五　膽礬廿六
青礞石廿七　無名異廿八　玉屑廿九
自然銅卅　石鷰卅一　磁石卅二
硫黄卅三

果部十八種

陳皮核、葉、肉附一　青皮二　枳殼三
枳實四　杏仁五肉附　大棗六
桃仁七。花、毛、蟲、葉、實附　烏梅八
藕九。皮、節、蓮子、蓮鬚、荷葉、花、蒂附
枇杷葉十。實附　榴皮十一。花附
山楂十二　水梨十三　柿乾附。十四

芡實十五　胡桃十六　龍眼十七
橄欖十八。核中仁附

穀部十一種

麥芽一　神麯二　酒三　醋四
飴糖五　胡麻子六　白扁豆七。豆花、豆葉
赤小豆八　芝麻九　豆豉十　緑豆十一

卷之二

草部上四十二種

人參一　黄芪二　甘草三　當歸四
川芎五　山藥六　白术七　蒼术八
芍藥九赤白二　生地十　熟地十一
知母十二　貝母十三　黄芩十四
黄連十五　大黄十六　桔梗十七
花粉十八。仁與子附　半夏十九　紫蘇廿。子附
白芷廿一　防風廿二　獨活廿三
羌活廿四　柴胡廿五　前胡廿六
香附廿七　麻黄廿八　葛根廿九
麥門冬卅　天門冬卅一　五味子卅二
升麻卅三　藁本卅四　細辛卅五
連翹卅六　澤瀉卅七　玄胡索卅八
地榆卅九　防己四十　常山四一
草龍膽四二

卷之三

草部中五十四種

玄參四三　丹參四四　苦參四五

紅花四六　三稜四七　蓬莪术四八
天麻赤箭。四九。附　南星五十
秦艽五一　遠志五二。小草附　破故紙五三
葫蘆巴五四　何首烏五五。二種
骨碎補五六　威靈仙五七　牛膝五八。六種
黄精五九　蒲黄六十　續斷六一
益母草六二　肉蓯蓉六三　鎖陽六四
車前子六五　紫苑六六　百部六七
百合六八　款冬花六九　馬兜鈴七十
青黛七一　甘菊七二　薏苡仁七三
牡丹皮七四　菟絲子七五　茴香七六小茴附
砂仁七七　白豆蔻七八　肉豆蔻七九
草豆蔻八十　草果八一　菖蒲八二
黑附子八三　天雄八四　烏頭八五
烏喙八六　側子八七　射干八八
旋復花八九　大戟九十　商陸九一
葶藶九二。甜、苦二種　牽牛九三。黑、白二種
萆薢九四　木通九五　通草九六

卷之四

草部下五十四種

燈心九七　石斛九八　石葦九九
白蒺藜一百　青葙子一〇一
木賊草一〇二　茅根一〇三　仙茅一〇四
鬱金一〇五　薑黄一〇六　牛蒡子一〇七
紫草一〇八　白頭翁一〇九
白前一一〇　白薇一一一　白附一一二
蚤休一一三　白鮮皮一一四　蘆薈一一五
胡黄連一一六　澤蘭一一七　狗脊一一八

青蒿一一九　蓽撥一二〇　王不留行一二一
淫羊藿一二二　巴戟一二三　蘭葉一二四
水萍一二五　决明草一二六　草麻子一二七
馬鞭草一二八　蘆根一二九　蛇床子一三〇
金銀花一三一　山豆根一三二
艾葉一三三　薄荷一三四　豨薟一三五
蒲公英一三六　夏枯草一三七
藿香一三八　荆芥一三九　香薷一四〇
佛耳草一四一　蒼耳一四二　茵陳一四三
使君子一四四　高良薑一四五
石蓮子一四六　合歡皮一四七
萱草根一四八　劉寄奴一四九
覆盆子一五〇

卷之五

木部五十七種

茯苓一。赤、白二種，茯神附　琥珀二
松香三。子、花葉、節附　柏子仁四
桂五分爲四種　槐實六。枝、皮、膠、花附
木香七　山梔八　吴茱萸九
山茱萸十　蔓荆子十一　杜仲十二
烏藥十三　厚朴十四　黄柏十五
桑白皮十六。茯椹、寄生附　枸杞子十七。二種
地骨皮十八　酸棗仁十九　益智廿
檳榔廿一　大腹皮廿二　丁香廿三
冰片廿四　猪苓廿五　蘇木廿六
沉香廿七　乳香廿八　没藥廿九
木瓜卅　竹葉卅一。苦竹、竹瀝、竹茹附

天竺黄卅二　金櫻子卅三
訶黎勒卅四。隨風子附　郁李仁卅五
蕪荑卅六　五加皮卅七　楮實卅八。樹汁附
秦皮卅九　樗白皮四十。椿白皮附
密蒙花四一　辛夷四二　甤仁四三
女貞實四四　五倍子四五。百藥箭附
牙皂四六。皂角刺附　巴豆四七　金鈴子四八
紫葳四九　雷丸五十　鈎藤五一
血竭五二　茶茗五三　阿魏五四
乾漆五五　楓香五六　蜀椒五七

卷之六

菜部十種

生薑一　乾薑二　萊服三子附
白芥子四　韭五。根、子附　蒜六
胡荽七。子附　葱白八　冬葵子九
白冬瓜

人部十種

乳汁十　金汁十一二種　屎蛆十二
人溺十三　秋石十四　月水十五
髮十六。三種　紫河車十七　天靈蓋十八
死人枕

禽獸部十八種

黑嘴白鴨十九。緑頭鴨附　烏骨椎廿
雄雀廿一　伏翼廿二　龍骨廿三。齒附
虎骨廿四　犀角廿五　羚羊角廿六
牛黄廿七　麝香廿八　阿膠廿九

鹿茸卅。鹿角、麋角、麋茸附　熊膽卅一
膃肭臍卅二　狗肉卅三。陰莖、血附
羊肉卅四　牛肉卅五。牛乳、腦、角、腮、膽附
猪肉卅六。四蹄、臟、腸、腎、脂、肚、心、油、腦、膏附

蟲魚部二十六種

蜂蜜卅七。蠟附　牡蠣卅八　珍珠卅九
石決明四十　龜甲四一。龜尿、敗龜版、夾蛇龜附
鱉甲四二。肉附　蘄蛇四三　白花蛇四四

蝦蟆四五。眉酥及肪附　蝎子四六
五靈脂四七　蜈蚣四八　蝸牛四九
白僵蠶五十。雄蠶蛾附　蟬蛻五一
刺猬皮五二　土鱉蟲五三　蜣螂五四
斑蝥五五　穿山甲五六　鯽魚五七。子附
鯉魚五八。膽、血、脂、腸、鱗、骨附　烏賊骨五九
鰻鱺魚六十。骨附　鱔六一。血附
蟹六二。爪附

鐫補雷公炮製藥性解卷之一

○金石部

金、銀箔

味辛，性平，有毒，入心、肺二經。主安心神，定驚悸，鎮癲狂，除邪熱。

按，金、銀之入肺部，固其類也。其性沉重，能制火臟之輕揚，故亦入心經。過服必中其毒，以鷓鴣肉解之。

黄丹

味辛，性微寒，有毒，不載經絡。主吐逆癲狂，止痛生肌。

按，黄丹乃熬鉛所作。鉛本水中之金，最能制火、吐狂等症。何者非火，而有不瘳者乎？

胡粉

味辛，性寒，無毒，不載經絡。主一切癰腫諸毒，及腐爛肉，殺三蟲，破癥結。

按，胡粉，一名粉錫，實亦化鉛所作。能破結殺蟲者，其亦鎮墜之功歟？

銅青

味苦、濇，性平，有微毒，不載經絡。主歛金瘡，淘眼暗，止血殺蟲，能去腐肉。

按，銅青，即銅緑。本醋沃銅上，而得其精華。醋能收歛，故歛瘡止血。其去腐肉者，亦醋之功。眼乃肝竅，眼之不明，肝之病也。得金之精以制木，而目之暗者，從此明矣。

鐵漿

味甘、濇，性平，無毒，入心、肺二經。主癲癇狂亂，解諸毒入腹，蛇犬咬傷，鎮心神，明眼目。堪洗漆瘡，隨手而愈。○鐵鏽油調之，可敷惡瘡、瘡疥；蒜磨敷，蜘蛛咬傷。

按，鐵漿，即浸鐵色青，可染皂者。質本金也，宜歸肺部；性本沉也，宜鎮心家。明目治漆，皆由伐木之功。

○鐵鏽可敷瘡毒，亦以發在外者，有散之義歟？

水銀

味辛，性寒，有毒，不載經絡。主疹瘻、痂瘍、白禿，皮膚蟲蝨，墮胎絕孕，殺五金毒。鎔化還復爲丹，服之神仙不死。畏磁石。

按，水銀，療蟲疹等症，良由其毒也。又殺五金毒者，蓋以其性陰柔，能消五金爲泥耳。入耳，能食腦至盡。入肉，令百節攣縮，倒陰絶陽。性滑重，極易入肉，最宜謹之。能下死胎，可灌屍骸。內傳極言其煉服之功，然後世食之者，往往喪生，可爲妄信者戒。

【雷公云】凡草中取者，並朱漆中者，俱不可用。經別藥制過者勿用，曾斂過死屍、半生半死者勿用。若在朱砂中產出者，其水銀色微紅，收得後，用葫蘆盛之，免致遺失。若先以紫背天葵並夜交藤自然汁二味，同煮一伏時，其毒自退。若修十兩，正用前二味汁各七鎰，和合煮足爲度。

輕粉

味辛，性寒，有毒，不載經絡。主通大腸，轉胞，諸瘡蟲癬，小兒疳積。輕明可愛，燒火上走者真。

按，輕粉，即水銀所昇者。本草言其無毒，誤也。外科需爲要藥，不宜輕用服食。今見瘈瘲方中多用之，必能損人腸胃，不可不戒。其值頗貴，市中多燒凝水石及石膏爲粉以亂真，須細辯之。

銀朱

味苦、辛，性温，有毒。止入敷藥殺蟲，餘無他用。

按，銀朱，亦水銀燒就。中其毒者，令人發脹至死，可弗慎耶？

密陀僧

味鹹、辛，性平。有毒，不載經絡。主皮膚斑點，五痔金瘡，嗽嘔吐痰，禁瘧痢，鎮心驚。體重如金色者佳，水飛用。

按，密陀僧，一名没多僧，質極重，過服傷人臟。

雷公云 凡使，擣令細，于甆堝中安置了，用重紙袋盛柳蚛末，於密陀僧堝中。次下東流水，浸令滿，着火煮一伏時足，去柳末紙袋，取密陀僧用。

丹砂

味甘，生者微寒，無毒；煉者大熱，有毒。入心經。主鎮心安神，益氣明目，通血脉，除煩滿，止消渴，療百病，殺精祟鬼邪，袪疥癬蟲瘡。久服成仙。畏鹹水。大如雞卵，形似芙蓉。破之若雲母，光明照徹者佳。

按，丹砂之色，屬丙丁火，心臟之所由歸也。質性沉滯，勿宜多用。青霞子云：八石見火，悉成灰燼。丹砂伏火，化爲黄銀。能重能輕，能神能靈，能黑能白，能暗能明。太清云：外包八石，内含金精，先稟氣于甲，受氣于丙，出胎見壬，結魄成庚，增光歸戊，陰陽升降，各本其原。考兹二説，則服食成仙之説信矣。自唐世太平日久，膏粱之家，弗得其理，惑于方士，都致殞身，習俗成風，至今未已。斯民何辜，蒙此慘禍，其理淵奥，察之實難，吾願好事者慎之。

雷公云　凡使宜須細認，取諸般尚有百等，不可一一論之。有妙硫砂，如拳許大，或重一鎰一塊者，面面如鏡，若遇陰沉天雨，即鏡面上有紅漿汁出。有梅柏砂，如梅子許大，夜有光生，照見一室。有白庭砂，如菩提子許大，上面有小星現。有神座砂，不經丹竈，服之而自延年。其次有白金砂、澄水砂、陰成砂、辰錦砂、芙蓉砂、鏡面砂、箭鏃砂、曹末砂、土砂、金星砂、平面砂、神水砂，不可一一細述也。○凡修事朱砂，先于一净室内，焚香齋沐，然後取砂，以香水浴，拭乾，即碎搗之，後向鉢中更研三伏時竟，取一瓷堝子，着了砂于内，用甘草、紫背天葵、五方草各剉之，着砂上，下以東流水煮，亦三伏時，勿令水盡闕失時，候約去三分，又入青芝草、山鬚草半兩蓋之，下十斤火煅，從巳至子時方歇。候冷，再研似粉。如要服，則入熬蜜，丸如細麻子許大，空腹服一丸。如要入藥中用，則依此法。凡煅，自然炭火，五兩朱砂用甘草二兩，紫背天葵一鎰，五方草自然汁一鎰，同東流水煮過。

鍾乳

味甘，性温，有毒。入肺、腎二經。主泄精寒嗽，壯元氣，益陽事，安五臟，通百節，利九竅，下乳汁，亦能通聲。光潤輕鬆，色如煉硝石者佳。久研忌歇，須用水飛，以摻臂上，入肉不見爲度。蛇床爲使，惡牡丹、玄石、牡蒙，畏紫石英、蘘草，忌羊血。

按，鍾乳性温，而狀有下行之義，宜入腎經，肺即其母也。故並入之。諸家本草述其功者甚衆，惟丹溪以爲慓悍之劑，不宜輕用，不煉而服，使人病淋。

雷公云　凡使，勿用頭粗厚並尾大者，爲孔公石，不是色黑及經大火驚過，並久在地上收者，曾經藥物制者，並不得用。須要鮮明薄而有光潤者，似鵞翎簡子爲上，有長五六寸者。凡修事法，以五香水煮過一伏時，然後漉出，又別用甘草、紫背天葵汁漬，再煮一伏時。凡鍾乳八兩，用沉香、零香、甘松、白茅各一兩，以水先煮過一度了，第三度方用甘草等三味，各二兩，再煮了。漉出拭乾，緩火焙之，然後入杵臼如粉，篩過却入鉢中，令有力少壯者兩三人，不住研三日夜，勿歇。然後用水飛，汀了，以絹籠之，于日中曬，令乾。又入鉢中研二萬遍後，以瓷合收貯用之。

礬石

味酸，性寒，無毒，入肺、肝二經。主寒熱泄痢，白沃陰蝕，諸惡疥癬。清喉痺，除目痛，祛痼熱，禁泄瀉，收脱肛。同皂莢，可吐風痰；和蜜蠟，能消癰腫。光明如水晶者佳。甘草爲使，惡牡蠣，畏麻黄。

按，礬石，西方之色，宜入肺家；東方之味，宜歸肝部。肺、肝得令，而寒熱諸症可無虞矣。然亦收斂之劑，弗宜驟用。

雷公云 凡使，須以瓷瓶盛，于火中煅，令内外通赤，用鉗揭起蓋，旋安石蜂窠于赤瓶之中，燒蜂窠盡爲度，將鉗夾出放冷，敲碎入鉢中，研如粉後，于屋下掘一坑，可深五寸，却以紙裹，留坑中一宿，取出再研。每修事十兩，用石蜂窠六兩，盡爲度。又云：凡使，要光明如水晶酸、鹹濇味全者，研如粉，于瓷罐中盛，要盛得兩三升者，然後以六一泥泥于火畔，炙之令乾，置研了白礬于瓶内，用五方草、紫背天葵二味，自然汁各一鎰。旋旋添白礬于中，火逼，令藥汁乾，用蓋了並瓶口更以泥泥上，下用火一百斤煅，從巳至未。去火，取白礬瓶出，放冷，敲碎取白礬。若經大火一煅，色如銀，自然伏火，硃縈不失。搗細，研如輕粉，方用之。

禹餘糧

味甘、性寒，無毒。不載經絡。主咳逆寒熱。煩滿，崩中。血閉癥瘕，骨節疼痛，四肢不仁。

大熱痔瘻。牡丹、杜仲爲使，畏貝母、菖蒲、鐵器。

按，禹餘糧，因禹行山中乏食，採此充糧，故以名之，則其無毒可知矣。太乙餘糧，本是一種，今諸家往往分别，惟陳藏器所言者近是。

硝石

味苦、性大寒。有毒，入心、脾二經。主六腑積聚燥結，留血閉藏，天行疫痢，傷寒發狂，停痰作痞。腸風痔漏，推陳致新，解諸石藥毒，種種實熱，悉可瀉除，能墮胎孕。大黄爲使，惡苦參、苦菜、女菀，畏麥句薑。

按，硝石，爲太陰之精。宜入心家瀉火，而脾即其子也，故並入之。丹溪云：本經言其無毒，誤也。能化七十二種石，無毒而然乎？分爲七種，氣味相同，俱善消化驅逐，但朴硝力緊，芒硝、英硝、馬牙硝力緩，硝石、風化硝、玄明粉緩而又緩也。以之治病，病退即已。本經稱其煉服補益，豈理也耶？經云：熱淫于内，治以鹹寒，佐以苦寒。古方因之，故都用大黄佐芒硝耳。

雷公云　凡使，先研如粉，以瓷瓶子於五斤火中煅，令通赤，用雞腸菜、柏子仁和作一處，分丸如小帝珠子許。待瓶子赤時，投硝石于瓶子内，其硝石自然伏火。每四兩硝石，用雞腸菜、柏子仁共十五個，帝珠子盡爲度。

滑石

味甘淡，性寒，無毒，入胃、膀胱二經。主利水道，實大腸，化食毒，行積滯，逐凝血，解燥渴，導乳汁，補脾胃，降妄火。白膩而無黄砂者佳。甘草、石葦爲使，惡曾青。

按，滑石，甘宜於中州，淡宜於利水，胃與膀胱之所由入也，利益雖多，終是走泄之劑，無甘草以和之，弗宜獨用也。

雷公云 凡使有多般，勿誤用之。有白滑石、緑滑石、烏滑石、冷滑石、黄滑石，其白滑石如方解石，色白，于石上畫有白膩文，便得。緑滑石，性寒，有毒，不入藥中用。烏滑石，似黑色，畫石上有青白膩文，入用妙也。黄滑石，似金，顆顆圓，畫石上，有青及黑色者勿用，殺人。冷滑石，青蒼色，畫石上作白膩文，亦勿用。若滑石色似冰，白青色，畫石有膩文者真。○凡使，先以刀刮，研如精，以牡丹皮同煮，一伏時出，去牡丹皮，取滑石，却用東流水淘過，于日中曬乾方用。

石膏

味辛甘，性寒，無毒，入肺、胃二經。主出汗解肌，緩脾益氣，生津止渴，清胃消痰，最理頭疼。與方解石相似，須瑩净如水晶者真。雞子爲使，惡莽草、馬目毒公、巴豆、畏鐵。

按，石膏，辛走肺，甘走胃，所以主發散。仲景名爲白虎，蓋有兩義：一則以其入肺，一則以其性雄。苟胃弱不食及血虛發熱者誤用之，爲害不淺。

雷公云　凡使，勿用方解石，此石須白不透明，其性燥。若石膏出剡州茗山縣義情山，其色瑩潔如水情，性良善也。凡使之，先于石臼中搗成粉，以密物羅過，生甘草飛過了，水汀令乾，重研細用之良。

青鹽

味鹹，性寒，無毒，入腎經。主明目止痛，益氣堅筋骨，助水臟，除心腹痛，破積聚，療疥瘡。

按，青鹽味鹹，腎所宜也，故獨入之。水臟既補，則明目、堅骨等功，何足異耶？一名戎鹽，一名胡鹽。

食鹽

味鹹，性温，無毒，入腎、肺、肝三經。主鬼蠱邪疰毒氣，洗下部䘌瘡，吐中焦痰癖，熨疝氣及内腎氣，止霍亂及心腹卒痛，殺蟲去風，明目固齒。白如霜雪者佳。炒、研用。

按，食鹽之鹹，本歸腎臟，肺即其母，肝即其子也，故並入之。本草云：多食，傷筋損肺。水腫及咳嗽血虛者忌之，何也？蓋以鹹走腎，過多則腎不能勝而受傷。於是盜食母氣，而肺氣亦損，肺損則金還尅木，夫肝主筋而藏血，肺主咳嗽而生水，數症之來，寧能免耶？

雄黄

味苦、甘，性平，有毒，不載經絡。主殺精魅鬼邪，蛇虺蠱毒，山嵐瘴毒，惡瘡死肌，疥癬蟲䘌，百節中風，鼻中瘜肉，中惡腹痛。佩帶之，鬼神不敢近，諸毒不能傷，孕婦轉女成男。解藜蘆毒。大塊透明、中無砂石者佳。研細，水飛用。

按，雄黄，或以爲黄金之苗，今有金窟處無雄黄，則斯言未足深信。夫孕婦佩之，能轉女胎爲男，言若不經。然里中試之者往往獲驗，則有奪造化之功，非稟太陽之精，惡能臻此？殺蠱辟邪，宜其效矣。中其毒者，以防己解之。

雷公云 凡使，勿用黑雞黄、自死黄、夾膩黄，其臭似雄黄，只是臭，不堪用。時人以醋洗之三兩度，便無臭氣，勿誤用也。次有夾膩黄，亦似雄黄，其内一重黄、一重石，不堪用。次有黑雞黄，亦似雄黄，如烏雞頭上冠也。凡使，要似鸕鷀鳥肝色爲上。凡修事，先以甘草、紫背天葵、地膽、碧稜花四件，並細剉，每五件各五兩，雄黄三兩，下東流水，入瓦堝中，煮三伏時，漉出，擣如粉，水飛，澄去黑者，曬乾。再研，方入藥用。其内有劫鐵石，是雄黄中又有號赴矢黄，能劫于鐵，竝不入藥用。

紫石英

味甘、辛，性温，無毒，入心經。主咳逆邪氣，寧心定驚，補不足，塗肺毒。又主婦人子户風寒，十年無孕。長石爲使，畏扁青、附子，惡黄連、鮀甲、麥句薑。

按，紫石英，爲鎮重之劑，又有紫赤色，心經之所出入也。心主血，婦人得之，則血受温補，而胎可結矣。

赤石脂

味甘，性平，無毒，入心經。主養心氣，明目益精，療腹痛下痢、癰疽瘡痔、女子崩漏産難，下胞衣。惡大黄及松脂，畏芫花。

按，石脂色赤，宜入心經。腹痛諸症，皆火爲之殃；崩漏諸症，皆血爲之禍。心主血，屬火，得石脂以療之，而更何庸虞哉！

寒水石

味辛、甘，性大寒，無毒，入五臟諸經。主内外大熱，時行熱渴，腹中積聚，解巴豆毒。凡使，須薑汁煮之，汁盡爲度，細研用。畏地榆。

按，寒水石，即凝水石，性極寒冷，故於五臟靡所不入。過服，令人腸胃受寒，不能飲食。陶隱居云：夏月能爲冰者佳。如此，則舉世不能得矣，似乎失言！

雷公云 凡使，先用生薑自然汁煮，汁盡爲度，細研成粉，然後用之。每修十兩，用薑汁一鎰。

花蕊石

味性經絡，諸書不載。主金瘡止血，産婦血暈。火煅用。

按，花蕊之功，專主血症，能化瘀血爲黄水。服之，令人大虚，不宜輕用。若多用，服後當以補劑培之。

陽起石

味鹹，性温，無毒，入腎經。主腎絶陰痿，崩中漏下，癥瘕結氣。有雲頭兩脚及鷺鷥毛者真。桑螵蛸爲使，畏菟絲，惡澤瀉、官桂、蛇蜕、雷丸，忌羊血。

按，陽起石，鹹温之品，宜歸水臟。崩漏癥結，皆腎虚所致，故咸療之。難得其真，勿宜誤用。

硼砂

味苦、辛，性温，無毒，入肺經。主消痰止嗽，理喉痺，破癥結。光明瑩徹者佳。

按，硼砂，色白，味辛，宜專肺部痰嗽等症，皆肺火也，宜咸治之。

膽礬

味酸、苦、辛，性寒，有毒，不載經絡。主消熱殺蟲，止驚癇，吐風痰。鮮明者佳。

按，膽礬之功，大抵與白礬相類，惟能止驚，爲少差耳。

青礞石

味辛、甘，性平，有毒，入肺、大腸、胃三經。主蕩滌宿痰，消磨食積，研絶細用。

按，礞石，辛宜於肺，甘宜於胃。大腸者，肺家傳送之官也，故都入之。大損元氣，不可漫用。

無名異

味甘，性平，無毒，不載經絡。主金瘡，折傷内損，止痛，生肌長肉，消癰疽腫毒。

按，海南人云：石無名異絶難得，土無名異不甚貴重。豈本經説者爲石，今所有者爲土乎？用時，以醋磨塗患處。

玉屑

味甘，性平，無毒，入肺經。主除煩止渴，養神明目，寧心定驚，滅瘢痕，滋毛髮，助聲喉，美顔色。搗如米，苦酒浸之，消如泥。惡鹿角，畏款冬花。

按，玉屑，色白性潤，宜入肺部。肺得其養，則煩渴諸症何自而生？又主滅瘢云云者，亦以肺主皮毛，功效之所必及也。

自然銅

味辛，性平，無毒，不載經絡。主破積聚，療折傷，續筋骨，散血排膿，止痛定驚，亦主産後血邪。凡使，須搥碎，以甘草水煮過。又用，醋浸一宿，以泥盒裹之，火煅研細用。

按，自然銅，實銅坑中所産之石也。其色青黄如銅，不從礦煉，故名之。丹溪曰：自然銅，世以爲接骨要藥，不知接骨在補氣補血，補胃補腎，俗工惟冀速效，以罔利而用之，亦未稔其燥散之禍耳。

雷公云：石髓鉛，即自然銅也。凡使，勿用方金牙。其方金牙真似石髓鉛，若誤餌用，殺人。其石髓鉛色似乾銀泥，味微甘，如採得先搥碎，同甘草湯煮一伏時，漉出令乾，入臼中搗了，重篩過，以醋浸一宿。至明，用六一泥泥瓷合中，約盛得二升已來，放文武火中養三日夜，曬乾，便用蓋蓋了泥，用火煅兩伏時，去土快蓋，研如粉用。若修事五兩，以醋兩鎰。

石蠶

性涼，無毒，味與經絡諸書不載。主五淋，小便不利，腸風痔瘻。婦人産難，兩手各握一枚，立驗。研細，水飛用。

按，圖經云：石蠶出零陵郡，今祁陽縣沙灘亦有之。形似蚶而小，其實石也。觀其主治，都是行下之功。食療贊其補益，似未然耳。

磁石

味辛、鹹，性寒，無毒，入腎經。主週身濕痺，肢節中痛，目昏耳聾，補勞傷，除煩燥，消腫毒，令人有子。能吸重鐵者佳。入火煅紅，醋淬七次，研絶細用。柴胡爲使，惡牡丹、莽草、黄石脂。

按，磁石入腎，何也？蓋以性能引鐵，取其引肺金之氣入腎，使子母相生耳。水得金而清，則相火不攻自去，故主治如右。然久服多服，必有大患，忽喜其功而忽其害也。

雷公云 凡使，勿誤用去玄中石並中麻石，此石之二真相似磁石，只是吸鐵不得。中麻石心有赤，皮粗，是鐵山石也，誤服之，令人有惡瘡，不可療。夫欲驗過，一斤磁石四面只吸鐵一斤者，此名延年沙。四面吸得鐵八兩者，號曰續未石。四面只吸得五兩上下者，方爲磁石。凡修事一斤，用五花皮一鎰、地榆一鎰、故綿十五兩，三件並細剉，以槌于石上，碎作二十二塊了，將磁石于瓷盞子中，下草藥，以東流水煮三日夜，然後漉出拭乾，以布裹之，向大石上再搥，令細了，却入乳鉢中，研細如塵，以水沉飛過，又研如粉用之。

硫黄

味酸，性大熱，有毒，入命門經。主下焦虛冷，陽絶不起，頭禿、疽痔、癬疥，心腹痃癖，脚膝冷疼，虛損泄精。瑩浄無夾石者良。甘草湯煮過用。畏朴硝、細辛、飛廉，忌百般禽獸血。

按，硫黄，爲火之精，宜入命門補火。蓋人有真火，寄於右腎，苟非此火，則不能有生，此火一熄，則萬物無父。非硫黄孰與補者？太清云：硫稟純陽，號爲將軍，破邪歸正，返濁還清，挺立陽精，消陰化魄。戴元禮云：熱藥皆燥，惟硫黄不燥，則先賢嘗頌之矣。今人絶不用之，誠虞其熱毒耳。然有火衰之症，舍此莫療，亦畏而遺之，可乎？中其毒者，以猪肉、鴨羹餘、甘草湯解之。

雷公云 凡使，勿用青赤色及半白、半青、半赤、半黑者，自有黄色如雞雛初出殻者爲真。凡用四兩，先以龍尾蒿自然汁一鎰，東流水三鎰，紫背天葵汁一鎰，粟遂子莖汁四件，令之攪匀，一瓦鍋用六一泥固濟底下，將硫黄碎之，入於鍋中，以前件藥汁旋旋添入，水煮之，汁盡爲度。再以百部末十兩，柳蟲末二斤，一簇直二斤，細剉之，以東流水並藥等，同煮硫黄二伏時，日滿去諸藥，取出，用熟甘草湯洗了，入鉢中，研二萬匝，方妙。

○果部

陳皮

味辛、苦，性温，無毒，入肺、肝、脾、胃四經。主下氣消食，化痰破結，止嘔咳，定霍亂，療吐瀉，利小便，通五淋，逐膀胱留熱，殺寸白諸蟲。核治腰痛、疝痛，葉治乳癰脇癰，肉能止渴。多食，令人氣逆生痰。去白者，兼能除寒發表；留白者，兼能補胃和中。微炒用。産廣中、陳久者良。

按，陳皮，辛苦之性，能泄肺部。金能制木，故入肝家；土不受侮，故入脾胃。採時，性已極熟，如人至老成，則酷性漸減；收藏，又復陳久，則多歷梅夏，而烈氣全消。温中而無燥熱之患，行氣而無峻削之虞，中州之勝劑也。乃大全以爲多用、獨用，有損脾胃，師心之過耳。

青皮

味苦、酸，性温，無毒，入肝、脾二經。主破滯氣，愈低而愈效；削堅積，愈下而愈良。引諸藥至厥陰之分，下飲食入太陰之倉。消温瘧熱甚結母，止左脇欝怒作疼。去肉，微炒用。

按，青皮，即橘之小者，酸能瀉木，宜走肝經；温能消導，宜歸脾部。其性峻削，多服傷脾，虚羸禁用。

枳殼

味辛、苦、酸，性微寒，無毒，入肺、肝、胃、大腸四經。主下胸中至高之氣，消心中痞塞之痰。泄腹中滯塞之氣，推胸中膈宿之食，削腹内連年之積，疏皮毛胸膈易之病。散風氣癢痳，通大腸閉結，止霍亂，療腸風，攻痔疾，消水腫，除風痛。去瓤、核，麸炒用。陳久者良。

按，枳殼，辛歸於肺，酸歸於肝。大腸者，肺之腑也；胃者，上焦之腑也。故均入之。刮下枳茹，其效更速。

雷公云 凡使，勿用枳實，緣性效不同。若使枳殼，取辛、苦、酸，并有油，能消一切癖塊。陳久年深者爲上。用時，先去瓤，麸炒過，待麸焦黑遂出。令用布拭上焦黑後，單搗如粉，用之。

枳實

味苦、酸，性微寒，無毒，入心、脾二經。主消胸中之痞滿，逐心下之停水，化日久之稠痰，削年深之堅積，除腹脹，消宿食，定喘咳，下氣逆。麸炒用。

按，枳實，即枳殼之小者。苦宜於心。脾者，心之子也，故並入之。其性猛烈，有衝牆倒壁之功，氣弱者忌之。考青皮、陳皮同一種，枳殼、枳實同一種，但採有遲早，分老嫩而名也。四者主治，咸以導滯爲功，然嫩者性酷治下、老者性緩治高之别耳。

杏仁

味甘、苦，性温，有小毒，入肺、大腸二經。主胸中氣逆而喘嗽，大腸氣秘而難便，及喉痺痞痖，痰結煩悶，金瘡破傷，風熱諸瘡，中風諸症，蛇傷犬咬，陰户痛癢，並堪擣敷。沸湯炮去皮、尖，炒用，得火良。惡黄芩、黄芪、葛根，畏蘘草，解錫毒及中狗肉毒。雙仁者能殺人。杏子不可多食，能損筋骨眼目。

按，杏仁入肺者，經所謂「肺苦氣上逆，急食苦以瀉之」是也。大腸則供肺爲傳送者也，宜竝入之。考左慈秘訣，稱杏仁爲草金丹，久服成仙。方書又云：服杏仁者，往往至二三年，或瀉或臍中出物，皆不可治。兩説相背，然杏仁主散，痰從腠理中發散而去，且有小毒。則方書之説，最爲近理。秘訣所言，意者功在法製，亦未可知。然終屬虚渺，勿宜盡信。

雷公云　凡使，須以沸湯浸少時，去皮膜及尖，劈作兩片，用白火石並烏頭、杏仁三件，于鍋子中，下東流水煮，從巳至未。其杏仁色褐黄則去尖。然用每修一斤，用白火石一斤、烏豆三合，水旋添，勿令闕，免反血爲妙也。

桃仁

味苦、甘，性平，無毒，入肝、大腸二經。主瘀血血閉，癥瘕鬼邪，血燥便結，殺三蟲，止心羸。沸湯炮，去皮、尖，炒用。花，主殺鬼疰，悦顔色，利二便，下諸蟲。勿用千葉者，令人鼻衄。毛，主血瘕積聚，崩帶諸疾。桃蟲，主殺精鬼，邪惡不祥。葉，主惡氣客忤，陰户生蟲、痛癢。及瘡中蟲。桃實多食，令人發熱。

按，桃仁行血，宜入肝經；性潤，宜入大腸。典术云：桃爲五木之精，故花、仁、子、葉俱能壓邪殺鬼。

雷公云　凡使，須炮去皮，渾用白术、烏頭二味，和桃仁，同於瓦鍋中煮一伏時，後漉出，用手擘作兩片，其心黄如金色，任用之。花勿使千葉者，能使人鼻衄不止、目黄。凡用，揀令浄，以絹裹盛，於檐下懸令苦，去塵了用。用髑髏，勿使乾桃子。其鬼髑髏，只是千葉桃花結子，在樹上不落者乾，然於十一月内採得，可爲神妙。凡修事，以酒拌蒸，從巳至未，焙乾，以銅刀切片，焙取肉用。

大棗

味甘，性平，無毒，入心、脾二經。主和百藥，益五臟，潤心肺，養脾胃，補精氣，生津液，通九竅，强筋骨，祛邪氣，悦顔色。去核用。殺烏頭毒，忌生葱。

按，棗之入脾者，經所謂五味入口，甘先歸脾是也。心則生脾者也，宜並入之。多服，能壅脾作脹。凡中滿及齒痛風疾者，咸非所宜。

烏梅

味酸，性温，無毒，入肺、腎二經。主生津液，解煩熱，止吐逆，除瘧瘴，止久痢，消酒毒。又主皮膚黑點，麻痺不仁。去核用。

按，烏梅入肺者，經所謂「肺欲收，急食酸以收之」是也。腎則其所生者也，宜並入之。多食，最能損齒。風寒初起，瘧痢未久者，不可驟以此收斂也。

藕

味甘，性平，無毒，入脾經。主散瘀血，止吐衄，解熱毒，消食止渴，除煩解酒。和蜜食之，能肥腹臟，不生諸蟲。煮熟食之，能實下焦，大開胃脘。其節尤佳，其皮散血不凝。蓮子主清心醒脾，補中養神，進飲食，止瀉痢，禁泄精，除腰痛，久服耳目聰明。宜去心蒸熟用。蓮鬚，主益腎澀精。荷葉主雷頭風、破血止渴。葉蒂，主安胎，逐瘀血，留好血，止血痢。

按，藕味甘温，宜歸脾臟，脾實裹血，故治血症。多服蓮子，令人氣滯；多服蓮鬚，令人秘結。荷葉形如仰盂，其象爲震，震爲雷，屬木化風，故治雷頭風。枳木丸用之，取其引生少陽經清氣耳。葉、蒂在中，故能中守；又能行血者，性温之功也。

枇杷葉

味苦，性平，無毒，入肺經。主除嘔和胃，解渴止嗽，下氣清痰。刷去黄毛，蜜炙用。枇杷主潤五臟，止吐解渴。

按，枇杷葉之入肺，苦能泄氣故也。不去黄毛，射人肺中，發咳不已。枇杷不可多食，亦能發熱生痰。

雷公云 凡使，採得後，秤濕者一葉重一兩，乾者三葉重一兩者是，氣足堪用。使粗布拭上毛令盡，用甘草湯洗一遍，却用綿再拭令乾。每一兩，以酥一分炙之，以酥盡爲度。

石榴皮

味酸、濇，性温。無毒，入大腸、腎二經。主精漏下痢，筋骨風痛，脚膝難行，目流冷淚，腸風下血，殺牙蟲，染鬚髮。其子止渴。其花百葉者，主心熱，療吐血。爲末吹鼻中，止衄血及金瘡血。

按，腸滑則患血痢，腎滑則患遺泄。榴者，留也，故入兹二經。然痢積未盡者，不可先以此濇之。多服能戀膈成痰。其子不宜過食，能損肺壞齒。其花色赤屬火，宜入心家而主血。

雷公云　凡使，皮、葉、根勿令犯鐵。若使石榴殼，不計乾濕，先用漿水浸一宿，至明漉出，其水如墨汁。若使核、根、葉並用，漿水浸一宿，方可用之。

山楂

味甘、酸，性平，無毒，入脾經。主健脾消食，散結氣，行滯血，理瘡瘍，療癲疝。

按，山楂之甘，宜歸脾臟，消食積而不傷於刻，行氣血而不傷於蕩。産科用之，療兒枕疼，小兒尤爲要藥。

梨

味甘，性寒，無毒，入心、肺二經。主心經客熱，肺臟煩熱，止嗽消痰，清喉降火，解渴除煩，消風潤燥。

按，梨之入心經，所謂以甘瀉之是也。火清而金不受爍，故亦入肺經。性冷而利，多食損脾。丹溪曰：梨者，利也，流利下行之謂也。乳婦及金瘡忌用。

柿

味甘、濇，性寒，無毒，入心、肺、大腸三經。主潤心肺，通耳鼻，消痰嗽，清火熱，除渴解酒，祛腸内宿血，止口中吐血。忌同蟹食。柿乾，潤喉降火，補虚殺蟲，厚腸止痢。柿蒂主呃逆。

按，柿之色赤，宜歸心臟；性潤，宜歸肺家。大腸則供肺爲傳送者也，故亦入之。性冷傷脾，不宜多用，若同蟹食，令人腹痛，大瀉。柿乾及蒂，總屬寒凉，都能清火。

芡實

味甘，性平，無毒，入心、腎、脾、胃四經。主安五臟，補脾胃，益精氣，止遺泄，暖腰膝，去濕痺，明耳目，治健忘。按，芡實之甘，宜歸脾、胃，土得其宜，則水不受尅，火亦無盜食之虞，故又入心、腎二經。多食壅氣，最難消化。嬰兒食之不長，老人服之延年。

胡桃

味甘，性平，無毒，入肺、肝、腎三經。主通血脉，潤肌膚，補下元。同松脂，可敷瘰癧；同熱酒，能理撲傷。去衣用。過食，動風生痰。

按，胡桃入肺，故主肌膚；入肝，故主血脉。其性屬火，能補相火，故亦入腎經。火能尅金，多食則傷肺，故能動風生痰。瀉痢及感冒風寒者，忌用。

龍眼

味甘，性温，無毒，入心、脾二經。主補血氣，養肌肉，益虚羸，美顔色，除健忘，治怔忡，增智慧，明耳目。久服延年。

按，龍眼，甘温之品，脾家所悦。心者，脾之母也。母無顧子之憂，則心血可保，故入兹二經。然甘能作脹，凡中滿氣隔之症，均宜遠之。

橄欖

味甘濇，性温，無毒，入脾、胃二經。主開胃下氣，消食化酒，除渴止瀉，解諸魚毒。核中仁，可塗口唇燥裂。

按，橄欖，甘濇之性，宜職脾胃。然性熱，能致上壅，亦不可多食。

○穀部

麥芽

味甘、鹹，性温，無毒，入脾、胃二經。主温中下氣，開胃健脾，催生下胎，化宿食，除脹滿，止吐逆，破癥結，消痰痞。炒去芒，再炒焦黄，研用。蜜爲之使。

按，麥芽，甘而且温，宜職中州。夫麥性泥滯，不過水浸生芽，氣雖少清，性猶未化，功效何若是殊哉？全在多炒，使其性枯耳。不然，是即食矣，豈復能消耶？丹溪云：大麥有火，能生熱病。其芽能行上焦滯血，除腹内寒鳴。然多用久服，令人消腎。

神麯

味甘，性温，無毒，入脾、胃二經。主調中止渴，開胃消食，破癥結，逐積痰，除脹滿。又主胎上搶心，血流不止。亦能下鬼胎。

按，神麯，甘温，爲脾胃所喜，故兩入之。本小麥麵造成，須得六神氣者良；不爾，與麵餅何異！其法於六月六日，用麵五斤，象白虎，蒼耳草自然汁一碗，象勾陳；野蓼自然汁一碗，象騰蛇；青蒿自然汁一碗，象青龍；杏仁去皮、尖五兩，及北方河水，象玄武；赤小豆煮熟去皮四兩，象朱雀。一如造麯法，懸風處經年用。

雷公云 凡使，搗作末，後掘地坑，深二尺，用物裹内坑中，至一宿，明出，焙乾用。

酒

味苦、甘、辛，性大熱，有毒，入十二經。主驅邪氣，辟穢惡，禦霧露，解瘴癘，温脾胃，破癥結，助藥力，厚腸胃，駐顔色。通行血脉，榮養肌膚，忌諸甜物，及乳同食。

按，酒之爲用，無微不達，故諸經皆入之。主療雖宏，能發濕中之熱，過飲則相火昌炎，肺金受爍，輒致痰嗽。脾因火而困倦，胃因火而嘔吐，心因火而昏狂，肝因火而善怒，膽因火而忘懼，膀胱因火而精枯。甚者，勞嗽吐衄，哮喘蠱脹，癲癇癱疽，流禍不小，倘非具眼，死亡立至，可不謹乎？

醋

味酸，性温，無毒，入肝經。主胃脘氣疼，癥瘕積聚，産後血暈，去瘀生新。同胡粉，止鼻中血；同雄黄，治蜂、蝎、蛇傷。漬黄柏，可治口瘡；磨南星，可敷瘤癧。調飛麪，堪塗癰腫；和石灰，能除腋氣。反蛤肉。

按，經曰：東方之木，其味酸。醋之所以專入肝也。能傷筋損齒，不宜多食。

飴糖

味甘，微温，無毒，入肺、脾二經。主和脾潤肺，補虚止渴，消痰理嗽，建中斂汗。

按，肺喜潤，脾喜甘，宜飴糖之入二經也。建中湯用之，取其甘緩。丹溪以爲能生胃火，此損齒之因，非土制木，乃濕土生火也。中滿嘔吐及濕熱之症，皆不宜服。

胡麻子

味甘，性平，無毒，入脾、肺二經。主傷中虚羸，補五内，益氣力，潤肌膚，填腦髓，堅筋骨，療金瘡、止痛、陰癢、生瘡及傷寒温瘧，大吐後，虚熱羸困，利大小腸，催生落胞。久服，耳目聰明，辟穀延年。水淘去浮者，酒蒸曬乾，去粗皮，留薄皮。

按，胡麻，性潤而味甘，脾、肺之所由歸也。仙經需爲要藥，取其補虚殊勝。脾家有火、大腸燥結者，始爲相宜；不然，恐有泄痢之患。

雷公云　凡使，有四件。八稜者、兩頭尖紫色黑者，又呼胡麻，並是誤也。其巨勝有七稜、色赤、味濇酸是真。又呼烏油麻，作巨勝，亦誤者。修事一斤，先以水淘，浮者去之，泥者漉出，令乾。以酒拌蒸，從巳至亥，出攤曬乾，于臼中舂，令粗皮一重，拌小豆相對同炒。小豆熟即出，去小豆用之。上有薄皮，亦留用，力在殼也。

白扁豆

味甘，性微温，無毒，入脾經。主補脾益氣，和中止瀉。醋製，能療霍亂轉筋，解酒毒及河魨毒、一切草木毒。葉，主蛇蟲咬傷，花，主赤白帶下。

按，扁豆，性味皆與脾家相得，宜獨入之。然此劑最爲泥膈，惟入健脾藥中，則能補脾。若單食、多食，極極能壅氣傷脾。本草稱其下氣，恐非。

赤小豆

味甘、酸，性平，無毒，入心經。主消熱毒，排癰腫，解煩熱，補血脉，止泄瀉，下水氣，利小便，除大便血，解小麥毒。

按，赤小豆，南方心火之色也，故獨入之。《經》曰：諸瘡痛癢，皆屬心火。又曰：心主血，故主療如右。小腸者，即受盛而與心應者也，故亦能利之。《衍義》曰：久服令人黑瘦枯燥。亦以利小便之故耳。

芝麻

味甘，性生寒、熟温，無毒，入胃、大、小腸三經。主行風氣，通血脉，滑腸胃，潤肌膚。生嚼，可傅小兒頭瘡。麻油主治相同，能殺蟲，治疥癬，解百毒。

按，芝麻味甘，宜歸胃腑；性滑利，宜入大、小腸。總是潤澤之劑，故能通血脉；血脉通，則風氣自行，肌膚自潤矣。乳母食之，令兒無熱病。不宜久食，令人滑精消瘦，發渴困脾。有牙疼及脾胃疾者，尤所當戒。

豆豉

味苦，性寒，無毒，入肺經。主傷寒頭痛、寒熱，惡毒瘴氣，煩躁滿悶，虚勞喘吸。

按，豉之入肺，所謂「肺苦氣上逆，急食苦以泄之」之意也。傷寒瘴氣，肺先受之；喘吸煩悶，亦肺氣有餘耳，何弗治耶？

緑豆

味甘，性寒，無毒，入心、胃二經。主除熱毒，厚腸胃，散風疹，消腫下氣，補臟養神。留皮用。

按，緑豆，寒則入心而瀉火，甘則入胃而和中。禹錫具稱其補益，宜長食之。又堪作枕，能明目，治頭風痛。

鐫補雷公炮製藥性解卷之二

〇草部上

人參

味甘，性微温，無毒，入肺經。補氣活血，止渴生津，肺寒可服，肺熱傷肺。去蘆用。茯苓爲使，惡鹵鹹，反藜蘆。

按，參之用，臟腑均補，何功之宏也！蓋人生以氣爲樞，而肺主氣，經所謂相傅之官，治節出焉。參能補氣，故宜入肺，肺得其補，則治節咸宜，氣行而血因以活矣。古方用以解散，亦血行風自滅之意也。至於津液藏於膀胱，實上連於肺，故有生津液之功。肺寒者，氣虚血滯，故曰可服；肺熱者，火炎氣逆，血脉激行，參主上升，且能濬血，故肺受傷也。性本疏通，人多泥其作飽，不知少服則壅，多則反宣通矣。

雷公云 凡使，要肥大，塊如雞腿，并似人形者。採得陰乾，去四邊蘆頭并黑者，剉入藥中。夏中少使，發心痃之患也。

黄芪

味甘，性微温，無毒，入肺、脾二經。内托已潰瘡瘍，生肌收口；外固表虚盗汗，腠理充盈。惡龜甲、白鮮皮。

按，黄芪之用，專能補表。肺主皮毛，脾主肌肉，故均入之。已潰瘡瘍及盗汗，皆表虚也，故咸用之。裹虚者忌服，恐升氣於表，愈致其虚；表邪者忌服，恐益其邪也。惟表虚邪、凑不發汗者，可酌用之。生者亦能瀉火。

雷公云　凡使，勿用水芪草，真相似，只是生時葉短並根横。先須去頭土破皮了，蒸半日出。後用手劈令細，於槐砧上剉用。

○熊氏曰：黄芪動三焦之火。

甘草

味甘，性平，無毒，入心、脾二經。生則分身稍而瀉火；炙則健脾胃而和中。解百毒，和諸藥。甘能緩急，尊稱國老。白芷、乾漆、苦參爲使，惡遠志，反甘遂、海藻、大戟、芫花，忌猪肉、菘菜。

按，味甘入脾，爲九土之精，安和七十二種金石，一千二百種草木，有調攝之功，故名「國老」。然性緩不可多用，一恐甘能作脹，一恐藥餌無功。惟虛人多熱及諸瘡毒者，宜倍用。中滿及初痢者忌之，所謂脾病人毋多食甘也。

雷公云 凡使，須去頭尾尖處，其頭尾吐人。每斤皆長三寸，剉劈破作六七片，使瓷器中盛，用酒浸蒸，從巳至午出，曝乾細剉。使一斤，用酥七兩塗上，炙酥盡爲度。先炮，令内外赤黄用良。

當歸

味甘、辛，性温，無毒，入心、肝、脾三經。頭，止血而上行，身，養血而中守，梢，破血而下流，全，活血而不走。氣血昏亂，服之而定，各歸所當歸，故名。酒浸用。惡藺茹，畏菖蒲、海藻、牡蒙。

按，歸，血藥也。心主血，肝藏血，脾裹血，故均入焉。用分爲四，亦親上親下之道也。雷公云：一齊用，不如不使，服亦無效。未可盡信。性泥滯，風邪初旺，及氣鬱者，宜少用之。

雷公云 凡使，先去塵並頭尖硬處，一分已來，酒浸一宿。若要破血，即使尾；若要止痛止血，即用頭硬實處；若養血，即用中身；若全用，不如不使，服食無效，單使妙也。

川芎

味辛、甘，性温，無毒，入肝經。上行頭角，引清陽之氣而止痛；下行血海，養新生之血以調經。久服令人暴亡。白芷爲使，畏黄連。小者名撫芎，主開鬱。

按，芎入肝經，能補血矣，何云暴亡？以其氣升陽。其味辛散，善提清氣，於上部有功。然宜中病即已；若久用，則氣逆且耗，故有此患。凡氣升痰喘、火劇中滿等症，不宜用之。

山藥

味甘，性温，無毒，入脾、肺、腎三經。補陰虚，消腫硬，健脾氣，長肌肉，强筋骨。療乾咳，止遺泄，定驚悸，除瀉痢。乳製用。紫芝爲使，喜門冬，惡甘遂。

按，丹溪曰：山藥屬土，而有金與水，宜入脾、肺、腎而補虚。經曰：虚之所在，邪必凑之。腫硬之謂也。得補則邪自去，脾自健，於是土盛生金，金盛生水，功效相仍矣。然單食、多食，亦能滯氣。

白术

味苦、甘，性温，無毒，入脾經。除濕利水道，進食强脾胃。佐黄芩以安胎，君枳實而消痞。止泄瀉，定嘔吐。有汗則止，無汗則發。土炒用。防風、地榆爲使，忌桃、李、雀肉、青魚、菘菜。

按，白术，甘而除濕，所以爲脾家要藥。胎動、痞滿、吐瀉，皆脾弱也，用以助脾，諸疾自去。有汗因脾虚，故能止之；無汗因土不能生金，金受火尅，皮毛焦熱。既得其補脾，又藉其甘温，而汗可發矣。傷寒門有動氣者，不宜用之。

蒼术

味甘、辛，性温，無毒，入脾、胃二經。主平胃健脾，寬中散結，發汗祛濕，壓山嵐氣，散温瘧。泔浸一宿，换泔浸，炒用。使忌同白术。

按，蒼术，辛甘祛濕，脾胃最喜，故宜入之。大約與白术同功，乃藥性謂其寬中發汗，功過於白，固矣。又謂其補中除濕，力不及白，於理未然。夫除濕之道，莫過於發汗，安有汗大發而濕未除者邪？濕去而脾受其益矣。若以爲發汗，故不能補中，則古何以稱之爲山精，煉服可長生也？亦以其結陰陽之精氣耳。俗醫泥其燥而不常用，不知脾爲臟主，所喜惟燥，未有脾氣健而諸臟猶受其損者。獨火炎上燥、脾虚作悶者忌之，恐益其火也。

白芍藥

味酸、苦，性微寒，有小毒，入肝經。主怒氣傷肝，胸腹中積聚，腰臍間瘀血，腹痛下痢，目疾崩漏，調經安胎。赤者專主破血，利小便，除熱明眼目。雷丸、烏藥、没藥爲使，惡石斛、芒硝，畏硝石、鼈甲、小薊，反藜蘆。

按，白芍，酸走肝，故能瀉木中之火。因怒受傷之症，得之皆愈。積聚腹痛，雖脾之病，然往往亢而承制，土極似木之象也。《經》曰：治病必求於本。今治之以肝，正其本也。目疾與婦人諸症，皆血之病，得之以伐肝邪，則血自生而病自已，故四物湯用之，亦以婦人多氣也。今竟稱其補血之效，而忘其用，可耶？新産後宜酌用之，恐酸寒伐生生之氣也。血虚者煨用，痛痢者炒用。

雷公云　凡採得後，於日中曬乾，以竹刀刮上粗皮并頭土了，剉之，將蜜水拌蒸，從巳至未，曬乾用之。

生地黄

味甘、苦，性寒，無毒，入心、肝、脾、肺四經。凉心火之煩熱，瀉脾土之濕熱，止肺金之衄熱，除肝木之血熱。忌見鐵器。當歸爲使，得麥門冬、酒良，惡貝母，畏蕪荑、萊菔及子。

按，生地黄，總是凉血之劑，故入四經，以清諸熱。老人津枯便結，婦人崩漏及産後血攻心者，尤爲要藥。實脾藥中用二三分，使脾家永不受邪。血虚寒者忌之。

熟地黄

味甘、苦，性温，無毒，入心、肝、腎三經。活血氣，封填骨髓，滋腎水，補益真陰，傷寒後脛股最痛，新産後臍腹難禁，利耳目，烏鬚髮，治五勞七傷，能安魂定魄。使、忌、畏、惡俱同生地。性尤泥滯，薑、酒浸用。

按，熟地黄，爲補血上劑，而心與肝藏血主血者也，故能入焉。其色黑，其性沉陰重濁。經曰：濁中濁者，堅强骨髓。腎主骨，故入之。精血既足，則脛、股、臍、腹之症自愈，耳目鬚髮必受其益。而勞傷驚悸並可痊矣。

雷公云 採得生地黄，去白皮，瓷鍋上柳木甑蒸之，攤令氣歇，拌酒再蒸，又出令乾。勿令犯銅鐵，令人腎消并白髮，男損榮、女損衛也。

知母

味苦，性寒，無毒，入腎經。瀉無根之腎火，療有汗之骨蒸，止虚勞之陽勝，滋化源之陰生，勿犯鐵器，犯之損腎。烙去毛，鹽、酒炒用。

按，知母入腎，爲生水之劑，水盛則火熄，所謂壯水之主，以制陽光也。口渴乾嗽，眼花目眩，便赤腰痛，褥勞，煩躁不眠，此皆陽盛陰衰之症，服之皆愈。若肺家寒嗽及腎氣虚脱無火者，禁用。

雷公云　凡使，先於槐砧上細剉，燒乾，木臼中杵搗，勿令犯鐵器。〇行經上頸，酒炒。

貝母

味辛、苦，性微寒，無毒，入心、肺二經。清心潤肺，止嗽消痰。主胸腹氣逆，傷寒煩熱，淋瀝瘕疝，喉痺，金瘡、人面瘡、瘿瘰諸惡瘡。去心研用。厚朴、白薇爲使，惡桃花，畏秦艽、礬石、莽草，反烏頭。

按，貝母辛走肺，苦走心，善能散鬱瀉火，故治胸腹云云等疾。

雷公云　凡使，先於柳木火中炮令黄，劈破，去内口鼻上有末許大者心一小顆，後拌糯米，於𨫼上同炒，待米黄熟，然後去米取出。其中有獨顆團，不作兩片，無皺者，號曰丹龍精，不入藥用。若誤服，令人筋血脉永不收，用黄精、小鹽汁合服，立愈。

黄芩

味苦、平，性寒無毒，入肺、大腸、膀胱、膽四經。主崩淋熱疸，痛痢惡瘡，解毒收口，去翳明目，調經安胎。中枯而飄者，瀉肺火，消痰利氣，除風濕留熱於肌表；細實而堅者，瀉大腸火，養陰退陽，滋化源，除熱於膀胱。山茱萸、龍骨爲使，惡葱實，畏丹砂、牡丹、藜蘆、沙參、丹參。

按，芩，枯飄者有上升之象，故入肺；堅實者有下行之理，故入大腸諸經。性甚寒，苟無實火，不宜用之。

黄連

味苦，性寒，無毒，入心經。主心火炎，目疾暴發，瘡瘍紅腫，腸紅下痢，痞滿泄瀉，小兒疳熱，消中口瘡，驚悸煩燥，天行熱疾。黄芩、龍骨、連翹、滑石爲使，惡菊花、芫花、玄參、白鮮、白殭，一畏款冬花，解巴豆、烏頭毒，忌猪肉、冷水。

按，黄連，味苦瀉心，治心火諸病，不可缺。瀉痢雖屬脾經，正由火不能生土，况心與小腸相爲表裏，心火瀉則小便亦利，而腸胃自厚矣。因寒得瀉者忌之，又久病氣虚，心火不盛者，用之則心氣愈虚，虚火反熾。

雷公云 凡使，以布拭去髭毛，然後用漿水浸一伏時，漉出，於柳木火中焙乾用。若服此藥得十兩，不得食猪肉；若服至三年，不得食猪肉一生也。

大黄

味苦，性大寒，無毒，入脾、胃、大腸、心、肝五經。性沉而不浮，用走而不守，奪土欝而無壅滯，定禍亂而致太平，名曰「將軍」。又主癰腫及目疾、痢疾暴發，血瘀火閉，推陳致新。黄芩爲使，無所畏。錦紋者佳。

按，大黄之入脾、胃、大腸，人所解也；其入心與肝也，人多不究。昔仲景百勞丸，䗪黄丸，都用大黄，以理勞傷吐衄，意最深微。蓋以濁陰不降，則清陽不升者，天地之道也；瘀血不去，則新血不生者，人身之道也。蒸熱日久，瘀血停於經絡，必得大黄以豁之，則肝、脾通暢，陳推而新致矣。今之治勞，多用滋陰，數服不效，坐而待斃。嗟乎，术豈止此耶？至壅腫、目疾及痢疾，咸熱瘀所致，故並治之。傷寒脉弱及風寒未解者禁用。

雷公云 凡使，細切，内紋如水旋斑緊重，剉蒸，從巳至未，曬乾。又漉臘水蒸，從未至亥。如此蒸七度。曬乾，却漉薄蜜水，再蒸一伏時。其大黄劈如烏膏樣，於日曬乾，用之爲妙。

桔梗

味辛，性微温，有小毒，入肺經。主肺熱氣奔，痰嗽鼻塞，清喉利膈，能載諸藥入肺。節皮爲使，畏白及、龍眼、龍膽草。

按，桔梗味辛，故專療肺疾，下部藥中勿用，恐其上載而不能下達也。

雷公云 凡使，勿用木梗，真似桔梗，咬之只是腥澀，不堪用。凡使，去頭尖硬二三分已來，並兩畔附枝子，於槐砧上細剉。用百合水浸一伏時，漉出，緩火熬，令乾用。每修事四兩，用生百合五分，搗作膏，投水中浸。

天花粉

味苦，性寒，無毒，入肺、心、脾、胃、小腸五經。主肺火盛而喉痺，脾胃火盛而口齒腫痛，清心利小便，消痰除咳嗽，排膿消腫，生肌長肉，止渴，退煩熱，補虚通月經。枸杞爲使，惡乾薑，畏牛膝、乾漆，反烏頭。

按，天花粉，色白入肺，味苦入心。脾胃者，心之子，肺之母也。小腸與心相爲表裏，故均入焉。本功清熱，故主療頗多，其理易達。惟曰補虚通經，此甚不可泥也。夫苦寒之劑，豈能大補？以其能清火，則陰得其養，非真補也；月水不通，亦以熱閉，熱退則血虛經通，非真能通也。此治本窮源之説耳。倘因寒致疾者，可誤使哉！子名栝蔞，主胸痺。仁，主潤肺下氣，止痰嗽，療乳癰乳閉。並宜炒用。

半夏

味辛、平，性生寒、熟温，有毒，入肺、脾、胃三經。下氣止嘔吐，開鬱散表邪，除濕化痰涎，大和脾胃。須湯淋千遍，薑、礬、甘草製用。射干、柴胡爲使，惡皂莢，畏雄黄、生薑、乾薑、秦皮、龜甲，反烏頭，忌羊肉、羊血、飴糖、海藻。

按，半夏，味辛入肺，性燥入脾胃。中其毒者，口噤發吐。煩渴及血症勿用，惟氣症發渴者不禁。

【雷公云】凡使，勿誤用白傍𦬊子，真似半夏，只是咬着微酸，不入藥用。若修事半夏四兩，用搗了白芥子末二兩，頭醋六兩，二味攪令濁，將半夏投中，洗三遍用之。半夏上有陳涎，若洗不净，令人氣逆，肝氣怒滿。

紫蘇

味甘、辛，性温，無毒，入肺、脾二經。葉能發汗散表，温胃和中，除頭痛、肢節痛。雙面紫者佳。不敢用麻黄者，以此代之。梗能順氣安胎，子能開欝下氣，定喘消痰。

按，辛走肺，甘走脾，辛散之劑，下氣最捷。氣虚者少用之。

白芷

味辛，性温，無毒，入肺、脾、胃三經。去頭面、皮膚之風，除肌肉燥癢之痺，止陽明頭痛之邪，爲肺部引經之劑。主排膿托瘡，生肌長肉，通經利竅，止漏除崩，明目散風，驅寒燥濕。當歸爲使，惡旋覆花。

按，白芷味辛，爲肺所喜，而温燥爲脾胃所喜，宜其入矣。然香燥而發散，主治雖多，能傷氣血，不宜多用、久用。

雷公云 凡採得後，勿用四條作處生者，此名張公藤。兼勿用馬藺，並不入藥中。採得後，刮削上皮，細剉。用黄精亦細剉，以竹刀切。二味等分，兩度蒸一伏時後出，於日曬乾，去黄精用之。

防風

味辛、甘，性温，無毒，入肺經。瀉肺金，療諸風，開結氣，理目痛。惡乾薑、藜蘆、白蘞、芫花，解附子毒。

按，防風辛走肺，爲升陽之劑，故通療諸風。氣之結者，肺之疾也；目之痛者，風之患也。宜並主之。東垣云：卑賤之卒，聽令而行，隨所引而至，乃風藥中潤劑也。能瀉上焦元氣，虚者不得概用。今人類犯此弊。

獨活

味苦、甘、辛，性微温，無毒，入肺、腎二經。主新舊諸風濕痺，頸項難伸，腰背痠疼，四肢攣痿。黄色而作塊者爲獨活。

按，獨活，氣濁屬陰，善行血分，斂而能舒，沉而能升，緩而善搜，可助表虚，故入太陰肺、少陰腎，以理伏風。

羌活

味苦、甘，平，性微温，無毒，入小腸、膀胱二經。散八表風邪，利週身節痛，排巨陽腐肉之疽，除新舊風濕之症。紫色而節密者爲羌活。

按，羌活，氣清屬陽，善行氣分，舒而不斂，升而能沉，雄而善散，可發表邪，故入手太陽小腸、足太陽膀胱，以理遊風。其功用與獨活雖若不同，實互相表裏，用者審之。

雷公云 採得後，細剉，拌淫羊藿，蒸二日後，曝乾，去淫羊藿用，免煩人心。

柴胡

味苦，性微寒，無毒，入肝、膽、心胞絡、三焦、胃、大腸六經。主傷寒心中煩熱痰實，腸胃中結氣積聚，寒熱邪氣，兩脇下痛。疏通肝木，推陳致新。半夏爲使，惡皁莢，畏女菀、藜蘆，犯火無功。

按，柴胡，氣味升陽，能提下元清氣上行，以瀉三焦火，補中益氣湯用之，亦以其能提肝氣之陷者，由左而升也。凡胸腹腸胃之病，因熱所致者，得柴胡引清去濁，而病謝矣。故入肝膽等經。衍義曰：本經並無一字言及治勞，今治勞多用之，誤人不小。勞有一種真臟虛損，復受邪熱，邪因虛而致勞者宜用。後世得此數言，凡過勞症，概不敢用，此所謂侏儒觀場，隨衆喧喝矣。惟勞症不犯實熱者，用之亦能殺人，誠所當慎。咳嗽氣急、痰喘嘔逆者，禁用，以其上升也。傷寒初起忌之，恐引邪入少陽經也。

雷公云 凡使，莖長軟、皮赤，黄髭鬚，出在平川平縣，即今銀州銀縣也。西畔生處，多有白鶴、緑鶴於此翔處，是柴胡香直上雲間，若有過往，聞者皆氣爽。凡採得後，去髭並頭，用銀刀削上赤薄皮少許，却以粗布拭净，細剉用之。勿令犯火，立便無效也。

注云 柴胡乃少陽經藥也，久服令人肝膽平。

前胡

味苦、甘、辛，性微温，無毒，入肺、肝、脾、膀胱四經。主傷寒痰嗽、痞滿，心腹結氣，解熱開胃，推陳致新。亦止夜啼兒。佐、使、畏、惡同柴胡。

按，前胡，辛可暢肺，以解風寒；甘可悦脾，以理胸腹。苦能泄厥陰之火，温能散太陽之邪。

雷公云 凡使，勿用野蒿根，緣真似前胡，只是味粗酸。若誤用，令人胃反不受食。若是前胡，味甘氣香。凡修事，先用刀刮去蒼黑皮並髭土，細剉，用甜竹瀝浸令潤，於日中曬乾用之。

香附

味辛、甘，性温，無毒，入肺、肝、脾、胃四經。疏氣開欝，消風除癢。便、醋製用。

按，香附，味甘、辛，故主發散疏通，以入肺、肝、脾、胃。類稱女科聖藥者，蓋以婦人心性偏執，多氣多欝，血因氣欝則不能生耳。不知惟氣實而血不大虚者宜之；不然，損其氣，燥其血，愈致其疾。惜乎未有發明，而世俗多受「女科聖藥」一句之累矣。性燥，故便製以潤之；性散，故醋製以斂之。

麻黄

味苦、甘，性温，無毒，入肺、心、大腸、膀胱四經。主散在表寒邪，通九竅，開毛孔，破癥結，除積聚。去根節者，大能發汗；根節能斂汗。厚朴爲使，惡辛荑、石葦。陳久者良。

按，麻黄，專主發散，宜入肺部；出汗開氣，宜入心與大腸、膀胱。此驍悍之劑也，可治冬月春間傷寒瘟疫，夏秋不可輕用，惟在表真有寒邪者可用。或無寒邪，或寒邪在裏，或裏虚之人，或陰虚發熱，或傷風有汗，或傷食等症，雖發熱惡寒，其不頭疼、身疼而拘急，六脉不浮緊者，皆不可用。雖可汗之症，不宜多服，蓋汗乃心之液，若不可汗而汗，與可汗而過汗，則心血爲之動矣。或至亡陽，或至衄血不止，而成大患。丹溪以麻黄、人參同用，亦攻補法也。醫者宜知。

雷公云 凡使，去節並沫；若不盡，服之令人悶。用夾刀剪剪去節並頭，槐砧上用銅刀細剉，煎三四十沸，竹片掠去上沫盡，漉出，熬乾用。

葛根

味甘，性平，無毒，入胃、大腸二經。發傷寒之表邪，止胃虚之消渴。解中酒之奇毒，治往來之温瘧。解野葛、巴豆、丹石、百藥毒。

按，葛根，療熱解表，故入手足陽明。若太陽初病、未入陽明而頭痛者，不可便服以發之，恐引賊入家也。又表虚多汗者禁用。

麥門冬

味甘，性平，微寒，無毒，入肺、心二經。退肺中隱伏之火，生肺中不足之金。止消渴，陰得其養；補虚勞，熱不能侵。去心用。地黄、車前爲使，惡款冬、苦瓠，畏苦參、青蘘，忌鯽魚。肥大者佳。

按，麥門冬，陽中微陰。夫陽乃肺藥，微陰則去肺中伏火，伏火去，則肺金安而能生水，水盛則能清心而安神矣。故能治血妄行，調經和脉。

天門冬

味苦、甘，性寒，無毒，入肺、腎二經。保肺氣，不被熱擾；定喘促，陟得康寧。止消渴，利小便，强骨髓，悦顔色，殺三蟲，去伏屍。去心用。地黄、貝母、垣衣爲使，畏曾青，忌鯉魚。

按，天門冬，氣薄主升，故入肺；味厚爲陰，故入腎。虚熱者宜之，虚寒者禁用。

雷公云 採得了，去上皮一重，便劈破去心，用柳木甑燒柳木柴，蒸一伏時，灑酒令遍，更添火蒸，出曝，去地二尺已來，作小架，上鋪天門葉，將蒸了天門冬攤，令乾用。

五味子

味皮肉甘酸，核中苦辛，且都有鹹味，五味俱備，故名。性温無毒，入肺、腎二經。滋腎中不足之水，收肺氣耗散之金。除煩熱，生津止渴；補虚勞，益氣强陰。蓯蓉爲使，惡萎蕤，勝烏頭。北産者良。

按，五味屬水，而有木、火、土、金，故雖入肺、腎，而五臟咸補，乃生津之要藥，收斂之妙劑。然多食反致虚熱，蓋以收補之驟也。如火嗽輒用寒凉，恐致相激，須用此酸斂以降之，亦宜少用。肺火鬱及寒邪初起者禁用，小兒尤甚，以酸能弔痰引嗽也。

雷公云 凡小顆、皮皺泡者，有白樸鹽顆一重，其味酸、鹹、苦、辛、甘，味全者真也。凡用，以銅刀劈作兩片，用蜜浸蒸，從巳至申，却以漿水浸一宿，焙乾用之。

升麻

味甘、苦，性微寒，無毒，入大腸、脾、胃、肺四經。引葱白，散手陽明之風邪；引石膏，止足陽明之齒痛。引諸藥遊行四經，升陽氣於至陰之下，故名升麻。又主解百毒，殺精物，辟瘟疫，除蠱毒，止瀉痢。白芷爲使。形輕而堅實，青緑色者佳。

按，升麻，提氣解肌，故入此四經，然奉令之使，不能益人；若下元不足者，用此升之，則下虛而元氣益虧矣。藥性乃曰：元氣不足者，用此於陰中升陽。恐非。惟陽氣有餘而下陷者宜之。若初病太陽症，便服升麻，以發陽明汗，是引賊入門，亦非所宜也。

雷公云　採得後，用刀刮上粗皮一重了，用黃精自然汁，浸一宿，漉出曝乾，細剉，蒸了曝乾，用之佳。

藁本

味苦、辛，性微温，無毒，入小腸、膀胱二經。主寒氣客於巨陽之經，苦頭痛流於顛頂之上。又主婦人疝瘕，陰中寒腫痛，腹中急疼。惡藺茹，畏青葙子。

按，藁本，上行治風，故理太陽頭痛；下行治濕，故治婦人諸症。風濕俱治，功用雖匹，尤長於風耳。

細辛

味辛，性温，無毒，入心、肝、膽、脾四經。止少陰合病之首痛，散三陽數變之風邪。主肢節拘攣，風寒濕痺，温中氣，散死肌，破結氣，消痰嗽，止目淚，療牙疼，治口臭，利水道，除喉痺，通血閉。獨活、曾青、棗根爲使，惡狼毒、山茱萸、黄芪，畏硝石、滑石，反藜蘆，忌生菜、狸肉。華陰者良。

按，細辛辛温，宜入心、肝等經，以療在裏之風邪。其氣升陽，故上部多功。然諸症犯寒者可用，若因火熱屬陽症者忌之。單服末，不可過半錢，多則氣塞，不通者死。

雷公云 凡使，一一揀雙葉，服之害人。須去頭土，田瓜水浸一宿，至明，漉出，曝乾用。

連翹

味苦，性微寒，無毒，入心、肝、膽、胃、三焦、大腸六經。瀉六經之血熱，散諸腫之瘡瘍。利小腸，殺白蟲，通月經，療五淋，破癭瘤，解痘毒。鼠粘子爲使。

按，連翹苦寒，雖瀉六經，而心經爲最。諸瘡、淋、閉等症，俱屬心火，故能療之。藥性曰：除六經熱，與柴胡同功。然此治血熱，柴胡治氣熱之别耳。

澤瀉

味甘、鹹，性寒，無毒，入膀胱、腎、三焦、小腸四經。主去胞垢，退陰汗。治小便淋濇仙藥，療水病濕腫靈丹。畏海蛤、文蛤。色白者佳。

按，澤瀉，下降爲陰，專主滲泄，宜入膀胱諸經。其行水之功，過於豬苓。衍義曰：小便既多，腎氣焉得復實。扁鵲曰：多服病人眼。藥性曰：令人面光，無子。乃本草稱其補虛明目，治泄精消渴。珍珠囊謂其生新水，止虛煩。恐無是理，即六味丸中用之，以其滲去脾濕，退命門火爲向導耳。又藥性賦云：補陰不足。蓋以補陰之功不足也。後世不察，謂其可以補陰分之不足，大失本旨。

扁鵲云　多服病人眼。一名水瀉，一名及瀉，一名芒芊，一名鵠瀉，生汝南池澤。五月、八月，採根，陰乾。

實

味甘，無毒，主風痹消渴，益腎氣，强陰，補不足，除邪濕。久服面生光，令人無子。九月採。

雷公云　不拘多少，細剉，酒浸一宿，漉出曝乾，任用也。

葉

味鹹，無毒，主大風，乳汁不出，産難，强陰氣。五月採。

玄胡索

味苦、辛，性温，無毒，入心、肺、脾、胃四經。活精血，療産後之疾；調月水，主胎前之症。一切因血作痛之症，並治。酒炒行血，醋炒止血；生用破血，炒用調血。

按，玄胡索，可升可降，爲陰中之陽，故能行上下四經，此理血之劑也。苟非血症，用之無益。

地榆

味苦、甘、酸，性微寒，無毒，入大腸、肝二經。主下部積熱之血痢，止下焦不禁之月經。又主金瘡，除惡肉，崩中帶下。得髮良，惡麥門冬。

按，地榆，沉寒屬陰，專入肝腸，以理下焦血症。有熱者宜之，若虚寒下陷、血衰泄瀉者勿用。

防己

味辛、苦，性平温，無毒，入十二經。尤善腰以下至足濕熱腫盛。療中風，手脚攣急，口眼喎斜，疥癬蟲瘡，止嗽消痰，利大小便，去留熱。𬬻衣爲使，惡細辛、萆薢，殺雄黄毒。

按，防己，爲陽中之陰，於經絡無所不入。又主降，故下部多功。象之於人，則險而健者也。用之當則可展其能，一不當而反階之禍。惟十二經，真有濕熱壅塞，及膀胱積熱，下疰脚氣，此誠要藥，無可代者。然臭味拂人，妄服之，令人减食。其不可用有四：若飲食勞倦，元氣既虧，而以防己泄大便，則重亡其血，一也。發渴引飲，熱在肺經氣分，而防己乃下焦血藥，二也。外傷風寒，邪傳肺部，以致小便黄赤不通，此上焦氣分禁忌血藥，三也。久病之後，津液不行，比上焦虚渴，宜補以甘温，若用苦寒之劑，則速其危，四也。分木、漢二種，即根、苗爲名。漢主水氣，木主風氣，爲少異耳。

雷公云　凡使，勿使木條，以其木防己黄腥皮皺，止有丁足子，不堪用。夫使防己要心花大、黄色者然，細剉，車前、草根，相對同蒸，半日後出晒。車前草去之，細剉用。

常山

味苦、辛，性微寒，有毒，入肝經。最開結痰，專理瘧疾，毒令人吐。惡生葱、菘菜及醋。苗名蜀漆。雞骨者良。

按，丹溪云：常山屬金，宜伐肝邪，然其性酷，下咽令人大吐，傷脾損胃，惟精壯與痰實者宜之，老人小兒及虛弱久病勿用。

雷公云 凡使，春使莖葉。夏、秋、冬用時，用酒浸一宿，至明漉出，日乾，熬搗炒用。勿令老人、久病服之，可忌。

草龍膽

味苦、濇，性寒，無毒，入肝、膽、腎、膀胱四經。退肝經之邪熱，除下焦之濕腫。明目定驚，治疸止痢，能殺疳蟲。小豆、貫衆爲使，惡防葵、地黄。

按，圖經：龍膽，秋令開花，冬間結實，屬金與水。金能制木，水入腎家，膽與膀胱乃肝、腎同部之腑也，故均入焉。夫目得肝血而能視，肝得腎水而後生，今益腎清肝，目之受明，所自來矣。驚、疳、疸、痢，皆肝膽症也，何弗治耶？

雷公云 採得後，陰乾。欲用時，用銅刀切去髭、上頭了，剉，於甘草湯中浸一宿，至明漉出，曝乾用。勿空腹餌之，令人弱不禁。

鐫補雷公炮製藥性解卷之三

○草部中

玄參

味苦、鹹，性微寒，無毒，入心、肺、腎三經。主腹中寒熱積聚，女子産乳餘疾，補腎氣，除心煩，明眼目，理頭風，療咽喉，消癭瘤，散癰腫，解熱毒。惡黄芪、乾薑、大棗、山茱萸，反藜蘆。勿犯銅器，餌之噎喉損目。

按，玄參，氣輕清而苦，故能入心、肺，以清上焦之火；體重濁而鹹，故能入腎部，以滋少陰之水。所以積聚等症，靡不療之。

雷公云 凡採得，須用蒲草重重相隔，入甑，蒸兩伏時後出，曬乾。使用時，勿令犯銅，餌之後噎人喉，損人目。揀去蒲草盡了用之。

丹參

味苦，性微寒，無毒，入心經。養神定志，破結除癥，消癰散腫，排膿止痛，生肌長肉。治風邪留熱，眼赤狂悶，骨節疼痛，四肢不遂，破宿血，補新血，安生胎，落死胎。理婦人經脉不調，血崩帶下。

按，丹參，色赤屬火，味苦而寒，故入手少陰經，以療諸般血症。

苦參

味苦，性寒，無毒，入胃、大腸、肝、腎四經。主結氣積聚，伏熱黄疸，腸風燥渴，溺有餘瀝，逐水消癰，明目止淚，去濕殺蟲，療大風及一切風熱細疹。以糯米泔浸一宿，去浮面腥氣，曬用。玄參爲使，惡貝母、漏蘆、菟絲子，反藜蘆。

按，苦參，屬水有火，性下降，本入少陰，已又入手足陽明及足厥陰經者，以其善主濕也。蓋濕勝則生熱，熱勝則生風，而結氣等症，從兹有矣。今以苦參燥濕，治其本也，東南卑濕，尤爲要藥。丹溪曰：能峻補陰氣，或得之而腰重者。以其氣降而不升，非傷腎也。

雷公云：凡使，不計多少，先須用糯米濃泔浸一宿，上有腥穢氣，並在水面上浮，並須重重淘過，即蒸，從巳至申，出，曝乾，細剉用之。

紅花

味辛，性温，無毒，入心、肝二經。逐腹中惡血而補血虚，除産後敗血而止血暈。療跌蹼損傷，瘡毒腫脹，老人血少便結，女子經閉不行，催生，下胎衣及死胎。酒噴用。其苗生搗，敷腫毒。其子吞數粒，主天行痘瘡不出。

按，紅花，下行血海，宜入足厥陰而逐血。潔古云：苦温爲陰中之陽，故又入手少陰而補血。然長於行血，欲其補血，須少用，或佐補劑。

三稜

味苦，性平，無毒，入肺、脾二經。主行氣行血，多年癥癖如石，能消爲水。麵裹煨，醋炒用。

按，三稜，爲血中氣藥，脾裹血，肺主氣，宜並入焉。概血隨氣行，氣聚則血不流，故生癥癖之患，非三稜不治。然有斬關之勢，虚人忌之。

蓬莪术

味苦、辛，性温，無毒，入肺、脾二經。開胃消食，破積聚，行瘀血，療心疼，除腹痛，利月經，主奔豚，定霍亂，下小兒食積。

按，蓬莪术，與三稜相似，故經絡亦同，但氣中血藥爲小異耳。性亦猛厲，但能開氣，不能益氣，虚人禁之。乃大全謂「氣短不能續者，亦宜用之」，過矣。即大小七香丸、集香丸，都用以理氣，豈用以補氣乎？欲其先入血則醋炒，欲其先入氣則火炮，三稜亦然。

雷公云 凡使，於沙盆中用醋磨，令盡，然後於火畔吸令乾，重篩過用之。

天麻

味辛，性平，無毒，入肝、膀胱二經。療大人風熱眩暈，治小兒驚悸風癇。祛諸風麻痺不仁，主癱瘓語言不遂。利腰膝，强筋力，活血脉，通九竅，利週身，療癰腫。濕紙裹煨用。無畏忌。苗名赤箭，主用略同。

按，天麻，去風，故入厥陰；去濕，故入膀胱。真有風濕，功效若神。癰腫之症，濕生熱也，宜亦治之。赤箭用苗，有自表入裏之功；天麻用根，有自内達外之理。不宜同劑，反致無功。

雷公云 凡使，勿用御風草，緣與天麻相似，只是葉、莖不同。其御風草根莖斑葉皆白，有青點。使御風草根，切勿使天麻。二件同用，即令人有腸結之患。修事天麻十兩，用蒺藜子一鎰，緩火熬焦熱後，便先安置天麻十兩於瓶中，只用火熬過蒺藜子蓋，内外便用三重紙蓋並繫，從巳至未時，又出蒺藜子，再入熬炒，存前天麻瓶内，用炒蒺藜于於中，依前蓋，又隔一伏時取出。如此七遍。瓶盛出後，用布拭上氣汗，用刀劈，焙之，細剉，單擣然用。御風草修事法，亦同天麻一般。

南星

味苦、辛，性平，有毒，入脾、肺二經。主中風，牙關緊閉，痰盛麻痹，下氣破堅積，消癰腫，利胸膈，散血墮胎。擣敷疥癬瘡毒並蛇蟲咬傷。沸水泡七次，以牛膽汁收其末，入膽，久懸風處更佳。畏附子、乾薑、生薑。

按，肺受風邪，脾多痰飲。南星專主風痰，故並入二經。味辛主散，所以消癰、墮胎及療疥癬等疾。大抵與半夏同功，但半夏辛而能守，南星辛而不守，其燥急之性，甚於半夏，故古方以牛膽苦寒之性，制其燥烈。且膽又有益肝鎮驚之功，小兒尤爲要藥。丹溪曰：南星欲其下行，以黄柏引之。

秦艽

味苦、辛，性微温，無毒，入胃、大、小腸三經。主骨蒸，腸風瀉血，活筋血，利大小便，除風濕，療黄疸，解酒毒，去頭風。菖蒲爲使，羅紋者佳。

按，秦艽，苦則湧泄爲陰，故入大、小腸，以療諸濕；辛則發散爲陽，故入陽明經，以療諸風。骨蒸之症，亦濕勝風淫所致，宜並理之。

雷公云　凡使，秦並艽，須於脚文處認取。左文列爲秦，即治疾；艽即發脚氣。凡用秦，先以布拭上黄肉毛盡，然後用還元湯浸一宿，至明出，日乾用之。

遠志

味苦，性温，無毒，入心、腎二經。補不足，除邪氣，益智慧，明耳目，寧怔忡，定驚悸，利九竅，治健忘，壯陽道，益精氣，長肌肉，助筋骨。及婦人血禁失音，小兒驚風客忤，皮膚熱，面目黄。久服，悦顔色延年。甘草湯泡，去心用。得茯苓、冬葵子、龍骨良，畏珍珠、藜蘆、蜚蠊、齊蛤，忌猪肉、生葱、冷水，殺天雄、附子毒。葉名小草，主夢泄。

按，遠志苦，入心經，温能滋腎，而不足等症咸本二經，故都治之。

雷公云　遠志，凡使，先須搥去心；若不去心，服之令人悶。去心了，用熟甘草湯浸一宿，漉出，曝乾用之。

破故紙

味苦、辛，性大温，無毒，入腎經。主五勞七傷，陽虚精滑，腰痛膝冷，囊濕腎寒。酒浸一宿，水浸三日，蒸用。惡甘草，忌羊肉、羊血、蕓薹。

按，破故紙，苦能堅腎，且性大温，故專走少陰。然氣燥不宜多用，命門有火及津枯者忌之。

胡蘆巴

味苦，性温，無毒，入腎、膀胱二經。得桃仁、大茴，療膀胱疝氣；得硫黄、黑附，理腎臟虚寒。

按，胡蘆巴，雖入腎與膀胱，考諸本經，無佐使，不能獨成功也。

何首烏

味苦、甘、濇，微温，無毒，十二經絡所不收。觀其藤夜交，乃補陰之劑也。消瘰癧，散癰腫，療五痔，止腸風，烏鬚髮，美容顔，補勞瘦，助精神，長肌肉，堅筋骨，添精髓，固腰膝，除風濕，明眼目。及治婦人産後帶下諸血，老年尤爲要藥，久服令人多子延年。去粗皮，酒浸，拌黑豆末蒸之。水中復加黑豆及酒，曬乾，九次爲度。春夏採鮮者，赤白合用，兼補氣血。茯苓爲使，畏猪、羊血、無鱗魚、蘿蔔，忌鐵器。

按，何首烏，大能補益，全在蒸曬如法。大者剖開，其中有鳥獸山嶽之形，亦神物也。傳云：五十年如拳大，號山奴，服之一年，髭鬚青黑；百年如碗大，號山哥，服之一年，顔色紅悦；一百五十年如盆大，號山伯，服之一年，齒落重生；二百年如斗大，號山翁，服之一年，顔如童子，行及奔馬；三百年如栲栳大，號山精，服之一年，延齡益算。純陽之體，久服成仙。邇來漸能用之，惜未能如法製之耳。

骨碎補

味苦，性温，無毒，入腎經。主折傷，補骨碎，去毒風疼痛，固齒牙，療蝕瘡，殺諸蟲。去毛細剉，蜜拌蒸，曬用。

按，骨碎補，温而下行，專入腎家，以理骨病，齒者，骨之餘也，故能固之。又能殺蟲者，蓋以蟲生於濕，今能去毒風而蟲之巢穴搗矣，豈能生耶？

雷公云　凡使，採得後，先用銅刀刮去上黄赤毛盡，便細切，用蜜拌令潤，架柳甑蒸一日後出，曝乾用。又，乾寧記云：去毛細切後，用生蜜拌蒸，從巳至亥，照前曝乾，搗末用炮猪腎，空心吃，治耳鳴，亦能止諸雜痛。

威靈仙

味苦，性温，無毒，入十二經。主諸風，宣通五臟，去腹内冷滯，心胸痰水，久積癥瘕，膀胱惡水，腰膝冷疼，兩足腫滿，又療折傷。忌麵及茶茗、牛肉、牛乳。採時不聞流水聲，鐵脚者佳。

按，威靈仙，可升可降，爲陰中之陽，故於經絡無所不入。丹溪云：屬木，故於肝臟多功，治痛風之要藥也。其性好走，多服，疏人五臟真氣；然風注疼痛，非此不除。中病即已，不宜多用。

牛膝

味苦、酸，性平，無毒，入腎經。補精氣，利腰膝，填骨髓，除腦痛，袪寒濕，破血結，通月經，墮胎孕，理膀胱氣化遲難，陰中作痛欲死。去蘆，酒浸一宿用。惡龜甲、螢火、陸英，畏白前、白鮮皮，忌牛肉。

按，丹溪云：牛膝，引諸藥下行，宜入足少陰經，以理諸疾。婦人得之，應歸血海，故行血有功。脾虛氣陷及腿膝濕腫者，不宜用之。有二種：土牛膝所禀薄，故短而細，主破血氣；川牛膝所禀厚，故肥而長，主補精髓。竹木刺入肉，塗之可出。

雷公云 凡使，去頭並塵土了，用黃精自然汁浸一宿，漉出細剉，焙乾用。

黃精

味甘，性平，無毒，入脾、肺二經。補中益氣，除風濕，安五臟，駐顔色，久服延年。

按，黃精，甘宜入脾，潤宜入肺，久服方得其益。實勝於根，花勝於實，但難辨耳。與鈎吻相似，然鈎吻有毛鈎二個，誤服殺人。

雷公云 凡使，勿用鈎吻，真似黃精，只是葉有毛鈎子二個，是别認處，誤服害人。黃精葉似竹葉。凡採得，以溪水洗浄後蒸，從巳至子，刀薄切，曝乾用。

蒲黃

味甘，性平，無毒，入肝經。生用則性滑，主行血，通經墮胎，消瘀排膿。利小便，祛心腹膀胱熱。炒用則性濇，主止血，除崩漏帶下，一切吐衄血，痢血、尿血，腸風下血，止精泄。定兒枕痛。忌見鐵器。宜隔紙焙黄，蒸之再焙用。

按，蒲黄主血，而肝藏血，故獨入焉。仙經用之，亦以多功於血耳。

雷公云　凡使，勿用松黄並黄蒿，其二件全似，只是味異及吐人。凡欲使蒲黄，須隔三重紙焙，令色黄，蒸半日，却焙令乾，用之妙。

續斷

味苦、辛，性温，無毒，入肝、腎二經。主傷寒不足，折傷金瘡，諸癰腫，胎漏尿血，益氣力，續筋骨，散諸血，暖子宫，療腰痛，縮小便，止夢泄，利關節，調血和血，生肌止痛。酒浸一宿，焙乾用。地黄爲使，惡雷丸。

按，腎主骨而藏精，肝主筋而藏血，續斷補精血而理筋骨，宜入此二經矣。胎産之症，尤爲要藥。

雷公云　凡使，勿用草茅根，真似續斷，若誤服之，令人筋軟。採得後，横切剉之，又去向裏硬筋了，用酒浸一伏時，焙乾用。

益母草

味辛、甘，性微温，無毒，入諸陰經。主行血養血，安胎利産，消浮腫、惡毒、疔瘡，治頭風血虛目疾，癮疹發癢，堪作浴湯。子名茺蔚，益精明目，除水氣，療血逆大熱，頭痛心煩，下腹中死胎，理產後血脹。

按，益母，本功治血，故入諸陰之經。行血而不傷新血，養血而不滯瘀血，所以爲胎產聖藥。又能消瘡腫者，取其行血，而且辛甘發散也。

肉蓯蓉

味甘、酸、鹹，性微温，無毒，入命門經。興陽道，益精髓，補勞傷，强筋骨。主男子精泄尿血，溺有遺瀝；女子癥瘕崩帶，宫寒不孕。酒浸一宿，去浮甲，劈破中心，去白膜，蒸半日，酥炙用。潤而肥大者佳。

按，蓯蓉性温，爲濁中之濁，故入命門而補火，惟尺脉弱者宜之，相火旺者忌用。多服，令人大便滑。

雷公云 凡使，先須清酒浸一宿，至明，以板刷去上沙土、浮甲盡，劈破中心，去白膜一重，如竹絲草様是，此偏膈人心，前氣不散，令人上氣不出。凡使先用酒浸，并刷净却蒸，從午至酉出，又明酥炙佳。

鎖陽

味甘、鹹，性温，無毒，入腎經。補陰虚，固精髓，潤大便燥結，宜酥炙用。

按，鎖陽鹹温，宜入少陰，本經不載。丹溪續補，以其固精，故有鎖陽之名。主用與蓯蓉相似，老人枯閉，最爲要藥。大便不實者忌之。

車前子

味甘，性寒，無毒，入肝、膀胱、小腸三經。主淋瀝癃閉陰，莖腫痛，濕痛泄瀉，赤白帶濁，血閉産難。炒細研用。常山爲使。根、葉，主金瘡，功用同子。

按，車前子，利水，宜入乎足太陽；行血，宜入厥陰。然逐水之劑，多損於目。本草云：明目者，以其清肝熱，如釜底抽薪，非因泄水之功也。

紫菀

味苦、辛，性温，無毒，入心、肺二經。主咳逆上氣，痰喘吐衄，補虚勞，安五臟。水洗净，蜜炙用。款冬爲使，惡天雄、瞿麥、雷丸、遠志，畏茵蔯蒿。紫色潤軟者佳。

按，紫菀，苦能入心，而泄上炎之火；辛能入肺，而散結滯之氣。行氣養血，專治血痰，爲血癆要藥。

雷公云 凡使，先去髭，有白練色者，號曰羊鬚草，自然不同。採得後，去頭上了，用東流水淘洗令净，用蜜浸一宿，至明，於火上焙乾用。凡修一兩，用蜜二分。

百部

味甘、苦，性微寒，有小毒，入肺經。主肺熱咳逆，傳屍骨蒸，殺疳疣、寸白諸蟲及虱。竹刀劈開，去心，酒浸用。

按，百部，專療咳嗽，宜入肺經。有小毒，故能殺蟲也。

雷公云 凡採得後，用竹刀劈破，去心、皮、花，作數十，於檐下懸，令風吹，待上乾後，却用酒浸一宿，漉出焙乾，細剉用。蒠一顆，自有八十三條者，焙乾號曰地仙苗。若修事，餌之壽長。

百合

味甘，性平，無毒，入心、肺、大、小腸四經。主鬼魅邪氣，熱咳吐血，潤肺寧心，定驚益志，攻發背，消癰腫，除脹滿，利二便。

按，百合性潤，故入心、肺諸經。雖能補益，亦傷脾氣，不宜多服。

款冬花

味甘、辛，性温，無毒，入心、肺二經。主中風喉痺，肺痿肺癰，潤心肺，止咳嗽，除痰喘，定驚悸，洗肝明目。杏仁爲使，得紫菀良。惡皂莢、硝石、玄參，畏貝母、辛夷、麻黄、黄芪、黄芩、黄連、青葙。

按，款冬辛甘，發散爲陽，故入心、肺，以理痰嗽等症。畏惡甚多，用者慎之。

雷公云 凡採得，須去向外裹花蕊殼，并向裏如粟零殼者，並枝葉，甘草水浸一宿，待干燥，搗碎纔煎，兩件伴者葉了用。

馬兜鈴

味苦，性寒，無毒，入肺經。主清肺，除咳嗽、痰喘，治血痔瘻瘡。根名青木香，下氣甚速。

按，馬兜鈴，專主手太陰經矣，何以治痔瘻之症也？良以肺與大腸，相爲表裏，肺遺熱於大腸，故有此症。今清其表，而裏病自愈矣。

雷公云 凡使，採得後去葉並蔓了，用生絹袋盛，於東屋角畔懸令乾了，劈作片，取裏子去隔膜，並令浄。角子，勿令去革膜，不盡用之並皮。

青黛

味苦、甘，性寒，無毒，入肝、脾二經。除欝火，解熱毒，止下痢，殺諸蟲，治小兒疳蟲消瘦，驚癇邪氣，唇焦口渴，上膈稠痰，療傷寒赤斑，面黄鼻赤。

按，青黛，色青屬木，味甘屬土，宜入厥陰、太陰，以理諸熱之症。

甘菊

味甘，微苦，性平，無毒，入肺、脾、肝、腎四經。能補陰氣，明目聰耳，清頭風及胸中煩熱，肌膚濕痺。枸杞根、桑白皮、蒼白朮爲使。

按，丹溪曰：菊花屬金，而有土與水，大能補陰，宜入肺、肝等經。蓋煩熱諸症，皆由水不足而火炎，得此補陰，則水盛而火自息矣。須用味甘者佳；若苦者爲苦薏，大傷胃氣，慎之。

薏苡仁

味甘，微寒，無毒，入肺、肝、脾、胃、大腸五經。利腸胃，消水腫，祛風濕，療脚氣，治肺痿，健脾胃。

按，薏苡仁，總理濕熱，故入上下五經。蓋受熱使人筋攣、受濕使人筋緩者，可用；若受寒使人筋急者，忌之。勢力和緩，須多用見效。

雷公云　凡使，勿用糲米，顆大無味。其糲米，時人呼爲粳糲是也。若薏苡仁顆小，色青味甘，咬着粘人齒。夫用一兩，以糯米一兩同熬，令糯米熟，去米取使。若更以鹽湯煮之過，别是一般修得。

牡丹皮

味辛、苦，性微温，無毒，入肝經。治一切冷熱氣血凝滯、吐衄血、瘀積血、跌墣傷血、産後惡血，通月經，除風痺，催産難。畏菟絲子，忌蒜。

按，丹皮主用，無非辛温之功。禹錫等言其治冷，當矣。本草曰性寒，不亦誤耶？夫肝爲血舍，丹皮乃血劑，固宜入之。本功專主行血，不能補血，而東垣以此治無汗骨蒸，六味丸及補心丹皆用之，蓋以血患火爍則枯，患氣欝則新者不生。此劑苦能瀉陰火，辛能疏結氣，故爲血分要藥。

雷公云 凡採得後，日乾，用銅刀劈破，去骨了，細剉如大豆許，用清酒拌蒸，從巳至未出，日曬乾用。

菟絲子

味甘、辛，性平，無毒，入腎經。主男子腎虚精寒，腰膝冷痛，莖中寒，精自出，溺有餘瀝，鬼交泄精。久服强陰堅骨，駐顔明目輕身，令人多子。酒浸五宿，蒸熟杵作餅，曬乾研用。山藥、松脂爲使，惡藋菌。

按，雷公云：菟絲子，禀受中和，凝正陽氣，故宜入補少陰，温而不燥，不助相火。至和至美之痢，宜常用之。

雷公云 凡使，勿用天碧草子，其様真相似，只是天碧草子味酸澀並粘，不入藥用。其菟絲子禀中和之正，陽氣受結，偏補人衛氣，助人筋脉。一莖從樹感枝成，又從仲春上陽結實，其氣大小，六七鎰二兩。全採得，去粗薄殼了，用苦酒浸二日，漉出，用黄精自然汁浸一宿，至明，微用火煎至乾，入臼中，熱燒鐵杵一去三千餘，成粉。用苦酒，並黄精自然汁，與菟絲子相對用之。

茴香

味辛、甘，性温，無毒，入心、脾、膀胱三經。主一切臭氣，腎臟虚寒，癩疝腫痛，及蛇咬傷，調中止嘔，下氣寬胸。又有一種小茴，氣味稍薄，然治膀胱冷痛、疝氣尤奇。

按，茴香氣厚，爲陽中之陽，故入少陰、太陰、太陽，以理虚寒諸症。雖辛温快脾，亦能耗氣。今内相都入煎熯油膩之物，與火無異，久則致疾，深宜戒之。

砂仁

味辛，性温，無毒，入脾、胃、肺、大、小腸、膀胱、腎七經。主虚寒瀉痢，宿食不消，腹痛心疼，咳嗽，脹滿奔豘，霍亂轉筋，祛冷逐痰，安胎止吐，下氣化酒食。炒去衣，研用。按，砂仁，爲行散之劑，故入脾、胃諸經。性温而不傷於熱，行氣而不傷於尅，太陰經要劑也，宜常用之。

白豆蔻

味辛，性温，無毒，入肺、脾、胃三經。主消寒痰，下滯氣，退目中翳，止嘔吐，開胃進食，除冷瀉痢及腹痛、心疼。炒去衣，研用。白而圓滿者佳。

按，白豆蔻，辛宜入肺，温爲脾胃所喜，故並入之。大抵辛散之劑，不能補益。藥性稱其補上焦元氣，恐無是理，但不甚刻削耳。世俗不察而信之，誤人不小。治寒氣神效。肺胃中有火及虛者，忌之。

肉豆蔻

味苦、辛、濇，性温，無毒，入脾、胃二經。療心腹脹痛，卒成霍亂，脾胃寒弱，宿食不消，虚冷瀉痢，小兒傷乳吐瀉，尤爲要藥。糯米粉裹煨。忌見鐵器。

雷公云 凡使，須以糯米作粉，使熱湯搜裹豆蔻，於煻灰中炮，待米團子燋黄熟，然後出，去米，其中有子取用。勿令犯銅。

按，肉蔻，即肉果。辛温之性，宜入脾、胃。有未去之積者，不可先以此濇之。

草豆蔻

味辛，性熱，無毒，入脾、胃二經。主風寒客邪在胃。其餘與白者同功，而性尤燥急，不及白蔻有清高之氣。

按，草蔻，辛温發散，故入脾胃而主風寒。多食，大損脾胃。衍義謂其虛弱不食者宜此，恐非。胃火者大忌。

雷公云　凡使，須去蒂並向裏子後，取皮，用茱萸同於鏊上緩炒，待茱萸微黄黑，即去茱萸，取草豆蔻皮及子，杵用之。

草果

味辛，性温，無毒，入脾、胃二經。主瘧疾，胸腹結滯，嘔吐，胃經風邪。

按，草果，辛温發散，與草蔻同功，故經絡亦同。多食亦損脾胃，虚弱及胃火者亦忌之。

菖蒲

味辛，性温，無毒，入心、肺、膀胱三經。主風寒濕痺，咳逆上氣，鬼疰邪氣。通九竅，明耳目，堅齒牙，清聲音，益心智，除健忘，止霍亂，開煩悶，温心腹，殺諸蟲，療惡瘡疥癬。勿犯鐵器。去根毛用。秦皮、秦艽爲使，惡地膽、麻黄，忌羊肉、羊血、飴糖。生石上一寸九節者佳。

按，菖蒲，通神明，宜入心經，祛風濕，宜入肺與膀胱。功驗雖宏，然主散而不主收，勿宜久用。

雷公云　凡使，勿用泥菖、夏菖，其二件相似，如竹根鞭，形黑、氣穢、味腥，不堪用。凡使，採石上生者，根條嫩黄，緊硬節稠，長一寸有九節者，是真也。採得後，用銅刀刮去黄黑硬節皮一重了，用嫩桑枝條相拌蒸，出曝乾，去桑條，剉用。

黑附子

味辛、甘，性大熱，有大毒，通行諸經。主六腑沉寒，三陽厥逆，癥堅積聚，寒濕拘攣，霍亂轉筋，足膝無力，墮胎甚速。擇每隻重一兩者，去皮、臍，以薑汁、鹽水煮數沸，又用黄連、甘草、童便，合煮一時，於平地上掘坑，埋一宿，取出，囫圇曬乾用。地膽爲使，惡蜈蚣，畏人參、甘草、黄芪、防風、黑豆。

按，附子，爲陽中之陽，其性浮而不沉，其用走而不息，故於經絡靡所不入，宜致墮胎、祛癥積等症者。辛甘大熱，能補命門衰敗之火，以生脾土，故仲景四逆湯用以回腎氣，理中湯用以補脾，八味丸用以補腎脾。譬如躁悍之將，善用之，奏功甚捷；不善用之，爲害匪輕。丹溪以爲仲景取其行地黄之滯，而不能有補，則古方用黑附一味，可以回陽，不補而能之乎？丹溪之言，於理未當。雖然，彼或鑒誤用之弊，有激而發耳。如法制之，毒性盡去，且令下行。若痼冷陽脱，但微炮之。

天雄

性味、經絡、功用，與附子同。主療頭面風，去來疼痛。遠志爲使，惡腐婢。

按，天雄即附子之長而尖，其頂不正者。其氣親上，故潔古云主上焦陽虚。

烏頭

性味、經絡、功用，亦同附子。主中風惡風，洗洗出汗。莽草爲使，惡藜蘆，反半夏、瓜蔞、貝母、白蘞、白及。

按，烏頭，即春間採附子之嫩小者。一云原生苗腦。

烏喙

主男子腎濕，陰癢癰腫。使反、性味、功用同前。

按，烏喙，即烏頭之有兩歧者，如烏之口，故名。

側子

主發散四肢，爲風瘮藥。

按，側子即附子旁出小顆，其氣輕揚，故主發散。

雷公云 側子，祇是附子旁有小顆側子如棗核者是。宜主用，治風瘮神妙也。木鼈子只是諸喙、附、雄、側、烏中有穗者，號曰木鼈子。不入藥用，若服之，令人喪目。

射干

味苦，性微温，有毒，入肺、肝、脾三經。主咳逆上氣，咽喉諸症，開胃進食，鎮肝明目，消癰毒，逐瘀血，通月經，行積痰，使結核自消。又肝經濕氣，因疲勞而發便毒者，取三寸，與生薑同煎服，利兩三行效。

按，射干，温能下氣行血，宜入肺、肝；苦能消痰，宜入脾經。久服令人虚。

雷公云 凡使，先以米泔浸一宿，漉出，然後用篁竹葉煮，從午至亥，漉出，日乾用之。

旋覆花

味鹹、甘，性温，有小毒，入肺、肝、大腸、膀胱四經。主結氣風氣，脇下滿，膈上痰如膠漆，利大腸，逐水濕。

按，旋覆花，專理風氣水濕，而肝主風，肺主氣，膀胱、大腸主水濕，故均入之。丹溪曰走散之藥，病人涉虚者不宜多服。

雷公云 凡採得後，去裹蕊、殼皮並葉子、花蕊蒸，從巳至午，曬乾用。

大戟

味苦、甘，性大寒，有毒，入十二經。主水脹蠱毒，癥結，腹滿急痛，發汗，利大小腸，通月經，墮胎孕。小豆爲使，惡山藥，畏菖蒲，反甘草、芫花、海藻。

按，大戟，陰中微陽，逐十二經水，能損真氣，量虛實用之。

雷公云　凡使，勿用附生者，若服，令泄氣不禁，即煎薺苨子湯解。凡採得，於槐砧上細剉，與細剉海羊葉拌蒸，從巳至申，去羊葉，曬乾用之。

商陸

味酸、辛，性寒，有毒，入脾、膀胱、小腸三經。主水脹蠱毒，疝瘕癰腫，惡瘡，墮胎孕。

按，商陸，專主逐水，與大戟相似。夫水之爲病，由於膀胱、小腸不利，而脾家之所深惡者也，故咸入之。有赤、白二種，白者可服；赤者有神，堪用貼腫，誤服殺人。

雷公云　凡使，勿用赤葛，緣相似。其赤葛花、莖，有消筋骨之毒，故勿餌。商陸花白，年名後先入採之，用作補，可下酒也。每修事，先以銅刀刮去粗皮了，薄切，以東流水浸兩宿，然後漉出，架甑蒸，以豆葉一重了，與商陸一重，如斯蒸，從午至亥，出去豆葉，暴乾了，細剉用。若無豆葉，祇用豆代之。

葶藶

味辛苦，性寒，有小毒，入肺、心、脾、膀胱四經。主水腫結氣，膀胱留熱，定肺氣之喘促，療積飲之痰厥。同糯米焙黄，去米用。榆皮爲使，惡殭蠶、燈草、石龍芮。

按，葶藶，辛走肺，苦走心。膀胱者，肺所綰也；脾土者，心所生也。故皆入之。大傷肺氣，滲泄下元，用之不當，殺人甚捷。稍涉虚者忌之。有甜、苦二種，苦者太猛劣，甜者性少緩。

雷公云 凡使，勿用赤鬚子，真相似葶藶，只是味微甘苦；葶藶子入頂苦。凡使，以糯米相合，於㷋上微微焙，待米熟去米，單擣用。

牽牛子

味苦辛，性寒，有毒，入大、小腸二經。主下氣，通二便，祛壅滯氣急，退水腫，消風毒，治腰脚痛，墮胎孕。酒蒸，去皮用。

按，牽牛子，專主水氣，故入大、小腸經。丹溪曰：屬火善走，有兩種：黑者兼水，白者兼金。病形與症俱實者用之。然驅逐致虚，不脹滿，不大便秘者勿用。仲景治七種濕症，及小便不利，俱不用之，何也？蓋受濕之根在下焦，是血分中氣病，皆因上焦虚弱，不能氣化所致；若復用辛辣之劑，以瀉太陰之金，危亡立至矣，可不謹乎？

雷公云　草金零，牽牛子是也。凡使其藥，秋末即有實，冬收之。凡用，曬乾，却入水中淘，浮者去之，取沉者曬乾，拌酒蒸，從巳至未，曬乾。臨用，舂去黑皮用。

萆薢

味苦、甘，性平，無毒，入脾、腎、膀胱三經。主風寒濕痺，腰背痛，中風不遂，遍身頑麻，膀胱宿水，陰痿失溺，利水道，益精明目，薏苡爲使。畏葵根、大黄、柴胡、牡蠣，忌牛肉。

按，萆薢之入三經，何也？蓋腎受土剋，則水臟既衰，肝挾相火而凌土濕。脾主肌肉，濕欝肌腠，則生熱生風，以致榮衛不和，關節不利。而萆薢長於去水，用之以滲脾濕，則土安其位，水不受侮矣。然久用，令人小便多；小便既多，則腎氣安得復實？今多泥其入腎，用爲補劑，亦未深原其理耳。

木通

味辛、甘，性平，無毒，入小腸經。主五淋，小便閉，經凝，乳閉難産，積聚，驚悸心煩，健忘，耳聾聲啞，鼻塞癰瘡，脾疸喜睡，天行瘟疫。

按，木通利便，專瀉小腸，宜療五淋等症。其驚悸等症，雖屬心經，而心與小腸相爲表裏，故並治之。脾疸喜睡，此脾之病，皆濕所釀也，利小腸而濕不去乎？瘟疫之來，感天地不正之氣，今受盛之官行而邪不能容，亦宜療矣。

通草

味淡，性寒，無毒，入肺、大、小腸三經。與木通同功。特瀉肺明目，退熱行經，下乳通結，力尤勝之。

按，通草色白，宜其瀉肺；味淡，故入小腸；性主通行，故又入大腸。即本草續註所謂通脱木，今女工用以作花。

鐫補雷公炮製藥性解卷之四

○草部下

燈心

味淡，性寒，無毒，入心、小腸二經。主胸腹邪氣，清心定驚，除熱利水。燒灰，敷金瘡，止血，療小兒夜啼。吹喉中，治急喉痺，甚捷。

按，燈心味淡，五臟無歸，專入小腸利水，訣曰：小腸受盛與心應，故又入心經。燒灰性凉，宜治療如右。

石斛

味甘，性平，無毒，入胃、腎二經。補虚羸，暖水臟，填精髓，强筋骨，平胃氣，逐皮膚邪熱，療脚膝冷痺，久服厚腸胃，定志除驚。去根，酒浸一宿，曝乾，酥炙用。陸英爲使，惡寒水石、巴豆，畏殭蠶、雷丸。

按，石斛入腎，則專主下部矣；而又入胃者，蓋以其味甘耳。助腎而不傷于熱，平胃而不傷于燥，故也。

雷公云 凡使，先去頭土了，用酒浸一宿，漉出曬乾，却用酥蒸，從巳至酉，却徐徐焙乾，然後用。

石韋

味苦、甘，性平，無毒，入肺、膀胱二經。主勞熱邪氣，五淋澀閉，膀胱熱滿，癰疽發背，除煩下氣，補虛益精。拭去毛，羊脂炒焦黄用。絡石、杏仁爲使，得菖蒲良。

按，石韋，清熱利水，本入膀胱，而肺則下連者也，宜兼入之，既能清熱利水，則無陽亢陰傷之患。

白蒺藜子

味苦、辛，性温，無毒，入肺、肝、腎三經。主惡血塊，癥結喉痺，産難乳閉，小兒頭瘡，皮膚風癢，頭痛，咳逆肺痿，除煩下氣，明眼目，去燥熱，療腫毒，止遺泄。其葉可作浴湯，治風。杵去刺，酒蒸，炒用。烏頭爲使。有一種沙苑蒺藜，主補腎添精，强陰種子。

按，蒺藜行血，宜入肝經；下氣，宜入肺經。惡血等症，皆二經病也，故俱主之。其所以入腎者，因肺爲之母，肝爲之子，未有子母俱利，而腎不受其益者，故能止遺泄。產沙苑者，誠續嗣神丹，而本草不言惜哉！

雷公云　凡使，採得後，净揀擇了蒸，從午至酉，出，日曬乾，舂令皮上刺盡，用酒拌再蒸，一二時。

青葙子

味苦，性微寒，無毒，入心、肝二經。主邪氣，皮膚風熱溼癢，殺三蟲疥蝨，惡瘡痔蝕，下部䘌瘡，鎮肝臟，堅骨筋，益腦髓，明耳目。一名草蒿。

按，青葙子，苦者丙丁之味也。青者，甲乙之色也，故入心、肝二經。本經並不言治眼，而藥性論及日華子皆言之，亦以苦寒之性，能清肝臟熱毒上衝耳。

雷公云　凡使，勿誤用思蓂子并鼠細子，兩件頗相似，只是味不同。其思蓂子味粗，煎之有涎。

木賊

味甘，微苦，性平，無毒，入肝經。主目疾，退翳膜，消積塊，益肝臟。得麝香、牛角腮，治休息痢久不瘥；得禹餘糧、當歸、芎藭療崩中赤白，得槐蛾、桑耳治腸風下血，得槐子、枳實、地榆治腸澼及痔血。去節，水潤，焙用。

按，木賊之名，以其能伐木也。肝爲木，故宜入焉。夫目得血而能視，藉之以伐肝邪，則血生而愈目矣。

茅根

味甘，性寒，無毒，入胃、小腸二經。逐瘀血，通血閉，止吐衄，下五淋，利小便，理勞傷，補虛羸。除腸胃客熱，治婦人崩漏。

按，茅根利水，本入小腸，而胃則其受，故亦入之。

仙茅

味辛，性温，有毒，入肝、腎二經。主心腹冷氣不能食，腰足攣痺不能行，丈夫血損勞傷，老人失溺無子，强陽道，補精血，明眼目，堅骨髓。洗净去皮，銅刀切如豆大，生稀布袋盛，于烏豆水中浸一宿，酒拌蒸半日，曬乾用。勿犯鐵器，忌牛肉、牛乳。

按，仙茅性温，本入腎經，而肝者腎所生也，故兼入之。傳云：十斤乳石，不及一斤仙茅。蓋表其功耳。中其毒者，令人舌脹，急煎大黄朴硝湯飲之，復以末摻舌間即稱。素有火症者勿用。

雷公云　凡採得後，用清水洗令净，刮去皮，于槐砧上切豆許大，却用生稀布袋盛一宿，蒸用。

鬱金

味辛、苦，性温，無毒，入心、肺二經。主下氣破血開鬱，療尿血、淋血、金瘡。楚產蟬肚者佳。

按，鬱金，本草言其性寒，自藥性論始言其治冷氣。今觀其主療，都是辛散之用，性寒而能之乎？夫肺主氣，心主血，鬱金能行氣血，故兩入之。丹溪云：屬火而有土與水，古人用以治鬱遏不散者，故名。

薑黄

味辛、苦，性温，無毒，經絡主治與鬱金同，功更烈。

按，薑黄，本草亦曰性寒，而陳藏器及日華子咸謂其熱，辨之悉矣。能傷元氣，用者審之。

牛蒡子

味辛，性温，無毒，入十二經。主風濕癮疹盈肌，咽喉風熱不利，諸腫瘡瘍之毒，腰膝凝滯之氣，潤肺止嗽，散氣消痰。酒拌蒸，待有白霜出，拭去，焙乾搗用。一名惡實，一名鼠黏子。

按，主治秘訣及東垣皆云牛蒡子辛温，故能入十二經而通散也。潔古云：吞一枚，可出癰疽頭，亦表其辛散之功耳。本草言其性平，誤矣。

紫草

味苦，性寒，無毒，入心、小腸二經。主心腹邪氣，脹滿作痛，癰腫諸毒，除五疸，利九竅，通水道。小兒血熱痘瘡，尤爲要劑。取嫩茸，去髭用。

按，紫草，主血熱，本入心經，而小腸者受盛，而與心應者也，故并入之。邪氣諸症，咸本于熱，今清其心而自愈矣。

雷公云　凡使，須用蠟水蒸之，待水乾取，去頭並髭，剉用。每事紫草一斤，用蠟二兩，鎔化用。

白頭翁

味苦，性温，有小毒，入心、腎二經。主温瘧發狂，癥瘕積聚，癭瘤瘰癧，金瘡鼻衄，齒痛、腹痛、骨痛，赤毒痢下，男子陰疝偏腫，小兒頭禿羶腥。蠡實爲使，得酒良。

按，白頭翁味苦。本入心經。《經》曰：腎欲堅，急入苦以堅之。故又入腎。温瘧等症，無非水衰火旺，故治之。

白前

味甘、辛，性微温，無毒，入肺經。主下氣除嗽，氣塞呃，上衝不得睡卧，氣逆衝喉，呼吸欲絶，腹中時時作水雞聲。甘草水浸一宿，去頭、鬚、子，焙乾用。忌羊肉。

按，白前，色白味辛，故入肺經，專主一切氣症。

白薇

味苦、鹹，性大寒，無毒，入心、腎二經。主暴中風，身熱腹滿，忽忽不知人，狂惑鬼邪，寒熱酸疼，温瘧洗洗發作，下水氣，利陰氣，定驚益精。以糯米泔浸一宿，去髭，細剉蒸用。惡黄芪、大黄、大戟、乾薑、大棗、乾漆、山萸。

按，白薇，味苦入心，鹹入腎，故主治如右。

白附子

味甘、辛，性温，無毒，入肺、脾二經。主中風失音，一切冷風氣，頭面百病，斑點風瘡疥癬，心痛血痺，陰囊濕癢。入藥炮用。新羅出者佳。

按，白附，色白味辛，故宜入肺，以治風痰；甘而且温，故宜入脾，以治皮膚。陽中之陽，能上升，故治面病。

蚤休

味苦，微寒，有毒，入心經。主驚癇癲疾，瘰癧陰蝕，癰腫毒瘡，小兒胎風，手足抽掣，下三蟲，去蛇毒。一名紫河車，一名重樓金綫。

按，蚤休味苦，故入心經，以治驚癇等疾，而能解毒。

白鮮皮

味苦、鹹，性寒，無毒，入肺、小腸二經。主頭風黄疸，咳逆淋瀝，濕痺死肌，一切疥癩，惡風疥癬，楊梅諸瘡熱毒，天行時疾，頭痛眼疼，女子陰痛，小兒驚癇。和血脉，通九竅，利小腸。惡螵蛸、桔梗、茯苓、萆薢。

按，白鮮皮入肺經，故能去風；入小腸，故能去濕。夫風濕既除，則血氣自活，而熱亦從此逝矣。

蘆薈

味苦，性寒，無毒，入心、肝二經。消風熱，除煩悶，明眼目，治驚癇，殺三蟲，療五疳及疥癬、痔瘻諸瘡。解巴豆毒。

按，蘆薈之苦，本入心經，而肝則其母也，故亦入之。在小兒驚疳諸熱，尤爲重藥。

雷公云　凡使，勿用雜象膽，其象膽乾了，上有竹斑光膩，微微甘。便和衆藥搗，此藥先搗成粉。

胡黄連

味苦，性寒，無毒，入肝、膽、胃三經。主傷寒咳嗽，温瘧發熱，骨蒸勞熱，三消五痔，補肝膽，明眼目，止瀉痢，益顔色。治小兒驚疳霍亂，大人五心煩熱，婦人胎蒸虚驚。惡菊花、玄參、白鮮皮，忌猪肉，解巴豆毒。折之出塵如煙者真。

按，胡黄連，苦寒，能瀉三經之火，小兒多熱症最宜。

澤蘭

味苦，性微温，無毒，入小腸經。通肝脾之血，産前後百病皆治，通九竅，利關脉。又主頭風目痛，鼻紅吐血，治癰排膿。防己爲之使。

按，澤蘭，能通利小腸，則肝脾無壅瘀之患，故能通關竅，以理血脉也。行血而無推蕩之患，養血而無膩滯之虞，所以爲産科聖藥。凡癰瘡，皆因血熱，故亦治之。

雷公云 要别識雌雄，其形不同。大澤蘭形葉皆圓，能生血益氣，與榮合，小澤蘭通别。同用。

狗脊

味苦、甘，性微温，無毒，入腎、膀胱二經。主腎氣虛弱，風寒濕痺，腰膝軟弱，骨節作疼，老人失溺不節，女子傷中淋漏。酒蒸用。萆薢爲使，惡敗醬。

按，狗脊入腎，故主骨病；入膀胱，故主濕病。

青蒿

味苦，性寒，無毒，入心經。主骨蒸勞熱，虛煩盜汗，明目殺蟲。童便浸七宿，曬乾用。

按，青蒿，苦入心，故瀉丙丁，以理諸疾。

蓽撥

味辛，性大温，無毒，入肺、脾、胃、膀胱四經。主温中下氣，消食開痰，治陰疝，止霍亂，除瀉痢日久，療心腹冷痛。醋浸一宿，刮去皮粟子令净，方用。

按，蓽撥，辛走肺家，温宜脾胃，膀胱肺綰，故咸入之。

王不留行

味苦、甘，性平，無毒，入心、肝二經。主金瘡止血，癰疽毒瘡，心煩鼻衄，難產。出竹木刺入肉，治風毒，通血脉。酒蒸焙用。

按，王不留行，專療血症，而心主血、肝藏血者也，故均入之。癰疽等症，血不和也。經曰：營氣不從，逆于肉理，乃生癰腫。此主和血，固宜治之。又治風毒者，所謂治風先治血、血行風自滅也。

淫羊藿

味辛，性温，無毒，入腎經。主絶陽不起，絶陰不育，莖中作痛，小便不利，益氣力，堅筋骨。丈夫久服，令人無子。每斤去花細剉，拌羊脂四兩，炒脂盡爲度。山藥、紫芝爲使，得酒良。一名仙靈脾。

按，仙靈脾入腎，而主絶陽等症，其爲補也明甚。乃繼之曰「久服無子」，毋乃惑乎？不知此劑專助相火，令人淫慾不休，慾太甚則精氣耗。經曰：因而强力，腎氣乃傷，高骨乃壞。且命門之火，乘水之衰，挾土來尅，生之不保，其能嗣耶？

雷公云 凡使，先須時呼仙靈脾，須用夾刀夾去葉枝，盡後細剉。用羊脂相對拌炒過，然後用。

巴戟天

味辛、甘，性微温，無毒，入肺、腎二經。主助腎添精，除一切風及邪氣。酒浸用。覆盆爲使，惡雷丸、丹參。

按，巴戟之温，本專補腎，而肺乃腎之母也，且其味辛，故兼入之以療風。凡命門火旺以致泄精者，忌之。

雷公云 凡使，須用枸杞子湯浸一宿，待稍軟漉出，酒浸一時，又漉出。用菊花同熬令焦黄用。

蘭葉

味甘，性寒，無毒，入肺經。止渴生津，益氣散鬱。

按，丹溪云：蘭葉禀金水之精，故入肺臓。昔東垣方中嘗用之，經曰「消諸痺，治之以蘭」是也。余屢驗之。

水萍

味辛、酸，性寒，無毒，入肺、小腸二經。消水腫，利小便，逐風寒，堪浴遍身瘡癢。發汗甚于麻黄。

按，水萍入肺，故主祛風；入小腸，故主祛濕。此是水中大萍，非溝渠所生者。高供奉採萍歌云：「不在山，不在岸，採我之時七月半。選甚癱風與緩風，此小微風都不算。豆淋酒下兩三丸，鐵幞頭兒都出汗。」以此觀之，其功甚于麻黄可知矣。

决明子

味鹹、苦、甘，性平，無毒，入肝經。主青盲，赤白翳膜，時有淚出。除肝熱，療頭風。研末塗腫毒，貼腦止鼻紅。芪實爲使，惡大麻子。

按，决明，專入厥陰，以除風熱，故爲眼科要藥。鼻紅腫青，咸血熱也，宜其療矣。

蓖麻子

味甘、辛，有小毒，入脾、大腸二經。主水脹腹滿，臟腑燥熱。無名腫毒，敷之可消；口眼喎斜，敷之可正。塗足心，下胞胎如神；塗巔頂，收生腸甚捷。忌見鐵器。服過者，一生忌食豆，誤犯之腹脹猛甚。

按，丹溪云：蓖麻子屬陰，故入太陰、陽明，以驅水滿，以催産難，固矣。而無名腫毒，熱也；口眼喎斜，風也，何倂治之？豈其辛甘發散之功耶？

葉，主脚氣，風腫不仁，搗蒸敷之。

雷公云 凡使，勿用黑天赤利子，緣在地蔓上生，是以有毒，藥守不用。其蓖麻子，形似巴豆而光滑，有黄黑斑點。凡使，先須和皮，用鹽湯煮半日，去皮取肉，研過用。

馬鞭草

味甘、苦，性寒，有小毒，入肝、脾二經。主活血通經，治金瘡、諸瘡癤。取汁，和酒服。

按，肝藏血者也，脾裹血者也。馬鞭專主血分，故入是二經。

盧根

味甘，性寒，無毒，入肺、胃二經。主消渴客熱，止小便利，治五噎膈，煩氣煩悶，吐逆。以蘆根五兩，水三盞，煮一盞服，甚效。

按，蘆根，主氣逆嘔噦，故入太陰、陽明。消渴之症，亦以氣化不及州都故也。今得蘆根，以理太陰，而津液之生必矣。

蛇床子

味苦、辛、甘，性平，有小毒，入肺、腎二經。主風寒濕痺，諸惡瘡癬，婦人陰中腫痛，男子陰痿濕癢。久服，駐顔輕身，令人有子。酒浸一宿，地黄汁拌蒸，焙乾用。惡牡丹皮、巴豆、貝母。

按，蛇床理風濕，宜入太陰；補虚痿，宜入少陰。

金銀花

味苦、甘，性平，微寒，無毒，入肺經。主熱毒血痢，消癰散腫，補虚療風，久服延年。

按，金銀花，解肌膚之毒，故入肺經，爲瘡科要藥。陶隱居云：常服益壽，人多忽之。更求難得者，是貴遠賤近，庸人之情乎？

山豆根

味甘，性寒，無毒，入心、肺二經。主解諸藥毒，止咽喉痛，退熱消癰。

按，山豆根性寒，專瀉心火；心火去，則金無所損；金得其保，而熱傷之虞，吾知免矣。

艾葉

味苦，性微温，無毒，入肝、脾二經。主灸百病，温中理氣，開鬱調經，安胎種子。止崩漏，除久痢，辟鬼邪，定霍亂。生搗汁，理吐衄血。

按，艾之温，能令肝脾疏暢，而無壅瘀之患。夫人之一身，惟兹氣血兩端，今土木既調，則榮衛和，而病自此却矣。至于温中等效，又舉其偏長耳。煎服者宜新鮮，灸火者宜陳久。生用則寒，熟用則熱。

薄荷

味辛，性微寒，無毒，入肺經。主中風失音，下脹氣，去頭風，通利關節，破血止痢，清風消腫，引諸藥入榮衛，能發毒汗。清利六陽之會首，袪除諸熱之風邪。

按，薄荷，有走表之功，宜職太陰之部。中風諸患，固其專也；而血痢之症，病在凝滯，今得辛以暢氣，而結適爲之自釋矣。

稀薟

味苦，性温，有小毒，入肝、腎二經。補元氣，祛風濕，强筋骨，長眉髮，烏鬚鬢，明耳目。得酒良。九月九日採者佳。

按，稀薟，功驗如右，宜職厥陰、少陰二經。高郵軍謂其性温，當矣。本草謂其性寒，與主用相違，不亦誤乎？久服，大能補益，故張詠進御表云：金稜銀綫，素根紫荄。誰知至賤之中，乃伏殊常之品，臣服百劑，耳目聰明，漸服滿千，鬚髭再黑。羅守一墜馬，中風不語，十服即痊。僧知嚴七十，口眼喎斜，數服頓愈。若張益州者，可謂識其用矣。宜去根，連莖、葉細剉，搗爛取汁，熬煉成膏，以甘草、熟地煎膏，煉蜜三味收之。出火毒，酒調服，功妙不可具述。所謂有小毒者，以生用令人吐也；今既經製度，則毒去而功全矣。

蒲公英

味苦、甘，性寒，無毒，入脾、胃二經。化熱毒，消惡瘡結核，解食毒，散滯氣。細剉，同忍冬藤取汁入酒，以治乳癰。服罷欲睡，是其功也。睡覺，病已安矣。

按，丹溪云：蒲公英，花黄屬土，宜入太陰、陽明經。有一種花、葉、莖相類而高大者，非也。其真者，短小塌地，質甚脆，斷之有白汁，其花幹如蔥管空者，是也。四時常花，花罷飛絮，絮中有子，落處即生，則其禀天地中和之性可見矣。故治諸毒。又名黄花地丁者，以治疔毒得名也。

夏枯草

味苦、辛，性寒，無毒，入肝經。主瘰癧癭瘤，濕痺脚腫，肝虚目痛，冷淚羞明，散血破癥，生肌解毒。土瓜爲使。

按，夏枯草，三、四月開花，是時正厥陰風木主令，其爲肝經之劑明矣。丹溪曰：夏至即枯者，蓋禀純陽之氣，得陰氣則枯也。

藿香

味甘、辛，性微温，無毒，入肺、脾、胃三經。開胃口，進飲食，止霍亂，除吐逆。

按，藿香，辛温，入肺經以調氣；甘温，入脾胃以和中。治節適宜，中州得令，則臟腑咸安，病將奚來？

荆芥

味辛、苦，性微温，無毒，入肺、肝二經。主結氣瘀血，酒傷食滯，能發汗，去皮毛諸風，凉血熱，療痛癢諸瘡。其穗治産暈如神，陳久者良。

按，荆芥，行血療風，則太陰、厥陰之入，固其宜也。今人但遇風症，輒用荆、防，此流氣散之相沿耳。不知風在皮裏膜外者，荆芥主之，非若防風之入骨肉也。有汗者勿用。

香薷

味辛，性微温，無毒，入肺、胃二經。主下氣，除煩熱，定霍亂，止嘔吐，療腹痛，散水腫，調中温胃，最解暑氣。

按，香薷性温，其除熱解暑之功，何若是其著也？不知炎威酷暑，則臟腑伏陰，胸腹有凝結之憂，而皮膚多蒸熱之氣，得香薷之辛以散之，温以行之，而傷暑之症，從兹遠矣。熱服令人泄瀉，久服耗人真氣。江右硬梗石生者良。土香薷苗軟，但能解暑，其他無效。

佛耳草

味酸，性熱，有小毒，入肺經。主肺中有寒，及痰嗽鬼嗽。款冬花爲之使。

按，佛耳，專入太陰，大升肺氣，宜少用之。過食損目，以性熱有小毒也。

蒼耳子

味甘，性温，有小毒，入肺經。主風寒濕痹，頭風腦漏，疔腫困重，疥癬瘙癢，血崩，大風癲癇，善能發汗。炒令香，杵去刺用。反猪肉，解狗毒。

按，蒼耳甘温，故能走表。肺主皮毛，所以入之；肺主風邪，故治療如右。

茵陳蒿

味苦，性微寒，無毒，入膀胱經。主傷寒大熱，黄疸便赤，治眼目，行滯氣，能發汗，去風濕。去根用。犯火無功。

按，茵蔯專理溲便，本爲膀胱之劑，又何以治疸？蓋疸之爲病，脾受傷也，而脾之所惡，濕乘土也。得茵陳以利水，則濕去土安，而疸自愈矣。疸分陰寒、陽熱二種，陽疸熱多，有濕、有燥，同梔子大、一治濕疸；同梔子、橘皮，治燥疸。陰疸寒多，只有一症，同附子治之。

使君子

味甘，性温，無毒，入脾、胃二經。治小兒五疳，利小便，止白濁，除瀉痢，殺諸蟲。連殼用。

按，使君子甘、温，宜主脾胃。然多食，令人發一，傷胃故也。

高良薑

味辛，性大温，無毒，入脾、胃二經。主胃中冷逆，霍亂腹痛，除寒氣，去冷痺，止吐瀉，療翻胃，消宿食，解酒毒。

按，良薑辛、温，脾胃所快。真有寒症者，服之甚驗；若有入病者，誤投愈劇。

石蓮子

味苦，性寒，無毒，入心、胃、膀胱三經。主噤口痢，及濕熱滲入膀胱，爲白濁、淋瀝等症。清心解煩，開胃進食。去殼用。

按，石蓮苦、寒，宜瀉少陰之火。心火既清，則胃與膀胱不能獨熱矣，故皆入之。此别是一種，非蓮子比也。

合歡皮

味甘，性平，無毒，入心經。主安五臟，利心志，殺諸蟲，消癰腫，續筋骨，令人歡樂無怒，輕身明目。花，主小兒撮口，煎湯洗拭。跌打傷疼，熱酒調下。

按，合歡味甘，何以獨入心家？經所謂「以甘瀉之」之説也。心得所勝，而癰瘡諸患，爲之自釋矣。其葉細細相並，至夜則合，又名夜合花，似絨拂可愛，俗又謂之烏絨。

萱草根

味甘，性寒，無毒，入脾、肺二經。主沙淋水氣，酒疸身黄，小便赤濇，身體煩熱，大熱衄血，安五臟，利心志，令人喜悦忘憂，輕身明目。採其嫩苗，功亦相倣。花名宜男，最利胸膈。妊婦佩之，轉女爲男。

按，萱草之甘，宜歸脾部，而肺則其所生者，故亦入之。嵇康養生論云：合歡蠲忿，萱草忘憂。《圖經》亦具言之，當非虚語。

劉寄奴草

味苦，性温，無毒，入心、脾二經。主下氣除癥，破血通經，療霍亂水瀉，止金瘡出血。湯火所傷，亦堪搗敷。酒蒸曝用。

按，寄奴之苦，宜歸心臟；而温暖之性，又與脾部相宜，故兩入之。蓋心實主血，脾實裹血，所以專療血症。《唐本》云：多服令人利。亦以其宣泄耳。

【雷公云】採得後，去莖、葉，祇用實。凡使，先以布拭上薄殼皮，令净，拌酒蒸，從巳至申出，曬乾用。

覆盆子

味甘、酸，性温，無毒，入肝、腎二經。主腎傷精滑，陰痿不起，小便頻數，補虚續絶，益氣温中，安和五臟，補肝明目，黑髮潤肌。亦療中風，發熱成驚。女子食之多孕，久服延年。去黄葉及蒂，水淘净，酒蒸，曝乾用。

按，覆盆之酸，宜歸肝部，而腎則其母也，且温補之性，適與相宜，故咸入之。衍義云：小便多者服之，當覆其溺器，故名。

雷公云　凡使，用東流水淘去黄葉並皮、蒂盡，子用酒蒸一宿，以東流水淘兩遍，又曬乾方用。

鐫補雷公炮製藥性解卷之五

○木部

白茯苓

味淡，微甘，性平，無毒，入肺、脾、小腸三經。主補脾氣，利小便，止煩渴，定驚悸，久服延年。去皮、心，研細，入水中攪之，浮者是其筋也，宜去之，誤服損目。赤者，專主利水。抱根而生者，名茯神，主補心安神，除驚悸，治健忘。馬藺爲使，惡白蘞，畏牡蒙、地榆、雄黄、秦艽、龜甲，忌醋及酸物。

按：茯苓，色白，是西方肺金之象也；味淡，是太陽滲利之品也；微甘，是中央脾土之味也。故均入之。夫脾最惡濕，而小便利則濕自除，所以補脾。既能滲泄燥脾，似不能生津已。潔古何爲稱其止渴？良由色白屬金，能培肺部，肺金得補，則自能生水。且經曰：膀胱者，州都之官，津液藏焉，氣化則能出焉。誠以其上連於肺，得肺氣以化之，津液從之出耳。藥性所謂「白者入壬癸」，亦此意也。而渴有不止者乎？至於驚悸者，心經之症也。而心與小腸相爲表裏，既瀉小腸，而心火亦爲之清矣，故能定之。丹溪曰：陰虚未爲相宜，蓋虞其滲泄爾。然味尚甘，甘主緩，亦無大害，非若猪苓一於淡泄，而大傷陰分也。藥性云：小便多而能止，大便結而能通。與木功相反，未可輕信。赤者屬丙丁，專入膀胱瀉火，故利水之外無他長。茯神抱根，有依而附之之義。驚悸者，魂不能附；健忘者，神不能守，宜其治矣。廣誌云：茯神，松脂所作，勝茯苓。衍義曰：氣盛者泄於外，不抱本根，結爲茯苓；有津氣而不甚盛，不離其本，結爲茯神。考茲兩書，各相違悖，然仙經服食，多需茯苓，而茯神不與焉。兩説之是非，於是乎辨。

琥珀

味甘，性平，無毒，入心、脾、小腸三經。主辟百邪，安五臟，定魂魄，止心痛，消瘀血，利水道，通五淋，破癥結，去目翳，傅金瘡。

按，琥珀，乃松脂入地千載化成，得土既久，宜入脾家。松之有脂，猶人之有血與水也；且成珀者，有下注之義，又宜入心與小腸。内經曰：主不明，則十二官危，使道閉塞而不通。服琥珀，則神室得令，五臟安，魂魄定，邪何所附，痛何自生耶？於是使道通，而瘀血諸症，靡弗去矣。夫目得血而能視，心寧則營和，而翳何足虞？金瘡者，惟患其而逆於腠耳，能止之、和之，未有不瘳者也。丹溪曰：古方用以燥脾土有功，脾能運化，則肺氣下降，故小便可通，若血少不利者，反致其燥急之苦。别説云：茯苓，生成於陰者也；琥珀，生於陽而成於陰者也，故皆主安心利水而治榮。

雷公云 凡用，紅松脂、石珀、水珀、花珀、物象珀、瑿珀、琥珀。紅松脂如琥珀，只是濁太脆，文横。水珀多無紅，色如淺黄，多粗皮皺。石珀如石重，色黄，不堪用。花珀文似新馬尾，松心文，一路赤，一路黄。物象珀，其内自有物命動，此使有神妙。瑿珀，其珀衆珀之長，故號曰瑿珀。琥珀，如血色，熱於布任拭，吸得芥子者，真也。夫入藥中，用水調側柏子末，安于瓷鍋中，安琥珀于末中了，下火煮，從巳至申，别有異光，便搗如粉，重篩用。

松香

味苦、甘，性温，無毒，入脾、肺二經。主安五臟，除伏熱，解消渴，逐諸風，療癧疽惡瘡及白秃疥瘙，風氣金傷，止血殺蟲定痛。松子益氣補虚，松花清心解煩，松葉生毛髮、去風濕、炙罯凍瘡，松節主骨節久風、脚痺疼痛。久服，俱能辟穀延年。

按，松香，甘温之品，與脾部相宜，而肺者脾之子也，故兩入之。伏熱等症，悉屬二經，烏得不治？子、花、節、葉主療小異，亦親上親下之道也。

柏子仁

味甘、辛，性平，無毒，入肺、脾、腎三經。主安五臟，定驚悸，補中氣，除風濕，興陽道，暖腰膝，去頭風，辟百邪，潤皮膚，明耳目。側柏葉，味苦濇，性微寒。止吐衄崩痢，除風冷濕痺，烏鬚黑髮，炙署凍瘡，久服延年。牡蠣、桂、瓜子爲使，畏菊花、羊蹄草、諸石及麵、麯。

按，柏仁辛歸肺，甘歸脾，濁陰歸腎，故均入之。柏葉之苦濇，屬金而善守，最清血分，爲補陰要藥。須用嫩葉，春採東，夏採南，秋採西，冬採北，纔得節候生氣。

雷公云 凡使，先以酒浸一宿，至明漉，曬乾，用黄精自然汁日中煎，手不住攪，若天久陰，即於鐺中着水，用瓶器盛柏子仁，着火緩緩煮成煎爲度。每煎三兩柏子仁，用酒五兩，浸乾爲度。

桂

味辛、甘，性大熱，有毒。其在下最厚者曰肉桂，去其粗皮爲桂心，入心、肺、脾、腎四經。主九種心疼，補勞傷，通九竅，暖水臟，續筋骨，殺三蟲，散結氣，破瘀血，下胎衣，除咳逆，療腹痛，止瀉痢，善發汗。其在中次厚者，曰官桂，入肝、脾二經。主中焦虛寒，結聚作痛。其在上薄者，曰薄桂，入肺、胃二經。主上焦有寒，走肩臂而行肢節。其在嫩枝四發者，曰桂枝，專入肺經。主解肌發表，理有汗之傷寒。四者皆殺草木毒，百藥無畏。惟忌生葱。

按，肉桂在下，有入腎之理；屬火，有入心之義。而辛散之性，與肺部相投；甘温之性，與脾家相悦，故均入焉。官桂在中，而肝、脾皆在中之臟也。且經曰：肝欲散，急食辛以散之，以辛補之。又曰：脾欲緩，急食甘以緩之，以甘補之。桂味辛、甘，二經之所出入也。薄桂在上，而肺胃亦居上，故宜入之。桂枝四發，有發散之義，且氣味俱輕，宜入太陰而主表。丹溪曰：仲景救表用桂枝，非表有虚而用以補也。衛有風寒，故病自汗，以此發其邪，則衛和而表密，汗自止耳。衍義乃謂仲景治表虚，誤也。本草言桂發汗，正合素問「辛甘發散」之義，後人用桂止汗，失經旨矣。大抵桂爲陽中之陽，壯年火旺者忌服，惟命門火衰，不能生土，完穀不化，及産後虚弱者宜之。細考桂有數種，論之者無慮數十家，或言種異，或言地殊，各不相侔，咸無所據。詢之交廣商入所販，惟陳藏器所謂雖分數等，同是一物，此説最當。别説亦稱之矣，今採其意，以詳别如右。

雷公云　凡使，用薄者要紫色厚者，去上粗皮，取心中味辛者使。每斤大厚紫桂，只取得五兩，取有味厚處生用。如未用，即用重密熟絹并紙裹，勿令犯風。其州土祇有桂草，原無桂心。用桂草煮丹陽木皮，遂成桂心。凡使，即單擣用之。

槐實

味苦、酸、鹹，性寒，無毒，入心、肝、大腸三經。主五内邪熱，腸風五痔，湯火傷瘡。男子囊墜腫痛，陰瘡濕癢。婦人陰中痛癢，崩中漏下。明目補腦，殺蟲去風，黑髮延年。酒服，能催生墮胎。枝，專主洗濕熱諸瘡，治九種心疼。皮，主中風抽攣，齒痛疳䘌，消癰解毒，止痛長肉。膠，主肝臟風，筋脉抽掣，及急風口噤，四肢不收；或毒風週身如蟲行，破傷危急。花，與實同功。又主心痛，及疔腫熱毒，赤白下痢，小兒驚癇。景天爲使。

按，槐實之苦，能泄心火；酸寒之性，能伐肝邪。《經》曰：酸苦湧泄爲陰。其功主降，故又入大腸，以理下焦諸症，且催産難。夫蟲之生也因於濕，風之生也因於熱，濕熱既去，又奚庸虞？花、枝、皮、葉，主治大同小異，尤爲痔瘡要藥。

木香

味苦、辛，性微温，無毒，入心、肺、肝、脾、胃、膀胱六經。主心腹一切氣，痃癖癥塊，九種心疼，止瀉痢，除霍亂，健脾胃，消食積，定嘔逆，下痰壅，辟邪氣瘟疫，殺瘧蟲精物。宜生磨用，火炒令人脹。形如枯骨、苦口沾牙者良。

按，木香，辛入肺，苦入心，温宜脾胃。肝者，心之母也；膀胱者，肺所連也，故均入焉。蓋心乃一身之主，氣血之所聽命者也，有主則能塞氣，肺氣調則金能制木，而肝火自伏矣。凡人有怒，則肝氣拂逆，而反忤其元氣，心有縱肝之情，而不能制，則肝氣於是乎盛，或爲拂逆，或爲攻衝，得木香則心氣暢而正氣亦暢，肝氣何拂逆之有哉！實心之行夫肝也，非肝之自行也。東垣以黄連制之，恐其氣行過於通暢，不無走泄之患耳。

雷公云　凡使，其木香是蘆蔓根條，左盤旋。採得二十九日，方硬如朽骨，硬碎。其有蘆頭丁蓋子、色青者，是木香神也。

山梔

味苦，性寒，無毒，入心、肺、大、小腸、胃、膀胱六經。主五内邪熱，亡血津枯，面紅目赤，癰腫瘡瘍，五種黄病，開鬱瀉火。療心中懊憹，顛倒而不眠；治臍下血滯，小便而不利。皮，走肌膚之熱；仁，去心胸之熱。解羊躑躅及蠱蟲毒。

按，山梔，味苦歸心，輕飄象肺，大腸則共肺爲傳送者也，小腸則受盛，與心應者也，胃亦上焦之腑也，膀胱亦肺部之絡也，故咸入之。以理邪熱諸症。潔古曰：輕清上行。丹溪又曰：屈曲下行。兩家之説似相左矣，不知惟其上行，最能清肺，肺氣清而化，則小便從此氣化而出。經曰「膀胱津液藏，氣化則能出」者是也。虚火炎者，炒黑用；煩欝嘔逆者，薑汁炒用。此外並宜生服。

雷公云 凡使，勿用顆大者，號曰伏尸梔子，無力。須要如雀腦並鬚長有九路赤色者上。凡使，先去皮、鬚，取仁，以甘草水浸一宿，漉出，焙乾，搗篩如金末用。

吴茱萸

味苦、辛，性熱，有小毒，入肝、脾、胃、大腸、腎五經。主下氣消痰，寒氣噎塞，心腹刺痛，霍亂轉筋，脚氣攻心，止咳逆，逐風邪，消宿食，除血痺。鹽湯炮去毒用。蓼實爲使，惡丹參、硝石、白堊，畏紫石英。

按，吴茱萸，辛熱之劑，宜入五經，以理寒症。多食，大損元氣，腸虚者忌之。

雷公云 凡使，先去葉、核並雜物子，用大盆一口，使鹽水洗一百轉，自然無涎，日乾，任入丸散中用。修事十兩，用鹽二兩，研作末，投東流水四斗中，分作一百度洗，則有大效。若用醋煮，即先沸醋三十餘沸，後入茱萸，沸醋盡，曬乾。每用十兩，使醋一鎰爲度。

山茱萸

味甘、酸，微温，無毒，入肝、腎二經。主通邪氣，逐風痺，破癥結，通九竅，除鼻塞，療耳聾，殺三蟲，安五臟，壯元陽，固精髓，利小便。去核用。蓼實爲使，惡桔梗、防風、防己。

按，山茱萸，大補精血，故入少陰厥陰。六味丸用之，取其補腎而不傷于熱耳。若舍是而别求熱劑，以爲淫慾助，猶棄賢良而搜佞倖也，愚乎哉！

雷公云 凡使，勿用雀兒蘇，真似山茱萸，只是核八稜，不入藥用。使山茱萸，須去内核。每修事，去核了一斤，取肉皮用，只存成四兩已來，緩火熬之方用。能壯元氣，秘精。其核能滑精。

蔓荆子

味苦、甘、辛，性微寒，無毒，入肝經。主散風寒，療頭風，除目痛，去翳膜，堅齒牙，利九竅，殺白蟲。酒浸一宿，蒸用，惡石膏、烏頭。

按，經曰：東方青色，入通於肝，開竅於目。又曰：風生木，木生酸，酸生肝。荆實入肝，故專主散風，以療目疾。主治秘訣云：其味苦、甘，爲陽中之陰，能涼諸經之血熱。

杜仲

味辛、甘，性温，無毒，入腎經。主陰下濕癢，小便餘瀝，强志壯筋骨，滋腎止腰疼。去粗皮，酥、蜜炙去絲用。惡蛇蜕、玄參。

按，杜仲，降而屬陽，宜職腎家之症，然精血燥者不宜多用。

雷公云 凡使，先須削去粗皮，用酥、蜜和作一兩，炙之以盡爲度。炙乾了，細剉用。凡修事一斤，酥一兩，蜜三兩，二味相和，令一處用也。

烏藥

味苦、辛，性温。無毒，入肺、脾二經。主一切氣症，及中惡心腹痛，蠱毒鬼疰，天行疫瘴，咳逆脹滿，霍亂吐瀉，癰癤疥癩。

按，烏藥，辛宜於肺，温宜於脾，故主中惡等症。癰癤疥癩，成於血逆，始於氣逆，烏藥長於理氣，故並療之。然辛温發散，不宜久用，恐損真元。

厚朴

味苦、辛，性温，無毒，入脾、胃二經。去實滿而治腹脹，除濕結而和胃氣，止嘔清痰，温中消食。乾薑爲使，惡澤瀉、寒水石、硝石，忌食豆。

按，厚朴，辛則能發，温則能行，脾胃之所喜也，故入之以理諸症。丹溪曰：厚朴屬土而有火，平胃散用之，以佐蒼术。正謂瀉上焦之濕，平胃土，不使太過，以致於和而已。若以爲温補而泛用之，非也。體重濁而微降，最能耗氣。春夏秋宜用，冬間忌之。氣虚之人及孕婦，亦不可服。

雷公云 凡使，要用紫色味辛爲好。或丸散，便去粗皮，用醋炙過。每條一斤，用酥四兩，炙了，細剉用。若湯飲下使，用自然薑汁八兩，炙一升爲度。

黄柏

味苦，性寒，無毒，入腎、膀胱二經。主瀉下焦隱伏之火，安上焦虚噦之蟲。除臍下痛，補腎水衰，止血痢，治癰瘡，明眼目，利小便，除濕熱，療女子熱崩。鹽、酒多炒，免致寒入於腎。惡乾漆。肉厚鮮黄者佳。

按，黄柏，沉而屬陰，故主腎與膀胱諸症。其性苦寒，能泄亢甚之陽，以堅腎部，則水主既盛，陽光自遏，而陰血無火爍之患矣，豈真有滋補之功哉！若腎家無火，兩尺微弱，或左尺獨旺者，均不宜用。

桑白皮

味辛、甘，性寒，無毒，入脾、肺二經。主傷中羸瘦，崩中脉絶，肺氣有餘，虚勞客熱，瘀血停留，吐血熱渴，止嗽消痰，開胃進食，利二便，消水腫，能殺寸白，可縫金瘡。皮中白汁，塗唇燥，及小兒口瘡。銅刀切片，文火蜜炙，勿令涎落。桂心、麻子爲使，忌見鉛、鐵。桑枝，療手足拘攣，陰管作痛，眼眶作暈，氣逆咳嗽，腫毒風癢。桑椹，開關竅，利血脉，安神魂，黑鬚髮，明耳目。桑寄生，主除腰痛，去風濕，健筋骨，充肌膚，愈金瘡，益血脉，長鬚髮，堅齒牙，安胎氣，下乳汁，止崩漏。折其莖。深黄色者真。

按，桑皮，辛則走西方，而瀉肺金；甘則歸中央，而利脾土。然肺氣虚、脾氣弱者，不宜用之，恐潤利之品，能走真元耳。枝本四發，有發散之義；椹爲桑英，有裨益之功。而寄生獨産於海外，蓋以地暖不蠶，桑木無採捋之苦，得氣最厚，生意濃密，葉上自然生出，何曾有所爲節間可容樹子也？此説本之丹溪，最爲近理。圖經諸書，胥失之也。難得其真，誤服殺人，用者謹之。

雷公云　凡使，在樹上自然生獨枝樹是也。採得後，用銅刀和根、枝、莖細剉，陰乾任用，勿令見火，切忌，切忌。

枸杞子

味苦、甘，性微寒，無毒入肝、腎二經。主五内邪熱，煩躁消渴，週痺風濕，下胸脇氣，除頭痛，明眼目，補勞傷，堅筋骨，益精髓，壯心氣，强陰益智，去皮膚骨節間風，散瘡腫熱毒，久服延年。惡乳酪，解麯毒。

按，枸杞子，味苦可以堅腎，性寒可以清肝。五内等症，孰不本于二經，宜其治矣。陶隱居云：去家千里，勿食枸杞。此言其補精强腎也，然惟甘州者有其功；至於土産者，味苦，但能利大小腸，清心除熱而已。

雷公云 凡使，根掘得後，使東流水浸，以物刷去土了，然後待乾，破去心，用熟甘草湯浸一宿，然後焙乾用。其根若似物命形狀者上。春食葉，夏食子，秋冬食根并子也。

地骨皮

味苦，性寒，無毒，入肺、腎二經。療在表無定之風邪，退傳屍有汗之骨蒸，除熱清肺，止嗽解渴，凉血凉骨，利二便。去骨用。

按，地骨皮，即枸杞根也，故均之入腎。又入肺者，蓋以其質爲皮，則其用在表。肺主皮毛，所以入之。本功外與枸杞相同。

酸棗仁

味酸，性平，無毒，入心脾、肝、膽四經。主筋骨酸疼，夜卧不寧，虚汗煩渴，安和五臟，大補心脾。炒熟，去皮、尖，研用。生者治嗜卧不休。惡防己。

按，棗仁味酸，本入肝經，而心則其所生者也，脾則其所制者也，膽又其相依之腑也，宜並入之。聖惠方云：膽虚不眠，寒也。炒熟爲末，竹葉湯調服。蓋以肝膽相爲表裏，血虚則肝虚，肝虚則膽亦虚，得熟棗仁之酸温，以旺肝氣，則木來尅土。脾主四肢，又主困倦，所以令人多睡。又，濟衆方云：膽實多睡，熱也。生研爲末，薑茶湯調服，亦以棗仁秋成者也，生則得全金氣，而能制肝木，肝木有制，則脾不受侮，而運行不睡矣。

雷公云　酸棗仁，凡使，採得後，曬乾，取葉重拌酸棗仁，蒸半日了，去尖、皮、子，任研用。

益智

味辛，性温，無毒，入脾、胃、腎三經。主遺精虚漏，小便餘瀝，益氣安神，和中止嘔。去皮，鹽炒用。

按，益智辛温，善逐脾胃之寒邪，而土得所勝，則腎水無凌尅之虞矣，遺精諸症吾知免夫。

檳榔

味辛、甘、濇，性温，無毒，入胃、大腸二經。主消穀逐水，宣利臟腑，攻堅行滯，除痰癖，殺三蟲，卻伏屍，療寸白，攻脚氣，解諸蠱，墜藥性如鐵石，治厚重如奔馬。見火無功。

按，檳榔，甘温之品，宜於胃家；沉陰之性，宜於大腸。考諸功驗，取其下墜，非取其破氣。廣、閩多服之者，蓋以地暖濕蒸，居民感之，氣亦上盛，故服此以降之耳。尖長者，快鋭速效。

雷公云 凡使，存坐穩正、堅實不虚者，碎破，肉有錦紋者，妙。半白半黑并心虚者，不入藥用。凡修事，榔頭丸身形矮毗者是榔，身形尖紫文粗。檳力大，慾使，先以刀刮去底，細切，勿經火。

大腹皮

味苦、辛，性微温，無毒，入肺、脾二經。主冷熱氣，攻心腹，疏通關格，除脹滿，祛壅滯，消浮腫。酒洗去沙，復以大豆汁洗用。

按，大腹，辛宜瀉肺，温宜健脾。然宣泄太過，氣虚者勿用。樹上多棲鴆鳥，汙染糞毒，最能爲害，故必多洗，方堪用耳。

丁香

味甘、辛，性温，無毒，入肺、脾、胃、腎四經。主口氣腹痛，霍亂反胃，鬼疰蠱毒，及腎氣奔豚氣，壯陽，暖腰膝，療冷氣，殺酒毒，消痃癖，除冷勞。有大如山茱萸者，名母丁香，氣味猶佳。

按，丁香，辛温走肺部，甘温走脾胃。腎者，土所制而金所生也，宜咸入之。果犯寒疴，投之輒應，倘因火症，召禍匪輕。陳藏器云：拔去白鬚，薑汁調塗孔中，重生即黑。

雷公云 凡使，有雌，雄顆小，雌顆大，似櫰棗核。方中多使雌，力大；膏煎中用雄。若用，須去丁蓋、乳子，發人背癰也。

冰片

味辛、苦，性温，無毒。入肺、肝二經。主心腹邪氣，積聚，喉閉乳蛾，舌腫痔瘡，通九竅，消風氣，明耳目，殺諸蟲，解蠱毒。又主小兒驚癇，大人痰迷。

按，冰片之辛，本入肺家，而肝則受尅者也，故兼入焉。主治諸症，俱是氣閉生熱，而冰片則辛散之極，開氣如反掌，故多用之，然亦從治之法也。世俗因其主用，逐疑其性寒，輒與麝香同用，以爲桂、附之助，獨不計人身陽易於動，陰易於虧。丹溪之訓，詎可忽諸！

猪苓

味淡，性平，無毒，入膀胱經。主利便，除濕消腫，通淋。去黑皮用。

按，猪苓，味淡，五臟無歸，專入膀胱利水。今之療瀉者概用之，謂其去脾家之濕也，不知一於滲泄，逐水太過，水盡則傷腎昏目，不可不知。

雷公云 凡採得，用銅刀刮上粗皮一重，薄切，下東流水浸一宿，至明漉出，細切，以升麻葉對蒸一日，出，去升麻葉，令净，曬乾用。

蘇木

味甘、鹹，性平，無毒，入肝經。主破産後惡血，瘡瘍死血，一切跌撲損傷，調月水，去瘀血，和新血，排膿止痛，消灦散腫，及主霍亂嘔逆，赤白痢下。酒蒸，陰乾用。

按，蘇木，專主血分，宜入肝經。然破血之功多，而和血之功少，勿得多用，以傷陰分。

雷公云　凡使，去上粗皮並節了。若有中心文横如紫角者，號曰木中尊色，其葉倍常百等。須剉細了，重擣，拌細條梅枝蒸，從巳至申，陰乾用。

沉香

味辛、苦，性温，無毒，入腎、命門二經。主祛惡氣，定霍亂，補五臟，益精氣，壯元陽，除冷氣，破癥癖，皮膚瘙癢，骨節不仁。忌見火。生磨用。

按，沉香，屬陽而性沉，多功於下部，命、腎之所由入也。然香劑多燥，未免傷血，必下焦虚寒者宜之。若水臟衰微、相火盛炎者，誤用則水益枯而火益烈，禍無極矣。今多以爲平和之劑，無損於人，輒用以化氣，其不禍人者幾希。

雷公云 沉香凡使，須要不枯者，如嘴角硬重，沉于水下爲上也，半沉者次也。夫入丸散中用，候衆藥出，即入，拌和用之。

乳香

味辛苦，性温，無毒，入十二經。主祛邪下氣，補腎益精，止霍亂，催産難，定心腹急疼，療癮疹風癢，諸般惡瘡，風水腫毒，中風聾噤。亦入敷膏，止痛生肌。箬上微炒出油，燈草同研用。

按，乳香，辛香發散，於十二經絡無所不入，生南海波斯國，赤松脂也。垂滴成珠，綴木未落者，名珠香，圓小先明，效速；滴下如乳，鎔榻地面者，名榻香，大塊枯黯，效遲。用者不可不審。

没藥

味苦、辛，性平，無毒，入十二經。主破癥結宿血，止痛，療金瘡、杖瘡、痔瘡，諸惡腫毒，跌打損傷，目中翳暈，厲節諸風，骨節疼痛，製同乳香。

按，没藥與乳香同功，大抵血滯則氣壅瘀，氣壅瘀則經絡滿急，故痛且腫，得没藥以宣通氣血，宜其治矣。

木瓜

味酸，性寒，無毒，入肺、脾、肝三經。主脚氣水腫，心腹冷熱痛，及奔豚，去濕氣，調榮衛，助穀氣，和脾胃，止吐瀉。忌犯鐵器。石搗用。

按，木瓜之入三經，何也？經所謂以酸補肺，以酸瀉肝，脾則受制於木，而孕育夫金者也，何弗入焉？東垣云：氣脱則能收，氣滯則能和，腰腎脚膝之要藥也。香薷飲用之，取其專和脾胃，培植肺氣，除夏間之濕，以生至微之金耳。

雷公云 凡使，勿誤用和圓子、蔓子、土伏子，其色樣外形真似木瓜，只氣味效并向裏子各不同。若木瓜皮薄，微赤黄香，甘酸不澁，調榮衛，助穀氣。回裏子頭失，一面方，是真木瓜。若和圓子，色微黄，蒂核粗，子小圓，味澁微鹹，傷人氣。蔓子顆小似木瓜，味絶澁，不堪用。土伏子似木瓜，味絶澁，子如大樣油麻，又苦澁不堪用。若餌之，令人目濇目赤，多赤筋痛。凡使木瓜，勿令犯鐵。用銅刀刮去硬皮並子，薄切，於日中曬，却用黄牛乳汁拌蒸，從巳至未。其木瓜如膏煎，却於日中薄攤，曬乾用也。

竹葉

味甘、淡，性平，無毒，入心、肺、胃三經。主新舊風邪之煩熱，喘促氣勝之上衝。療傷寒，解虚煩，治消渴，療喉痺，止嘔吐，除咳逆。有一種苦竹葉，主舌瘡目痛。去青，刮取爲竹茹，主胃熱嘔呃，除煩解渴，療吐衄崩中，噎膈氣溢，筋及五痔，火燒竹瀝，主陰虚發熱，中風牙噤，除自汗，解消渴，止驚悸，清煩躁。痰在手足四肢，非此不達；痰在脾裏膜外，有此可歐。又主小兒天吊驚癇，婦人懷妊悶暈，胎前不損子，産後不得虚。笋補氣止渴，久食益人。

按，竹葉生於中半以上，故主治多在上焦，心、肺、胃皆臟腑之居上者也，宜並入之。味苦者，專瀉南方；竹茹者，兼除土鬱。故主用小殊。竹瀝者，竹之液也，猶人身之血也，極能補陰。況陰之不足，由於火爍，竹瀝長於清火，則血得其養。本經已載其功，丹溪又詳其效，而世俗不能常用者，蓋泥證類之大寒耳。不知竹即笋之老者也，今人自幼食笋，至老不撤，曾無中其寒凉之害者？瀝則假火而成，何寒之有？證類所謂大寒者，蓋表其功，非論其氣也。幸高明者準之以理，斯藥無遺用矣。

天竺黄

味甘，性寒，無毒，入心經。主清心明目，除驚解煩，歐邪逐痰，及小兒驚癇天吊，風熱諸症。

按，竺黄之寒，專瀉少陰之火，火去而驚邪諸症，靡不療矣。産天竺國。即竹節内黄粉，然多有僞者，須辨其片片如竹節者真。

金櫻子

味酸、濇，性温，無毒，入脾、肺、腎三經。主脾泄下痢，血崩帶下，濇精氣，止遺泄，除咳嗽，止小便數，益氣潤顔色，久服延年。先去刺，剖開去子，復刷去毛用。

按，丹溪曰：金櫻子，屬土而有金與水，脾、肺、腎之入，固其宜也。又曰：經絡隧道，以通暢爲和平。昧者取其濇性，煎膏食之，自不作靖，咎將誰執？此恐過服者傷脾而發也。須九、十月間半熟時採之，太生令人利，太熟功力薄。

訶梨勒

味苦、酸、濇，性温，無毒，入肺、肝、脾、腎、大腸五經。主冷氣心腹脹滿，久瀉痢，霍亂喘急，腸風瀉血，崩中帶下，奔豚腎氣，開胃消食，生津止渴，治嗽開音。酒浸，蒸熟用。未熟時，風飄墜者，謂之隨風子，肺因火傷，欝遏脹滿，痰嗽咽喉不利者，含三四枚，殊勝。

按，訶梨勒，酸以瀉肝收肺，苦以堅腎瀉脾，濇以厚大腸。五經之入，所由來也。終是酸濇之劑，久瀉痢者宜之。若積云而用之，與丹溪「痢無止法」之意相左矣。衍義曰：氣虚人亦宜，緩緩煨熟，少服雖能濇腸，又能泄氣故也。丹溪云：訶梨勒，文只有六路。或多或少，此是毗梨勒、罨梨勒、榔精勒、雜路勒，並不宜用。

雷公云 凡使，勿用毗梨勒、罨梨勒、榔精勒、雜路勒。若訶梨勒，文只是六路。或多或少，並是雜路勒。毗路勒個個毗雜路皆圓，露文或八路至十三路，號曰榔精勒，多澀，不入用。凡修事，先於酒内浸，後蒸一伏時，其訶梨勒以刀削路，細剉，焙乾用之。

郁李仁

味酸，性平，無毒，入大腸經。主四肢浮腫，腸中結氣，關格不通，膀胱急痛，潤腸破血，利水下氣，消食寬中。忌麵及牛、馬肉。

按，郁李仁，屬陰，性主降，故獨入大腸。然宣泄太過，能疏五臟真氣，虛人不宜多用。

蕪荑

味辛，性温，無毒，入肺、脾二經。主五内邪氣，腸風痔瘻，疥癬風熱，皮膚骨節間風濕，除冷氣，化宿食，消痞積，殺諸蟲。去衣、麵，炒黄用。

按，蕪荑，卒宜於肺，温宜於脾，故兩入之。風寒濕痺，大腸冷滑者，此爲要劑。夫氣食皆因寒而滯，諸蟲皆因濕而生，得蕪荑以温之燥之，而症猶不痊者，未之有也。

五加皮

味辛、苦，性温，無毒，入肺、腎二經。主心腹腰膝痛，疝氣，骨節拘攣，多年瘀血在皮膚，陰痿囊濕，小兒脚軟，女子陰癢陰蝕，補勞傷，堅筋骨，益志氣，添精髓，久服延年。遠志爲使，畏蛇皮、玄參。

按，五加皮，辛能瀉肺，苦能堅腎，宜並入之。心腹等件，何非兩經之症，而有不治者耶？昔張子聲、楊建如、王叔牙、王世彦等，皆服五加皮酒，不絶房室，得壽三百歲，有子二十人。延年之説，此其徵矣。

雷公云　今五加皮，其樹本是白楸樹。其上有葉如蒲葉者，其三葉花是雄，五葉花是雌。剥皮陰乾。陽人使陰，陰人使陽。

楮實

味甘，性平，無毒，入腎經。主補虚勞，壯陰痿，助腰膝，退水腫，堅筋骨，益氣力，充肌膚，悦顔色，明耳目。久服長生。酒浸一宿，蒸用。樹汁塗癬及蝎螫，樹皮主逐水，利小便。葉，主小兒身熱，煎湯洗惡瘡，長肌肉。莖，主癮疹作癢，單煮洗浴。

按，楮實，濁陰下降，宜入少陰，補益之功，諸書具載。獨修真秘旨曰：服楮實者，輒爲骨軟疾。必非無根之説，然甚難解釋。姑録之，以待明敏。

雷公云 凡使，採得後，用水浸三日，將物攪旋，浮于水面者去之。然後曬乾，却用酒浸一伏時了，便蒸，從巳至亥，出，焙令乾用。

秦皮

味苦，性寒，無毒，入肝、腎二經。主散風寒濕痺，去肝中久熱，兩目赤腫，青白翳暈，流淚不止，及丈夫精衰，女人崩帶，小兒風熱驚癎。大戟爲使，惡吴茱萸、苦瓠、防葵。

按，秦皮，青碧之色，宜入厥陰；沉陰之品，宜入少陰。脾胃虚寒者，不宜多用。

樗白皮

味苦、澀，性寒，有小毒，入心、肝、脾三經。主月經過度，滯漏崩中，夢泄遺精，腸風痔漏，久痢脱肛，縮小便，除瘡疥，祛鬼疰，殺傳屍，解蠱毒，逐蛔蟲。蜜炙用。有一種椿皮，功用相同，性較微温。

按，樗白皮，血中之藥也。心主血，肝藏血，脾裹血，宜均入之。孟詵云：多食令人神昏，血氣微。

密蒙花

味甘，性微寒，無毒，入肝經。主青盲膚瞖，赤濇眵淚，赤脉貫睛，又主小兒麸痘及疳眼。酒浸一宿，蜜拌蒸，曬乾用。

按，密蒙，專入肝經，故治目之外無他長，眼科之要劑也。

雷公云 凡使，先揀令净，用酒浸一宿，漉出候乾，去將蜜令潤蒸，從卯至酉出，日乾。如此拌蒸三遍，又却日乾用。每修事一兩，用酒八兩，浸待色變，用蜜半兩蒸爲度。此原名木錦花。

辛夷

味辛，性温，無毒，入肺、胃二經。主身體寒熱，頭風腦痛，面䵟齒痛，眩冒如在車船，温中氣，利九竅，解肌表，通鼻塞，除濁涕，生鬚髮，殺白蟲，去面䵟。去毛及心用。芎藭爲使，惡五靈脂，畏菖蒲、蒲黄、黄連、石膏、黄環。

按，辛夷，辛温發散，太陰、陽明之入，固其宜也。若肺胃虚熱、不受風邪者，勿得漫用。

去皮，用向裏實者。

雷公云 凡使之，去粗皮，拭上赤肉毛了，即以芭蕉水浸一宿，漉出，用漿水煮，從巳至未出，曬乾用。若治眼目中患，即一時

蕤仁

味甘，性温，無毒，入心、肝、脾三經。主心腹結氣結痰，鼻中衄血，眼胞上下風腫爛弦，左右眥熱障胬肉，清火止淚，益水生光。破核取仁，去皮、尖，研用。

按，心肝與脾皆血之臟，而蕤仁入之，夫目之有疾，血之故也。今得其甘以養血，温以和血，而腫脹諸患，從兹息矣。

雷公云 凡使，先用熱水浸去皮、尖，作兩片。用芒硝、木通、甘草三味，和蕤仁，同水煮一伏時，後漉出，去諸藥，取蕤仁研成膏仁，加減入藥中使。凡修事四兩，用芒硝一兩，木通、甘草七兩。

女貞實

味甘、苦，性平，無毒，入心、脾二經。主安五臟，養精神，補陰分，益中氣，黑鬚髮，强筋力，去風濕，除百病，久服延年。立冬採取，布袋洗净氏皮，酒浸一宿，曬乾用。

按，女貞實，苦走心，甘走脾，性用平和，經冬不凋，誠補陰之上劑也。仙家亦需服食，今罕有能用之者，亦未既其功耳。

五倍子

味苦、酸，性平，無毒，入大腸經。主齒宣疳䘌，風癬疥癢，腸風五痔，及小兒面、鼻、口、耳疳瘡，明目生津，止瀉濇精。噙口中，治口瘡，善收頑痰，解諸熱毒。百藥箭即五倍造成，主肺脹喘咳，噙化能斂而降之。

按，五倍，酸苦之性，專濇大腸，其收斂甚捷，瀉痢初起者未宜入劑。

牙皂

味辛、鹹，性温，有小毒，入肝、胃二經。主風痺死肌，頭風目淚，中風邪氣，勞蟲精物，通關竅，理癰疽，消脹滿，化穀食，除咳嗽，療骨蒸，去疥癬。搐鼻嚏噴立至，敷腫疼痛即除。和生礬可吐風痰，拌蜂蜜名爲導箭。水浸一宿，去皮弦酥炙，復去核及黄用。柏實爲使，惡麥門冬，畏空青、人參、苦參、皂角刺。主厲風，鼻梁崩倒，眉髮自落。又主癰疽，其未潰者，能發竅，其已潰者，能引排膿，藥直達膿處成功。諸惡瘡癬，咸不可缺。

按，肝爲風木之臟，胃爲水穀之腑，牙皂辛温，有行散之功，宜並入之。多用，能耗氣損血。其刺乃質幹之銳者，故於瘡癰，無所不達。若療厲風，九蒸曝爲妙。

巴豆

味辛，性生温熟寒，有大毒，入脾、胃、大腸三經。主削堅積，蕩臟腑之沉寒；通閉塞，利水穀之道路。排膿消腫，破血通經，殺鬼毒蠱疰，及腹臟諸蟲。去皮、心、膜、油，水煮五度用。芫花爲使，惡蘘草，畏大黄，黄連、藜蘆、牽牛、蘆笋、醬豉、冷水。殺斑蝥、蛇虺毒。

按，巴豆，專主宣通，則脾、胃、大腸宜其入已。炒令紫黑，可以通腸，亦可止瀉，蓋通因通用之意也。仲景、東垣及諸名家，每每用之。今世俗畏其辛熱之毒，蕩滌之患，輒云劫劑，廢閣不用。不知巴豆爲斬關奪門之將，其性猛烈，投之不當，爲害非輕；用之得宜，奏功甚捷。譬如張飛亦一虎將也，顧人用之，何如耳，可概棄哉！倘氣虛羸弱、脾氣久傷者，誠所大忌。

雷公云 凡使，巴之與豆及剛子，須在仔細認，勿誤用殺人。巴顆小，緊實，色黄；豆即顆有三稜，色黑。若剛子，小似棗核，兩頭尖。巴與豆即用，剛子勿使。凡修事巴豆，敲碎，似麻油并酒等可煮巴豆了，研膏後用。每修事一兩，以酒與麻油各七合，盡爲度。

金鈴子

味苦，性寒，有小毒，入心、小腸二經。主温疾傷寒，理大熱顛狂，利小便，通水道，殺三蟲，愈瘡瘍，善除心痛，宜作浴湯。曬乾酒蒸，去皮、核用。川蜀者佳。

按，金鈴子，苦寒宜入心家，而小腸即其腑也，故並入之。瘡瘍諸症，何非心火所致？得金鈴以瀉之，洵可愈矣。

紫葳

味甘、酸，性微寒，無毒，入脾，肝二經。主婦人產後，血奔不定，血膈遊風，崩中帶下，癥瘕血閉，安胎通淋。又主熱風及身癢風㾦，二便不通，酒皻熱毒。畏鹵鹹。一名淩霄花。

按，紫葳，甘歸脾臟，酸走肝家，二經乃藏血裹血者也，故專調血症。風癢之生，亦榮氣不和耳，宜並理之。丹溪曰：治中血痛之要藥也。且補陰甚捷，蓋有守而獨行者。

雷丸

味苦、鹹，性寒，有小毒，入肺、脾、胃三經。主胃中熱，癲癇狂走，惡風汗出，解蠱毒，殺諸蟲，逐皮裹膜外之水。又作摩膏，除小兒百病。利丈夫，不利女子，久服陰痿。火炮用。荔實、厚朴、芫花爲使，惡葛根、扁蓄。赤者殺人。

按，雷丸，苦能燥脾，而胃則其腑也，肺則其子也，故均入之。蟲以濕熱爲巢穴，濕熱去，而蟲可殺矣。本經既云「利丈夫」，別録又云「久服陰痿」，於事相反。陶隱居以此致疑，不知利者，疏利之謂耳，非利益也。

雷公云 凡使，用甘草水浸一宿了，銀刀刮上黑皮，破作四五片，又用甘草湯浸一宿後，蒸從巳至未，日乾，却以酒拌，如前從巳至未蒸，日乾用之。

鈎藤

味甘、苦，性微寒，無毒，入十二經。主小兒寒熱，諸種驚癇，胎風客忤，熱壅夜啼，舒筋活血。色黄而嫩，鈎多者佳。

按，鈎藤，兼主氣血，故於經絡，靡所不入。惟療小兒，不入餘方。

血竭

味甘，微鹹，性平，有小毒，入諸陰經。主五臟邪氣，心腹卒痛，除帶下，破積血，療疥癬、惡瘡及金瘡，生肌止痛。得密陀僧良。有假者，是海母血，頗相似，然味大鹹，有腥氣爲辨耳。敲斷有光彩、磨指甲紅透者佳。另研用，若與别藥同擣，化作飛塵。

按，血竭，專主血分，故入諸陰之經。日華子云：諸瘡久不合者，宜敷此藥。然不可多使，却能引膿。

茶茗

味苦、甘，性微寒，無毒，入心、肝、脾、肺、腎五經。主下氣醒睡，除痰消食，利便生津，破熱氣，清頭目，善祛油膩，解煎炙毒。

按，茶茗，清利之品，故五臟咸入。然過食傷脾，令人面黄消瘦。其醒睡者，亦以伐脾故耳。

阿魏

味辛，性微熱，無毒，入胃經。主破癥積，下惡氣，治霍亂，止腹疼，辟瘟禁瘧，辟鬼祛邪，能消蠱毒，可滅傳屍。

按，阿魏，辛熱之性，與胃腑相宜，故獨入之。産波斯國，阿虞木内之脂也。唐本注云：體性極臭，而能止臭，亦奇物也。今市家多煎蒜白假充，不可不辨。真者，置熱銅器中一日夜，其沾阿魏處白如銀。

【雷公云】凡使，多有訛僞，共有三驗：第一驗，將半銖安於熟銅器中一宿，至明，沾阿魏處白如銀，永無赤色；第二驗，將一銖置於五方草自然汁中，浸一夜，至明，如鮮血色；第三驗，將一銖安在樹上，樹立乾，便是真。凡使，先於净鉢中研如粉了，於熱酒器上蒸過，任入藥中用之。

乾漆

味辛，性温，有毒，入胃、大、小腸三經。主年深堅結之沉積，日久秘結之瘀血，殺三蟲，絶傳屍，損咳嗽，止崩漏，除九種心疼，療風寒濕痺。炒令煙盡用。半夏爲使，畏雞子、油脂、鐵漿、黄櫨汁、蟹。

按，乾漆，專主行化，胃與二腸宜其入已。然攻堅消積之劑，終損元神，不宜過用。中其毒者，以所畏之物解之。

楓香

味辛、苦，性平，無毒，入脾、肺二經。主辟惡氣，治瘡毒，止齒痛，消風氣，除下痢，止霍亂，退癮瘮最捷。一名白膠，一名芸香。

按，楓香，辛宜走肺，苦宜燥脾，治節得宜，倉廩得令，則惡氣等症，何患其不瘳？

蜀椒

味辛，性熱，有毒，入肺、脾二經。主冷氣咳逆，心腹邪氣，風寒濕痺，癥瘕積聚，霍亂轉筋，留飲宿食，開腠理，通血脉，堅齒髮，調關節，堪辟瘟疫，可洗漆瘡。微炒出汗，一目及黄殼用。

按，蜀椒，辛宜肺部，熱利脾家，故並入之。症屬寒凝，誠爲要劑。然過於行散，多服令人乏氣，且發熱疾，閉口者能殺人，不可不慎。

雷公云　一名南椒。凡使，須去目及閉口者，不用其椒子。先須酒拌令濕，蒸，從巳至午，放冷。又製法：微炒出汗，投器中舂之，取紅皮，去黄殼，密收器中，任用也。

鐫補雷公炮製藥性解卷之六

○菜部

生薑

味辛，性温，無毒，入肺、心、脾、胃四經。主通神明，去穢惡，散風寒，止嘔吐，除泄瀉，散鬱結，暢脾胃，療痰嗽。製半夏，和百藥。要熱去皮，要冷留皮。惡黄芩。

按：生薑，辛入肺，肺得所勝，則氣通宣暢。主宰精靈，故能通神明。神明通，則一身之氣皆爲我使，而亦勝矣。一身之氣勝，則中焦之元氣定，而脾胃出納之令行，邪氣不能容矣，故能去穢惡。《經》云「秋不食薑」者，蓋以燥金主令，天道斂收，薑則味辛，善散肺氣，人肖天地以生，未有干天地之和，而猶受其益者。諺所謂「夜不食薑」，亦以夜氣斂而薑性散耳，如療病則不可泥也。宜常用，而不宜多用。

乾薑

味辛，性大熱，有毒，入肺、大腸、脾、胃、腎五經。生者味辛，能行血，逐寒邪而發表，熟者味苦，能止血，除胃冷而守中，沉寒痼冷，腎中無陽，脉氣欲絶者，用黑附爲引。

按：乾薑之辛，本職肺家，以其性熱，故又入脾、胃、大腸。至於少陰之入，黑附爲之引耳。夫血遇熱則走，生者行之，固其宜也。而吐衄、下血、崩漏、淋産症，熟者，反能止之，何也？蓋物極則反，血去多而陰不復，則陽無所附，得此以助陽之生，而陰復矣。且見火則味苦色黑，守而不走，血安得不止耶？然必病久氣虚，亡陽而多盗汗，及手足冷者宜用，若初病火熾，遽爾投之，是抱薪救火，危亡立至矣，可不謹乎？丹溪曰：乾薑散肺氣，同五味能止嗽，治血虚發熱，該與補陰藥同用。入肺中，利肺氣；入腎中，燥下濕；入氣分，引血藥入血也。東垣云：多用能耗元氣，壯火食氣故也。乾薑辛熱，皆言補脾，海藏獨言泄脾，何也？「泄」之一字，非泄脾之正氣，是泄脾中寒濕之邪，蓋以辛熱之劑燥之，故曰泄脾也。生者能墮胎。

萊菔

味辛、甘，性温，無毒，入肺、脾二經。主下氣，消食除痰，止嗽解渴，化癖。搗汁磨墨，堪止吐血。熟者補脾。其子下氣猶捷，有推墻倒壁之功。水研，可吐風痰；醋研，可敷惡毒。俗名蘿蔔，解麵毒。

按，萊菔，辛宜肺部，甘走脾家，故兩入之。生者下氣，多食耗血，以辛多於甘也；熟者補脾，多食滯氣，以甘多於辛也。其子力倍，虛者戒之。

白芥子

味辛，性温，無毒，入肺、胃二經。主下氣，止翻胃，消瘧癖，辟鬼邪，歐疰氣，除皮裏膜外痰涎。醋研，可敷射工。其莖、葉堪卻冷氣，能安五臟。

按，白芥子，辛宜於肺，温宜於胃，故俱入之。氣虛及肺胃中有火者，咸禁食之。

韭

味辛，性温，無毒，入肺、脾、腎三經。主下氣和中，補腎益陽，利腰膝，和臟腑，除胸腹痃癖痼冷，止白濁遺精。其根搗汁，下膈中瘀血，殊效。其子較根葉猶勝。忌糖、蜜、牛肉。

按，丹溪云：韭屬金，而有土與水，宜入肺、脾、腎，以主三經之症。然不宜多食，令人神昏目暗。

蒜

味辛，性大温，有小毒，入脾、胃二經。主温中消食，止霍亂轉筋，除吐瀉及中脘冷痛，瘟疫瘴癘，蠱毒疔腫，邪痺毒氣。

按，蒜，味辛、温，故入脾胃，以理諸症。丹溪云：性熱快膈，人皆喜食。多用則傷脾損肺，壞肝昏目，生痰發嗽，面無顏色，化肉之功不足多也。有志頤生者，宜知自警。

胡荽

味辛，性温，微毒，入肺、脾二經。主通小腹氣，除四肢熱，止頭疼，消穀食，散痧疹，齊痘瘡。其子煎油，可敷禿瘡。忌斜蒿同食，令人汗死。

按，胡荽，味辛，肺所樂也；性温，脾所快也。故皆入之肺主皮毛，脾主肌肉，所以理痧痘等症。多食損精神，發痼疾，令人健忘。脚氣狐臭者，食之愈甚。

葱白

味辛，性温，無毒，入肺、胃、肝三經。善發汗，通骨節，逐肝邪，明眼目，去喉痺，愈金瘡，安胎氣，止鼻衄，治霍亂轉筋，理傷寒頭痛，殺魚肉毒，通大小腸，散面目浮腫，止心腹急疼、脚氣、奔豚氣。連鬚煎，可除蛇傷、蚯蚓傷。和鹽罯，即解。畏蜜、菘菜、常山，同食殺人。

按，皮毛腠理，肺所司也；風淫木旺，肝所患也；邪傳入裏，胃所疾也。葱白功專發散，又主通中，三經之入，有由來矣。多食則伐氣昏神，虚者戒之。

冬葵子

味甘，性寒，無毒，入小腸、膀胱二經。主滑胎産，利小便，療熱淋，逆生者得之即順，胎死者得之即下。能通乳汁，堪潰癰疽。

按，冬葵子，性最滑利，能宣積壅，宜入手足太陽，以爲催生神劑。然不可預服，恐胞未轉而先催，空涸其水，反艱其産耳。癰疽者，營氣不從，逆於肉理；乳閉者，亦凝滯之所致也。得冬葵以導之，而不瘳者鮮矣。

白冬瓜

味甘，性微寒，無毒，入脾、胃、大、小腸四經。主胸煩悶作渴，臍下水脹成淋，通大小便，大解熱毒，可貼癰疽，又解丹石毒及魚毒。

按，冬瓜，味甘，宜入脾胃，性走而急，宜入大小腸。煩渴諸症，皆熱也，其性寒，故能解之。丹溪曰：久病與陰虚者忌服。未被霜而食之，令人成反胃病。

〇人部

乳汁

味甘，性平，無毒，入心、肝、脾三經。主健四肢，營五臟，實腠理，悦皮膚，安神魂，利關格，明眼目，久服延年。

按，乳汁，本血也。心主血，肝臟血，脾裹血，宜並入之。夫婦人之血，降爲月水，升爲乳汁。房术云：女子一身屬陰，惟月水屬陽，故名「水中金」。惜神農本經不載，而諸家本草遂以爲血屬於陰，其性大冷，不知月水、乳汁本同一物，月水之熱，人咸知也；今升而爲乳，質較輕清，中和補益，實爲過之，何反以爲大冷耶？若果大冷，則必能傷脾，小兒食之，當泄利不止矣，有是理哉！特不宜與食混進，誠能令人瀉耳。

金汁

味甘、苦，性大寒，無毒，入心經。主天行狂熱，陰虚燥熱，解一切毒，療一切瘡，埋土年久者佳。

按，素問曰：濁陰出下竅，宜其足以制陽光，而心則火之主也，故獨入之。造法：於冬月，取竹籮置缸上，棕皮鋪滿，加草紙數層，屎澆於上，汁淋在缸，新甕盛貯，瓷缽蓋之，鹽泥封固，埋地年深，自如清泉，聞無穢氣。又法：臘月，取淡竹，刮去青皮，浸厠中取汁，亦佳。

屎蛆

味甘、鹹，性平，無毒，入脾經。主小兒疳積脹滿。須水中漂净，貯於桶中，剖蝦蟇飼肥，烈日曝蒸，蓋密即死。文火烘燥用。

按，蛆，本濁陰下降，流動不拘之物，有行下之理，故專入脾經，以療兒疳最效。

人溺

味鹹，性寒，無毒，入心、肺二經。主勞熱吐衄，痰喘咳嗽，撲傷瘀血，産後敗血，生津止渴，能通二便。童男者猶勝。積垢在器，即名人中白，瓦上文火煅之存性。酒醋兼制，與溺同功，療口瘡痰結。須露天經年者佳。

按，人溺，降火最速。丹溪曰：氣有餘便是火，肺主氣，心屬火，宜均入之。降火而不傷於寒涼，且補益之功甚大，而本草不言，惜哉！褚澄云：以童便治血症，百不一死，庶得其用矣。

秋石

味鹹，性微寒，無毒，入肺、腎二經。主滋腎水，返本還元，養丹田，歸根復命。安和五臟，潤澤三焦，消咳逆稠痰，退骨蒸勞熱，能除鼓脹，亦軟堅積，明目清心，延年益壽。

按，秋石之鹹，本專入腎，而肺即其母也，故並入之。須用陰陽煉者，兼而服之，得坎離既濟之義。東坡有煉法，可用。

月水

性味經絡，諸書不載。主男子虛羸，中傷幾死，解藥箭毒。首經者，猶屬純陽，能回生再造。

按，月水之補，實令人有起死之功，今罕有能用之者，惜哉！

髮

味苦，性微温，無毒，入心經。主咳嗽五淋，二便不通。燒灰吹鼻，立止衄血。亦主小兒驚癇。胎髮及童男女剃下者猶佳。多産婦人髮，燒灰酒服，極善催生。

按，髮爲血之餘，而心則主血者也，故獨入之，丹溪稱其補陰甚捷，良有故耳。

雷公云　凡使之，是男子二十已來無疾患，顔貌紅白，於頂心剪下者是。凡於丸散膏中，先用苦參水浸一宿，漉出，入瓶子。以火燒之，令通赤，放冷，研用之。

紫河車

味甘，性大温，無毒，入心、脾、腎三經。主諸虚百損，五勞七傷，骨蒸潮熱，體弱氣短，吐衄來紅，男子精衰，婦人無孕，的是仙丹。取肥壯者洗净，細去紫筋，切碎，入童便二碗，入鉛瓶，重湯煮爛，一晝夜方開，杵成膏用。世俗有埋地日久，化作清泉者，此名河車水。主天行時疫熱狂，小兒丹疹熱毒。

按，紫河車，味甘，宜其歸脾；父之精也，宜歸腎臟；母之血也，宜入心家。夫其精血所結，未有男女，先立胚胎，渾然太虚，實乾坤之槖籥，鉛汞之根基，九九數足，兒則載而乘之，故名河車。又曰：紫者，以紅黑色相雜也，合坎離之色，得妙合之精，雖成後天之形，實禀先天之氣，補益之功，更無足與儔者。第其性温者，有火症者，必得便制，斯無他患耳。

天靈蓋

味鹹，性平，無毒。所入經絡，諸書不載。主傳屍鬼疰，并療大傷。取得后，用糖灰火罨一夜，待腥穢氣出盡，却用童便，於磁鍋内煮一伏時，埋於地下，可深一尺，亦一伏時，聽用。陽人使陰，陰人使陽。

按，天靈蓋，即頂蓋骨也。神農本經不載，後世醫家始用之。此本同類之物，見則當憐而悲之，乃取而食之，殊非仁人之用心。世稱孫思邈有大功於世，以殺命治命，尚有陰責，况於是乎？若必不得已而用之，當取年深漬污者良，以其絶屍氣也。

死人枕

味鹹，性平，無毒。所入經絡，諸書不載。主傳屍鬼疰，邪氣石蚘。取之煎湯用，用畢送還原處。

按，死人枕，即腦後骨也。夫鬼邪乘人，非藥石可攻，用死人枕者，所謂引之以類也。石蚘者，久猶也，醫療既癖，蚘蟲轉堅，藥劑不能療，所以需鬼物驅之。用畢，即送還原處者，一則使邪疰之氣有所依歸；一則勿以療人而傷鬼也。古有神醫徐嗣伯、劉大用者，用之輒驗。

○禽獸部

黑嘴白鴨

味甘，性微寒，無毒，入肺、腎二經。主大補虛勞，最消毒熱，利小便，除水腫，消脹滿，和臟腑，退瘡腫，定驚癇。緑頭者亦堪用，白目者能殺人。忌鼈、鼈肉。

按，肺之色屬白，腎之色屬黑，黑嘴白鴨，宜其入此二經。肺腎受補，誠爲勞症仙方。得童便煮服，功妙不可言盡。

烏骨毛雞

味甘，性微温，有小毒，入五臟諸經。主虛羸折傷癰疽，反心腹惡氣，亦能安胎，過食，生火動風。

於理未合。

按，丹溪曰：雞屬土，而有金與木火，則所禀者惟少水耳。今得其毛骨之黑，是五行具備，故於五臟，靡弗入也。於卦爲巽，巽爲木，故能生火；又爲風，故能動風。日華子以爲除風濕麻痺，於理未合。

雄雀

味甘、鹹，性熱，無毒，入命門經。主益氣壯陽，其腦主耳聾及凍瘡。頭血，主點雀盲。糞，名白丁香，主潰癰癤，點目内胬肉血膜，除癥瘕伏梁爛痃，癖積塊。

按，雀之鹹熱，宜入命門而補火，然相火久熾，真火必衰，勿宜過服，以傷腎臟，妊娠猶忌食之。腦、血反白丁香之功，咸性熱所致耳。

雀卵

味酸、温，無毒。主下氣，男子陰痿不起，强之令熱，多精有子。腦主耳聾，頭血主雀盲。雄雀屎，齒痛通用藥，療目通，决廱癤，女子帶下，溺不利，除疝瘕。五月取之良。注云：兩頭尖者，是雄雀屎。

【雷公云】雀蘇，凡使，勿用雀兒糞。其雀兒口黃，未經淫者，糞是蘇。若底坐尖在上，即曰雌；兩頭圓者是。陰人使雄，陽人使雌。凡採之，先去兩畔有附子生者，通用。然後於鉢中研如粉，煎甘草湯，浸一宿。頭上清甘草水盡，焙乾任用。

伏翼

味鹹，性微熱，有毒，不載經絡。主逐五淋，利水道，去翳明目，令人喜樂，媚好忘憂，久服延年。屎名夜明砂，破腹中血氣及寒熱積聚，除驚悸。血堪點眼。形重一斤，色白如雪者佳。

按，伏翼，原名蝙蝠，以其晝伏夜飛，因稱伏翼。能伏氣，冬月不食，故多壽。人服之，宜其有延年之功矣。

【雷公云】凡使，要重一斤者方採之。每修事，先拭去肉上毛，去爪、腸，即留翅并肉、脚及嘴。然後酒浸一宿，漉出，取黃精自然汁塗之，炙令乾方用。每修事重一斤一個，用黃精自然汁五兩爲度。

龍骨

味甘，性平，無毒，入腎經。主丈夫精滑遺泄，婦人崩中帶下，止腸風下血，療瀉痢不止。得五色具者佳。其齒主驚癇狂疾。俱畏乾漆、蜀椒、理石、石膏。

按，經曰：腎主骨，宜龍骨猶入之。觀其沾牙，大抵濇之用居多，故主精滑等症。經曰：濇可去脱。是之謂耶？

虎骨

味辛，性微熱，無毒，入腎經。主邪氣鬼疰，筋骨毒風攣急。酥炙用。畏乾漆、蜀椒、磁石。

按，虎骨入腎，亦以腎主骨故也。其治骨間毒風者，何也？易曰：風從虎。夫風，木也；虎，金也。木受金制，焉得不從？

雷公云　虎睛，凡使，須知採人問其眼，有雌有雄，有老有嫩，有殺得者。唯有中毒自死者勿使，却傷人之患。失用虎睛，先於草羊血中浸一宿，漉出，微微火上焙乾，擣成粉，候衆藥出，取合用之也。

犀角

味苦、酸、鹹，性寒，無毒，入心、肝二經。主百毒蠱疰，鬼魅邪氣，傷寒瘟疫，煩躁顛狂，痘疹血熱，癰疽腫毒，清心鎮肝，明目定驚。孕婦忌服。須紋細色烏、光明滑潤者佳。取其茸尖，功力具備。松脂爲使，惡雷丸，忌鹽。

按，犀角苦寒，本入心家瀉火，又入肝臟者，蓋以火不妄炎，則金能制木也。丹溪曰：屬陽性走，比諸角猶甚。痘瘡後用，以散餘毒，俗以爲常；若非有餘毒，而血虚者與以燥發熱者，用之禍無極矣。

雷公云 凡使，勿用奴犀、牸、病水犀、攣子犀、下角犀、成水犀、無潤犀，再使烏黑、肌粗皺、折裂光潤者上。凡修治之時，錯其屑入臼中，杵令細，再入臼中研萬匝，方入藥中用之。婦人有妊勿服，能消胎氣。凡修事，切大忌鹽也。

羚羊角

味苦、鹹，性寒，無毒，入肝經。主傷寒，熱在肌膚，温風注毒，伏在骨間，邪氣不祥，驚夢狂越，心神不寧。小兒卒熱驚搐，産婦敗血衝心，清心解毒，明目益氣。燒灰，又主食噎不通。其角多節、掛痕深入者爲真。

按，丹溪曰：羚羊屬木，宜入厥陰，木得其平，而風火諸症無能乘矣。

雷公云 凡所用，亦有神羊角。其神羊角，長有二十四節，内有天生木胎。此角有神力，可抵千牛之力也。凡修事之時，勿令單，令不復有驗。須要不拆原對，以繩縛之，將鐵錯子錯之，旋旋取用，勿令犯風。錯末盡處，須三重紙裹，恐力投也。錯得了，即單擣，擣盡，背風頭重篩過，然後入藥中用之。若更研萬匝了，用之更妙，免刮人腸也。

牛黄

味苦，性平，有小毒，入心經。主大人癲狂發痓，中風痰壅不語，小兒驚癇天吊，客忤口噤，除邪逐鬼，定魄安魂，能墮胎孕。須體輕微香，磨甲色透，置舌上先苦後甘，清凉透心者爲真。人參爲使，惡龍骨、地黄、龍膽、蜚蠊、常山，畏牛膝、乾漆。

按，牛黄味苦，宜歸心部，癲狂等症，何不屬心，而有不療者耶？

雷公云　凡使，有四件：第一是生神黄，賺得者。次有角黄，是取之者。又有心黄，是病死者後，識者剥之，擘破取心，其黄在心中，如濃黄醬汁，採得便收于水中，黄沾水復硬，如碎蒺藜子許，如豆大，使如帝珠子。次有肝黄，其牛身上光，眼如血色，多玩弄，好照水，自有夜光，恐懼人，或有人别採之，可有神妙之事。凡修事，先搗細研如塵，却絹裹，又用黄紋牛皮裹，安于井面上，去水三四尺已來，一宿至明，方取用之。

麝香

味辛，性温，無毒，入十二經。主惡氣鬼邪，蛇虺蠱毒，驚悸癰疽，中惡心腹暴痛脹滿，目中翳膜淚眵，風毒温瘧癇痓，通關竅，殺蟲蝨，催生墮胎。忌大蒜。

按，麝香，爲諸香之最，其氣透人骨髓，故於經絡無所不入。然辛香之劑，必能耗損真元，用之不當，反引邪入髓，莫可救藥，誠宜謹之。

雷公云 凡使，多有僞者，不如不用。其香有三等：一者名遺香，是麝子臍閉滿，其麝自於石上，用蹄尖剔臍，落處一里，草木不生，並焦黄。人若取得此香，價與珍珠同也。二名膝香，採得甚堪用。三名結香，被大獸驚心破了，因此走雜諸群中，遂亂投水，被人收得。擘破見心，流在脾上，結作一個乾血塊，可隔山間，早聞之香，是香中之次也。凡使麝香，勿近火日，磁砵中細研任用。

鹿茸

味甘、鹹，性温，無毒，入腎經。主益氣滋陰，强志補腎，理虚羸，固齒牙，止腰膝酸疼，破流血作痛，療虚勞如瘧，女子崩漏胎動，丈夫溺血泄精，小兒驚癇，散石淋癰腫，骨中熱疽癢。狀如瑪瑙紅玉，長三、四寸，破之中有朽木者佳。連頂骨用。長成鹿角，主逐鬼邪，益神氣，續絶傷，强筋骨，消癰腫，愈惡瘡，及婦人夢與鬼交。麋茸及角功相倣，而性更熱，專主補陽。麋鹿茸角四種，俱杜仲爲使，畏大黄。

按，鹿茸，鹹温之品，舍腎奚歸？功效雖宏，須脉沉細相火衰弱者，始爲相宜；若有火熱者用之，何異抱薪救火？其角亦然，麋者更甚。大麋冬至解角則屬陽，鹿夏至解角則屬陰，其性熱，所以其功捷。大凡含血之物，肉易長，角難長，惟二茸不兩月，長大至一二十斤，其堅如石，生長神奇，莫過於此。且諸獸之角，終身不易，惟此種一年一易，蓋其性熱，生生不已，舊者未去，新者隨之，氣化穠密。孰能與京諸賢盛述其功，良有以也。

雷公云 凡使，先以天靈蓋作末，然後鋸解鹿茸，作片子，以好羊脂拌天靈蓋末，塗之於鹿茸上，漫火炙之，令內外黃脆了，用鹿皮裹之，安室上一宿，其藥魂歸也。至明，則以慢火焙之，令脆，方搗作末用之。每五兩鹿茸，用羊脂三兩，炙盡爲度。又製法：用黃精自然汁浸兩日夜了，漉出焙乾，令細搗用，免渴人也。鹿角使之，勝如麋角。其角要黃色紫重大好者，緣此鹿食靈草，所以異其衆鹿。其麋角頂根上有黃色毛，若金綫，兼旁生小尖也，色蒼白者上。注乾寧記云：其鹿與遊龍相戲，乃生此異耳。採得角了，須全戴者，並長三寸，鋸解之，以物盛於急水中，浸之一百日。滿出，用刀刮去粗皮一重了，以物盛水治令净，然後用釅醋煮七日。旋旋添醋，勿令少歇，成時不用煮，火只後子時至戌，七日足。其角白色軟如粉，即細搗作粉，却以無灰酒煮其膠，陰乾了，重重研篩過用。凡修事十兩，以無灰酒一鎰，煎乾爲度也。〇孫真人云：鹿肉解藥毒，不可久服，蓋服解毒草也。〇孟詵云：主益氣，不可以鼻嗅，其茸中有小白蟲，視之不見，入人鼻必爲蟲顙，藥不及也。

阿膠

味甘、鹹，性微温，無毒，入肺、肝、腎三經。主風淫木旺，肢節痿疼，火盛金衰，喘嗽痰血，補勞傷，療崩帶，滋腎安胎，益氣止痢。明澈如氷、質脆易斷者真。山藥爲使，畏大黃。蛤粉炒成珠用。

按，阿膠，用黑驢皮造成，黑屬水，專入腎，能剋火，蓋以制熱則生風之義，故宜入肝，且火得制，則金亦無侵，故又宜入肺。夫東阿井。係濟水所生，性急下趨，清而且重，用之煎煮，攪濁澄清，所以能清上炎之火及上逆之痰也。

熊膽

味苦，性寒，無毒，入膽經。主時氣熱盛，變爲黄疸，小兒風痰壅塞，驚癇疳䘌，殺蟲散毒，可敷惡瘡及痔。入水分塵、如練不散者真。惡防己、地黄。

按，熊膽入膽，從其類也。清火定驚之功，較勝諸膽。

雷公云　凡收得後，煉就器中安。每一斤熊脂，入生椒十四個，煉去滓并椒，入瓶中收，任用之。

膃肭臍

味鹹，性大熱，無毒，入脾、命門二經。主助腎添精，補中益氣，鬼氣尸疰，夢與鬼交，宿血癥結，心腹疼痛。置睡犬旁，驚狂跳走。入水不冰者真。潤浸一宿，紙裹，於文火上炙脆，細剉擣用。

按，膃肭臍，鹹熱之品，本入命門、補火，脾家所快者，熱也，故亦入之。助陽之功，獨甲群劑，今出登、萊州，即海狗腎也。其狀頭似豕，尾似魚，止生兩足，價值殊貴，類多僞者，須細辨之。

雷公云　凡使，先須細認其僞者多。主海中有獸，號曰水烏龍，海人採得，然後取腎，將入諸處在藥中修合，恐有誤。其物自殊，有一對，其有兩重薄皮裹。凡氣氣肉皮上，自有肉黄毛，三莖共一穴，年土癊濕常如新，並將於睡着犬，猱足置於犬頭，其驚蓦口如狂，即是真也。若須用，酒浸一日後，以紙裹，微微火上炙令香，細剉，單擣用也。

狗肉

味鹹、酸，性熱，無毒，入命門經。主壯元陽，補絶傷，安五臟，益氣力。其陰莖最助房事，及治婦人帶漏十二疾，血主補陰辟邪，療癲狂。忌蒜。

按，狗亦鹹熱之品，命門之所由歸也，助火最速。有熱症者，所宜深戒；炙而食之，令人發渴不止。九月食之，傷神，孕婦食之，生子缺唇，且無聲。丹溪曰：人之虚，皆陰虚也，陰虚則陽必亢，用狗爲補，寧不熾其火，以甚其病耶？世人信其補虚，以爲指陽虚也，不知凡虚屬陰，若果陽虚，死亡立至，倉扁復生，無能措手，豈此之能補乎？雖然，丹溪生平主意，只是滋陰，故有此論，而温補之功，諸家具道，當非虚語。惟命門脉弱，素無火症者，始爲相宜，不然，則未獲其功，先嘗其禍矣。

羊肉

味甘，性大熱，無毒，入脾、肺二經。主虚勞寒冷、腦風大風，補脾益氣，安心定驚。

按，羊肉之甘，宜其歸脾，于卦爲兑，實屬西方之金，故亦入肺臟。十劑云：補可以去弱，人參、羊肉之類是也。夫人參舊氣在中，羊肉補形在表，凡補虚者，當分用之，不得概視也。六月食之傷神，孕婦及水腫、骨蒸、瘧疾一切火症，咸宜忌之。

黄牛肉

味甘，性平，無毒，入脾經。主安中益氣，健脾養胃，强骨壯筋。其乳補虚弱，養心肺，潤皮膚，解熱毒，止消渴，滑大腸。腦治頭風，膽主風痰，角、腮，主赤白帶及行血。

按，色黄，味甘，屬土，于卦爲坤，故專入脾家。用之倒倉，誠有再造之功。然此爲稼穡之資，不輕屠殺。其自死及有病老邁者，不惟無補，反能損人，市中多犯此弊，食者慎之。

猪肉

味甘，性温，無毒，入脾經。主補脾益氣，然多食能動風痰。四蹄主撻傷，下乳及諸瘡。臟、腸主内痔，腎主腰疼，脂能扶胃，肺能止嗽，心能定驚，舌能健脾，油可敷瘡，腦治頭眩腦鳴，膏能潤肺利血脉、解風熱。

按，猪肉之甘，自宜入脾；遍身之用，各以類從。丹溪謂其熱能生痰，痰多則氣不升降，故外感者，食之而愈劇；患瘧者，食之而復成。善頤生者，節食爲貴。

○蟲魚部

蜂蜜

味甘，性平，無毒。入脾、肺二經。主益氣補中，潤燥解毒，祛邪定驚，養脾氣，除心煩，通便閉，解虛熱，療心疼，悦顏色，和百藥，除衆病。畏生葱，惡芫花。每斤煉至十二兩半用。蠟主痢，下諸瘡。

按，蜂蜜，甘宜歸脾，潤宜歸肺，其用最多，良有百花之精，且取人溺以釀之故也。七月勿食生蜜，令人暴下霍亂。

雷公云　凡煉蜜一斤，只需十二兩半，或一分足數。若火少火過，並不可用之也。

牡蠣

味鹹，性微寒。無毒，入腎經。主遺泄帶下，喉痺咳嗽，榮衛虛熱，去來不定，心脇下老痰痞積，宿血温瘧，瘡腫結核。貝母爲使，喜甘草、牛膝、遠志、蛇床，惡麻黄、吴茱萸，辛夷。火煅微紅，杵絶細用。

按，牡蠣，本是鹹水結成，故專歸腎部，軟堅收斂之劑也。

雷公云 有石牡蠣、石魚蠣、真海牡蠣。石牡蠣者，頭邊皆大，小甲沙石，真似牡蠣，只是圓如龜殼。海牡蠣收得，只是丈夫不得服，令人無髭。真牡蠣火煅白，炮，并用瑿試之，隨手走起，可認真是。萬年珀號曰瑿，用之妙。凡修事，先用二十個，東流水、鹽一兩，煮一伏時，后入火中，燒令通赤，然后入鉢中，研如粉用也。

珍珠

味無考，性寒，無毒，入心經。主手足皮膚逆臚，鎮心潤顔，止渴墜痰。點目去膜，塞耳除聾。催生，下死胎。又主小兒驚熱風癲。須未經鑚眼者，研細篩過，再研二萬下，方用。

按，珍珠，爲水精所孕，專能制火，且其性鎮重，心經之所由入也。研之不細，傷人臟腑，功未獲奏，害已隨之。

雷公云 須取浄新者，以絹袋盛之，然後用地榆、五加皮、五方草三味，各四兩，細銼了。又以牡蠣約重四五斤已來，先置于平底鐺中，以物四向榰令穩，然後着真珠于上了，方下銼了三件藥，籠之，以漿水煮三日夜，勿令火歇。日滿出之，用甘草湯淘之令浄，後于臼中搗令細，以絹羅重重篩過，却更研二萬下了用。凡使，要不傷破鑚透者，方可用。

石决明

味咸，性平，無毒，入肝經。主風熱青盲内障，骨蒸勞熱，久服益精。九孔、七孔者良。以面裹煨，磨去其外黑處並粗皮，搗碎，于乳鉢中再研絶細。永忌山桃。

按，石决明，本水族也，宜足以生木而制陽光，故獨入肝家，爲眼科要藥。命曰「决明」者，丹溪所謂以能而名也。

雷公云　凡使，即是珍珠母也，去上粗皮，用鹽并東流水于大瓷器中，煮一伏時，漉出拭乾，搗爲末。研如粉，却入鍋子中，再用五花皮、地榆、阿膠三件，更用東流水于瓷器中，如此淘之三度，待乾，再研一萬匝，方入藥中用。凡修事五兩，以鹽半分取則，第二度煮用地榆、五加皮、阿膠各十兩。服之十兩，永不得食山桃，令人害目。

龜甲 龜尿、敗龜版、夾蛇龜附

味鹹、甘，性平，有毒，入心、肝、脾三經。主陰虚不足，骨蒸勞熱，癥瘕瘧疾，五痔陰蝕，四肢重，溺血，麻痹風疾，産前後痢疾，驚恚氣心腹痛，傷寒勞復，肌體寒熱欲死，小兒顖門不合及頭瘡，女子赤白漏下及陰癢，逐瘀血，續筋骨，催生益智。自敗者更佳。酥炙用。龜尿，主耳聾久嗽，斷瘧。俱畏狗膽，惡沙參、蜚蠊。

按，龜甲，禀壬癸之氣而生，其補陰也甚捷。心主血，肝藏血，脾裹血，故並入之。骨蒸云云等症，靡非陰虛所致，用此主之，不亦宜哉！欲取其尿者，取龜置瓷器中，以鏡照之，既見鏡中影，則淫發而失尿。另有一種夾蛇龜，中心折者，不堪服食，生搗其肉，秘敷蛇毒最良。敗龜版，乃自死之龜，形肉滲爛甲内，性氣俱全，故其功力較倍。今本經以卜師鑽灼者爲是，恐非，灼過者不過燒炙焦黑而已，與生者何殊，又何取義？特加「敗」字，諄諄以示人耶？

鱉甲 肉附

味鹹，性平，無毒，入肺、脾二經。主骨蒸勞嗽，積聚癥瘕，瘜肉陰蝕，痔疽瘡腫，瘀血，催生墮胎，婦人五色漏下。九肋者佳。童便浸一宿，濾起，酥炙用。其肉益肺補金，大凉血熱。奇形異狀者有大毒，誤食者以黄芪、吴藍煎湯解之。俱惡理石、礬石。

按，丹溪云：鱉甲，屬金與土，肺脾之所以入也。須生取之，煎脱者不堪用。肉性大冷，過食傷脾。癥瘕勿食，恐益其疾；孕婦勿食，恐短子項。同鷄食成瘕，同鷄子食能殺人，同莧菜食生血鱉，同芥子食發惡疾。不可不慎。

【雷公云】凡使，要緑色九肋多裙、重七兩者爲佳。治痞、破塊、消癥、定心藥中用之。每個鱉甲以六一泥固濟瓶子底了，乾，于大火，以物楮于中，與頭醋下火煎之，盡三升醋爲度，乃去裙并肋骨了，方炙乾，然入藥中用。又治勞、去熱藥中用，依前泥，用童子小便煮晝夜，盡小便一斗二升爲度。後去裙留骨，于石上捶，石臼中揚成粉了，以鷄胜皮裹之，取東流水三兩斗盆盛，擱于盆上一宿，至明任用，力有萬倍也。

蘄州烏蛇

味甘，性平，有小毒，入脾、肺二經。主諸風皮膚不仁，散癮疹，身體瘙癢，熱毒風淫，眉髭脱落。塞耳治龍耳。須辨真者佳。去頭及皮、鱗、帶子，銼碎，酒浸一宿，酥炙，埋地一宿，炙乾用。

按，烏蛇之用，專主去風，以理皮肉之症。肺主皮毛，脾主肌肉，故兩入之。色黑如漆，背有三棱，渾如劍脊，尾細尖長，性善，不傷生命。都在蘆叢中，嗅其花氣，亦乘南風而吸，雖至枯死，兩目不陷，儼如生者。頭有逆毛二寸一路，可長半分已來，頭尾相對，稱之重三分至一兩者爲上。粗大者轉重，力彌減也。

雷公云　凡一切蛇，須認取雌雄及州土，有蘄州烏蛇，只重三分至一兩者妙也。頭尾全、眼不合如活者，頭上有逆毛二寸一路，可長半分已來，頭尾相對，使之入藥。彼處若得此樣蛇，多留供進；重二兩三分者，下居别處也。乾寧記云：此蛇不食生命，只吸蘆花氣並南風，並居蘆枝上，最難採，不能傷害人也。又有重十兩至一鎰者，其蛇身烏光，頭圓者，炙過眼目益光，用之中也。蛇腹下有白腸帶子一條，可長一寸已來，即是雄也。採得去其頭兼皮、鱗、帶子了，二寸許銼之。以苦酒浸之一宿，至明漉出，向柳木灰中焙之，令乾了，却以酥炙之，酥盡爲度。炙乾後，于屋下已地上掘一坑，可深一尺已來，安蛇于中一宿，至明再炙令乾，任用。凡修事一切蛇，并去膽并上皮了，乾濕須酒煮過用之良。

白花蛇

味甘、鹹，性温，有大毒，入肺、肝二經。主肺風鼻塞，去癮疹浮風，四肢不仁，骨節疼痛，口眼喎斜，半身不遂，癩麻風，白癜風，髭眉脱落，鼻柱塌壞，鶴膝風，鷄距風，筋骨拘攣。凡使，須火燒一大磚，令通紅，醋沃之，使熱氣熏蒸，將蛇頭尾各一尺，去净，置磚上，以盆覆一宿，如此三過，去骨，取肉用。亦以眼不陷者爲真。

按，白花蛇，專主皮膚之風，肺主皮毛，肝爲風木，故都入之。然服之者，瞑眩一晝夜方醒。善螫人，中足者，輒自斷之，補養已痊，木接代步，不然令人死，其毒可知。然諸藥不效者，獨能引達成功，以其性竄，直領藥力至于風處，所謂大毒之病，必用大毒之藥以攻之，是也。諸蛇鼻向下，惟此蛇鼻向上，背有方勝花紋，以此得名。愚謂凡用之，更須日日换酒，浸過五宿，去酒不用，盡去皮、骨，埋于土坑一宿，取出再炙用，其毒咸去矣。

雷公云 凡使，即云治風，元何治風？緣蛇性竄，即令引藥至于有風疾處，因是號之爲使。

蝦蟆

味甘，性寒，有毒，入脾經。主除邪氣，破堅血，解結熱，療兒疳，貼癰腫，療大傷。凡使，去皮及腸並爪，陰乾，涂牛酥炙用。眉酥，主蚛牙惡瘡疔腫，瘰癧痔漏，助陽。其肪塗玉，則刻之如蠟。

按，蝦蟆歸脾，甘之故也。形狀與蟾蜍相似，本經未嘗分析，自陳藏器極口分殊，以爲蝦蟆背有黑點，身小能跳，接百蟲，在陂澤間，舉動極急。蟾蜍身大嘴黑，點多痱磊，不能跳，不解作聲，行動遲緩，腹下有丹書八字者。然竟其功用，無甚差別，想有牝牡之分，而種類之異也。

雷公云　有多般，勿誤用。有黑虎、有蚼黄，有黄蚝、有螻蟈、有蟾，其形各别。其蝦蟆皮上腹下有斑點，脚短，即不鳴叫。黑虎，身小黑嘴、脚小斑。蚼黄，斑色，前脚大，後腿有小尾子一條。黄蚝，遍身黄色，腹下有臍帶，長五七分已來，所住立處，帶下有自然汁出。螻蟈，即夜鳴，腰細口大、皮蒼黑色。蟾，即黄斑，頭有肉角。凡使，先去皮并腸及爪了，陰乾，然後涂酥，炙令乾。每修事一個，用牛酥一分，炙盡爲度。若使黑虎，即和頭、尾、皮、爪并陰乾，酒浸三日，漉出，焙乾用之。

蝎

味甘、辛，性平，有毒，入肝經。主小兒風癇，手足抽掣，大人中風，口眼喎斜，風痰耳聾，風毒癮疹。出青州緊小者良。去鹽土炙黄用。

按，蝎之主療，莫非風症，肝爲巽風，宜獨入之。喜螫人，甚者令人死。雄者螫人，痛在一處，取井泥敷之，稍温則易；雌者螫人，痛牽諸處，用瓦屋溝下泥敷之，或不值天雨，可汲新水調用。如螫手足，竟以冷水浸之，微暖即易；若余處不可用水浸者，則以冷水浸布貼之，小暖則易。觀其喜寒若此，則爲大熱之劑無疑，今諸書不載其性，惟日華子稱其平，故姑録之。此即方書所稱「蚲蝌」者，是也。

五靈脂

味甘，性温，無毒，入心、肝二經。主心腹冷氣疼痛，腸風，産後血暈，小兒疳疵，去目翳，辟疫氣，解蛇毒。酒研飛煉，令去砂石爲佳。生者行血，炒者止血。

按，五靈脂，專主血症，心主血，肝藏血，故兩入之。行氣血最捷，勿宜過用，以傷臟腑。

蜈蚣

味辛，性温，有毒，不載經絡。主小兒口噤鬼疰，蠱毒、諸蛇毒，殺精物温瘧，去三蟲、心腹寒熱結聚，去瘀血，墮胎。去頭足，慢火炙黄用。畏蛞蝓、蜒蚰、大蒜、鷄屎。

按，蜈蚣，最似百足蟲，第百足蟲較細密，死而不僵，頭上有白肉面及尖嘴，其毒更甚，勿宜輕用。

雷公云　凡使，勿用千足蟲，真似，只是頭上有白肉面並嘴尖。若誤用，把着腥臭氣，入頂致死。凡使蜈蚣，木末（不然用柳蚛末）于土器中炒，木末焦黑後，去木末，用竹刀刮去足甲了用。

蝸牛

味鹹，性寒，有小毒，不載經絡。主賊風口眼喎斜，驚風筋脉拘攣，收大腸脱肛痔痛，消渴兒疳。火炒過用。

按，蝸牛之名，以頭有角似牛也。夏月往往升高，涎盡即枯死。必用火炒者，誠欲去其寒毒耳。是即蛞蝓也，圖經考之甚核，本草分爲兩種，恐非。又有一種田螺，主眼赤熱瘡，醒酒渴，點痔瘡。類分數種，功約相同，兹不多贅。

白僵蠶 雄蠶蛾附

味鹹、辛，性微温，有小毒，入心、肝、脾、肺四經。主風濕口噤失音，疔毒風痰結滯，皮膚風動如蟲行，小兒驚癇夜啼，女子崩中赤白，止陰癢，去三蟲，滅黑䵟。米泔水浸，去涎，炒去絲用。惡茯苓、茯神、萆薢、桑螵蛸、桔梗。雄蠶蛾性熱，主固精强陽，交接不倦。

按，丹溪云：白僵蠶屬火，而有土與金水，心、肝、脾、肺之所由入也。凡使，須頭番者力倍。蠶蛾亦然。

雷公云 凡使，先須以糯米泔浸一日，待蠶桑涎出如蝸牛涎，浮水面上，然後漉出，微火焙乾。以布净拭蠶上黄白毛並黑口甲了，單擣，篩如粉用也。

蟬蜕

味鹹、甘，性寒，無毒，不載經絡。主催生下胎衣，通乳汁，止夜啼，定驚癇，逐邪熱，殺疳蟲，亦能止渴。

按，蟬有五種，陳藏器辨之甚悉。今以形極大而聲極高，一鳴而無所停斷者，入藥最良。西川有一種蟬花，乃蟬在殼中不出，而化爲花，自頂中生出，功用略同，故不另載。

刺猬皮

味苦、甘，性平，有小毒，不載經絡。主五痔腸風瀉血，翻胃鼻衄，腹痛疝積，陰腫痛。酒煮殺用。畏桔梗、門冬。

按，猬亦有數種，惟蒼白色、脚似猪蹄者佳。此外並不宜用。其骨切忌入口，令人消瘦。

土鱉蟲

味鹹，性寒，有毒，入心、肝、脾三經。主留血壅瘀，心腹寒熱洗洗，祛堅積癥瘕，下乳通經。一名䗪蟲。畏屋遊、皂角、菖蒲。

按，土鱉，專主血症，心主血，肝藏血，脾裹血，故三入之。今跌打損傷者，往往主此，或不效則加而用之。殊不知有瘀血作疼者，誠爲要藥；倘無瘀血，而其傷在筋骨臟腑之間，法當和補。愚者不察，久服弗已，其流禍可勝數耶！

蜣螂

味鹹、酸，性寒，有毒，不載經絡。主小兒驚風瘛瘲，大人癲狂疰忤，破血墮胎，通腸治脹。又主疔惡諸瘡，出箭頭入肉。去足、翅，火炙，勿置水中，令人吐。畏羊肉、羊角。

按，莊子云：蜣螂之智，在于轉丸。宜其有破血通腸之功矣。驚狂皆屬火，亦賴之以泄其亢耳。其性猛驟，最能傷脾，勿得概用。

斑蝥

味辛、鹹，性寒，有大毒，不載經絡。主寒熱鬼疰，蠱毒鼠瘻，疥癬惡瘡，疽蝕死肌，破石癃血積，利水道，墮胎。凡使，去足、翅，拌糯米炒，米黄爲度。馬刀爲使，畏巴豆、丹參、空青，惡曾青、豆花。

按，斑蝥入腹，有開山鑿嶺之勢，最稱猛烈，故輒致腹痛不可忍。余見里中一壯年患痞疾，服斑蝥數劑，初則大瀉不止，煩悶欲絶，繼則二便來紅，三日而死。自非百藥不效之病，可漫使哉！

穿山甲

味甘、鹹，性微寒，有毒，不載經絡。主五邪驚悸，婦人鬼魅悲傷，山嵐瘴瘧，惡瘡疥癬，蟻瘻痔漏，亦能去風。炙黄用。

按，穿山甲，形似鯉魚，有四足，能陸、能水，出岸間開鱗甲如死，令蟻入中，閉而入水，開甲蟻浮水面，于是入之，故主蟻瘻。其性喜穿山，是以名之，故其用亦主潰癰疽，通血脉，及治吹乳疼痛。

鯽魚子附

味甘，性温，無毒，入脾、胃二經。主温胃健脾，進飲食，補虚羸，療腸澼，水穀不調，腸風血痢。燒灰，可敷諸瘡。其子調中益肝氣。惡猪肉、雉肉、沙糖。

按，鯽魚，甘温之品，且是土所化成，其入脾胃宜矣。集要雜録云：諸魚屬火，惟鯽魚屬土，而有調胃入腸之功。然多食亦能動火。

鯉魚膽、血、脂、腸、鱗、骨附

味甘，性平，無毒，入脾、肺、肝三經。主咳逆氣喘上氣，水腫脚滿，黄疸煩渴，安胎，妊娠身腫，冷氣痃癖，氣塊横關伏梁。膽滴眼去翳，滴耳除聾，涂小兒熱腫。血，塗小兒丹毒及瘡。脂，主小兒癇疾驚忤。鱗，燒灰酒服，破産婦滯血。腸，主小兒肌瘡瘰癧，取蟲。骨，主陰蝕，赤白帶下。齒，主癃閉石淋。皮，主癰疹惡瘡。忌猪肝、天、麥門冬。

按，鯉魚之甘，本入脾家；土能生金，金能制木。故亦入肺、肝二經。衍義曰：鯉魚至陰之物也，故其鱗三十六。陰極則陽復，所以有魚熱中之説。叔和曰：熱即生風。故食之多發風熱，諸家并不論及。惟日華子云：鯉魚涼，恐無是理，萬一風症，更使食魚，則是貽禍無窮矣。煙熏者損目，天行病後食之，再發必死。

烏賊骨

味鹹，性微溫，有小毒，入腎經。主崩漏，赤白帶下，經閉陰蝕腫痛，除目翳止淚，理金瘡止血，治驚氣入腹，腹痛環臍，陰莖寒腫，瘡多膿汁，寒熱癥瘕，久服令人有子。惡白蘞、白及、附子。

按，烏賊之鹹，宜歸水臟，治病有殊效，今用之者鮮，夫亦未達其功歟。

雷公云 凡使，勿用沙魚骨，緣真相似，只是上文橫，不入藥中。凡使，要上文順，渾用血鹵作水浸，並煮一伏時了，漉出。于屋下掘一地穴，可盛得前件烏賊魚骨多少，先燒坑子，去炭灰了，盛藥一宿，至明取出用之。其效倍多。

鰻鱺魚骨附

味甘，性平，有微毒，不載經絡。主虛勞不足，陽事衰微，傳屍鬼疰，蠱毒諸蟲，婦人陰瘡蟲癢帶下，皮膚惡瘡，疳䘌痔漏，腰背間風寒濕痹，諸般草石藥毒，脚氣，癧瘍風、白駁風。肉燒室內，可辟蚊蟲。骨置箱中，能除衣蠹。

按，鰻鱺，雖有小毒，而功甚薄，或言是蛟蜃之類，未可盡信。今據稽神録所載，主療傳屍甚奇，信亦非常物也。五色全者，其功最勝，然罕能得耳。

鱔魚血附

味甘，性大温，無毒，入脾經。主産後淋瀝，血氣不調，腹中冷氣腸鳴，沉唇濕痹，又主補脾益氣。血堪塗癬。

按，鱔魚，甘温之品，脾所快也，宜專入之。生于泥窟，其性善蟄，過夏方出，則爲陰類可知，大有補血之功，惜本經及諸家未能悉載耳。多食令人霍亂，時行病，食之多復。

注云：凡魚頭有白色如連珠至脊上者，腹中無膽者，頭中無鰓者，並殺人。魚汁不可合鸕鷀肉食之，鯽魚不可合蟹、雉肉食之，鰍鱔不可合白犬血食之，鯉魚子不可合猪肝食之（鯽魚亦爾），青魚鮓不可合生胡荽及生葵並麥醬食之。蝦無須及腹中通黑及煮之反白，皆不可食。生蝦膾不可合鷄肉食之，亦損人。

蟹爪附

味鹹，性寒，有微毒，不載經絡。主散血破結，益氣養筋，除胸熱煩悶。搗涂漆瘡。爪，專主破血墮胎。惡柿子。

按，蟹者，解也，故其用主散不主斂，過食令入傷脾吐瀉，風疾食之再發，孕婦食之横生。狀異者能殺人。誤中其毒，用豉、蒜、冬瓜、黑豆煎汁，並可解之。

李中梓

里中醫案

序

蓋聞萬變而不可拘者，命曰病機；一定而不可易者，命曰方藥。若夫膠一定之方，以應無窮之變，未有見其或可者也。故曰：用古方治今病，譬猶拆舊料改新房，不再經匠氏之手，其可用乎？余以方藥起沉疴，蓋比比也，而不至于陰陽逆用、虛實倒施者，誠有見於病狀萬殊，刹那生死，不敢不窮源而治也。而源於何窮，不過以色合脉，以脉合症，以症合問，謹持四者，互而求之。病機雖人人殊，而方藥且符節合矣。以是受知於當世，四十餘年，吹枯振槁，固非楮墨所勝紀，茲摘其朱紫易淆者，聊録一二，以傳後世。非敢妄自矜詡，良欲偕天下爲窮源之學，勿得草草以欺世而自欺也。仲景云：觀今之醫，務在口給，相對須臾，便定湯劑。按寸不及尺，握手不及足。人迎趺陽，三部不參；動數發息，不滿五十；明堂闕庭，概不見察。夫欲定死决生，實爲難矣！余也三復斯言，肌膚粟起，遂沉湎於三墳，惟魚蠹是師，故可幸無罪耳。倘天下後世，因予之案以尚友三世，弗令南陽捧腹則幾矣。

雲間李中梓士材甫識。

目録

里中醫案

顧六吉胸痛嘔吐，不食神昏……一六三〇

陳眉公瘧症……一六三一

錢機山兩膺隱痛食後刺酸……一六三一

許霞城寒熱腹滿……一六三二

施元廓飲後嘈雜……一六三二

沈子凡氣虚暈絶……一六三三

秦景明痰飲……一六三三

張萃甫之妾産後蒸熱昏困不食……一六三三

施笠澤兩足腫重劇痛……一六三四

張侗初胸痛不寐……一六三四

朱□和陽痿……一六三五

鄒中涵喘嗽……一六三五

品公原内疝……一六三六

許惺初泄瀉腹滿不食……一六三六

朱文哉痰飲……一六三六

杜完三夫人蓄血……一六三七

黄敬如小便癃濇……一六三八

俞彦直小便癃閉……一六三八

徐厚源神倦滿悶不食……一六三八
吴玄水白濁淋瀝莖痛如刺……一六三九
陸文蔚之内腹痛……一六三九
張七澤子舍心腹痛而動……一六三九
杜仲畹子大熱胸腹滿痛……一六四〇
錢相國孫女傷寒發癍……一六四一
夏彝仲太夫人發熱喘促……一六四一
王漢梁泄瀉神亂……一六四二
薛曇孚之内小腸癰……一六四三
吴玄水夫人大腸癰……一六四三
張介甫之内妊娠泄瀉……一六四四
楊方壺夫人傷食腹痛……一六四四
吴君明傷寒譫狂……一六四五
王月懷傷寒協熱自利……一六四五
韓茂遠傷寒……一六四六
姚岱之吐痰泄瀉……一六四六
張三星泄瀉……一六四七
俞元濟背痛……一六四七
徐凌如汗出昏倦語言錯亂……一六四八
張方之癲疾……一六四八

史明麟咳嗽……………… 一六四九
姚三省噎膈……………… 一六四九
張孟端夫人噎症………… 一六五〇
金元之之内噎症………… 一六五〇
倪念嵐胸膈悶滿畏食如仇
……………………………… 一六五〇
宋敬夫令愛喘急厥逆不知人
……………………………… 一六五一
張七澤夫人小便不禁 … 一六五一
顧淡之虚煩……………… 一六五二
錢臺石類中風…………… 一六五二
楊方壺夫人肝木乘脾
……………………………… 一六五三
董玄宰少妾下焦瘀血
……………………………… 一六五三
唐名必思慮傷脾………… 一六五四
馮五玉令愛吐血咳嗽
大便溏瀉………………… 一六五四
顧明華哮喘……………… 一六五五
王邃初哮喘……………… 一六五五
陳文阿兩足麻痹………… 一六五六
王春卿行痹……………… 一六五六
葉作舟痛痹……………… 一六五七
張遠公久嗽……………… 一六五七
陳卧子之内眩暈心腹痛
……………………………… 一六五八
葉震瀛夫人臨終症候
……………………………… 一六五八
顧以功滑精……………… 一六五八
張寧之精漏……………… 一六五九

朱寧侯之子滑精……… 一六五九
錢用賓夢遺滑精……… 一六六〇
李易齋白濁……… 一六六〇
羅忍庵滑精……… 一六六〇
王徵美腰痛……… 一六六一
宋敬夫心疝……… 一六六一
徐淡寧腹脹氣粗……… 一六六一
張少椿令愛悲驚傷心……… 一六六二
念山尿閉氣喘……… 一六六二
楊方壺瘧……… 一六六三
顧偉男之内下痢……… 一六六三
董玄宰泄瀉……… 一六六四
董生公心脾痛不食……… 一六六四
吴伯玉少妾纏喉風……… 一六六四
陳邃玄令郎脱髮……… 一六六五
吴凝所令郎皮膚甲錯……… 一六六五
姚元長手足不隨……… 一六六六
俞彦直伏火……… 一六六六
張仲輿令愛譫妄……… 一六六七
鞠上囡譫語……… 一六六七
吴文邃真熱假寒……… 一六六八
張石林脛膝紅腫疼痛……… 一六六九
萬玄圃神氣不充兩足酸軟……… 一六六九
顧鄰初脚麻痹大便燥結……… 一六七〇
趙昌期臂痛……… 一六七〇

胡慕東不寐……一六七一
趙榮庵食厥……一六七一
錢長玉夫人疝症……一六七二
樊山甫腸風下血……一六七二
鄒子尹夢遺……一六七二
褚怒飛腹痛白濁……一六七三
吴聲宏眩仆……一六七三
王偉然嘔血……一六七三
王維凝傷寒……一六七四
郭履臺昏倦不食……一六七四
王徵明喘咳吐血……一六七五
方禹修足瘡浸淫……一六七五
□望之嘔吐……一六七六
吴修宇令侄不寐……一六七六
秦五梅發熱困倦頭痛……一六七七
楊文若痰喘善飢不能食……一六七七
方禹修夫人眩暈欲仆……一六七八
汪華泉中風脱症……一六七八
唐東瀛中風……一六七九
張可真中風……一六七九
姚現聞中風……一六七九
□□之父腸風下血……一六八〇
葉行可下血……一六八〇
何金陽令郎虚勞……一六八〇
章魯齋令郎吐血蒸熱遺精自汗……一六八一
陳縣尊名鑣夫人蒸熱乾咳肌體骨立……一六八一

許輪所孫女痰喘……一六八二

方太和肢體腫脹煩悶欲絶……一六八三

錢賞之遍體腫急……一六八三

李來吴肢體脹滿……一六八三

周東志胃火……一六八四

張仲輝泄瀉……一六八四

姚越甫傳屍……一六八五

孟文時虚痛……一六八六

晏懷泉如夫人腹痛……一六八六

周洱如脹滿喘嗽……一六八六

蔣恬庵歧視手足麻痹……一六八七

張大美子中虚有積……一六八七

章魯齋膺癢起塊……一六八八

孫瀟湘夫人真寒假熱……一六八八

傅世烈瘧痢……一六八九

何宗魯腹脹氣喘……一六八九

韓原善陰黄……一六八九

張絅庵下痢……一六九〇

毛孺初痢疾嘔吐……一六九〇

尹文輝腹痛睾腫……一六九一

駱元賓厥疝……一六九一

于鑒如腹痛有積……一六九一

程旃林肥氣……一六九二

沈明績瘧症蛔動……一六九二

程武修瘧症……一六九三

吴文哉真寒假熱……一六九三

張爾和傷寒……一六九四

周復庵傷寒汗後暈昏不蘇……………………一六九四
王文麓吐血乾咳……………一六九五
張飲光發熱乾咳喘促
……………………………一六九六
須日華吐血……………一六九六
張太羹令郎昏不知人
……………………………一六九七
陳蓮石感冒……………一六九七
程九屏嘈雜……………一六九七
楊龍交少妾癍疹……………一六九八
袁啓莘癃閉……………一六九八
陳實庵脾腎兩虛……………一六九八
顧以貞風秘……………一六九九
李集虛勞……………一六九九
黄健庵真寒假熱……………一六九九
朱修之脉痿……………一七〇〇
倪君儔痿症……………一七〇〇
侯啓東腹痛嘈雜吐涎
……………………………一七〇一
方春和噎……………一七〇一
錢遠之蓄血……………一七〇二
蕉漪園腹痛……………一七〇二
高肖泉吐血……………一七〇三
嚴知非淋瀝大痛……………一七〇三
張鳴之吐血……………一七〇三
後記……………………一七〇五

里中醫案

顧六吉胸痛嘔吐不食神昏

文學顧六吉，胸中有奇痛，不吐則不安者，已歷兩載。偶爲怒觸，四十日不進粥漿，三十日不下溲便，面赤如緋，神昏如醉。終事畢備，以爲旦夕死矣。余視其脉，舉之則濡，按之則滑，是胃中有火，膈上有痰，浸淫不已，侵犯膻中，壅遏心竅，故迷昧乃爾。以沉香、海石、膽星、瓦楞子、牛黄、雄黄、天竺黄、朱砂、冰、麝爲細末，薑汁、竹瀝和沸湯調送。初進猶吐其半，繼進乃全納矣。隨服六君子加星、香、薑、瀝，兩日而溲便通，三日而糜飲進。調攝百餘日，遂復正常。

遺書鳴感云：「不肖允謙氣暴於怒，神戕於思，形體不得休息，飲饌不能諧宜。中外弗戢，痰伺爲殃；淫沔綦深，直干心主。沉疚越乎尋常，穀液荒於纍月。焦腧否塞，溲便交封；刹那就木，誰曰不然！命意老先生隔垣洞視，病魔陡遁三舍，甘露一灑，起死而更生之。嗟乎！今日有生之年，靡非老先生手援之力，劫運可消，血悰不泯，生生世世，銜結奚窮！請以數行，收紀案帙。俾普天之下，知秦越人猶在今日，不得捨上池神餌，而聽命於庸人也。不其胥吾世於仁壽之域哉。」

陳眉公瘧症

隱士①陳眉公，患三日瘧，浹氣②未痊。素畏藥餌，尤不喜人參。余診其脉，浮之則濡，沉之則弱，營衛俱窮，故綿延不已。因固請曰：「夫素不服參者，天畀之豐也；今不可缺者，病魔之久也。正氣虚憊，脉如懸絲，而可拘以常乎？變通趨時，不得失也。」先服人參錢許，口有津生，腹無煩滿。乃色喜云：「素所膠而不化者，今日發吾覆矣。敢以性命委重，惟兄所命耳。」遂以人參一兩，何首烏一兩，煎成膏，加薑汁一鍾。甫一劑而勢減七八，再進而瘧遂絶。

錢機山兩脅隱痛食後刺酸

相國錢機山，兩脅隱隱痛，膈間不快，食後苦刺酸。余門人孫黄緒，以六君子加黄連、山梔未效。余曰：肝木挾火，脾土伏寒，乃以參、术各三錢，乾薑、黄連、甘草各一錢，煎成，加薑汁少

① 隱士：脉訣彙辨作「徵君」。
② 氣：原脱，依脉訣彙辨補。

許。調治一月而愈。

許霞城寒熱腹滿

給諫許霞城，悲鬱之餘，陡發寒熱，腹中滿悶。醫者謂外感風而内挾食也。余獨以爲不然。舉之無浮盛之象，按之無堅搏之形，安在其内傷外感乎？不過鬱傷中氣耳！以補中益氣加木香、白蔻，十劑而復其居處之常。

施元廓飲後嘈雜

浦東施元廓，劇飲後忽發嘈雜，似痛非痛，似飢非飢。或曰痰因火動，治之以芩、連、花粉、知母、栝蔞，劑盈百矣，而病猶是也。余爲診之，滿指而緩且軟，是脾家濕痰，非肺家燥痰也，貝母、栝蔞何緣下乎？是虚氣爲孽，非實火爲殃也，芩、連、花粉安敢用乎？爲處六君子湯加蒼术以勝濕，加薑汁以行痰。越半月，不復來招，余意其更醫矣。比使者至，遺手啓云：「弟爲酒誤，釀此奇痾，他人歷歲月無功，仁兄以一匕立起，不十日而盡掃病。夫形景何幸如之，何感如之！業已改煎作丸，兹且朝夕服矣。以其神效，遂不敢易絲毫耳。」

沈子凡氣虚暈絶

文學沈子凡之内，忽然暈絶，周身如冰，自寅至申，竟不得蘇，咸曰不可救矣。余曰：脉雖潛伏，而氣口則隱隱見也。但真微之脉，粗浮者不能察耳。東垣以卒倒爲氣虚，正謂是症也。以人參一兩，生薑汁一鍾，冰片一分，和匀灌之，下咽便醒。

秦景明痰飲

社友秦景明，素有痰飲，每歲必四五發，發即嘔吐不能食。余曰：「病日久而結成窠囊，非大湧之弗愈也，須進補中益氣。」十日而後，以瓜蒂散頻投，湧如豆汁，繼如赤豆沙者數升，已而復得水晶者升許。如是者七補之，七涌之，百日而窠囊始盡，專服六君子湯、八味丸，經年不輟。

張萃甫之妾産後蒸熱昏困不食

盟友張萃甫之妾，産後蒸熱昏困，不進食者半月有奇，口不能言，身不能動，業已瞑目而治凶具。余聞而往，診之寸關已不可見，左尺猶瞥瞥羨上肥珠。余曰：「症雖萬無一生，脉可百中救一。」以人參五錢，煨薑五錢煎湯，磨琥珀丸，抉口灌之。一服目開，再服能言，三服而進漿粥，遂愈。

施笠澤兩足腫重劇痛

别駕施笠澤，兩足腫重，痛若虎嚙，叫號徹於户外。醫以四物湯加檳榔、木通、牛膝、苡仁數劑，病不少減。余曰：「陰脉細矣，按之至骨則堅，未可竟以虚責也。况兩膝如緋，拊之烙手，當以黄柏五錢爲君，木通四錢爲佐，檳榔一錢爲使，日進兩劑，可使遄已。」笠澤[①]服之。十餘劑而愈[②]。

張侗初胸痛不寐

少司丞張侗初，善怒善鬱，且酬應繁劇，胸中痛甚，夜不能寐。醫用菖蒲、枳、朴、木香、豆蔻，殊不知此症屬虚，虚則濁陰不降，神氣失守，故痛不寐也。遂以歸脾湯倍加人參、當歸，不十

---

① 澤：脉訣彙辨此後有「領余言，遂遵」。

② 而愈：脉訣彙辨作「後，竟安適如常矣」。

劑而胸次快然安寢。

朱□和陽痿

永平兵憲朱□和，醉而使内，會有盛怒，陽事遂痿，諸温熱助陽之藥無益。余曰：「乙癸同源，是以腎肝同治。既匿於内，則腎陰虧歉；復因於怒，則腎氣激張。况筋者木臟獨司之，自非疏泄東方，何由復其常耶？」乃取沉香、木香各二錢，肉桂三錢，當歸四錢，兩日服四劑而陽痿①。

鄒中涵喘嗽

太學鄒中涵，久困痿喘，痰中時或帶血，服清金保肺、降火滋陰無益。余曰：「陽强而陰弱，本於中氣不足，而虚炎干清肅之司也。若血家之藥，投在上苦膩膈，在下苦滑潤矣。」中涵曰：「胸中滯悶，已非朝夕，腸胃近滑泄矣。」遂煎參术膏，日暮同二陳湯服，喘嗽咸寧。

① 痿：此後疑脱「愈」字。

品公原内疝

孝廉品公原，宦途失志，胸膈間覺有一物忽上忽下，甚則少腹痛不可忍。服開鬱化氣藥無益。余問：「塊之上下時作聲否？」曰：「其聲甚長。」余曰：「此丙丁之氣鬱於小腸之間，乃内疝也。」用青木香、廣木香、沉香、肉桂、黄連、菖蒲煎飲，十日瘥。然元本日虧，必須十全大補丸，竟以不用而斃。

許惺初泄瀉腹滿不食

銀臺許惺初，腹滿不食，日瀉數次，醫用六一、香薷。余曰：「非暑也，是高年土虚，頻傷於飽，當扶其本。」以六君子加薑、桂，二十劑而瀉止食進。

朱文哉痰飲

文學朱文哉，遍體如蟲螫，口舌糜爛，寅卯時，必見二鬼執盤餐以獻。時年尚未滿三十①。余診之寸脉，乍大乍小，亦知其爲鬼②祟矣。細察兩關弦滑且大，定爲痰飲之疴。投滚痰丸，一服微有所下。更以小胃丹③下痰及積，身痛减半。至明旦，而鬼亦不見矣。更以參、术煎湯送小胃丹④，復下數行而愈。

杜完三夫人蓄血

大司寇杜完三夫人，淋瀝兩年，靡藥弗用。余診得兩尺沉數，爲有蓄血，法當攻下。因在高年，不敢輕投，但於八珍湯中加鬱金、琥珀、牛膝。然此等緩藥須以歲月奏功，而夫人急於期效，數劑未平，輟欲更療，遂成痼疾。

---

① 時年尚未滿三十：脉訣彙辨作「向余慟哭曰：余年未滿三十，高堂有垂白之親，膝下無承歡之子，一旦抱疴，二鬼來侵，决無生理。倘邀如天之賜，得以不死，即今日之秦越人矣。遂叩頭流血」。

② 爲鬼：原脱，依醫宗必讀補。

③ 丹：原脱，依醫宗必讀此下有「二錢」。

④ 丹：原脱，依脉訣彙辨、醫宗必讀補。後者尚有「三錢」二字。

黄敬如小便癃濇

郡守黄敬[①]如，痰火喘嗽，小便癃濇，服五苓、八正無功。余曰：「右寸獨[②]大，是金燥不能生水，氣化不及州都。」惟用紫菀五錢，麥門冬三錢[③]，人參二錢，一劑而溲如泉湧。

俞彦直小便癃閉

孝廉俞彦直，修雲府志，形神交疲，忽小便癃閉。余曰：「寸微而尺鼓，是腎水涸而心火傷也。」用人參、丹皮[④]、地黄、知母、茯苓、黄柏，數劑而溲始快。

徐厚源神倦滿悶不食

憲副徐厚源，神氣困倦，滿悶不食，已經月矣。余曰：「温欝生痰，凝泣於經。」以蒼术、菖

---

① 黄敬：醫宗必讀作「王鏡」。
② 獨：醫宗必讀作「數」。
③ 錢：醫宗必讀此後有「北五味十粒」。
④ 丹皮：醫宗必讀作「丹參」。

蒲、半夏、白蔻、橘紅、茯苓連飲十劑，悶少舒而食亦進，每日吐出痰數口。更以二陳、二朮、薑、芥汁爲丸，日服之。痰乏，大便出甚多，月餘而神旺。

吴玄水白濁淋漓莖痛如刺

光禄卿吴玄水，閉精入房有年，時有文字之勞，白濁淋漓，莖痛如刺。服疏利藥、服補腎藥無當。余曰：「敗精久蓄，已足爲害，何況心勞，則水火不交，坎離順用也。」萆薢分清飲加茯神、牛膝、黄連、肉桂，使心腎交而瘀敗之精有以疏導。因服之而愈。

陸文蔚之内腹痛

内侄陸文蔚之内，自上脘抵少腹，奇痛欲絶，服山梔、枳、朴，彌甚。余曰：「脉誠數矣，獨不察其沉則軟乎？不第土憊，抑且火衰。」六君子加薑、桂，大劑飲之而痛減，原醫猶謂之火症。文蔚信余言，調一月愈。

張七澤子舍心腹痛而動

廉憲張七澤子舍，心腹痛而動，或注於兩足，或昇於高巔，或在手腕，或在肩髃。余朝診之而大如鼎沸，暮診之而小如蛛絲，此祟憑也。磨蘇合丸，入獺肝，甫進一口，大呼曰：「穢物也，何污吾口耶？」忽躍起尺許，憑虛而走數步，呼余詈曰：「吾於成廟時構冤，得請於上帝，汝何以糞灌我耶？」余因不治。七澤請其期。余曰：「秋分倉公日，安穀者逾期，不安穀者不及期。今糜飲未絶，可逾期也。」果秋分後三日而絶。

杜仲畹子大熱胸腹滿痛

醫者杜仲畹子，傷寒八日而大熱不休，胸腹滿痛，脉細且軟，爲陽症得陰脉，法在不治。余曰：「欲攻之，則形體已虚；欲補之，則邪氣猶在。」無已，用杏仁五錢，蘇子、枳實、厚朴、當歸各三錢服之，外用薑、楂、葱白，炒熱熨之，又令兩人更互揉摩，時時以濃岕茶加生蜜飲之。至夜分，腹中大響，下結糞殊多。更以前湯服，仍令揉摩，復下宿物，而後熱退神已，困倦虚熱蒸蒸不已，令食糜菜，繼食人乳一鍾，日進數次，兩日而神清熱止。更以生地、麥冬、茯苓、知母、陳皮、甘草、大棗，服二日；更以四君子加陳皮、麥冬，服數日而元神復。夫陽症陰脉，十發九死，况大積未消，猶難措手，乃知法不可以盡拘也。

錢相國孫女傷寒發瘢

錢相國孫女，患傷寒發瘢，昏悶大熱，鼻多出血，暈不知人。醫用黄芩，煩躁憒亂，遍床跌擲，鼻血不已。余曰：「瘢毒未徹而壯火方炎，欲發其瘢則血益甚，欲凉其血則瘢愈伏。」乃以紫草五錢，乾葛一錢，陳皮、甘草各八分飲之，瘢乃快而血□止。然後以玄參、犀角等劑授之而愈。

夏彝仲太夫人發熱喘促

邑寧夏彝仲太夫人，年届八十，因彝仲遠仕閩中，憂思成疾，忽發熱頭疼，醫以傷寒發散禁食，一劑而汗如洗，氣喘促，神昏倦。業已①治凶具矣。余謂其脉大無力，即令食而投參、芪，猶恐或失之，禁其食而攻之，未②遽絶者幸耳。用人參、黄芪各五錢，白术三錢，橘皮各一錢五分，甘草六分，煨薑三錢。諸醫鼎沸③。用一劑而喘汗差減，倍用參、术至一兩，症愈七八，惟食未强

① 業已：原脱，依脉訣彙辨補。

② 未：此後原有「處」字，依脉訣彙辨删。

③ 鼎沸：脉訣彙辨作「皆曰：喘爲氣壅，參芪入口，即不可救。余百口陳辨，賴許霞城至，力贊决之」。

耳。此火衰不能生土耳，加熟附二錢，乾薑一錢，服二月而始全愈。

王漢梁泄瀉神亂

工部主政王漢梁，鬱怒成痞，形堅痛甚。攻下之劑太過，遂若洞泄，一日一夜計下一百餘次，肌肉盡消，神氣憒亂，舌不能言。余曰：「在症已無活理，在脉猶有生機，以真臟脉未見也。此甚虚之症，法當甚補。」以枯礬、龍骨、粟殼、肉果①，以固其腸；人參二兩，熟附五錢，以救其氣。三日之内，用參半斤，用附二兩，瀉減大半，舌遂能言。更以補中益氣加生附、炮薑、肉果，大補百日而食進神强，然晝夜下四五行，兩手②痿廢。以仙茅、巴戟、桂、附等爲丸，參附湯送下。□五日餘，而痞消、瀉止、能步。向使畏多參、附，或掣肘於投劑之時，或懈弛於將愈之際，安望其在生哉！信醫不專者，戒諸。

---

① 肉果：醫宗必讀作「樗根之類」。
② 手：醫宗必讀作「足」。

薛曇孚之内小腸癰

門人薛曇孚之内，十五歲，腹痛甚，面黄體瘦。服①清熱藥、通②經藥、疏氣藥、補③血養氣等藥，無效。余察其皮膚甲錯，左尺獨數，是小腸有癰。脉數知膿已成，當以藥潰之。以葵根一兩，皂角刺二錢，陳皮三錢，兩劑而膿血大下。更以太乙膏爲丸，參、芪湯送下，一月而愈。

吴玄水夫人大腸癰

光禄卿吴玄水夫人，腹滿而痛，喘急不能食。或以中滿治之，無效④。余診其脉，右尺偏大，皮膚甲錯。余謂此⑤大腸癰也。先用黄芪、白术、陳皮、當歸、白芷托裏，三日而脉始⑥數，數⑦則

---

① 服：脉訣彙辨作「幼科與之」。
② 通：脉訣彙辨此前有「女科與之」。
③ 補：脉訣彙辨此前有「大方與之」。
④ 無效：原脱，依脉訣彙辨補。
⑤ 此：原脱，依脉訣彙辨補。
⑥ 始：原脱，依脉訣彙辨補。
⑦ 數：原脱，依脉訣彙辨補。

膿已熟矣。用黄芪、角刺、白芷、山甲加葵根五錢，連投兩劑，而膿潰①如注，昏暈不支。飲獨參一兩，更以八珍湯補養，一月而康寧。

張介甫之内妊娠泄瀉

龍華張介甫之内，懷娠，腹脹泄瀉，肢體腫重。余謂六脉緩大而軟，皆緣以泄傷脾，先止其瀉，後補其中。參、朮、茯苓、肉果、補骨脂，十劑而泄止。更以補中益氣加茯苓、牛膝、車前、澤瀉、木香、炮薑，二十劑而腫脹愈。未幾生男，無所苦。□日，進參、朮平復。

楊方壺夫人傷食腹痛

太史楊方壺②夫人，怒餘，傷食腹痛，枳、朴、楂、芽飲之。余曰：「中虚而□積滯，須補而逐之。」以人參五錢，白朮三錢，陳皮、山楂、神麯各二錢，玄明粉二錢服之，宿垢消，腹脹痛止。但昏倦甚，食下便瀉。日用人參一兩，熟附二錢，芪、朮、肉果各二錢，甘草八分，間服補中益氣湯，

① 潰：原脱，依脉訣彙辨補。

② 壼（kǔn 捆）：删補頤生微論同，醫宗必讀作「壺（hú 胡）」。下同。

參必一兩，附必三錢，百日之内，未嘗少間。服人參八斤，薑、附二斤，方愈。

吴君明傷寒譫狂

儒者吴君明，傷寒六日，譫狂笑語，頭痛有汗，大便不通，小便自利，衆議承氣下之。余謂其脉浮而大，察腹不硬不痛。因思仲景云：「傷寒不大便六七日，頭疼有熱，小便清。」知不在裏，仍在表也。方今仲冬嚴寒，宜用桂枝湯。衆皆[①]咋舌云：「譫狂爲陽盛，用桂枝必死。」余曰：「汗多神昏，故妄語。雖不大便，腹無所苦，和其營衛，必自愈耳。」用之，及夜而笑語止，明日大便通。夫既譫語而能察爲表症者，百不得一也。向使誤行下劑，則立斃可知。

王月懷傷寒協熱自利

醫者[②]王月懷，傷寒五六日以來，下利日數十行，懊憹目脹，衆謂瀉將脱矣，必山藥、苡仁補

---

① 皆：原脱，依脉訣彙辨、醫宗必讀補。
② 醫者：醫宗必讀作「社友」。

之。余謂其脉沉且數，按其腹，便攢眉作楚，此協熱自利，謂之旁流，非正糞也，當有燥屎。飲以承氣湯，果得結糞數枚，利乃止，懊憹亦定。

韓茂遠傷寒

文學[①]韓茂遠，傷寒九日，體不能動，口不能言，目不能視，四肢俱冷，衆認陰症，欲温之。余診六脉皆無，惟趺陽脉大而有力，以手柱其腹，則熱且堅也。煎承氣湯下之，得燥屎甚多，遂能言動矣。若按手不及足，察面不及腹者，何以拯此垂絶之症哉！

姚岱之吐痰泄瀉

大司寇姚岱之，吐痰泄瀉，滿悶不快，見食則惡，面黄神困，自秋□春，多藥病增，致目不能開，口不能語。余以補中益氣加熟附、肉果各二錢，人參五錢，日飲二劑，四日而瀉止，但痰不減耳。余以爲腎虚水泛爲痰，乃以八味丸、補中湯並進，四十日進飲食，不吐痰而愈。

---

① 文學：醫宗必讀作「社友」。

張三星泄瀉

郡守張三星，泄瀉無度，自服燥濕分利達氣藥。余診其脉滑而無力，此中虛下陷，而痰滯不化也。以六君子加升、柴、沉香、五倍子，十劑而安。

俞元濟背痛

明[①]經俞元濟，背心一點痛，久而漸大。用行氣和血藥，絶不取效。余問之曰：「遇天陰覺痛增否？」元濟曰：「天陰，痛即甚[②]。」余曰：「脉既滑而遇天陰痛輒甚，其爲濕痰無疑。」以胃苓湯加半夏三錢，數劑而痛消。

① 明：原作「陰」，依脉訣彙辨改。

② 絶不取效。余問之曰：「遇天陰覺痛增否？」元濟曰：「天陰痛則甚。」原脱，依脉訣彙辨補。

徐凌如汗出昏倦語言錯亂

刑部主政徐凌如，勞與怒併，遂汗出昏倦，語言錯亂，危篤殆甚①。迎余視之②，脉滑而軟，爲氣大虚而痰上湧。以補中益氣湯加半夏、附子，四日而稍甦。更以六君子加薑汁、熟附③，將兩月而愈。

張方之癲疾

文學張方之，久憂暴驚，遂發癲妄，服補心神藥，服逐痰涎藥，均無俾也④。余曰：「六脉結而有力，非大下其痰，無由痊也。」先服寧志膏三日，遂以小胃丹下之。三月之内，服小胃丹數次，去痰積始盡。更以歸脾、妙香加牛黄、龍骨爲丸，劑畢而康。向使下之不如是之屢屢⑤，以盡其

① 殆甚：原脱，依脉訣彙辨補。
② 迎余視之：原作「余視」，依脉訣彙辨改。
③ 熟附：此前原有「而用」二字，其後有「服數月，兼進八味丸」八字。
④ 均無俾也：原脱，依脉訣彙辨補。
⑤ 向使下之不如是之屢屢：脉訣彙辨作「向使不與下之，或雖下之未必屢屢下之」。

痰，將成痼疾矣。

史明麟咳嗽

太學史明麟，經年咳嗽，醫謂虚勞。余曰：「脉無虚數之象，惟浮大而滑，是風痰膠固於至高之府，未得宣越耳。且多服酸收之劑，故久而日劇。」乃用麻黄、杏仁、半夏、橘紅、甘、桔、蘇子，五劑而愈。

姚三省噎膈

太學姚三省，膈噎嘔吐，服清火疏氣藥、化痰開鬱藥，半載而食减。余曰：「氣口無神，神門衰軟，脾腎①兩虚之象也。脾虚則升②降失節，而痰起中焦；腎虚則真火衰殘，而精微不奉。」用白术五錢，補骨脂三錢，半夏、炮薑各一錢，沉香、人參各二錢，一劑而减，十劑而食進。

① 腎：原作「胃」，依下文及删補頤生微論改。
② 升：原作「下」，依下文及删補頤生微論改。

張孟端夫人噎症

邑侯張孟端夫人，憂憤交乘，食下輒噎，胸中隱隱痛。余曰：「陽脉滑而陰脉搏，痰血互凝之象也。」以二陳湯加歸尾、桃仁、鬱金、五靈脂，四劑未效。因思五靈脂與人參同劑，善於浚血，即前方入人參二錢，倍用五靈脂。再劑而血從大便出，十劑而噎止，一月而愈。

金元之之内噎症

金元之之内患噎，胸腹有奇痛而經阻，醫認瘀血。余察其脉，細爲氣衰，沉爲寒痼，若攻瘀血，加霜於雪也。况自下而上，處處皆痛，明非血矣。參、芪、术各二錢，木香、薑、桂各一錢，煎成，和醇酒飲之。甫入口便快，半月而痛止。因常服理中湯，數年弗輟。

倪念嵐胸膈悶滿畏食如仇

文學倪念嵐，纍勞積鬱，胸與膈俱悶滿，畏食如仇。服理氣，改服行痰，改服清火而益病①。

① 而益病：醫宗必讀作「半載之間，藥百餘劑，而病勢日增，始來求治於余」。

余曰：「脉大而軟，兩尺爲尤，火衰不能生金，反以寒劑傷之，是下井而投石也。」乃用六君子加薑、桂，十劑稍效，兼服八味丸，半載而痊。

宋敬夫令愛喘急厥逆不知人

宋敬夫令愛，中氣素虚，食少神倦，仲春忽然喘急，厥逆不知人，將死。余曰：「氣虚之極，土腑違轉輸之職，金宫失治節之權，非大温大補，奚以極其積虚？」用人參一兩①，熟附三錢②，煎成加醇酒飲之。一劑蘇，十劑愈，服參至七斤而使起病。

張七澤夫人小便不禁

大方伯張七澤夫人，穀食不安，小便不禁。余曰：「六脉沉遲，兩尺益甚，水泉不藏，轉輸違度，是衰火不能生弱土也。」以理中湯、八味丸并進，再劑而驗，十劑而瘥。

① 兩：醫宗必讀此後有「乾薑三錢」。
② 錢：醫宗必讀此後有「白术五錢」。

顧淡之虚煩

顧淡之，勞神之後，燥熱甚，頭角掣痛，時作時止。醫禁其食而解表，越四日，而熱不衰①，議將攻内。余細視之，脉不浮緊，安得表耶；又不沉實，安得裏耶？只有少陰大而無力，爲勞神太過，乃虚煩類傷寒也。若禁飲食則病深矣，先飲糜粥，用大劑歸脾湯，十日而痊。

錢臺石類中風

錢臺石，年近六十，肢體不能轉側，昏倦不能言，鼻竅不利，二便俱秘。是心肺俱虚，爲類中風也。醫伐其氣，攻其痰，幾危矣。余診之②六脉洪盛，按之搏指。此至虚有盛候，以形色驗之灼然也。法當從症不從脉，補中爲主，方可回生。不信余言兩日③，余發聲曰：「今日不進藥，不

---

① 越四日而熱不衰：原作「四日」，依脉訣彙辨改。

② 之：原脱，依脉訣彙辨補。

③ 不信余言兩日：脉訣彙辨作「舉家惑於他言，兩日不决」。醫宗必讀作「舉家惶懼，兩日不决」。

治矣①。」以補中益氣加秦艽②、天麻、竹瀝、薑汁，再劑而神清，十日而轉側利便，珍攝半載痊愈。

楊方壺夫人肝木乘脾

太史楊方壺夫人，盛怒得食，忽然暈倒，醫認中風。余曰：「左關弦急，右關滑大而軟，本中氣不足，又爲肝木乘脾，故食不能化。」先用理中湯加枳殼、玄明粉，一劑下黑糞數枚，急以六君子加薑汁而服，四劑暈乃止。

董玄宰少妾下焦瘀血

大宗伯董玄宰少妾，吐血咳③嗽，蒸熱煩心，先服清火，繼而補中。藥餌雜投，竟無少效，而後乞治於余④。余曰：「兩尺沉且堅，小腹按之即痛，此有下焦瘀血，當峻劑行之。若平和之劑，

① 矣：此後脉訣彙辨有「若補之而病進，余獨任其咎」。

② 秦艽：此後醫宗必讀有「鈎藤、防風」。

③ 咳：脉訣彙辨作「喘」。

④ 藥餌雜投……而後乞治於余：原脱，依脉訣彙辨補。醫宗必讀作「俱不見效，迎余治之」。

血不得行也。」以四物湯加鬱金、穿山甲、䗪蟲、大黄，武火煎服。一劑而黑血下二碗，而痛猶未去①，更與②一服，又下三四碗而痛止。遂用十全大補丸四斤而愈。

唐名必思慮傷脾

工部主政唐名必，心勞大過，又多食海鮮，吐血多痰，喉間如鯁，日晡發熱。喜其六脉不數，惟右寸細且濇，右關大且軟，思慮傷脾之象也。以歸脾湯加③生地、麥冬二十餘劑，兼進六味丸三月，永不發。

馮五玉令愛吐血咳嗽大便溏瀉

侍御馮五玉令愛，灼熱咳嗽，將一年矣。時仲冬，吐血甚，飲食少，大肉消瘦，大便溏瀉，脉來七至。余曰：「在法不救，然脉尚有根，可以救十中之一二。」每劑人參五錢，芪、术、附④各一

① 而痛猶未去：原作「猶痛」，依脉訣彙辨改。
② 與：原脱，依脉訣彙辨改。
③ 加：此後醫宗必讀有「丹參、丹皮」二藥。
④ 附：醫宗必讀此前有「桂」字。

錢五分，陳皮、歸身各一錢，日投三劑。約進十餘①劑，及壯水丸五②斤而起床。

顧明華哮喘

文學顧明華，十年哮喘，遍治無功。余曰：「兩寸俱濇，餘部俱實。濇者痰凝之象，實者氣壅之徵。非吐利交行，則根深蒂固之痰，何能去耶？」於是半載之間，吐五次而下七次③，更以補中之劑④加鷄子、秋石，期年而愈。

王邃初哮喘

王邃初，老於經商，患哮喘者二十年。舟次談及，余謂：年望六十，難治。及診⑤脉尚有神，恐不可治。姑與診之，喜其」。

---

① 十餘：醫宗必讀作「七十」。
② 五：醫宗必讀作「三」。
③ 吐五次而下七次：醫宗必讀作「凡吐下十次，服劑百餘，遂愈」。
④ 之劑：醫宗必讀作「益氣爲丸」。
⑤ 舟次談及，余謂年望六十難治，及診：脉訣彙辨作「偶值舟次談及，問余尚可治否？余曰：年望六旬，困頓日久，恐不可治。姑與診之，喜其」。

右寸浮滑，是風痰膠固於太陰之經。以杏仁、防風、甘、桔、白芥子、麻黄，三劑而病狀減。因以丹溪治哮丸與之，仍日進六君子湯。連服無間，經年而愈。

陳文阿兩足麻痹

文學阿文阿，兩足麻痹，初服和血，改服攻痰，更服導濕，并兩手亦患矣。余曰：「脉洪而軟，陰陽並虚，虚風鼓動，良由攻治太深，真元日削耳。」用神效黄芪湯加茯苓、白术、當歸、生地，十劑而小效。更以十全大補加秦艽，六十餘服而安。

王春卿行痹

孝廉王春卿，久患行痹，俗云流火，傷於藥餌，病甚。余曰：「病魔日深，痛傷元氣，况有讀書之癖，心血衰涸，非大補何以救乎？」春卿曰：「去冬服參、芪，痛益甚。」余曰：「症有新久之殊，醫無膠執之法，不以新是圖，而以舊是懲，毋乃因噎而廢食乎？」不聽而守，祛風抑火，後兩月而歿。

葉作舟痛痹

葉作舟，同體疼痛，尻髀皆腫，足膝攣急，分□病營，氣衰□□，寒□採之。經云：寒則筋急血痼，則無以榮筋，斷痛痹也。以十全大補加□□、秦艽、羌活，一日而安。後輒以己意□方以致①。

張遠公久嗽

張遠公，久嗽將死②。余問其飢時，則胸中大痛③；視其上唇，則有白點。痛發則口角流涎，此蟲嚙其肺，故咳嗽耳。用百部、烏梅煎膏與服，十日而痛止、嗽止。令其家人從④凈桶索之，得寸白蟲數十條而愈。

---

① 致：疑爲「治」之音誤。

② 將死：脉訣彙辨作「得藥如水，委命待盡。一日以他事晤談，自謂必不可治，姑乞診之」。

③ 余問其飢時，則胸中大痛：脉訣彙辨、醫宗必讀並作「余曰：『飢時胸中痛否？』遠公曰：大痛」。

④ 其家人從：原脱，依脉訣彙辨補。

陳卧子之内眩暈心腹痛

司理陳卧子之内，眩暈，吐清□，每心腹痛，必進食方止，屢止屢發，苦甚。余曰：視其上下唇，俱有白瘰者數處，故知其痛、其吐皆蟲也，非痰也。以黑丑、檳榔、雄黄、青黛爲末，以蜜水調之，空心進五錢。不移時而大下，蟲如柳葉者，不可勝數。凡三下之，蟲盡而痛吐止。

葉震瀛夫人臨終時症候

京卿葉震瀛夫人，痞悶而喘，肌膚如灼，汗出如洗，目不得瞑，六脉皆代。有醫者請以十劑决效。余謂之曰：神氣不甚衰者，燈將滅而復明也，汗如油，喘不休，明日死矣。果夜分神□，初曉死。

顧以功滑精

文學顧以功，科試老瘁，從南都歸，苦精滑溲後，至夢①必遺。服金樱子膏弗效，且沉困住床

①　至夢：醫宗必讀作「及夢寐間」。

矣。余曰：「從來精滑無如是之頻且數者，今氣將脱矣。」須人參一兩，煎好，調蓮鴉不二散服之。十日而蘇，百日而起。

張寧之精漏

武科張寧之，縱飲違度，一□小便後滴□數點①。謂②有餘之疾，不醫。逾月，時有精漏，頭目眩暈，神氣困倦。服固濇藥，益漏。余曰：六脉滑大，此由藥中③濕熱下干精道。以乾葛、白豆蔻、白术、茯苓、陳皮、甘草、黄柏，大劑煎，日恣飲五六碗而精止。更以地黄丸料加黄柏，服十餘日而愈。

朱寧侯之子滑精

太學朱寧侯之子，年十六而精滑，聞女子聲即下莫禁，其脉大而無力。此中氣虚而下陷，以補中益氣湯，倍用升、柴，以六味丸料多加芡實、金櫻、五味、人參，服三月而精固。

① 一□小便後滴□數點：醫宗必讀作「忽小便畢，有白精數點」。
② 謂：醫宗必讀作「自以爲」。
③ 由藥中：醫宗必讀作「因酒味」。

錢用賓夢遺滑精

儒者錢用賓，色慾過度，夢遺精滑，服清火藥，服固濇藥，弗效。余以玉華白丹濃煎，人參湯送五錢。兩服稍固，兼服生脉散、連鴉散、六味丸，交互服之，一月愈。

李易齋白濁

郡侯李易齋，患白濁，服五苓散、六一散、知柏散。余曰：「寸與尺交數而滑，爲心腎不交之症。」以六味丸加杏仁、遠志、麥冬、丹參爲丸，朱砂爲衣，生脉散送下，五服而霍然矣。

羅忍庵滑精

文學羅忍庵，精滑經年，膀足腫痛，困頓床席兩月餘。忽被鉅寇火灼之，誤以黄柏、井泥敷之，遍身糜爛。醫謂火毒入腹，擬用連翹、薄荷等藥凉之。余曰：「久虚之人，脉如蜘絲，氣將竭絶，非參、附恐無生理。」其弟怒色，不允。忍庵信余言，遂煎服而神稍復，肌膚痂脱。用温補，二月始安。

王徵美腰痛

孝廉王徵美，腰痛，不得坐卧，服補腎藥，弗效。余曰：「脉緩大而無力，爲風濕交侵。」用獨活寄生湯四劑而痛止，但苦軟弱。余曰：「邪去則正虚。」服八味丸，數日而愈。

宋敬夫心疝

上舍①宋敬夫，心腹大痛，傴僂不能仰。日服行氣和血藥，無益也②。余謂寸脉左手滑而急，其氣不能以息，偶得③一咳，攢眉欲絶，此爲心疝無疑。以醬薑進粥，取小茴香、川楝子、青木香、廣木香、茱萸、木通、玄胡索、歸身、青皮，一服而痛減，五日而安。

徐淡寧腹脹氣粗

大傅徐淡寧，病餘，膏粱不節，且傷於怒，腹脹氣粗，其脉盛大而滑，按之不甚虚。余用疏肺達

---

① 上舍：删補頤生微論作「同邑社友」。
② 無益也：原脱，依脉訣彙辨補。
③ 得：原脱，依脉訣彙辨補。

肝之劑稍愈，即旦暮更醫，兩月病增。余曰：「今病仍用參、术、香、砂等藥矣。」用二十餘劑而安。

張少椿令愛悲驚傷心

張少椿令愛，以喪子過喪，傷驚於迅雷，時泣時笑，時語時罵，如中鬼祟者。左寸浮滑，餘皆沉細，是悲恐傷心，心傷則熱，熱積生風，痰因以聚也。用滚痰丸七錢①，陳皮、杏仁、丹參煎湯，遂下出痰積甚多。更進四錢，再下而痊。

念山尿閉氣喘

先兄念山，謫官浙江按察，鬱怒之餘，又當炎暑，小便不通，氣高而喘，服胃苓湯，不效②。余曰：「六脉大且結，乃氣滯也。」用鹽炒枳殼八錢，木通三錢，生薑五大片，急火煎服。一劑遂通，四劑霍然矣。

---

① 錢：删補頤生微論此後有「桔梗、玄胡索」。

② 不效：原脱，依脉訣彙辨補。

楊方壺瘧

太史楊方壺，瘧發間日，脉見弦緊，兩發後，苦不可支，且不能忌口①，急欲截之。余曰：「强截之必變他症，當令其自止。」用升麻、柴胡各二錢，提陽氣上昇，使遠於陰而寒可止；黄芩、知母一錢半，引陰氣下降，使遠於陽而熱自已；生薑五錢，劫邪歸正；以甘草五分，和其陰陽；以蒼术、陳皮，正其胃氣②。兩③劑而寒熱減，再劑進而止。

顧偉男之内下痢

文學顧偉男之内，痢下一月，脉大而無力，其虚可知。余禁痢藥，第以十全大補湯兼補中益氣湯加薑、桂相間而服，二十餘日而安。

① 間日，脉見弦緊，兩發後苦不可支，且不能忌口：原作「甚殊不□不忌」，文義不通，依醫宗必讀卷七改。
② 以蒼术、陳皮，正其胃氣：醫宗必讀無。
③ 兩：醫宗必讀作「一」。

董玄宰泄瀉

大宗伯董玄宰，夏初水泄，完穀不化，服胃苓湯、四君子湯。余曰：「春傷於風，夏生飧泄，謂完穀也。」用升麻除濕湯加人參二錢，兩①劑頓止。

董生公心脾痛不食

邑宰董生公，八月應試，心脾痛甚，不食，兩寸濇而無力。余用大劑歸脾湯加人參三錢、官桂二錢。生公曰：「痛無補法，得無礙乎？」余保其無礙。不逾時而服藥痛減，再劑而痛止。

吴伯玉少妾纏喉風

京卿吴伯玉少妾，頸間腫脹，喉間且痛且麻。余曰：「此急喉痹也，亦名纏喉風。若不治，明日必死。」今脹而喘，毒勢方張，且惡寒者，病方在表，急以甘、桔、荆、防、牛蒡、枳殼、薄荷煎成，加生薑汁五匙服之，喘脹如故。急刺少商穴，出血，再進前劑愈矣。此症一見惡寒，便是表邪，

① 兩：醫宗必讀作「三」。

是症若用寒冷藥，食冷物，毒邪凝閉，無救矣。又硼、礬□斂□之劑，無表邪者可用。若見脉浮惡寒，亦在禁例。

陳邃玄令郎脱髪

陳邃玄令郎，年十六歲，髮盡脱落，脉數而大。余曰：「腎之合骨也，其榮髮也。多食甘則骨痛而髮落，此內經之言也。」及揣股髀間骨，果覺大①痛。用還少丹加生地、當歸作丸，日服一兩。兼進清胃湯，半載而髮出。

吴凝所令郎皮膚甲錯

文學吴凝所令郎，初秋到館，忽遍身搔癢，皮膚澁而不滑。在內經謂之索澤，在仲景謂之皮膚甲錯，此肺金燥邪也，精血枯涸，故體無膏澤。以地黄、枸杞、當歸、麥冬煎膏，加白蜜、真酥油拌匀。服至三月，而潤澤如故。

① 覺大：原脱，依脉訣彙辨補。

姚元長手足不隨

姚元長，自奉奢侈形肥，以艱於嗣，欝欝不樂，當夏末忽手足不隨，醫認中風經月矣。余曰：「形樂志苦，病生於筋，治之以熨是也。」乃内服歸脾湯加鈎藤、木瓜，外用吴茱萸、桂枝、晚蠶砂，共爲末，入葱打和如膏，以絹盛着患處，火斗熨之，七日瘥。

俞彦直伏火

孝廉俞彦直，肌膚灼熱，神氣昏悶，聞食即嘔，强食即吐，困憊不支。或欲温補①，余按其熱處在骨間，脉沉而搏，此伏火也。用黄連一錢五分，山梔、黄柏各一錢，枳殼、陳皮各二錢，甘草五分，煎成入薑汁三匙，服四劑而痊。更以六味丸加生脉散，調攝次②歲。

① 或欲温補：脉訣彙辨作「醫者欲温補，而衆論撓之。彼告彦直云：必延李士材商之」。
② 次：脉訣彙辨作「浹」。

張仲輿令愛譫妄

張①仲輿令愛，未出閣時，困於邪祟②，終日譫妄。服安神化痰、祛邪辛香之劑。已無遺用，病不少間也③。余曰：「六脉忽大忽小、忽沉忽浮，確爲祟憑。」内服八毒赤丸，外以帛緊拴兩臂，復以二拇指相並扎定，以小艾炷於兩介甲側肉處灼之。甫十壯而乞哀願去，更與④四壯，旦日復報，七壯而祟絶。

鞠上囡譫語

鞠上囡⑤，抑欝蒸熱如焚，引飲不休，卧床譫語，户外事如見。醫認傷寒，又認鬼祟。余曰：「肝脉浮濡，肺脉沉數。夫木性雖浮，肝則藏血藏魂，而隸於下焦，脉當沉長而弦。金性雖沉，肺

① 張：脉訣彙辨作「章」。
② 困於邪祟：原脱，依脉訣彙辨補。
③ 已無遺用，病不少間也：原脱，依脉訣彙辨補。
④ 與：原脱，依脉訣彙辨補。
⑤ 囡：脉訣彙辨作「舍」。

則主氣藏魄，而居乎至高，脉當浮短而濇。肺燥而失其相傅之權，則肝爲將軍之官，無所畏制，遂飛揚而上越，不能自藏其魂耳。魄强則魂安，今魄弱而魂不肯退藏，乃逐虚陽而放蕩，此名離魂。魂既離矣，則出入無時，故户外事皆見皆聞也。當救肺金之燥，使金氣足而肝木有製，則魂歸矣。」用清燥加減，人參、黄芪、麥冬、天冬、五味、當歸，以潤肺養氣；芍藥、棗仁、梔子、甘草以攝肝歸魂。橘紅、沉香，使九天之陽下降；升麻、柴胡，使九天之陰上昇。兩劑而囈語止，十劑而煩渴皆除，一月而病魔退。

已下四方醫案

吴文邃真熱假寒

新安吴文邃，眩暈者三載，戰慄惡寒，五月而向火，數妾擁居帷帳，屢服薑、桂，千里延余。予謂脉浮之細小，沉而堅搏，是欝火内伏，不得宣越也。用山梔三錢，黄連二錢，黄柏一錢五分，柴胡一錢，甘草五分，生薑五片，乘熱亟飲之。移時而惡寒稍減，再劑而輟去火爐，逾月而起。更以六味丸、知、柏，用人參湯送下，兩月全安。余知此病者，雖惡寒而喜飲熱湯，雖脉細而按之摶指，灼然爲内真熱而外假寒，熱極反兼勝己之化。以凉藥熱飲者，内真寒而外假熱之劑也。

張石林脛膝紅腫疼痛

制臺張石林，脛膝腫痛，赤如塗丹。服檳榔、木通、牛膝、苡仁等藥①，繼服蒼术、黄柏。余曰：「尺大而軟，責在少陰。」用人參、地黄各三錢，麥冬二錢，丹皮、牛膝、枸杞各三錢，沉香一錢。四劑少減，二月而安。

萬玄圃神氣不充兩足酸軟

蘇淞道萬玄圃，神氣不充，兩足酸軟。服安神壯骨，服補腎養陰，服清熱去濕，卒不效也②。余曰：「六脉衝和，獨有中州濇而無力，是土虚不能制水，濕氣注於下焦。」以補中益氣湯加蒼术，旬日愈。夫脉虚下陷之症，用牛膝、苡仁、黄柏等下行之劑則愈陷，故前藥所以無功也。

① 等藥：原脱，依脉訣彙辨補。
② 卒不效也：原脱，依脉訣彙辨補。

顧鄰初脚麻痹大便燥結

少宗伯顧鄰初，手①脚麻痹，大便燥結。余曰：「腎虚不能上交，心虚不能下濟。」服八味丸、十全大補湯，一月而精神旺，肌肉漸充。

趙昌期臂痛

車駕郎趙昌期，兩臂痛甚，兩手灼熱。用清胃健脾，三日，溺色如泔。余曰：六脉俱濇，喉有喘呼。内經曰：「肺所生病者，上氣喘滿，臂痛，掌中熱，溺色變。」今病是也。用枳殼、桔梗各三錢，茯苓、知母各二錢，甘草一錢。一劑而痛減，再劑而溺清，三劑而安。

① 手：原脱，依醫宗必讀補。此前醫宗必讀尚有「丙辰年，患發熱困倦，目昏耳鳴，脚軟不能行」，其後有「腰胯疼痛」。

胡慕東不寐

太常卿胡慕東，形神俱勞，十晝夜目不得瞑，服歸脾湯①數劑，中夜見鬼。更服蘇合丸無功②。余曰：「脉大而滑，痰氣膠固也。」二陳湯加枳實、蘇子，兩日進③四劑，未效。以人參湯送滚痰丸，下痰積甚多，因而瞑眩。大劑六君子湯，服一月愈。

趙榮庵食厥

内臣趙榮庵，忽然昏僕，胸膈肚腹硬滿④，氣口獨强。此食厥也。以枳實、橘紅二兩，煎服四碗，加食鹽少許，探吐頗多。更用香砂平胃散，數劑而安。

---

① 數劑：原脱，依脉訣彙辨補。
② 無功：原脱，依脉訣彙辨補。
③ 進：原脱，依脉訣彙辨補。
④ 硬滿：原作「□滿而硬」，依脉訣彙辨改。

錢長玉夫人疝症

沔陽州學憲錢長玉夫人，腹痛腸鳴，或謂怒傷肝氣，又謂蟲積血積。余見其身傴僂而氣喘呼，脉弦而細，此女子之疝也。用青木香、廣木香各一錢五分，川楝子、木通、肉桂、茴香各一錢，當歸、甘草各八分。一劑痛止，四劑已。

樊山甫腸風下血

黄州樊山甫，形服善飲，腸風下血。余知其熱而且虚，以枳殼、黄連燒灰，升麻、生地、甘草煎湯，調服。血止後，以八珍湯培養之。

鄒子尹夢遺

江右鄒子尹，患夢遺，服清心固精劑。余曰：兩尺俱濡，傷在少陰。以六味丸料、人參固本膏爲丸，盡劑而精固。

褚怒飛腹痛白濁

京口褚怒飛，腹痛白濁，其脾濕下陷也。以補中益氣加蓮實十劑效，四十劑平復。兩月再發，以前方加蓮實、五味子丸，服愈。

吴聲宏眩仆

新安吴聲宏，荒於酒色，立輒眩僕。余診兩尺如爛綿，左關弦且急。病得之立而使内，筋與骨俱傷也①。用萆薢蠲痹湯加龜板、虎骨、鹿茸，服兩旬而痛若失。

王偉然嘔血

維揚孝廉王偉然，無寒暑讀書。忽嘔血碗許，不藥而愈。余曰：「尊恙雖愈，元本日虧，須保任過長夏乃安。」偉然不以余言爲意②，余復謂其弟張甫曰：「令兄神門欲脱，水不勝

① 也：脉訣彙辨此下有「聲宏鼓掌曰：先生胸中有鏡，指下有神，古之倉扁，勿是過也，幸善以救吾」。

② 偉然不以余言爲意：原脱，依脉訣彙辨補。

火，炎赫之令，將不禄矣。蓋因陽躁而不鼓，陰衰而欲絶也。」果至六月十九日，嘔血而死。

王維凝傷寒

丹陽邑侯①王維凝，傷寒汗下後，時時灼熱，醫謂汗後不爲汗衰，邪氣深重，禁其食，服清劑。困倦已極，求治於余②。余曰：「脉小復濡，此邪氣已盡，正氣未復，穀氣不加，陽明失養，非病也，飢也。」病者不能言，但首肯不已③。徐進糜粥日五六次，居五日④，不藥愈。

郭履臺昏倦不食

吴門僉憲郭履臺，年高入房，昏倦不食。醫知其虚，服補中益氣湯加薑、桂，不效。遣使迎余，兼夜而往視之⑤，目不能瞬，口不能言，肌體如烙。余曰⑥：「脉大而鼓，按之如無，真氣欲絶，

① 侯：脉訣彙辨作「尊」。
② 困倦已極，求治於余：原脱，依脉訣彙辨補。
③ 病者不能言，但首肯不已：原脱，依脉訣彙辨補。
④ 居五日：原脱，依脉訣彙辨補。
⑤ 不效。遣使迎余，兼夜而往視之：原脱，依脉訣彙辨補。
⑥ 余曰：脉訣彙辨作「或謂此人參、薑、桂之毒也，余捧腹曰」。

正嫌病重而藥輕耳。」以人參三兩，熟附三錢，煎液，半日飲盡，目開。再劑[1]能言笑，數日神氣漸復。用大劑補中，兼服八味丸，五十日而起。

王徵明喘咳吐血

吳門孝廉王徵明，喘咳吐血十餘年。余曰：「脉浮而濡，是金臟既薄，而飛風客之。」爲處薄荷二錢五分，人參、麥冬各三錢，桔梗、蘇子、甘草各一錢，橘紅、茯苓各八分，二劑效，三月而除根。

方禹修足瘡浸淫

相國方禹修，足瘡浸淫三載。服解毒藥、燥濕藥、清熱祛風藥。余曰：「脉大無力，氣虛之候也。氣虛則下陷，服疏利藥[2]，則愈下矣。」以補中益氣加萆薢、蒼术服之，外用當歸白术膏和二妙散塗之，膿水漸乾。更以六味丸加蒼术、黄柏，間服一年而愈。

---

① 再劑：脉訣彙辨作「再作劑如前，至旦日飲盡」。

② 藥：脉訣彙辨作「靡不遍嘗，而勢不少衰」。

□望之嘔吐

諸暨□望之，積熱嘔吐，灑淅惡寒。余曰：「竹茹、梔子三錢，茯苓、陳皮二錢，甘草一錢，煎成，加薑汁七匙，乘熱服。」望之曰：「他醫方相類，不效。何故？」余曰：「熱甚而嘔，口有冷氣，此火極似水之象，須冷藥熱飲，方得內經之旨。昨他醫未知熱服，熱飲有效而速。」望之曰然。

吴修宇令侄不寐

新安吴修宇令侄，煩躁發熱，肌體骨立，三年在床，目不得瞑。余[①]診其肝脉沉而堅，此怒火久伏，木鬱宜達也。以柴胡五錢，白芍、丹皮、梔子各三錢，甘草、桂枝各五分。日晡方進劑，未抵暮[②]而熟寐，至明午未覺，舉家驚疑。余曰：「卧則魂歸於肝。三歲不歸，疲勞已極，譬如久熱

---

① 余：脉訣彙辨此前有「大江以南迎醫幾遍，求一刻安卧，竟不可得也」。

② 未抵暮：原脱，依脉訣彙辨補。

得凉，樂而忘返，無庸慮①也。」直夜分方醒，喜不自禁，愈②。

秦五梅發熱困倦頭痛

楚中中翰秦五梅，發熱困倦頭痛，以風治轉劇。余曰：「六脉虚軟，中氣下陷，陽氣不充而頭痛，陰氣衰少而内熱。」補中益氣加葛根，一劑而減，數劑而愈。

楊文若痰喘善飢不能食

相國楊文若，痰喘極楚，善飢不能食，服清氣化痰丸。余曰：「翻受藥害矣。肥人氣居於表，中氣必虚，脾弱不能勝濕，氣虚不能健運，故雖飢而弗能食，痰滯而氣上昇也。」以六君子湯加蒼术、南星、薑汁，數劑而痰喘止。嗣後脇痛眩暈，使來求方。余製白术半夏天麻丸，參薑湯送下而愈。

① 無庸慮：原脱，依脉訣彙辨補。

② 愈：脉訣彙辨作「遺書致謝曰：積患沉深，揣無生理，三年之疾，一劑而起之，人非木石，刻骨感衷，當與江河俱永耳」。

方禹修夫人眩暈欲仆

相國方禹修夫人，觸於驚恐，身靄靄如在車船，開目則眩，起立欲僕。醫[①]補虚化痰，屢投弗效[②]。余爲察脉，左獨沉牢。是驚氣入心，蓄血爲祟。用大黄、川山甲、歸尾、桃仁、降真、蘇木、欝金，一劑而血下，再劑而復[③]下數升而愈。

汪華泉中風脱症

徽商汪華泉，忽然昏僕，遺尿撤手，汗出如珠，口不能言。余曰：「法[④]在不治，然大進參、附，或救萬一。」用人參三兩，熟附子五錢，濃煎灌，至晚而汗減。再一劑，身體轉展動，更用參、附、白术煎膏，加竹瀝、薑汁，數日神氣漸爽，調補二百日而安。

① 醫：脉訣彙辨作「衆議」。
② 屢投弗效，原脱，依脉訣彙辨補。
③ 復：原脱，依脉訣彙辨補。
④ 法：此前醫宗必讀有「手撒脾絶，遺尿腎絶」。

唐東瀛中風

延平郡唐東瀛，多思善鬱，昏冒痰湧，口喎語澀，四肢不隨，時時悲泣，脉大而軟，爲脾肺氣虚，風乘經隧。余以補中益氣加羌活、防風、秦艽、天麻、半夏、鈎藤，十劑而症減。又以前方去風藥，倍用人參、黄芪，兼八味丸，兩月乃安。

張可真中風

燕邸張可真，中風昏冒，牙關緊閉，先以皂角末取嚏，挾口灌蘇合丸，繼以防風散連三服，汗出如洗，邪從外解矣。去麻黄、獨活、羚羊角，加秦艽、半夏、膽星①、薑汁、竹瀝，十餘劑而痰清神爽。

姚現聞中風

吴門太史姚現聞，中風昏憒，面赤發笑，難飲食月餘。余於孟秋診之，得石脉，即語門生唐

① 膽星：此後醫宗必讀有「鈎藤」。

名璧曰：「石者，冬脉也。新秋見之非其時。」果歿於冬。

□□之父腸風下血

江右學憲□□之父，腸風下血，面色枯黄，腹高不快。余診脉右關浮緩，此脾土□足、風濕交浸也。白术一錢，人參、茯苓、黄芪、陳皮、甘草各一錢，升麻、柴胡各八分，數十劑而色潤。

葉行可下血

昆山□公葉行可，腹脹下血，服凉劑久而食減。余曰：「脾土下陷，且末傳寒中也。」補中益氣湯加益智仁、炮薑，久服全效。

何金陽令郎虚勞

邵武邑宰何金陽令郎，久困虚勞，已瀕於危，數千里招余①。其脉大而數，按之極軟，此中氣

① 久困虚勞，已瀕於危，數千里招余：脉訣彙辨作「久耽書癖，昕夕窮神而不自節，氣暴陰傷，形瘁於勞，精摇於夢，汗出乎寐而柴栅其中，餌藥歷歲，毫末無功，不遠數千里，以乞刀圭，余比至，而病益進矣」。

積虚，反爲凉劑所苦耳。乃以歸脾湯入桂一錢，人參五錢，當晚得熟寐。二十日而汗斂精藏。更以還少①丹與補中益氣間服，數月而康。

章魯齋令郎吐血蒸熱遺精自汗

給諫章魯齋②令郎淩九，吐血蒸熱，遺精自汗，醫戒用人參。余曰：「脾肺大虚之候，非大劑參、芪不可。」魯齋以參爲駭。余曰：「必佳參數斤，□□可效。」以六君子湯及七味丸間服，百日而蒸熱退，肌肉漸生。

陳縣尊名鑣夫人蒸熱乾咳肌體骨立

青溪陳縣尊名鑣夫人，蒸熱乾咳，肌體骨立，服滋陰降火而食減泄瀉。余曰：「脉狀如絲，陽氣虚也。」以補中益氣加肉果、訶子、乾薑，月餘而瀉止減咳矣。

---

① 還少：原脱，依脉訣彙辨補。

② 齋：脉訣彙辨同醫宗必讀作「齊」。

許輪所孫女痰喘

南都許輪所孫女，十八歲，患痰喘羸弱。於四月初診之，手太陰脉搏指，足少陰脉如爛綿，水衰而火乘金也。余曰：「金以火爲仇，今不浮濇而反洪大，賊脉見矣。腎水不能救，秋令可憂。」至八月初五日復診之，脉之洪大者變爲細，腎之軟者變而爲大。歲在戊午，君火司天，法當兩尺不應。今尺當不應而反大，寸當浮大而反細。經曰：尺寸反者死。況肺脉如絲，懸懸欲絶。經云：肺至懸絶，十二日死。此病①短期，當在十六日。然安穀者逾期，不安穀者不及期。今食不斷，於十六、十七二日皆金，助其一綫之氣，安得遽絶！十八日交寒露節，又值火日。經云：手太陰氣絶，丙日篤，丁日死。寅時乃氣血注肺之時，不能注則絶，輪所以能食，不信。於十八日寅時死②。

---

① 此病：脉訣彙辨作「予之」。

② 輪所以能食，不信。於十八日寅時死：脉訣彙辨作「必死於十八日寅時矣。輪所聞之，潸然泪下，以爲能食，猶不肯信。果至十八日未曉而終」。

方太和肢體腫脹煩悶欲絶

新安上□方太和，怒後大醉，肢體腫脹，煩滿欲絶，六脉大且堅，當逐其水。用疏鑿飲子一劑，而小便大行，再服而四肢寬，以五皮飲加木香、沉香，服數日而瘥。

錢賞之遍體腫急

武林錢賞之，酒色無度，遍體腫急，臍突皆平。余辭不治，舉家迫余下藥。余以金匱腎氣丸料大劑煎服，兼進理中湯，五日不效。舉家迫余尤急，乃以人參一兩，生附三錢，牛膝、茯苓各五錢，小便忽通而進食。計服人參四斤，附子、薑、桂各斤餘而安。

李來吴肢體脹滿

兩廣都憲李來吴，積勞善鬱，肢體脹滿，服胃苓湯加木香、白豆蔻，轉增痞悶。余曰：「脉沉濇而軟，色黄而枯，宜大温大補。」不從。僅用人參二錢，稍覺寬舒，欲投薑、附，不肯。余曰：「症坐虚寒，喜行攻伐。」弗聽，果兩月歿。

周東志胃火

閩中周東志，形羸善飯，忽脹滿。醫認食多不化，服檳榔、枳、楂、麥芽、神麯、厚朴，脹勢轉增①。余曰：右手脉滑，知爲胃火。用石膏、黄連、山梔、木香、陳皮，酒蒸大黄，二劑而脹止。

張仲輝泄瀉

閩中太學張仲輝，縱飲無度，兼嗜瓜果，忽患泄瀉，日一十餘次②。先服分利，不應③；繼服燥藥，轉見沉劇④。余曰：六脉俱浮，因思經云：春傷於風，夏生飧泄。非大汗之，不能解也。用

① 脹勢轉增：原脱，依脉訣彙辨補。
② 日一十餘次：脉訣彙辨作「自中夜至黎明，洞下二十餘次」。
③ 不應：原脱，依脉訣彙辨補。
④ 轉見沉劇：原脱，依脉訣彙辨補。

麻黃①、升麻、乾葛、甘草、生薑煎服。或曰②：麻黃爲重劑，雖傷寒不敢輕用者③。仲輝④嘆曰：「吾命將盡，姑服此劑，以冀萬一。」遂服而取汗，泄瀉頓止。

姚越甫傳屍

白下姚越甫，乙卯秋，二子俱癆瘵死，悲痛不已。蒸熱咳嗽，兩目不明，腰肢無力，口吐清涎，唇有白點。服滋陰藥，開鬱藥，補中藥，清火藥⑤。余曰：「左脉數大無倫，右脉沉緩無力。此爲傳屍，有蟲蝕臟；不去蟲，無生理。」用加芎歸血餘散加甘遂、天靈蓋，共爲末。以東引桃枝煎湯，於八月初二天未明時，空心調服，至辰、巳時，下蟲如小鼠者三枚，兩頭尖者數枚。以病者困頓，亟於人參一兩煎服。薄暮又服參一兩。明日四鼓，更以末藥減半服之，下兩頭尖蟲數枚。另以十全大

---

① 麻黃：刪補頤生微論此後有「人參、白朮各二錢」。

② 或曰：脉訣彙辨作「原醫者笑云：書生好奇，妄行險峻」。

③ 者：脉訣彙辨作「斯何證也，而以殺之耶」。

④ 仲輝：脉訣彙辨此後有「惑之，已而困甚」。

⑤ 藥：脉訣彙辨此後有「藥無遺用，病日益深，夜夢亡父語之曰：汝病已深，時醫束手，非士材先生不能療也。醒時漏下四鼓，張燈扣門乞治」。

補湯料丸，服半載平復。其蟲以烈火煅過，雄黄末研匀，入瓶封固，埋於僻地絶人行處。

孟文時虚痛

大司丞孟文時，□□□痛甚，服理氣藥。余曰：「脉緩而濇，法當峻補。」醫曰：「諸痛屬實，痛無補法。」余强用參、芪、术各三錢，陳皮錢半，甘草四分服之。是夕痛定，明日進食。

晏懷泉如夫人腹痛

江右給諫晏懷泉如夫人，盛暑腹痛，自汗淋漓。服清火行氣藥，俱無當也。余曰：「左脉濇，右脉濡。此氣弱不能運行，血因以阻耳。」用參、芪、薑、桂、桃仁、歸尾、蘇木、玄胡索、鬱金，二劑而痊。當暑而用薑、桂，捨時從症也。

周洱如脹滿喘嗽

撫臺周洱如，傷於拂鬱，脹滿喘嗽，多藥愈腫，卧床不起，粥飲一杯。余曰：「左寸大而滑，右關弱而沉，法當參、附。」門人柳子青曰：「曾服參喘急，服附煩焦矣。」余以秋石製人參，黄連製附子，白蔻製白术，薄荷製橘紅，沉香末佐之，另以通草、茯苓各一兩，煎液二碗。投藥煎成，加薑汁半酒鍾，和勻熱服。更以紅鉛、煅鼠糞，烏、附、冰、麝，蒸其臍，小便如泉湧。治五日而腫脹減十之七，進飯一碗。又十日而肉食，精神煥發矣。會部院索錢穀舟楫，乃晝夜草文，憂勞靡寧，三日而前痾復作。脉數大無倫，按之則了不可見，是根本敗壞，虚陽上亢之象也，且春杪如得夏脉，因辭不治，果於午月歿。

蔣恬庵歧視手足麻痹

吏部少宰蔣恬庵，目中歧視，手足麻痹，服滋陰藥，補土藥，化痰湯液屢更，迄無功驗①。余曰：「寸口獨大，兩尺獨濇，是心腎不交也。」以六味地黄丸料配補心丹作煎液，六劑而歧視收，一月而麻痹釋然。更服十全大補丸數斤，遂②不復發。

張大羨子中虚有積

常鎮道張大羨子，舍有腹疾。余曰：「六脉俱濡，氣口獨牢，乃中氣太虚而有堅積也。困憊

① 屢更，迄無功驗：原脱，依脉訣彙辨補。

② 遂：原脱，依脉訣彙辨補。

不食者，以攻積太過也。雖用補中湯，只可延時日耳。」果月餘斃。

章魯齋膚癢起塊

給諫章魯齋，肌癢且麻，三日發黑塊如博棋子，大便痛楚，嘔惡，一歲四、五發，服熱毒藥①。余診其脉，舉之則大，按之則緩，濕與風俱也。以荆、防、羌、獨、二术②、芎、歸、甘、桔、黄芪、茯苓、木通，十劑而旋效。更以前料爲末，酒糊爲丸，參湯送下，以杜其根蒂。

孫瀟湘夫人真寒假熱

屯院孫瀟湘夫人，久痢，發熱不食，猶服香、連、芩、芍③。余曰：「脉大而數，按之如蜘絲，腹痛喜按，此火衰不能生土，内真寒而外假熱也。」煎附子理中湯，待水冷服之，一劑而減，再加肉果、五味子，二十餘劑而起。

① 服熱毒藥：脉訣彙辨作「醫者以熱毒治之，絶不取效」。

② 二术：脉訣彙辨作「蒼术、白术」。

③ 久痢，發熱不食，猶服香、連、芩、芍：醫宗必讀作「下痢四十日，口乾發熱，飲食不進，腹中脹悶，完穀不化，尚有謂其邪熱不殺穀者，計服香連、枳殼、豆蔻、厚朴等三十餘劑，絶穀五日，命在須臾。迎余診之」。

傅世烈瘧痢

郡侯傅世烈，瘧發而汗如雨，此風傷衛耳。醫認氣虛，用參、术致病。余以青皮飲加萵子、麥芽而愈。因不節飲食，腹痛下痢。余曰：「既經下後，愈而復發，一月之瘧，兩月之痢，脉如懸絲，其虛已極，正須大補，第杯水不救車薪火矣。」用二劑少安，逾旬不起。

何宗魯腹脹氣喘

山右何宗魯，夏令好飲凉水，因宗師發放，晨起候至未申，爲炎威蒸逼，飲水過多，脹滿不食，腹如抱瓮，氣高而喘。余曰：「皮薄而光澤，土傷不化也，且病暴成，六脉堅實，法當峻劑攻之。」以舟車丸三錢，香薷湯送下，再劑而二便下水，腹減如故。

韓原善陰黄

青浦邑尊韓原善，遍體發黄，服茯苓滲濕湯。余曰：「脉細如絲，身冷如冰，口中不渴，此陰黄也。」以薑汁同茵陳，遍身擦之，服六君子加乾薑、熟附、茵陳，應手而效。

張絅庵下痢

蘇淞道張絅①庵，秋初下痢，服香、連、歸、芍、枳、朴、檳榔、陳皮。用之兩月而病不衰②。余曰：「脉滑而有力，失下故也。」於前劑中加大黄一錢，兩劑下積穢甚多，更以香砂六君子調攝而神旺。

毛孺初痢疾嘔吐

撫臺毛孺初，痢如魚腦，腸鳴切痛，聞食即嘔。余曰：「脉雖洪大，按之濡軟，右尺倍甚，此命門火衰，不能生土。若非參、附，無益於病。今脾土太虛，虛則補母，復何疑乎？」用人參五錢，熟附一錢五分，炮薑二③錢，白术、陳皮各二④錢。三劑嘔吐止，更服補中湯加薑、附，十四劑即理事。

① 絅：醫宗必讀作「絅」。
② 用之兩月而病不衰：原脱，依醫宗必讀補。
③ 二：醫宗必讀作「一」。
④ 二：醫宗必讀作「三」。

尹文輝腹痛睾腫

常州尹文輝，嗜火酒。閩中溪水漲，涉水里許，腹痛半月後，右睾丸腫大。余曰：「嗜火酒則濕熱蘊於中，涉大水則濕寒束於外，今病在右者，脾濕下注睾丸也。」以胃苓湯加黄柏、枳殼、茴香、川楝子，數劑差减。即以前方爲丸，服十五斤乃愈。

駱元賓厥疝

文學駱元賓，患疝十年，左脇有形如臂，以手握之，瀝瀝有聲。此内經所謂厥疝也，用[①]當歸四逆湯。半月積形减少，更服八味丸，五月而疝積消。

于鑒如腹痛有積

襄陽邑侯[②]于鑒如，酒後腹痛，痛處漸堅。余曰：脉大而長，且搏指矣，必有堅積。

---

① 用：原脱，依醫宗必讀補。
② 邑侯：醫宗必讀作「郡守」。

然兩尺濡軟，不敢峻攻。先以四君子湯補完胃氣，然後以攻積丸，下十數行黑而韌者，腹猶痛也。經曰：大積大聚，其可犯也，衰其半而止。但以補中益氣加蓬术爲丸，服兩月而霍然。

程旃林肥氣

新安程旃林，素禀虚羸，左腹有肥氣。余以補中湯兼肥氣丸，三增三減，積始盡去，更以參、术、薑、附爲丸，調攝數月而瘳。

沈明績瘧症蛔動

相國沈明績，丙辰仲秋，瘧發嘔吐，出蛔蟲五枚，昏悶不能食，六脉沉細。余曰：「瘧邪干犯太陰，中寒而蛔動也。」以理中湯加烏梅、黄連，數劑吐止，去烏梅、黄連，加熟附子①，五劑愈。（此病素有寒中之患者。）

① 熟附子：醫宗必讀作「黄芪二錢，生薑五錢」。

程武修瘧症

新安程①武修，患瘧一日一發，自巳午時起，至次日寅時退，月餘困頓。余曰：「脉沉②而大，頭痛惡寒，寒勢甚於熱勢，此非失汗，必誤截耳。」武修云：「曾服家中截瘧丹，百發百中。弟服之病勢增劇，何也③？」余曰：「邪方熾而止之，邪不能伏，愈猖獗矣。」以石膏、黄芩各三錢，抑陽明之熱，使其退就太陰；豆蔻三錢，生薑五錢，救太陰之寒，使其退就陽明。脾胃爲夫妻，使之和合，則無乖亂之愆。半夏、檳榔各錢半，祛胸中之痰；蘇葉三錢，發越太陽之邪；乾葛一錢，斷其入陽明之路。服三劑而勢减半，改用小柴胡湯四劑④，而瘧不復發矣。四日服八劑效。

吴文哉真寒假熱

休邑吴文哉，傷寒發躁，面赤足冷，時時索水不能飲，且手揚足擲，難以候脉。五六人制之

---

① 程：醫宗必讀作「陳」。

② 沉：醫宗必讀作「浮」。

③ 弟服之病勢增劇，何也：原脱，依醫宗必讀補。

④ 四劑：醫宗必讀此前有「倍人參，服」四字。此後有「補中益氣服十劑」七字。

就診，則脉大而無倫，按之如無。余曰：「浮大沉小，陰證似陽，謂之陰躁，非附子理中湯不可。」伊弟日休曰：「不用柴胡、承氣，不用三黄、石膏，反用熱劑耶？」余曰：「内真寒而外假熱，服温補猶救十中之七①。」日休卜之吉，乃用人參四錢，熟附一錢，白术二錢，乾薑一錢，甘草八分，煎成冷服之。甫一時許，而狂躁少定，數劑而神清氣爽。

張爾和傷寒

類江張爾和，傷寒頭痛發熱。余曰：「症在太陰，方今正月，天令猶寒，必麻黄取汗，當兩日愈；若中和湯不惟不得汗，即得汗，必致傳經沉困。」乃以麻黄湯熱飲之，更以滚水於床下熏之，得汗如雨，密覆移時，神已爽，頭痛止，至晚索粥。余曰：「邪已解矣，可粥也。」粥之。明日愈。

周復庵傷寒汗後暈昏不蘇

吴門周復庵，年五旬，荒於酒色。忽頭痛發熱，服羌活湯以散邪，汗出不止，暈昏不甦，余

① 七：此後脉訣彙辨有「若用塞凉，立見敗壞矣」。

灸[①]關元十餘壯而醒，用四君子加薑、桂服之而愈。因分析家産，勞而且怒，復暈而厥，用參、附大劑煎服，稍醒。但一言語一展動便昏，一日昏絶者數四。服參三兩，以人參煮羊肉大米羹服之，至五日昏止。余曰：「元氣雖虚，幸脉有根蒂，非三年調攝[②]不可。」乃遵余言，兩月服人參四斤，投劑六百，丸藥三十斤愈。

王文麓吐血乾咳

湖州王文麓，吐血乾咳五年。余曰：「察君之脉，望君之色，俱合補氣，却聞服參必喘而見血，肺素有熱也。然疾已危，非人參不能振其衰者，乃以秋石製之，便可大進而無虞也。」何則？人參入肺補氣，金家有火，故不勝也，然人參畏溲及鹵，鹹潤下，可以製其上昇之性耳。先服一錢，明日服二錢，嗽減少，用四君子加麥冬、五味、陳皮，以秋石湯泛爲丸，同地黄丸兼進，服至兩年竟愈。

---

① 灸：原作「炙」，依醫宗必讀改。

② 攝：原作「撮」，依醫宗必讀改。

張飲光發熱乾咳喘促

吴門張飲光，發熱乾咳，呼吸喘促，服蘇子降氣，改服八味、理中①。余曰：兩頰俱赤，六脉數而有力，金木兩家蘊熱不得越也。用逍遥散，濟以秋石②，地黄丸，濟以龜膠。歷歲不怠，乃克全功③。

須日華吐血

京師④須日華，暴怒傷陰，吐血甚多。余思内經云：大怒則血菀於上，令人薄厥。今血厥而嘔數升，金氣大虚，而木寡於畏也。以人參一兩，培養金宫，且木欲實，金當平之。又况血脱益氣，治其母也。以沉香三錢制肝木，更以炮薑少許，爲向導之兵，再進而血始定，然脉法則已違度矣。經云：至如頹土，按之不得，是肌氣予不足。白藁發而死。言木克土也。及期果驗。

① 理中：醫宗必讀作「丸，喘益急，迎余」。
② 濟以秋石醫宗必讀作「用牡丹皮一兩，苡仁五錢，蘭葉三錢，連進二劑，喘息頓止」。
③ 濟以龜膠，歷歲不怠，乃克全功：醫宗必讀作「料用麥冬、五味子煎膏及龜膠爲丸，至十斤而康」。
④ 京師：脉訣彙辨作「京卿」，醫宗必讀作「尚寶卿」。

張太羹令郎昏不知人

邑尊張太羹令郎，丙子六月間未、申時，昏不知人，夜半未甦。得之納凉廣厦，過食生冷，陰寒外遏，陽氣不得發舒。用皂角末取嚏，沉香焚之，便芳香滿室，以宣其竅。用薑汁調皂角灰，沸湯點服。至寅、卯時，獲神爽。更服十味香薷飲加薑汁半酒鍾，以解其未盡之邪。

陳蓮石感冒

郡侯陳蓮石，易於感冒，得風劑乃安。頻發頻服，四五年矣。余曰：脉大如波湧，軟若美肥，表虚而玄府不密①也。日散其邪，是開門延寇矣。製玉屏風散三斤，劑畢而永不再發。

程九屏嘈雜

蘇淞道程九屏，嘈雜不寧五月矣，服痰劑、凉劑。余曰：脉陽强而陰弱，病得之酒且内。用連理湯同加減八味丸並服，三月而胸中之楚盡釋。

① 密：原作「蜜」，依文義改。

楊龍交少妾瘢疹

青田縣令楊龍交少妾，發熱頭疼，遍身有細點。醫認瘢也，治以升麻、犀角，轉加煩悶懊憹。余曰：「脉浮而大，皆有頭粒，此太陰之疹，非陽明之瘢。瘢爲熱毒，藴於陽明，病在肌肉；疹爲風邪，客于太陰，病在皮毛。」乃用荆、防、甘、桔、蟬蜕、陳皮、生薑，二劑而疹透。

袁啓莘癃閉

江右袁啓莘，居恒勞心，遇事沉滯。時當仲夏，溲便不通。服五苓、六一，纍進無功①。余曰：「兩寸洪大，知爲心火刑金，故氣化不及州都也。」黄連、知、柏、麥冬、牛膝、茯苓、人參，兩劑而小便如泉。

陳實庵脾腎兩虚

太史陳實庵，脾腎素虚，心神抑欝，大便不實，飲食不化，吐痰不已。用六君子加炮薑、益

① 累進無功：原脱，依脉訣彙辨補。

智，理之而痊。若誤用清火理氣，是顧標而失本矣。

顧以貞風秘

文學顧以貞，素苦風痰，大便秘結。余曰：此風秘也。治風者先治血，以十全大補加防風、杏仁、麻仁，半月愈。

李集虛勞

太史李集，虛勞而無度，醉而使内，汗發如雨，痰湧如泉，脉沉而濇，兩尺爲□。余語伊修楊玄潤曰：濇脉見於痰家，實艱於治，况尺濇更甚，傷精之象也，在法不治。勉用六君子合補中數劑小效，衆皆喜。余曰：「濇象不減，按重無根，有日無月矣。」果越十六日而殁。

黄健庵真寒假熱

樵李給諫黄健庵，中風大虚，喘急自汗，得食即吐。脉大且疾，沉之豁然，内有真寒，外有假熱，當用理中湯冷飲之。不從，反服清火劑而死。

朱修之脉痿

金陵①朱修之，八年痿廢②。余曰：「六脉有力，按之搏指，猶是强飯。此心陽獨亢，壯火炎蒸，故稱脉痿者是也。」以承氣下數行，右足展舒。再下之，手中可以持物。更用芩、連、山梔、酒蒸大黄，蜜丸，以參湯送。一月之内，積滯盡去，四肢皆能屈伸。余曰：「積滯雖祛，真元虚憊矣。」用三才膏十斤，盡劑而康③。

倪君儔痿症

崇明文學倪君儔，痿廢着床，春秋四易。余曰：「脉浮之則大，沉之則濡，榮衛交損也。」用

① 金陵：醫宗必讀作「太學」。

② 廢：脉訣彙辨此後有「更醫殆遍，卒無中病者，千里招余」。醫宗必讀作「更醫纍百，毫末無功。一日讀余删補頤生微論，千里相招」。

③ 康：脉訣彙辨此後有「復，如是元氣之實，如是治法之峻，如是相信之專，皆得未曾有，不可以爲訓也」。

十全大補湯加附子、鹿茸、虎骨、龜板、黄柏爲丸，日進一兩。百日而機關利①，半載而康。

侯啓東腹痛嘈雜吐涎

給諫侯啓東，腹②中嘈雜，左肋異痛，嘔吐涎沫，每飲食到口，咽嗌間若有一物接之者。余曰：「脉大而數，按之輒減，此虚而挾濕，濕熱相兼，蟲乃生焉。中氣素虚，當以參湯送檳榔丸，以滌蟲。種蟲不祛而服補湯無益。」不從，竟至不起。

方春和噎

江右方③春和，年近五④旬，多欲善怒，患噎三月，日粥一鍾，猶吐其半。六脉弱薄，神情困

① 痿廢着床……百日而機關利：醫宗必讀作「四年不能起床，延余航海治之。簡其平日所服，寒凉者十六，補肝腎者十三，診其脉大而無力，此營衛交虚。以十全大補加秦艽、熟附各一錢，朝服之；夕用八味丸加牛膝、杜仲、遠志、萆薢、虎骨、龜板、黄柏，温酒送七錢，凡三月而機關利」。

② 腹：原作「胸」，依醫宗必讀改。

③ 方：醫宗必讀作「太學張」。

④ 五：醫宗必讀作「六」。

倦，喜飲熱湯，小便清白。用理中湯加人乳、薑汁、白蜜，二劑便減，十劑而多粥，加減至四十劑，而噎與吐咸絶迹矣。

錢遠之蓄血

練川錢遠之①，以鼓盆之戚太過，胸痛不能飯，數日粥不下咽，隨食隨吐，涎如卵白，溲便堅濇。余曰：脉有根本，其蓄血可下也。用酒蒸大黄加桃仁、歸尾、欝金、延胡索、降真香、山甲，蜜丸，酒送四錢。再劑而黑皆下②，補養數月，病苦减去。

焦漪園腹痛

太史焦漪③園，當臍切痛。余曰：腎、脾俱弱矣，當益火之元，以消陰翳。用八味丸④作煎液，兩劑而痛止。

---

① 之：醫宗必讀此後有「二十五歲」。
② 再劑而黑皆下：醫宗必讀作「凡五服而下燥屎乾血甚多」。
③ 焦漪：醫宗必讀作「焦猗」。
④ 丸：原脱，依醫宗必讀補。

高肖泉吐血

上海邑尊高肖泉，大醉大勞，吐血二十餘碗。服滋陰止血藥，兩頰俱赤，六脉洪大，按之有力。時仲春，重裘，登火炕。余曰：「此因形體過暖，爲有餘之症，法當凉之。」用生地、芍藥、梔、連、白蔻、橘紅、甘草，十劑而止。更以清胸湯料爲丸，服之而安。

嚴知非淋瀝大痛

浙江邑宰嚴知非，淋瀝大痛，陰脉疾而鼓，爲龍火虚炎。醫泥痛無補法，轉通轉虚。余以六味丸料加車前、牛膝、沉香、通草，八劑痛減。醫曰：「實火妄行而淋痛反補耶？」余仍用補中①湯、六味加減互進，五月而愈。

張鳴之吐血

錫山張鳴之，吐血兩年，面色痿黃，潮熱咳嗽，膈有微痛，服滋腎，服補中。時仲冬，余曰：脉

---

① 中：醫宗必讀此下有「益氣」兩字。

數而沉且搏，其痛而不可按，而甚於夜分。是堅血畜積，非大下不可。又以久痛，不敢峻攻。用蠲金、降真香、當歸、生地、山甲、蓬术、人參，下血如漆者數次而痛減。月餘復痛，余曰：「病重而藥輕也。」乃以大黃、乾漆、蓬术、蠲金、山甲、肉桂、歸尾、桃仁、虻蟲爲丸。每日服參、芪之劑，午後服丸錢許。十日而血積大下，數次痛止神旺，吐血煩熱咸已。

後記

此書係我曾祖于磐公手録，至今有五十餘年矣。其殘編猶存於古架之上，覽其前後，凋落不堪，已成半廢。吾父見之曰：「此士材李公家藏之脉案，因吾祖與李公舊交，故得此，抄録以秘藏之，當須珍重。」噫！我曾祖手録之時，不知四世孫之續其全矣；吾續之後，不知復有何人重較耶？

丙辰小春下浣，四世孫昇庵續記。